Hefte zur Zeitschrift „Der Unfallchirurg"

Herausgegeben von:
L. Schweiberer und H. Tscherne

239

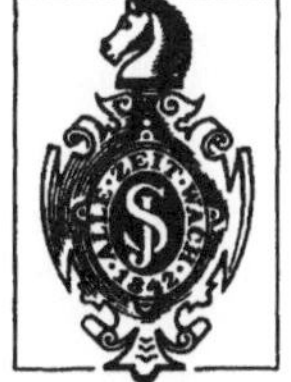

Das Bauchtrauma

26. Jahrestagung der
Österreichischen Gesellschaft
für Unfallchirurgie,
4.-6. Oktober 1990, Salzburg

Zusammengestellt von
W. Buchinger

Mit 109 Abbildungen und 142 Tabellen

Springer-Verlag
Berlin Heidelberg New York
London Paris Tokyo
Hong Kong Barcelona
Budapest

Reihenherausgeber

Professor Dr. Leonhard Schweiberer
Direktor der Chirurgischen Universitätsklinik München-Innenstadt
Nußbaumstraße 20, D-80336 München

Professor Dr. Harald Tscherne
Medizinische Hochschule, Unfallchirurgische Klinik
Konstanty-Gutschow-Straße 2, D-30625 Hannover

ISBN-13:978-3-540-57820-8   e-ISBN-13:978-3-642-85119-3
DOI: 10.1007/978-3-642-85119-3

Die Deutsche Bibliothek – CIP-Einheitsaufnahme
[Der Unfallchirurg/Hefte] Hefte zur Zeitschrift "Der Unfallchirurg" . - Berlin ; Heidelberg ; New York ; London ;
Paris ; Tokyo ; Hong Kong ; Barcelona ; Budapest : Springer.
Früher Schriftenreihe
Bis 226 (1992) u.d.T.: Hefte zur Unfallheilkunde
Fortlaufende Beil. zu: Der Unfallchirurg
239. Österreichische Gesellschaft für Unfallchirurgie: ... Jahrestagung der Österreichischen Gesellschaft für Unfall-
chirurgie. 26. Das Bauchtrauma. 1994
Österreichische Gesellschaft für Unfallchirurgie: ... Jahrestagung der Österreichischen Gesellschaft für Unfall-
chirurgie. - Berlin ; Heidelberg ; New York ; London ; Paris ; Tokyo ; Hong Kong ; Barcelona ; Budapest :
Springer.
(Hefte zur Zeischrift "Der Unfallchirug" ; ...)
Von 1986-1992 Schriftenreihe
Bis 16 (1982) u.d.T. : Österreichische Gesellschaft für Unfallchirurgie: ... Tagung der Österreichischen
Gesellschaft für Unfallchirurgie
ISSN 0175-1506
Das Bauchtrauma : 4. - 6. Oktober 1990, Salzburg / zsgest. von W. Buchinger. - Berlin ; Heidelberg ; New York ;
London ; Paris ; Tokyo ; Hong Kong ; Barcelona ; Budapest : Springer, 1994 (Jahrestagung der Österreichischen
Gesellschaft für Unfallchirurgie ; 26) Hefte zur Zeitschrift "Der Unfallchirug" ; 239)

NE: Buchinger, Walter [Hrsg.]

Satz: M. Masson-Scheurer, D-66424 Homburg/Saar
Herstellung: PRO EDIT GmbH, D-69126 Heidelberg
SPIN 10423917   24 /3130-5 4 3 2 1 0 - Gedruckt auf säurefreiem Papier

Österreichische Gesellschaft für Unfallchirurgie

Vorstand bis 1991

Ehrenpräsident:

Prof. Dr. J. Böhler, Severingasse 5, A-1090 Wien

Präsident:

Univ.-Doz. Dr. H. Kuderna, Unfallkrankenhaus Meidling, Kundratstraße 37,
A-1120 Wien

Präsidium:

Prof. Dr. E. Beck, Univ.-Klinik für Unfallchirurgie, Anichstraße 35,
A-6020 Innsbruck

Dir. OMR Dr. W. Krösl, Ärztlicher Direktor
der Allgemeinen Unfallversicherungsanstalt, Adalbert-Stifter-Straße 65,
A-1200 Wien

Prof. Dr. J. Poigenfürst, Unfallkrankenhaus Lorenz Böhler, Donaueschingenstraße 13,
A-1200 Wien

Ständiger Sekretär:

Prim. Dr. W. Buchinger, A.ö. Krankenhaus Horn, Abt. für Unfallchirurgie,
Spitalgasse 10, A-3580 Horn

Kassier:

Dr. J. Rohringer, Unfallkrankenhaus Lorenz Böhler, Donaueschingenstraße 13,
A-1200 Wien

Inhaltsverzeichnis

Autorenverzeichnis

---

* Beitragsbeginn.

I. Pathophysiologie des Bauchtraumas

Biochemische Veränderungen beim Bauchtrauma im Rahmen des Polytrauma

Ch. Waydhas[1], D. Nast-Kolb[1], M. Jochum[2], A. Trupka[1] und L. Schweiberer[1]

[1] Chirurgische Klinik und Chirurgische Poliklinik Innenstadt der Universität München (Direktor: Prof. Dr. L. Schweiberer)
[2] Abteilung für klinische Chemie und klinische Biochemie der Chirurgischen Klinik Innenstadt, Nußbaumstraße 20, D-80336 München

In einer prospektiven Untersuchung polytraumatisierter Patienten wurde die Bedeutung biochemischer Parameter für die Entstehung von Organversagen (OV) untersucht. Hier soll dargestellt werden, in welchem Maß ein begleitendes Abdominaltrauma die Aktivierung dieser humoralen Kaskadensysteme und zellulären Reaktionen verändert und wie dadurch Verlauf und Prognose beeinflußt werden.

Patienten und Methoden

In die Studie aufgenommen wurden Patienten welche

1. wertige Verletzungen von mindestens 2 Regionen (Schädel, Thorax, Abdomen, Bewegungs- oder Halteapparat), oder mindestens 3 Frakturen langer Röhrenknochen und des Beckens hatten,
2. zwischen 16 und 70 Jahren alt waren,
3. innerhalb von 6 h nach Trauma in unserer Klinik behandelt wurden.

Von 84 konsekutiven Patienten, welche die Bedingungen erfüllten, verstarben 15 noch im Schockraum, davon 9 an den Folgen einer unstillbaren Massenblutung, an der auch meist die abdominelle Verletzung mitbeteiligt war. Die übrigen 69 primär Überlebenden sind Gegenstand der weiteren Analyse. Über einen Zeitraum von 14 Tagen wurden zunächst 6-stündlich, ab dem 3. Tag einmal täglich, die biochemischen und klinischen Verlaufsparameter gemessen. Das Auftreten von OV und der Eintritt des Todes wurden für den gesamten Krankenhausaufenthalt registriert.

Der mittlere ISS und PTS des Patientenkollektivs betrug jeweils 36 Punkte. 27 Patienten (39%) hatten ein Abdominaltrauma. Verletzungen der Schädel-Hirn-Region bestanden bei 39 Patienten (57%), des Thorax bei 43 Patienten (62%) und des Bewegungs-/Halteapparats bei 65 Patienten (94%).

Ergebnisse

Die 27 Patienten mit Abdominaltrauma waren durchschnittlich deutlich schwerer verletzt als die 42 Patienten ohne Bauchverletzungen: ISS 41 vs. 32 Punkte, PTS 42 vs. 29 Punkte.

Hefte zu „Der Unfallchirurg", Heft 239
W. Buchinger (Hrsg.)
© Springer-Verlag Berlin Heidelberg 1994

4

Tabelle 1. Letalität bei Beteiligung einzelner Regionen an der Verletzungskombination

	Abdomen	Thorax	Bewegungs-/Halteapparat
Mit Beteiligung	18%	23%	21%
Ohne Beteiligung	14%	4%	5%

Die Letalität war bei Patienten mit stumpfer Bauchverletzung jedoch nicht signifikant höher (Chi-Quadrat-Test) als ohne Abdominaltrauma, wogegen das Vorhandensein oder das Fehlen einer Thoraxverletzung oder einer Läsion des Bewegungs/Halteapparats starken Einfluß auf die Sterblichkeit hatte (Tabelle 1).

Auch die Prävalenz des Organversagens war bei Patienten mit und ohne Abdominaltrauma nicht signifikant unterschiedlich: 48% vs. 38% (Chi-Quadrat-Test). Von klinischer Seite ist also das Abdominaltrauma nicht mit einem erhöhten Risiko für die Entstehung oder die Prognose eines Multiorganversagens vergesellschaftet.

Biochemische Faktoren erwiesen sich als gute Prädiktoren und Verlaufsparameter für Multiorganversagen und Prognose. Die schnell reagierenden Stoffwechselparameter Laktat, granulozytäre Proteinase Elastase und die Makrophagen-Proteinase Kathepsin B zeigen ebenso wie langsamer reagierende Systeme wie die Akut-Phase-

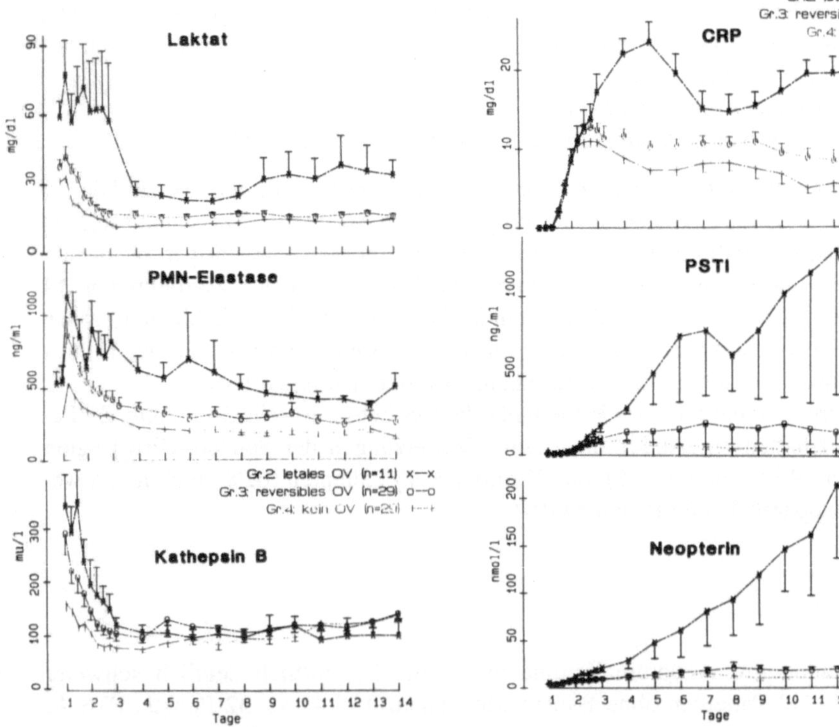

Abb. 1. Verlauf biochemischer Faktoren

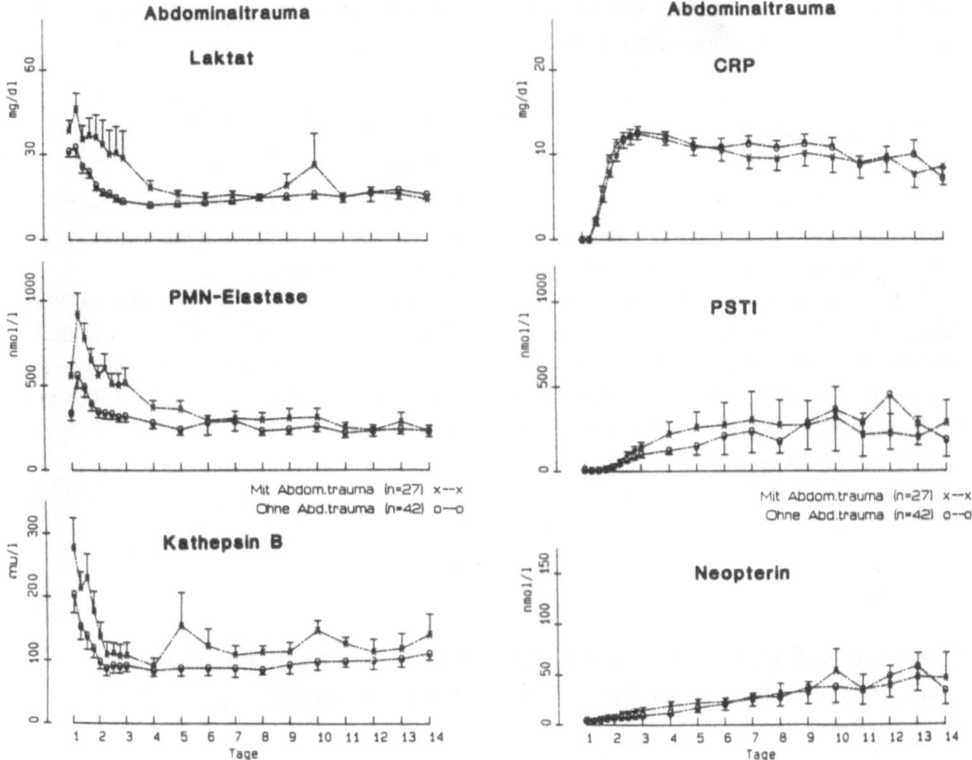

Abb. 2. Verlauf biochemischer Faktoren bei Patienten

Proteine CRP und PSTI (pancreatic secretory trypsin inhibitor) sowie das Neopterin im Mittelwertsverlauf signifikante Unterschiede zwischen den verschiedenen Prognosegruppen (Abb. 1).

Im Gegensatz dazu zeigen sich bei der Analyse der Patienten mit und ohne Abdominaltrauma signifikante Unterschiede nur in der Frühphase der ersten 48 h bei den schnell reagierenden Parametern. Nach einigen Tagen sind die Verläufe vom Vorliegen oder Fehlen einer Bauchverletzung unabhängig. Die verzögert ansteigenden Substanzen zeigen keinerlei Unterschiede (Abb. 2).

Die Erklärung für diese kurzfristigen Unterschiede bei den schnell reagierenden Systemen könnte im unterschiedlichen Ausmaß des hypovolämischen Schocks unmittelbar nach dem Trauma liegen. Der wesentliche Unterschied zwischen Patienten mit und ohne Abdominaltrauma liegt nämlich in der Schwere der hypovolämischen Komponente des traumatisch-hämorrhagischen Schocks. Aufgrund der aggressiven präklinischen Schocktherapie bzw. -prophylaxe bestehen zwar keine Unterschiede im systolischen Blutdruck bei Klinikaufnahme (113 vs. 110 mmHg). Jedoch war bei 85% der Patienten mit Bauchtrauma in der Stabilisierungsphase eine Substitution von Erythrozyten notwendig, hingegen nur bei 52% der übrigen Patienten. Die 27 Abdominalverletzten erhielten insgesamt 266 Erythrozytenkonzentrate, was 9,9 EK pro Patient entsprach. Die 42 Patienten ohne Verletzung des Abdomen benötigten insgesamt 220 Blutkonserven, also 5,2 pro Patient.

Schlußfolgerung

Das Abdominaltrauma im Rahmen eines Polytraumas führt zu einem höheren Schweregradscore. Die Patienten mit Bauchverletzung sind jedoch bezüglich der Entstehung eines Organversagens und der Prognose nicht stärker gefährdet.

Die Hauptbedeutung des begleitenden Abdominaltraumas liegt in der akuten Volumenmangelsituation in der Phase unmittelbar nach dem Trauma, welche sich auch in einer vorübergehend verstärkten frühen Mediatorenausschüttung ausdrückt. Unter adäquater Therapie sind diese Veränderungen jedoch reversibel, und die Größe der Freisetzung biochemischer Parameter hängt nicht mehr vom Vorliegen oder Fehlen einer Bauchverletzung ab.

Hat der Schweregrad des Bauchtraumas einen Einfluß auf das posttraumatische Multiorganversagen?

H. C. Pape, G. Regel und J. A. Sturm

Unfallchirurgische Klinik, Medizinische Hochschule Hannover
(Vorstand: Prof. Dr. H. Tscherne), Konstanty-Gutschow-Straße 8, D-30625 Hannover

Einleitung

Die Pathogenese des multiplen Organversagens nach Polytrauma ist nach wie vor von erheblichem Interesse. Störungen humoraler und zellulärer Regulationsmechanismen sind in ihrer Bedeutung für die Entwicklung eines MOV bekannt. Inwieweit direktes Organtrauma Auswirkungen auf das Organversagen nach Polytrauma hat, ist ebenfalls ein wichtiger Faktor. Die Bedeutung des Vorhandenseins eines Bauchtraumas wurde im vorherigen Vortrag bereits dargestellt. Hier blieb allerdings die Frage offen, ob das Vorhandensein des Bauchtraumas allein ausreicht oder ob der Schweregrad eine wesentliche Rolle für das Entstehen eines MOV darstellt.

Material und Methoden

Zur Beantwortung dieser Frage wurden Patienten einer prospektiven Polytraumastudie mit engen Einschlußgrenzen (Tabelle 1) untersucht, die eine zusätzliches Bauchtrauma erlitten hatten. Als Kriterium für Bauchtrauma wurde die initiale Laparotomie

Hefte zu „Der Unfallchirurg", Heft 239
W. Buchinger (Hrsg.)
© Springer-Verlag Berlin Heidelberg 1994

Tabelle 1. Einschlußkriterien prospektive Studie (n = 38)

- Polytraumapatienten Schweregrad III und IV (nach PTS)
- kein schweres SHT
- keine Sekundärverlegung
- Aufnahme < 120 min post Trauma
- einheitliches intensivtherapeutisches Regime

Tabelle 2. Gruppeneinteilung Bauchtraumaschweregrad

Leichtes Bauchtrauma:
 Oberflächliche Milzeinrisse
 Oberflächliche Leberverletzungen
 Leichte Mesoeinrisse

Schweres Bauchtrauma:
 Milzzerreißung
 Multiple Lebereinrisse (Leberteilresektion)
 Ausgedehnte Darmverletzungen (Darmresektion)
 Nierenabriß, Nierenruptur

gewählt. Dann erfolgte die Einteilung in 2 Gruppen nach den in Tabelle 2 dargestellten Kriterien. Herzfunktion und Hämodynamik wurden täglich über 14 Tage dokumentiert, ebenso die Volumentherapie und Substitution von Blut.

Ergebnisse

Die demographischen Daten der Patienten zeigen eine höhere MOV-Inzidenz und allgemeine Letalität in der Gruppe mit schwerem Bauchtrauma bei vergleichbarer allgemeiner Verletzungsschwere (Tabelle 3).

Die im Rahmen des Bauchtraumas betroffenen Organe zeigt Tabelle 4, die Komplikationen sind in Tabelle 5 zusammengestellt.

Der systemische Blutdruck war bei Patienten mit schwerem Bauchtrauma (BT) im gesamten Verlauf niedriger als bei Patienten mit leichtem BT (Gruppe schweres BT,

Tabelle 3. Ergebnisse bei leichtem und schwerem Bauchtrauma

	Leichtes Bauchtrauma n = 11	Schweres Bauchtrauma n = 10
PTS ges.	$46,7 \pm 4,9$	$49,5 \pm 6,8$
PTS Abd.	$5,8 \pm 1,2$	$11,7 \pm 1,1$
Überlebensd.	15,2 Tage	11,3 Tage
Intensivth.		
Dauer	18,75 Tage	16,64 Tage
Intubation	18,37 Tage	14,5 Tage

Tabelle 4. Organverletzungen

	Leichtes Bauchtrauma	Schweres Bauchtrauma
Ohne Organverletzung	0	1
Leberparenchymeinrisse	1	4
Milzruptur	2	5
Dünndarm-/Kolonverletzung	0	4
Nierenruptur	0	2
Harnröhrenabriß	0	2

Tabelle 5. Komplikationen

	Leichtes Bauchtrauma	Schweres Bauchtrauma
ARDS	1/11	7/10
Sepsis	5/11	6/10
Lok. Infekt	7/11	5/10
MOV	1/11	6/10
Mortalität	3/11	5/10

Tag 1: $95,7 \pm 9,6$ mmHg; Tag 10: $97,2 \pm 11,5$ mmHg) (Gruppe leichtes BT, Tag 1: $105,6 \pm 4,9$ mmHg, Tag 10: $109,8 \pm 6,3$ mmHg).

Der zentralvenöse Druck war in der Gruppe mit schwerem Bauchtrauma besonders in der initialen Phase niedriger als bei Patienten mit leichtem BT (Gruppe schweres BT, Tag 1: $8,6 \pm 2,4$ mmHg, Tag 4: $9,5 \pm 5,7$ mmHg) (leichtes BT, Tag 1: $10,2 \pm 2,7$ mmHg, Tag 4: $11,4 \pm 3,6$ mmHg).

In demselben Zeitraum benötigten die Patienten mit schwerem BT signifikant höhere Volumenmengen als die Patienten mit leichtem BT (Gruppe schweres BT, Tag 1: $18,64 \pm 3,52$ l, Tag 10: $1,9 \pm 0,42$ l) (Gruppe leichtes BT, Tag 1: $12,29 \pm 4,98$ l; Tag 10: $0,81 \pm 1,23$ l). In der Gruppe mit schwerem BT wurden insgesamt $4,8$ l $\pm 2,11$ l Blutsubstitution mit Erythrozytenkonzentraten/Vollblut durchgeführt, in der Gruppe mit leichtem BT insgesamt $2,46 \pm 3,12$ l.

Schlußfolgerungen

1. Bei gleicher allgemeiner Verletzungsschwere ist eine höhere Mortalität und MOV-Rate von Patienten mit schwerem Bauchtrauma zu verzeichnen, dies weist auf einen eindeutigen Einfluß des abdominellen Verletzungsschweregrades auf das MOV hin.
2. Bei Patienten mit schwerem Bauchtrauma fanden wir klinische Hinweise für protrahierten Schock, der trotz erhöhter Volumengabe über den gesamten Zeitraum bestand. Es ist somit wahrscheinlich, daß insbesondere ein protrahierter Schock Auswirkungen auf die Entstehung des MOV hat. Diesem kommt wahrscheinlich größere Bedeutung zu, als einer Organfunktionsstörung, die bereits initial besteht und durch das direkte Trauma ausgelöst ist.

3. Unsere Ergebnisse stehen im Einklang mit neueren Theorien. Hiernach sind die Abdominalorgane, insbesondere der Darm als Triggerorgane für Spätkomplikationen (insbes. MOV) anzusehen.

Diskussion

Sturm, Hannover: Ich habe dazu eine Frage, und zwar hat die Gruppe um Herrn Nast-Kolb ja gesagt, daß die Patienten mit Bauchtrauma eine schlechtere Prognose, ähnlich Zahlen wie wir sie auch dargestellt haben, haben, aber das Bauchtrauma spielt bei der Prognose keine Rolle. Das widerspricht sich doch?

Waydhas, München: Ich glaube, da haben Sie die Zahlen etwas mißverstanden. Die Letalität ist mit 14 und 18% praktisch identisch und das Auftreten des Organversagen differiert zwar um 10%, ist aber auch ein deutlich nichtsignifikanter Unterschied zwischen den Patientengruppen mit und ohne Abdominaltrauma. Eine Erklärung für die Unterschiede könnte meines Erachtens darin liegen, daß, soweit ich das gesehen habe, Ihre Patienten insgesamt schwerer verletzt waren und daß sich da möglicherweise dieses Trauma des haemorrhagischen Schocks in der Frühphase auf das Gesamttrauma so addiert, daß dann letzten Endes der schlechtere Outcome kommt und daß die Patienten, die insgesamt leichter verletzt sind, eben noch diese hypovolämische Komponente, wenn ich es einmal so nennen darf, besser verkraften können.

Sturm, Hannover: Ich glaube auch, daß das die Erklärung ist. Unsere Patienten hatten im Mittel einen PTS von 50 Punkten und die Münchner einen von 30 Punkten, also die Gruppeneinteilung ist wesentlich anders.

Muhr, Bochum: Herr Regel, glauben Sie wirklich, daß die Prüfung der exkretorischen Leberfunktionsleistung so eine wesentliche Aussage ist? Es ist ja bekannt, daß selbst nur kleine Restparenchymanteile eine weitgehend normale Leberfunktion aufrecht erhalten. Viel interessanter wäre doch, prä- und posthepatisch theoretisch den Endotoxinspiegel zu bestimmen.

Regel, Hannover: Der Punkt, auf den wir eingehen wollten ist, inwiefern das Lebertrauma selbst zu diesen Funktionsstörungen führt und überraschenderweise ist die Funktionsleistung, nämlich Exkretion und Synthese nicht gestört. Das RES verhält sich im Grunde genommen völlig unabhängig von dem direkten Lebertrauma und ist eigentlich im Zusammenhang mit dem Gesamttrauma zu sehen. Also, wie auch bereits in den vorangegangenen Vorträgen erwähnt wurde, die RES-Leistung wird im Sinne einer Blockade beeinträchtigt.

Hefte zu „Der Unfallchirurg", Heft 239
W. Buchinger (Hrsg.)
© Springer-Verlag Berlin Heidelberg 1994

Die Milzentfernung und ihre Folgen

R. Passl

Unfallkrankenhaus Graz der Allgemeinen Unfallversicherungsanstalt (Ärztlicher Leiter:
Prim. Prof. Dr. R. Passl), Göstinger Straße 24, A-8021 Graz

Die Milz ist das größte und einzige lymphatische Organ des Menschen, das direkt in
den Blutkreislauf eingeschaltet ist. Sie wird von ca. 4% des Herzzeitvolumens durch-
strömt und liegt relativ gut geschützt im linken Hypochondrium.

Um die Pathophysiologie zu verstehen, muß man sich etwas mit der Anatomie,
Histologie und Immunologie im allgemeinen beschäftigen. In den Milzhilus strahlen
zwei wesentliche Peritonealbänder ein, das Lig. gastrolienale und Lig. phrenicoli-
enale. Im Lig. phrenicolienale ziehen die Gefäße am oberen Pankreasrand zur Milz.
Vor dem Eintritt in den Milzhilus teilen sich die Gefäße in 85% der Fälle in nur zwei
Äste auf, was für die operative Milzerhaltung wichtig sein kann.

Prinzipiell kann man im anatomischen Aufbau der Milz drei Compartments unterscheiden. Die weiße Pulpa, das sind die arteriellen Lymphscheiden und die Keimzentren, die blutreiche rote Pulpa und am Übergang zwischen beiden, die Marginalzone.
Im Detail sieht das so aus: Wenn die Arterien aus den Trabekeln in das Stroma eintreten, werden sie von einer Scheide von Retikulumzellen und T-Lymphozyten umgeben. Diese Lymphscheiden verbreitern sich im Verlaufe zu Keimzentren, die vor
allem Sitz von B-Zellen und Gedächtnis-B-Zellen sind. Danach zweigt sich die Zen-
tralarterie bäumchenartig auf und diese Kapillaren durchziehen die Marginalzone. Die
sinusartige Marginalzone ist der Sitz von dentrischen Retikulumzellen und Makrophagen, die antigene Substrate verarbeiten und präsentieren können. Die Marginalzone ist auch der Ort, an dem die zirkulierenden Lymphozyten das Gefäßsystem
verlassen können, um in das Milzgewebe einzutreten.

Hier werden sie mit den abgefilterten Antigenen konfrontiert, aktiviert und können
nach Erreichen ihrer Bestimmungsorte in der Milz, z.B. in den Keimzentren, die entsprechende Immunantwort starten. Es ist also die Marginalzone der Ort in der Milz, in
dem antigenes Material keine Chance hat zu passieren, ohne eine entsprechende
Immunantwort hervorzurufen. Nach der Marginalzone kommt der Übergang in die
rote Pulpa, die wie ein Schwamm aus Pulpasträngen und dazwischenliegenden Höhlen, den Sinusoiden, gebildet wird. In den Strängen finden sich alle Arten von Blut-
zellen, wie z.B. Makrophagen, Monozyten, Granulozyten, Thrombozyten usw. Die
vom Blut durchströmten Sinusoide können durch ihre besondere Struktur ihre Weite
variieren und damit die Durchflußgeschwindigkeit regeln. In diesem Bereich findet
die Elimination von veralteten Erythrozyten statt, die Reifung von Erythrozyten in
bezug auf die Membranform und auch in bezug auf die Einschlußkörperchen.

Ein wesentlicher Vorgang in der Abwehr von Krankheitserregern ist die Phagozytose. Gewisse Bakterien, vor allem Kapselbakterien, können von Phagozyten sehr
schwer inkorporiert und verdaut werden, dazu ist der Vorgang der Opsonisierung notwendig (Abb. 1). Tritt ein Bakterium in den Körper ein, das schon einmal einen Im-
munvorgang ausgelöst hat, wird es von den vorhandenen Antikörpern bedeckt und

Hefte zu „Der Unfallchirurg", Heft 239
W. Buchinger (Hrsg.)
© Springer-Verlag Berlin Heidelberg 1994

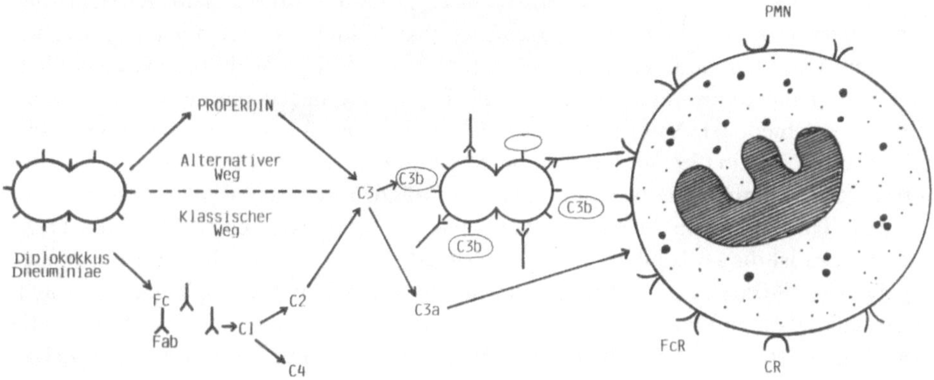

Abb. 1. Opsonisierung. (Modifiziert nach [2])

dieser Antigen-Antikörper-Komplex führt zur Aktivierung des Komplementsystems. Eine wichtige Stelle in dieser Enzymkaskade ist C 3, das sich in C 3a und C 3b spaltet. C 3b ist ein stark opsonisierender Faktor, der ebenfalls mit der Oberfläche des Bakteriums in Kontakt tritt. Die Phagozyten haben an ihrer Oberfläche Rezeptoren für das FC-Stück des Antikörpers bzw. für den Faktor C 3b. Damit kann das Bakterium an die Oberfläche des Phagozyten gebunden werden, in die Zelle aufgenommen und verdaut werden.

Die Milz ist das Organ, in dem Kapselbakterien auch ohne vorausgegangene Opsonisierung phagozytiert werden können, da sie die Durchflußgeschwindigkeit regeln kann und damit die Kontaktzeit der Antigene mit dem Phagozyten verlängern kann. Die Gesamtfunktion der Milz stellt sich also so dar: Ausscheidung veränderter Erythrozyten bzw. Reifung von Erythrozyten und Beseitigung von Einschlußkörperchen, Reservoir von Thrombozyten, Blutfilter für Krankheitserreger und Starter der ersten Immunantwort durch Bildung von IgM-Antikörper, Phagozytose von nicht oder schlecht opsonisierten Krankheitserregern.

Tabelle 1. Inzidenz der Postsplenektomiesepsis bei Kindern [9]

Autor	Total Patientenanzahl	Mit Sepsis n (%)	Todesfälle %
Singer (166); 24 Berichte (1973)	688	10 (1,45%)	4 (0,58%)
Moss (119) Eisenberg (51) Walker (177) Balfanz (12) Ein (50) Passl (132 Fälle 1977)	493	19 (3,85%)	3 (0,60%)
Gesamt	1181	29 (2,45%)	7 (0,59%)

Im Jahre 1972 haben King u. Shoemaker [3] darauf aufmerksam gemacht, daß nach Milzentfernung ein hoher Prozentsatz von tödlich verlaufenden Sepsisfällen vorkommt und Diamond [1] hat diese Erkrankung nach Splenektomie als Overwhelming-Postsplenectomie-Infection, kurz „OPSI" genannt, bezeichnet. Eine Zusammenstellung verschiedener Autoren aus dem Jahre 1980 bezüglich Auftreten einer OPSI bei Kindern zeigt ein Gesamtrisiko daran zu erkranken von 3% (Tabelle 1).

Bei Splenektomien aus haematologischen Gründen liegt das Risiko zwischen 3% und 20%. Unsere eigene Arbeit aus dem Jahre 1975 hat zwar keine Fälle von OPSI gezeigt, dazu ist die Fallzahl zu klein [7]. Wir haben aber eine signifikante Verminderung IgM-Antikörper, der Opsonine und in der ersten Zeit nach Splenektomie auch der Granulozyten gefunden. Da alle drei genannten Komponenten eine wichtige Rolle in der Frühabwehr von Krankheitserregern spielen, muß dies bis zu einer möglichen Anpassung des Immunsystems an die veränderten Gegebenheiten wichtige Auswirkungen haben. Gerade bei Kindern, die mitten in der immunologischen Auseinandersetzung mit ihrer Umwelt stehen, ist die Milzerhaltung ein wichtiger Gesichtspunkt, den alle Chirurgen beachten müssen.

Wie entsteht eine Overwhelming Postsplenectomie-Infection? Sie entsteht aus völliger Gesundheit heraus, völlig uncharakteristisch wie ein grippaler Infekt. Der Beginn mit Kopfschmerzen, Schnupfen, Übelkeit tritt rasch in ein Stadium eines schweren Schockzustandes mit Koma und Meningismus über und der Tod tritt meist nach 24–48 Stunden ein. Die Erreger der OPSI sind in der Mehrzahl Pneumokokken, bei Kindern auch Haemophilus influenza, Staphylokokken und Meningokokken. Wenn eine Splenektomie unumgänglich ist, soll im ersten Jahr danach eine Penicillin-Abschirmung und eine Impfung mit einem 23valenten Pneumokokken-Impfstoff erfolgen. Lebenslang soll bei Infektionen des Respirationstraktes frühzeitig eine antibiotische Abschirmung verabfolgt werden.

Beim Erwachsenen war die Situation nach Splenektomie lange Zeit unklar. Im Jahre 1977 ist die Arbeit von Robinette u. Fraumeni [8] über die Splenektomie und Mortalität bei Kriegsveteranen des II. Weltkrieges erschienen. Die Autoren konnten eine vermehrte Sterblichkeit an Herzerkrankungen und an Pneumonien nachweisen. Wir haben die Splenektomien im Unfallkrankenhaus Graz der Jahre 1950 bis 1980 [7] nachuntersucht und dabei eine geringere Lebenserwartung als statistisch erwartet nachgewiesen, aber keine Übersterblichkeit an Herz- und Lungenerkrankungen. Un-

Tabelle 2. Sammelstatistik: OPSI beim Erwachsenen nach Splenektomie aus traumatischer Ursache (1980–1990)

Autor		n	d	OPSI
O'Neal	1981	128	3,8 a	–
Standage	1982	64	4,3 a	–
Sekikawa	1983	242	4,4 a	–
During	1986	112	7–26 a	1
Ledinski	1990	126	10–40 a	–
		622		1 = 0,16%

Tabelle 3. OPSI-Infektionen bei Splenektomierten Erwachsenen von 1975–1987

Autoren	Fallzahl	Durchschnittl. Zeitabschnitt bzw. Splenektomie und Infektion
UL Haque, Grinblat, Freund, Sher, Eykyn, Witaker, Stossel, Gopal, Archer, Beda, Francioli, Schwarz, Thoma	13	21 a

sere immunologischen Befunde waren ähnlich wie die bei Kindern erhoben, sodaß anzunehmen ist, daß Veränderungen nach Splenektomie lebenslang bestehen bleiben. Die Erkrankungen an einer OPSI sind anekdotenhaft selten, können aber auch nach 40 Jahren nach Splenektomie auftreten (Tabelle 2). Eine Zusammenstellung der Veröffentlichungen 1975–1985 ergibt insgesamt 13 Fälle, wobei aber kein Anspruch auf Vollständigkeit erhoben wird (Tabelle 3). Es soll nur die statistische Größenordnung damit demonstriert werden, die beim Erwachsenen bei 0,2% liegen dürfte. Dies ist eine Größenordnung, an der sich milzerhaltende Eingriffe beim Erwachsenen unbedingt messen müssen. Downey [6] 1987 – Journal of Trauma: The risk in adults: It has taken about 50 years to recognize it and it still remains more anecdotal than statistical. This is a tough standard against which any new therapy must be measured. Bildlich dargestellt kann man sagen, daß ein Todesfall beim Erwachsenen infolge eines milzerhaltenden Eingriffes innerhalb von 10 Jahren eine höhere Mortalität ergibt, als durch das Auftreten einer Overwhelming Postsplenectomie-Infection.

Literatur

1. Diamond LK (1969) Splenectomy in childhood and the harzard of overwhelming infection. Pediatrics 43:886
2. Fudenberg et al. (1978) Basic & clinical immunology, 2nd edn. Lange, Los Altos, Calif, p 222
3. King H, Shoemaker HB (1952) Splenic studies. Susceptibility to infection after splenectomy performed in infancy. Am Surg 136:239
4. Ledinski C, Passl R, Eibl M (1990) Splenektomie aus traumatischer Ursache im Erwachsenenalter und ihre Folgen. (im Druck)
5. Morre GE et al. (1983) Failure of splenic implants to protect against fatal post splenectomy infection. Am J Surg 146
6. O'Neal Baron J et al. (1981) The risk of sepsis in asplenic adult. Am Surg 194:775
7. Passl R, Eibl M et al. (1976) Splenektomie im Kindesalter aus traumatischer Ursache und ihre Folgen. Wiener Klin Wochenschr 88:585
8. Robinette C, Fraumeni JF (1977) Splenectomy and subsequent mortality in veterans of the 1939–45 war. Lancet II:127
9. Sherman R (1980) Perspectives in management of trauma to the spleen. J Trauma 20:1

Schock und Schocktherapie beim Bauchtrauma

H. Brock[1], S. Necek[1], C. Scheibenpflug[1] und R. Reschauer[2]

[1] Abteilung für Anaesthesiologie und operative Intensivmedizin des Allg. öffentl. Krankenhauses der Stadt Linz, Krankenhausstr. 9, A-4020 Linz (Vorstand: Prim. Univ. Doz. Dr. S. Necek) und Ludwig Boltzmann Institut für experimentelle Anaesthesiologie und intensivmedizinische Forschung Wien-Linz, Bereich Linz
[2] Abteilung für Unfallchirurgie des Allg. öffentl. Krankenhauses der Stadt Linz (Vorstand: Prim. Univ. Prof. Dr. R. Reschauer)

Die Todesursachen nach einem Trauma zeigen eine typische zeitliche Zuordnung zu 3 Phasen [1]. Nach Trunkey treten 50% der Todesfälle in der ersten Stunde auf und können, von einigen Ausnahmen abgesehen, nicht verhindert werden. Die Ursachen dieser sofortigen Todesfälle sind Verletzungen des Gehirnes, des Herzens oder der großen Gefäße. 30% der Todesfälle treten in den darauffolgenden 3 h auf. In diesen Stunden entscheiden Qualität und Effizienz der präklinischen und hospitalen Diagnostik und Notfalltherapie über Leben und Tod. 20% der Todesfälle beim Traumapatienten sind den Spätfolgen (Sepsis und Multiorganversagen zuzuschreiben und auch diese fatalen Verläufe scheinen zum Teil von der Effizienz der Therapie in den ersten Stunden nach dem Trauma abhängig zu sein.

In einer 1977 publizierten Studie kommt Foley zu dem Schluß, daß 26% der Todesfälle nach stumpfem Bauchtrauma vermieden werden könnten, wenn die Hypovolämie effektiver behandelt worden wäre und eine dringende Operationsindikation rascher erkannt worden wäre [2].

Zwei retrospektive Studien aus den Jahren 1972 und 1977 belegten eine inadäquate Schocktherapie in bis zu 50% der Patienten nach Verkehrsunfall [2, 3].

Das Verletzungsmuster der abdominellen Organe nach stumpfem Bauchtrauma [4, 5] oder penetrierenden Verletzungen [4] weist auf die große Wahrscheinlichkeit einer massiven Blutung hin mit anschließend sich rasch entwickelnder Hypovolämie.

Die klinische Manifestation des hämorrhagischen Schocks resultiert aus der Hypovolämie und der hormonellen und neuroreflektorischen Gegenregulation, welche gemeinsam in eine verminderte Perfusion aller Organe münden. Trauma und Schock induzieren durch Freisetzung verschiedenartiger Mediatoren eine systemische Reaktion, welche imstande ist, primär unbeteiligte Organe spezifisch zu schädigen. Wird dieser Prozeß nicht frühzeitig unterbrochen, scheint der Weg zu den späteren Komplikationen Sepsis und Multiorganversagen vorgezeichnet [6]. Das vordringlichste Therapieziel beim schweren Bauchtrauma muß demnach die akute Wiederherstellung des intravasalen Volumens durch aggressive intravenöse Flüssigkeitszufuhr und die rasche Diagnostik und operative Versorgung der zugrundeliegenden Pathologie sein.

Volumen und Zeit sind also die Determinanten für das Überleben beim komplizierten Bauchtrauma. Ein erfahrenes, eingespieltes Traumateam sollte in der Lage sein, den instabilen Patienten binnen kürzester Zeit abzuklären und zu operieren. Shoemaker hat bereits 1978 die Frage untersucht, ob die Erhebung aller mit dem Trauma assoziierbaren Befunde für die finale Entscheidung nötig ist und kam zu dem Ergebnis, daß dieser Weg notwendigerweise in Chaos und Ineffizienz mündet. Statt-

Hefte zu „Der Unfallchirurg", Heft 239
W. Buchinger (Hrsg.)

dessen entwickelte er Algorithmen, welche die einzelnen Untersuchungen nach Prioritäten staffeln und unter gewissen Voraussetzungen, wie zum Beispiel einer gravierenden, schlecht beherrschbaren Hypotension den direkten Weg zur Operation weisen [7].

In unserem eigenen Krankengut fanden wir im Laufe eines Jahres 19 komplizierte Bauchtraumen, die einer anschließenden Intensivtherapie bedurften. Die Einlieferung erfolgte in allen Fällen mittels Rettungshubschraubers oder Notarztwagens. Sieben Patienten wurden am Notfallort intubiert, sieben in der Notaufnahme und bei fünf Patienten mußte die Beatmung erst im Operationssaal begonnen werden. In 18 von 19 Fällen war eine Akutoperation erforderlich.

Das Verletzungsmuster entsprach in etwa dem aus der Literatur bekannten. Von diesen neunzehn Patienten überlebte lediglich einer nicht – es war der einzige mit einem assoziierten Schädel-Hirn-Trauma – zwei Patienten überlebten nach einem längeren Aufenthalt auf der Intensivstation wegen Sepsis und Multiorganversagen, ein Patient nach ARDS. Die übrigen fünfzehn Patienten konnten nach weitgehend komplikationslosem postoperativen Verlauf entlassen werden.

Im Mittel erhielten diese Patienten in der Zeit von ihrem Trauma bis zum Ende der Operation über 12 l Flüssigkeit. Die Entscheidung, welche Art von Flüssigkeit zugeführt wird, ist in der Praxis weniger von den kontroversiellen Standpunkten der Befürworter der kolloiden oder kristalloiden Lösungen geleitet als vom Ablauf des Schockgeschehens. Am Transport von der Unfallstelle ins Krankenhaus, sofern dieser ohne nennenswerte Verzögerung abläuft, ist die homöostatische humorale Reaktion maximal und ein adäquater Blutdruck ist durch kristalloide Lösungen alleine aufrechtzuerhalten. Mit zunehmender Dauer der Hämorrhagie wurden kolloidale Lösungen bevorzugt und bereits mit Blutderivaten begonnen. Die aggressive Flüssigkeitstherapie ist natürlich auch während der Operation fortzusetzen. Zu diesem Zeitpunkt stehen uns dann meist Blut und Blutderivate in ausreichender Menge oder Hilfsmittel wie der Cell-saver zur Verfügung.

Das Überleben des schwer schockierten Patienten nach einem Bauchtrauma ist also in hohem Maße abhängig von einer frühzeitigen Wiederherstellung normaler Kreislaufverhältnisse, und dieses Ziel ist nicht alleine durch Flüssigkeitszufuhr zu erreichen, sondern setzt ein kontinuierliches und effizientes Management voraus.

Dem Anästhesisten, der den eingelieferten Patienten möglichst durch die gesamte Primärversorgung und die anschließende Operation begleiten sollte, fällt dabei wohl eine entscheidende Rolle zu. Die kontinuierliche Überwachung der vitalen Parameter und die damit eingeleitete Therapie bedeutet im Grunde genommen einen frühzeitigen Beginn der Intensivtherapie. Wir messen in nahezu allen Fällen bereits in der Primärversorgungsphase den Blutdruck invasiv und haben mit Kapnographie und O_2-Sättigung die entscheidenden respiratorischen Parameter zur Verfügung. Am Transport zwischen den verschiedenen diagnostischen Stationen sind wir mit EKG und Pulsoxymetrie ausgerüstet.

Während die unter Umständen recht zeitraubende radiologische, sonographische, computertomographische oder angiographische Diagnostik des instabilen Patienten abläuft, hat eine komplette laborchemische Abklärung mit wiederholten Blutgasanalysen, Gerinnungsstatus, Ionogramm und Blutbild zu erfolgen.

In der Schocktherapie des Bauchtraumas sind keine grundsätzlichen Modifikationen notfallmedizinischer Prinzipien erforderlich und die Besonderheiten der Notfallmedizin liegen im Stil und nicht in der Substanz. Nach Peter Safar hat die Versorgung eines schwer traumatisierten Patienten wie ein Kammerkonzert abzulaufen: Es gibt keinen Dirigenten, alle wissen, was sie spielen, und die beste Musik entsteht, wenn alle Beteiligten Freunde sind.

Literatur

1. Trunkey DD (1983) Trauma. Sci Am 249:28–35
2. Foley et al. (1977) Abdominal injuries in automobile accidents: review of care of fatally injured patients. J Trauma 17:611–615
3. Garner et al. (1972) Evaluation of the management of vehicular fatalities secondary to abdominal injury. J Trauma 12:425–431
4. Blaisdell et al. (1982) General assessment, resuscitation and exploration of penetrating and blunt abdominal trauma. In: Blaisdell et al. (eds) Trauma management, vol 1. Abdominal trauma. Thiemer & Stratton, New York, pp 1–18
5. Cox EF (1984) Blunt abdominal trauma. A 5-year analysis of 870 patients requiring celiotomy. Ann Surg 199:467–474
6. Hillman KM (1990) Prevention of posttraumatic complications. Update Intens Care Emerg Med 10:514–519
7. Shoemaker et al. (1989) Development and testing of a decision tree for blunt trauma. Crit Care Med 16:1199

Diskussion

Buchinger, Horn: Das Thema Milz wird ja noch öfter diskutiert werden. Vielleicht nur eine ganz kurze Frage zu Herrn Passl?

Fasol, Wien: Der Schlußsatz war sehr eindeutig. Ich denke, er hat für die Erwachsenen gegolten. Das Statement zu den Kindern habe ich entweder überhört oder es war nicht so eindeutig. Deshalb möchte ich jetzt fragen, ob Sie bei Kindern prinzipiell die Milz entfernen würden und die angegebene Prophylaxe betreiben, oder würden Sie da differenziert vorgehen und wie differenziert gehen Sie vor? Wie ist es mit der Altersgrenze bei Kindern?

Passl, Graz: Bei Kindern liegen ganz andere Verhältnisse vor. Man muß unbedingt versuchen, die Milz zu erhalten und das gelingt auch leichter. Wir haben bei Kindern in den letzten Jahren 50% der Milzen erhalten können. Dieser Prozentsatz ist uns beim Erwachsenen nie gelungen. Meistens muß sie, wenn sie nicht konservativ behandelt werden kann, dann entfernt werden. Der statistische Schlußsatz bezieht sich nur auf die Erwachsenen. Bei den Kindern sind es doch 3% Infektionen und ca. 1%

Hefte zu „Der Unfallchirurg", Heft 239
W. Buchinger (Hrsg.)
© Springer-Verlag Berlin Heidelberg 1994

tödlich nur bei traumatischen Fällen. Aber es kommt bei den Kindern dazu, daß sie eine vermehrte Infektanfälligkeit haben. Das ist nachgewiesen und da leiden sie ihr ganzes Leben darunter. Daher also Möglichkeiten zur Milzerhaltung beim Kind, und beim Erwachsenen soll man an die wesentliche Funktion der Milz denken, aber nicht unbedingt eine Milzerhaltung sozusagen forcieren.

Pachucky, Wien: Ich hätte zur Kausalität noch eine Frage. Wenn jemand an einem Infekt verstirbt, wie zum Beispiel der Fall, den Sie erwähnt haben – 40 Jahre alt, nach Splenektomie – wie können Sie das wissenschaftlich fundiert feststellen, ob er vielleicht nicht auch sonst an einer Pneumokokkensepsis verstorben wäre, oder gibt es Arbeiten über die Inzidenz an tödlich verlaufender Pneumokokkensepsis?

Passl, Graz: Diese Arbeiten gibt es und der Prozentsatz ist also wesentlich höher. Wir haben es bei der Arbeit von Robinett gesehen. Es sind dort tödliche Sepsisfälle von 1% genannt in der Bevölkerung und hier sind es 3%. Man kann aber auch die Sepsis sehr gut durch die Obduktion feststellen und daher sind diese Daten sicher. Sie haben, wie Herr Schlag erwähnt hat, bei der normalen Sepsis maximal 100000–300000 Keime pro Milliliter Blut und bei der Pneumokokkensepsis nach Splenektomie können Sie 1–3 Millionen Keime im Blut haben und das liegt an der fehlenden Clearance durch die Milz.

Kuderna, Wien: Ich meine, das Immundefizit besteht ja auch beim Erwachsenen. Dieselbe Frage oder eine ähnliche Frage ist ja, wie kann man sagen, welche Infektionen beim Erwachsenen noch Jahre später darauf zurückzuführen sind, wenn sie nicht tödlich sind. Also wenn man jetzt nicht nur mit dem Wert der Letalität operiert. Meinem Eindruck nach wird viel zu wenig versucht, die Milz zu erhalten. Die Gegenfrage wäre ja, wieviele Leute kennen Sie, bei denen operativ vorgegangen wurde zur Milzerhaltung und die dann daran gestorben sind.

Passl, Graz: Ich habe ganz konkrete Hinweise. Ich verweise auf die Arbeiten aus dem Jahre 1987 in der Acta Chirurgica Austriaca, wo publiziert wurde, daß von 3 milzerhaltenden Eingriffen 2 gestorben sind beim Erwachsenen. Und das wurde publiziert. Ich meine, wir müssen schon ein bißchen bei der Realität bleiben. Ich vergleiche das ein bißchen mit der Notwendigkeit des Bundesheeres. Wenn Sie sagen, daß wir ohne Bundesheer leben können, okay – vielleicht. Kommt eine schwierige Situation, ist es gut, wenn das Bundesheer da ist. Wenn das Bundesheer so viel kostet, daß der Staatshaushalt zugrunde geht, dann leben wir lieber mit dem Risiko ohne Bundesheer. So ist es auch mit der Milz. Die Milz ist gut, wenn eine massive Pneumokokkeninfektion, und beim Erwachsenen sind es ausschließlich die Pneumokokken, eintritt, aber es stellt sich die Frage wirklich, bei dieser statistischen Häufigkeit, erlebt der Erwachsene seine Pneumokokkeninfektion?

Muhr, Bochum: Herr Brock, Sie haben der aggressiven Schocktherapie und der Geschwindigkeit das Wort geredet. Wie können Sie das begründen – Rettungszeit 46 min, 2 l Volumen, Diagnostik 1 1/2 h – 3 l Volumen?

Brock, Linz: Es sind dies sicherlich Mittelwerte und die Gesamtmenge der Volumen beträgt über 12 l.

Muhr, Bochum: Ich habe mich nur auf das Diapositiv bezogen, wo Sie diese Werte gezeigt haben.

Brock, Linz: Diese Säulen sind additiv zu werten. Es ist sowohl über 1 l kristalloide als über 1 l kolloidale Lösungen in der Transportphase pro Patient gegeben worden. Ich glaube, so wenig ist das nicht für diese 3/4 Stunde.

Muhr, Bochum: Sind die Rettungswege so lange?

Brock, Linz: Wir haben in den vorherigen Vorträgen gesehen, daß hier wesentlich längere Rettungszeiten, ich glaube von der Hannover-Gruppe angegeben wurden.

Muhr, Bochum: 16,5 min therapiefreies Intervall.

II. Diagnostik

Das akute Abdomen im Notarztdienst

H. Möstl

Unfallkrankenhaus Graz der Allgemeinen Unfallversicherungsanstalt (Ärztlicher Leiter: Prim. Prof. Dr. R. Passl), Göstinger Straße 24, A-8021 Graz

Das akute Abdomen im Notarztdienst stellt große Anforderungen an den Notarzt in bezug der Erstellung einer Verdachts- bzw. Differentialdiagnose und der daraus folgenden adäquaten Primärversorgung.

Das akute Abdomen ist ein Sammelbegriff für den akuten Bauchnotfall.

Seine Ursachenkomplexe sind:
a) *nicht traumatischer Natur,*
b) *traumatischer Natur.*

Zu a: Nicht traumatisch bedingt sind nach der Häufigkeit geordnet die: akute Appendizitis, der Ileus, die Cholelithiasis bzw. die Cholezystitis, die Magenperforation, die Pankreatitis und die Darmperforation.

Der Symptomenkomplex ist Ausdruck eines Viszeralschocks. Er wird ausgelöst von

- toxisch-enzymatischer oder bakterieller Bauchfellentzündung,
- von Organentzündung und Nekrose,
- von einem Verschluß der Hohlorgane,
- und schließlich von einer Bauchhöhlen- oder einer Gastrointestinalblutung.

Die Grundsymptomatik entspricht der Kardinaltrias:

- Schmerz,
- Erbrechen,
- Kreislaufverfall.

Aufgabe der Elementardiagnostik ist die Erkennung der Dringlichkeit und die Zuordnung zu einem der Ursachenkomplexe.

Zu b: Beim Bauchtrauma können die Bauchorgane durch die Gewalteinwirkung: perforierend, berstend, scharf oder stumpf getroffen werden.

Die perforierende Verletzung, die zur Eröffnung des Abdomens geführt hat, bietet keine wesentlichen diagnostischen Probleme, wohl aber das stumpfe Trauma.

Je nach Exposition, Fixierung und Zerreißbarkeit sind die Organe durch das stumpfe Bauchtrauma unterschiedlich betroffen. Die Milz zerreißt in 35%, die Nieren und Harnwege in 24%, die Leber in 18%, der Magen in 14%, das Retroperitoneum in 10% und das Mesenterium in 7% der Fälle.

Hefte zu „Der Unfallchirurg", Heft 239
W. Buchinger (Hrsg.)
© Springer-Verlag Berlin Heidelberg 1994

Die Grundreaktionen der intraabdominellen Verletzung sind der Blutungsschock, die Peritonitis und Abwehrspannung und die Dyspnoe. Ihnen liegen jeweils bestimmte Organverletzungen zugrunde.

Behandlungsregime im Notarztsystem Graz-West Standort UKH d. AUVA

1. Exakte klinische Untersuchung des Patienten,
2. Die Untersuchung des Unfallherganges,
3. Die Primärversorgung.

ad 1: Bei der exakten klinischen Untersuchung wenn möglich Erhebung der *Anamnese.* Genaue *Inspektion* des Patienten auf Prellmarken, Zungenbelag, Blässe, Facies hypocratica, Ikterus, Augenbulbi, allgemeine Unruhe.

Kontrolle der *Pulsfrequenz* und des *Blutdruckes*, evtl. Blutabnahme.

Die *Abdominaluntersuchung* sollte die Palpation der Bauchdecken auf Defense musculaire, die Perkussion insbesondere der Flanken, die Auskultation und die Messung des Bauchumfanges umfassen.

ad 2: Die Untersuchung des Unfallherganges ist notwendig, um Rückschlüsse auf das Verletzungsmuster und Begleitverletzungen ziehen zu können.

ad 3: Es muß am Unfallort *nicht* unbedingt die Vollversorgung angestrebt werden.
- Zuerst Einleitung der Schocktherapie mit kristalloiden und kolloidalen Volumenersatzmitteln, wenn möglich mehrere periphere venöse Zugänge, z.B. mit Venflon.
- Ausreichende Analgesierung mit Opiaten (z.B. Fentanyl, 1 Amp. = 2 ml, 1 ml enthält 0,05 mg Fentanyl, Wirkungseintritt nach 2–3 min, Wirkungsdauer bis 30 min).
- Evtl. Magensonde, Harnkatheter.
- Anschließend dringlicher Transport des Patienten unter ständiger Observans durch den Notarzt auf eine kompetente chirurgische Abteilung mit adäquaten Diagnoseverfahren, wie die Sonographie.

Ergebnisse

In den Jahren 1988 und 1989 wurde der Notarzt mit Standort Graz-West UKH *1181*mal angefordert.

Der Notarzt stellte bei *36 Fällen = 3%* die Primärdiagnose „akutes Abdomen".

Nach Abklärung im Krankenhaus waren *27* Fälle *stumpfe Bauchtraumata* mit intraabdominellen Organverletzungen, *3* Fälle mit *Stichverletzungen*, wobei innere Organe verletzt wurden; *3* Fälle stellten sich als *Kontusionstrauma* der Bauchdecken heraus; *2* Fälle mit akuter *Appendizitis*, und *1* Fall mit einem *Aortenaneurysma*.

Trotz Schmerztherapie mit Opiaten wurde *kein* Bauchnotfall falsch interpretiert oder übersehen, und es kann zusammenfassend gesagt werden, daß das akute Abdomen im Notarztdienst, bei exakter Einhaltung des vorhin erwähnten Behandlungsregimes, dem Notarzt keine allzu großen Probleme bieten sollte.

Diskussion

Beck, Innsbruck: Ich hätte an Herrn Möstl eine Frage. Unter Ihren 36 Bauchtraumen – wie häufig haben Sie denen eine Magensonde oder einen Harnkatheter als Primärversorgung gelegt?

Möstl, Graz: Der Harnkatheter wurde in den meisten Fällen gelegt, eine Magensonde nur in 2 Fällen.

Beck, Innsbruck: Schon vor der Aufnahme?

Möstl, Graz: Schon im Notarztwagen.

Gaudernak, Wien: Sie haben darauf hingewiesen, daß Sie nicht die Vollversorgung am Unfallort anstreben. Können Sie das ein bißchen näher erläutern, was Sie da meinen?

Möstl, Graz: Ich verstehe darunter den Beginn der Schocktherapie bereits mit adäquaten kristalloiden und kolloidalen Lösungen in entsprechenden Volumenmengen, aber ich strebe nicht die Stabilisierung der Schockparameter im Notarztwagen an, sondern ich beginne mit der Schocktherapie unter ständiger Observans, Kontrolle von Blutdruck und Puls, und fahre natürlich in das adäquate Spital und setze während der Fahrt und im Schockraum die Therapie weiter fort. Das verstehe ich unter „nicht Vollversorgung am Unfallort anstreben".

Hefte zu „Der Unfallchirurg", Heft 239
W. Buchinger (Hrsg.)
© Springer-Verlag Berlin Heidelberg 1994

Ultraschall des Abdomens versus Peritoneallavage

R. Gatterer, St. König und R. Schabus

I. Universitätsklinik für Unfallchirurgie Wien (Suppl. Vorstand: Doz. Dr. W. Scharf),
Alser Straße 4, A-1090 Wien

Stumpfe Bauchverletzungen gehen häufig mit lebensbedrohlichen Komplikationen einher, wobei die Letalität beim Polytrauma (27–31% stumpfer Bauchverletzungen treten im Rahmen von Mehrfachverletzungen auf) bis zu 30% betragen kann. Im Falle isolierter stumpfer Bauchverletzungen (Häufigkeit: 2–5%) liegt die Letalität bei 10% [6].

Entscheidend sind daher rasche und gezielte diagnostische Maßnahmen, um sowohl einen verzögerten Eingriff als auch unnötige Explorativlaparotomien verhindern und eine Verbesserung der Prognose erreichen zu können.

Klinische Symptomatik

Ein stumpfes Bauchtrauma kann bei Prellmarken der Bauchwand, Gurtmarken, Frakturen der unteren Rippen, bei polytraumatisierten, sowie bei ansprechbaren Patienten als isolierte Verletzung bei Druckschmerz durch Dehnung oder Reizung des Peritoneums (60–90%) bzw. muskuläre Abwehrspannung der Bauchdecken (50%) vermutet werden [6]. Beim somnolenten oder bewußtlosen Patienten fehlen diese wichtigen Hinweise, weshalb beim hämorrhagischen Schock ohne erkennbare Blutung nach außen eine intraabdominelle Verletzung ausgeschlossen werden muß. Dies ist insbesondere wichtig im Falle von isolierten Schädel-Hirn-Traumen, da diese keinen Schock induzieren, dieser also andere Ursachen haben muß. Eine Untersuchung an Patienten, wo die Peritonellavage angewendet wurde, hat gezeigt, daß Schädel-Hirn-Traumen häufig an der Spitze der Begleitverletzungen stehen (77%), ebenfalls sehr häufig Extremitätenfrakturen und Thoraxtraumen [1]. Bemerkenswert an der genannten Untersuchung ist darüber hinaus die Tatsache, daß sich über 1/3 der Patienten bei der Aufnahmeuntersuchung im Schockzustand befand (korrelierende Letalität: 37% der untersuchten Patienten) [1].

Diagnosemethoden

Die Punktion der freien Bauchhöhle zu diagnostischen Zwecken wurde 1926 erstmals von Saloman angewendet [4]. Die *Peritoneallavage* wurde 1965 von Root et al. erstmals beschrieben [3]. Zwischenzeitlich wurden die Laparoskopie, die Szintigraphie, die Angiographie und die Computertomographie eingeführt, Verfahren, die nicht weniger zuverlässig, jedoch ungleich aufwendiger sind. Die schwach positive Lavage umfaßt neben einfachen, nicht therapiebedürftigen Läsionen auch gefährliche Darmverletzungen, die sonst erst durch ihre Frühkomplikationen erkannt werden. Je nach

Hefte zu „Der Unfallchirurg", Heft 239
W. Buchinger (Hrsg.)

Klinik werden bis zu 10% oder mehr iatrogene Darm- und Gefäßverletzungen durch den Trokar des Peritonealkatheters erfaßt [6].

Seit der Einführung der Sonographie, die einen großen diagnostischen Fortschritt darstellt, wurde die peritoneale Lavage verschiedentlich in den Hintergrund gedrängt. Das intraperitoneale Flüssigkeitsvolumen kann mittels dieser Methode erstmals größenmäßig abgeschätzt werden, Form und Dichte der verletzten Organe können präoperativ bestimmt werden. Die Wiederholbarkeit dieser Methode ist beliebig, der apparative Aufwand nicht allzu groß. Die Aussagen über den Stellenwert beider Methoden gehen jedoch letztlich in die Richtung, daß im Rahmen eines integrierten Diagnoseablaufs beide Methoden relevant bleiben müssen und auch optimal kombinierbar sind.

Diskussion

Die unterschiedlichen Aussagen beider Verfahren charakterisieren die Diskussion: Beide Methoden weisen die größte Wertigkeit für die Diagnostik des stumpfen Bauchtraumas auf, beide Verfahren haben einige Vor- und Nachteile, weshalb ein spezifischer und gezielter Einsatz erforderlich ist.

Die Einführung der Peritoneallavage hat die Indikation zur frühzeitigen Laparotomie wesentlich erleichtert. Ihre Treffsicherheit liegt bei 95–99%, ihre Komplikationsrate bei 1%. Da es sich bei etwa 3/4 der in Frage kommenden Patienten um polytraumatisierte handelt, muß die Abdominaldiagnostik in den allgemeinen Diagnostik- und Behandlungsablauf integriert sein. Massive Flüssigkeit oder Blut im Abdomen indiziert die Laparotomie auf einfache Weise. Auch sehr kleine Flüssigkeitsmengen (etwa im Fall einer Dünndarmperforation) können so diagnostiziert werden, was mittels Sonographie unter Umständen schlecht nachweisbar ist.

Ein weiterer Vorteil der Peritoneallavage liegt darin, daß auch qualitative Aussagen möglich sind (bei sonst negativem sonographischen Befund können Beimengungen von Darminhalt, Amylase etc. erkannt werden; zwischen Amylasenachweis und Darm- oder Pankreasverletzungen besteht eine positive Korrelation) [2].

Die Erfahrung zeigt, daß bei äußerst geringen falsch-positiven Lavageergebnissen (um 1%) [1] falsch-negative Ergebnisse nicht oder in nur geringem Ausmaß (1%) auftraten, während die Ultraschalldiagnostik falsch-negative Ergebnisse von 11,2% und falsch-positive Ergebnisse von 3,7% zeitigte [1].

Ein Nachteil der Peritoneallavage ist die große Empfindlichkeit (geringfügige Blutungen wie kleine Serosa-Einrisse können bereits „schwach-positive" Ergebnisse zeigen und „unnötige" Laparotomien nach sich ziehen, was jedoch durch Belassen des Dialysekatheters und Wiederholung der Lavage nach einigen Stunden vermieden werden kann).

Die *Ultraschalldiagnostik* des Abdomens gehört bereits zur Routinediagnostik und ist – insbesondere auch wegen ihrer Risikofreiheit – von hoher Wertigkeit, erfordert jedoch viel Erfahrung seitens des Untersuchenden. Die Methode ist dynamisch; zu beachten ist, daß Lokalisation und Haltung des Schallkopfes sowie die Überlagerung durch Darmgase erhebliche Verzerrungen bedingen können (entscheidend ist die Identifikation von freier Flüssigkeit in geringen Mengen und deren Anordnung im

Abdomen, sowie Kapselveränderungen von Milz und Leber und die Identifikation und Bewertung retroperitonealer Flüssigkeitsmengen und Verletzungen des kleinen Beckens). Wichtig für eine Entscheidung zur Laparotomie ist nicht nur der Nachweis solcher Veränderungen, sondern auch die Größeneinschätzung. Weitere Vorteile: Zeitaufwand von nur 2–3 min, ohne daß anästhesiologische Erstversorgungsmaßnahmen unterbrochen werden müssen, kurzfristige Wiederholbarkeit, Abschätzung von Blutungen, Darstellung von Organgröße und -umfang. Subklinische Mengen ab 50 ml lassen sich nachweisen und quantifizieren (typische Lokalisation: beide Subphrenien und der Douglas-Raum). In der postakuten Phase ermöglicht die Sonographie die Blutungskontrolle (Verlaufsbeobachtung).

Der direkte Verletzungsnachweis gelingt allerdings oft nicht, da frische Koageln die Rupturstelle parenchymatöser Organe ausfüllen, ihr Echomuster ist vom Organmuster kaum unterscheidbar. Verletzungen der Darmwand mit geringer intraabdomineller Blutung, Verletzungen des Mesenteriums und des Pankreas, sind oft sonographisch nicht nachweisbar [1].

Eigenes Krankengut

An der I. Univ. Klinik für Unfallchirurgie wurden im Zeitraum von 1985–1990 74 Patienten nach einem stumpfen Bauchtrauma operativ behandelt. Die Indikation zur Laparotomie wurde bei 60 Patienten durch die Ultraschalluntersuchung, bei 14 Patienten durch eine Parazenthese gestellt. Davon war das Untersuchungsergebnis bei 12 Patienten positiv. Bei 2 Patienten wurde präoperativ sowohl eine Ultraschalluntersuchung als auch eine Peritoneallavage durchgeführt.

Schlußfolgerungen

Abhängig von der Situation – vor allem aber bei bewußtlosen und polytraumatisierten Patienten bzw. bei nicht sicherer Befunderhebung, schwerem Verletzungsmuster mit Thorax- und/oder Beckenverletzung und instabilem Kreislauf – empfiehlt sich im Anschluß an die Sonographie nach wie vor die Peritoneallavage, außer eben in sonographisch eindeutigen Fällen (primäre Sonographie ergibt hoch-positiven Blutungsnachweis). Auch der weniger Geübte kann mittels der Peritoneallavage zutreffende Diagnosen stellen und sowohl qualitative wie quantitative Aussagen erzielen. In Kliniken, in denen kein erfahrener Untersucher zur Verfügung steht, sollte diese Methode die primäre Diagnostikmaßnahme sein.

Erst der Ausschluß der Notwendigkeit der Peritoneallavage läßt sonographische Befunde als hinreichend erscheinen. Beide Methoden sollten jedoch nicht als konkurrierende, sondern als sinnvoll einander ergänzende Methoden betrachtet und spezifisch angewandt werden.

Literatur

1. Grüßner R, Rückert K, Klotter HJ, Kuhnert A (1986) Ultraschall und Lavage beim stumpfen Bauchtrauma polytraumatisierter Patienten. Dtsch Med Wochenschr 110:1521–1526
2. Kern E (1988) Über die Wertigkeit der Peritoneallavage. Langenbecks Arch Chir 373:201
3. Root HD, Hauser CW, Mc Kinley CR, La Fave JW, Mendiola RP (1965) Diagnostic peritoneal lavage. Surgery 57:633
4. Saloman H (1926) Diagnostische Punktion des Bauches. Berl Klin Wochenschr 43:45
5. Schweiberer L, Nast-Kolb D (1989) Die intraabdominelle Lavage. ACA 3:226
6. Wernert E, Muhr G (1988) Rationale Diagnostik der stumpfen Bauchverletzung. Unfallchirurg 91:473–478

Hat die Sonographie bei der Diagnostik des stumpfen Abdominaltraumas die Peritoneallavage verdrängt?

J. Brand, A. Ekkernkamp und G. Muhr

Chirurgische Universitätsklinik Bergmannsheil, Berufsgenossenschaftliche Krankenanstalten Bochum (Direktor: Prof. Dr. G. Muhr), Gilsingstraße 14, D-44789 Bochum

Patientengut und Methode

Im Zeitraum von 1974 bis 1989 wurden in unserer Klinik 558 Patienten unter der Diagnose „schweres Abdominaltrauma" behandelt. Analysiert wurden die Verletzungsmuster sowie die diagnostische Wertigkeit der verschiedenen Verfahren. In den vergangenen 3 Jahren wurde grundsätzlich eine Ultraschalluntersuchung mit einem 5 MHz-Linearschallkopf durchgeführt. Ergänzend hierzu erfolgte in Einzelfällen eine Beurteilung mit dem Sektor-Scan. Beurteilt wurde die Ansammlung freier Flüssigkeit und soweit als möglich die Integrität der parenchymatösen Organe einschließlich der kranialen Begrenzung der Abdominalhöhle durch die Zwerchfelle [14].

Die Abdominallavage wurde in typischer Technik durchgeführt. Hierbei wurde die Einzellavage mit 1000 ml warmer Ringer-Lösung vorgenommen. Besonderer Wert wurde auf eine primäre Laboranalyse und Verlaufskontrolle von Amylase, Leukozyten, Erythrozyten und Bakterien in der Lavageflüssigkeit gelegt.

Ergebnisse

Von 558 dokumentierten Patienten mit schwerem stumpfen Abdominaltrauma wurden 218 (42%) einer operativen Revision unterzogen. Die hierbei erhobenen Diagnosen entsprechen in der Häufigkeit den allgemeinen Literaturangaben. Es handelte sich

Hefte zu „Der Unfallchirurg", Heft 239
W. Buchinger (Hrsg.)
© Springer-Verlag Berlin Heidelberg 1994

hier um Verletzungen von Milz = 33%, Leber = 29%, Mesenterium = 16,1%, Darm = 40,2%, Niere = 12,8%, Blase = 10,1%, Pankreas = 3,6%, große Gefäße = 3,2%, Zwerchfell und andere = 2,7%. In den Jahren 1974 bis zur Einführung der Sonographie im Jahre 1983 wurde jeweils zu ca. 50% eine Peritoneallavage durchgeführt. Nach Abschluß der sonographischen Lernphase im Jahre 1985 war die Sonographie grundsätzlich Bestandteil der Diagnostik. Von 1985 bis 1987 war die Peritoneallavage nahezu in Vergessenheit geraten. Seit 1987 wird in Zweifelsfällen, durchschnittlich zu 20%, eine differenzierte Peritoneallavage durchgeführt. Als Problemzonen der Diagnostik haben sich erwiesen: sonographisch geringe Flüssigkeitssammlungen, nicht revisionsbedürftige Blutungen, Darmwanderöffnungen, Darmwandkontusionen und Darmwandischämie mit sekundärer Nekrose, Verletzungen von Pankreas, Duodenum, Nierenstiel und Zwerchfell. Bei diesen Verletzungsarten, welche insgesamt ca. 30% der Gesamtverletzungen betreffen, kann durch ergänzende Diagnostik mit der differenzierten Lavage die Sensitivität der Sonographie von 95% auf nahezu 100% erhöht werden. Die Spezifität beträgt hier für die Lavage 100%.

Die Gesamtkomplikationsrate der Peritoneallavage beträgt seit 1974 unter 2%. In den vergangenen 5 Jahren ist keine Komplikation mehr dokumentiert.

Diskussion

In Mitteleuropa sind die gastrointestinalen Verletzungen überwiegend Folge eines stumpfen Bauchtraumas. Dieses tritt zudem häufig noch in Verbindung mit anderen Verletzungen auf, so daß die klinische Beurteilbarkeit meistens eingeschränkt ist. Der Therapieerfolg bezüglich Morbidität und Letalität ist bei gastrointestinalen Verletzungen direkt abhängig vom Zeitintervall zwischen Trauma und operativer Sanierung [2]. Im Zweifelsfall wird daher sogar die frühzeitige diagnostische Laparotomie befürwortet, wobei negative Laparotomien in Kauf genommen werden [10]. Es sind daher diagnostische Maßnahmen mit hoher Treffsicherheit zur Primärdiagnose und Verlaufsbeobachtung gefragt. Auch in der modernen Literatur wird die Anwendung von Peritoneallavage und/oder Sonographie sowie deren Wertigkeit kontrovers diskutiert [4, 6, 9, 10]. Die Vorteile der Anwendbarkeit der Sonographie stehen hierbei außer Zweifel. Die mit ca. 70% zur Operation führenden Verletzungen von parenchymatösen Organen mit stärkeren intraabdominellen Blutungen werden mit der Sonographie regelmäßig sicher erkannt. Die Problemzone der intraabdominellen Diagnostik ist die mäßige oder geringe Flüssigkeitsansammlung, welche zahlreiche Interpretationsmöglichkeiten offen läßt [10]. Zu ca. 30% finden sich nicht revisionsbedürftige Blutungen, Verletzungen von Hohlorganen oder Verletzungen des Retroperitoneums, welche eine sichere Beurteilung allein durch die Sonographie nicht zulassen. So kann eine geringe Flüssigkeitsansammlung durch einen kleinen, nicht revisionsbedürftigen Lebereinriß, ebenso wie durch eine Duodenalruptur verursacht sein [1, 3, 13]. In diesem Fall verschafft die zusätzliche differenzierte Peritoneallavage mit Laboranalyse eine hohe diagnostische Sicherheit mit einer Sensitivität von fast 100% [11]. Wir haben in der zusätzlichen Abdominallavage ebenso oft eine sichere Entscheidungshilfe zu konservativem Vorgehen wie auch zur operativen Revision gefunden. Unter sorgfältiger Indikationsstellung halten wir im Zweifelsfall die differenzierte Lavage auch in der Verlaufsbeobachtung für eine sehr sinnvolle ergänzende Maßnahme zur Sonographie.

Zusammenfassung

Nach Einführung der Sonographie hatte die Peritoneallavage vorübergehend ihren Platz an unserer Klinik verloren. In den vergangenen Jahren haben wir die differenzierte Lavage mit regelmäßiger Laboranalyse von Amylase, Leukozyten, Bakterien und Hb regelmäßig bei zweifelhaft sonographischen Befunden durchgeführt und hiermit die Gesamtsensitivität auf nahezu 100% erhöhen können. Der Gesamtanteil der Peritoneallavage bei stumpfen Abdominalverletzungen beträgt z.Zt. an unserer Klinik 20%.

Literatur

1. Billing A, Zülke C, Huf R, Denecke H (1990) Stumpfe Verletzungen des Magen-Darm-Traktes. Unfallchirurg 93:62
2. Bonner JA, Gaebel G, Kramer W (1987) Stumpfes Bauchtrauma – Management, Befunde und Verläufe. Hefte Unfallheilkd 189:351
3. Dauterive AH, Flancbaum L, Cox EF (1985) Blunt intestinal trauma. Ann Surg 201:198
4. Grüssner R, Rückert R, Mentges B, Düber CH (1987) Der Stellenwert von Peritoneallavage und Sonographie für die Diagnostik des schweren Abdominaltraumas. Hefte Unfallheilkd 189:343
5. Halbfass HJ, Wimmer B, Hauenstein K, Zavisic C (1981) Ultraschalldiagnostik des stumpfen Bauchtraumas. Fortschr Med 99:41
6. Paolucci V, Henne T, Schmidt-Matthiesen M, Seufert RM (1986) Sonographische Verlaufskontrolle abdomineller Blutungen – Experimentelle Untersuchungen in vivo. Hefte Unfallheilkd 189:353
7. Pohlemann T, Wippermann B, Haubitz B, Reilmann H (1986) Der Stellenwert der Sonographie beim stumpfen Bauchtrauma in der Notfalldiagnostik. Hefte Unfallheilkd 189:347
8. Roscheck H, Marohl K, Freitag H, Lenz J (1990) Poly-, Multitrauma und intraabdominelle Verletzungen. Unfallchirurg 93:327
9. Rückert K, Starker M, Schreyer T, Kümmerle F (1984) Ultraschall und Peritoneallavage in der Diagnostik des stumpfen Bauchtraumas. Hefte Unfallheilkd 163:80
10. Ruf W, Friedl W, Weber G, Teller K (1990) Stellt der sonographische Nachweis von Blut im Abdomen nach stumpfem Bauchtrauma in jedem Fall eine Operationsindikation dar? Unfallchirurg 93:132
11. Siewert JR, Pichlmayr R (1986) Das traumatisierte Abdomen. Springer, Berlin Heidelberg New York
12. Stierli P, Fartab M, Tillmann U, Aeberhard P (1985) Prospektive Vergleichsstudie zwischen Ultraschall und Peritoneallavage beim stumpfen Bauchtrauma. Helv Chir Acta 52:43
13. Strittmatter B, Lausen M, Salm R, Kohlberger E (1988) Die Wertigkeit der Ultraschalldiagnostik beim stumpfen Bauch- und Thoraxtrauma. Langenbecks Arch Chir 373:202
14. Walz M, Muhr G (1990) Sonographische Diagnostik beim stumpfen Thoraxtrauma. Unfallchirurg 93:359

Computertomographie beim Bauchtrauma

E. Tipold

Unfallkrankenhaus Meidling der Allgemeinen Unfallversicherungsanstalt (Ärztlicher Leiter: Prim. Doz. Dr. H. Kuderna), Kundratstraße 37, A-1120 Wien

Seit 14.1.1985 verfügt das Unfallkrankenhaus Meidling der Allgemeinen Unfallversicherungsanstalt Österreichs über eine eigene Röntgencomputertomographie.

In Anlehnung an französische Vorbilder wurde und wird jede Untersuchung ausschließlich vom Arzt durchgeführt.

Bisher wurden rund 16.000 Patienten untersucht. Der prozentuale Anteil der abdominalen CT liegt bei 6%. Zum Vergleich sei auf den prozentualen Anteil von Extremitätenuntersuchungen von derzeit 39% hingewiesen.

Die bildgebenden Verfahren, Röntgencomputertomographie und Kernspin, sind in eigener Sache die besten Anwälte, wenn man die Bilder zu Wort kommen läßt.

Fallbeispiele

Fall 1: Jugendlicher, 15a – Verkehrsunfall (Abb. 1).

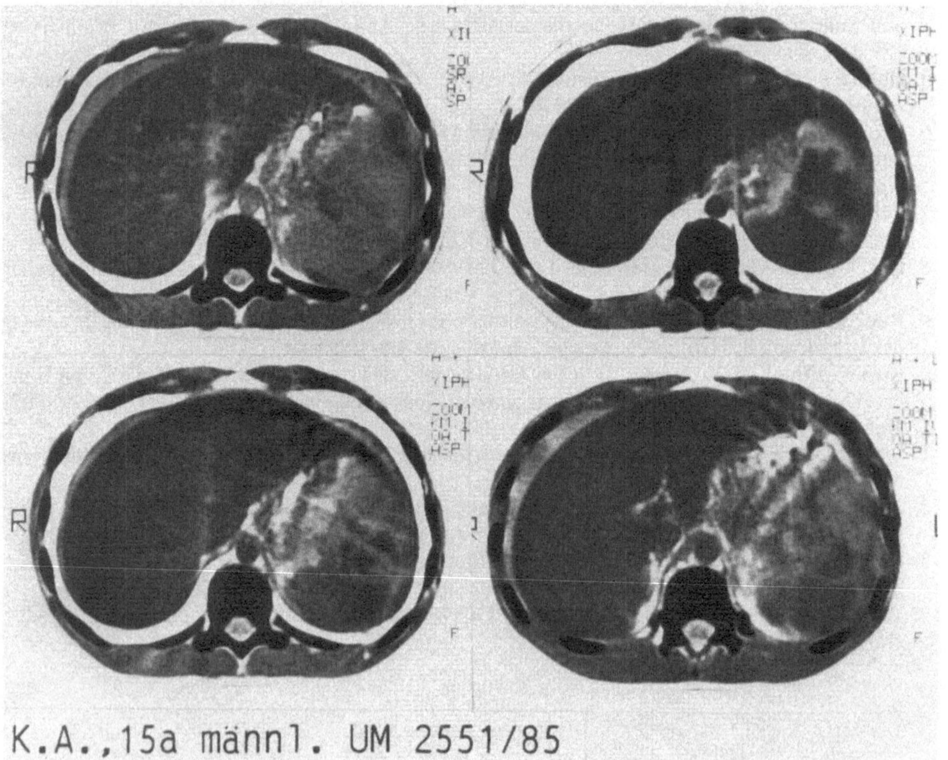

Hefte zu „Der Unfallchirurg", Heft 239
W. Buchinger (Hrsg.)
© Springer-Verlag Berlin Heidelberg 1994

Fall 2: Mann, 28a – Verkehrsunfall (Abb. 2 a, b).

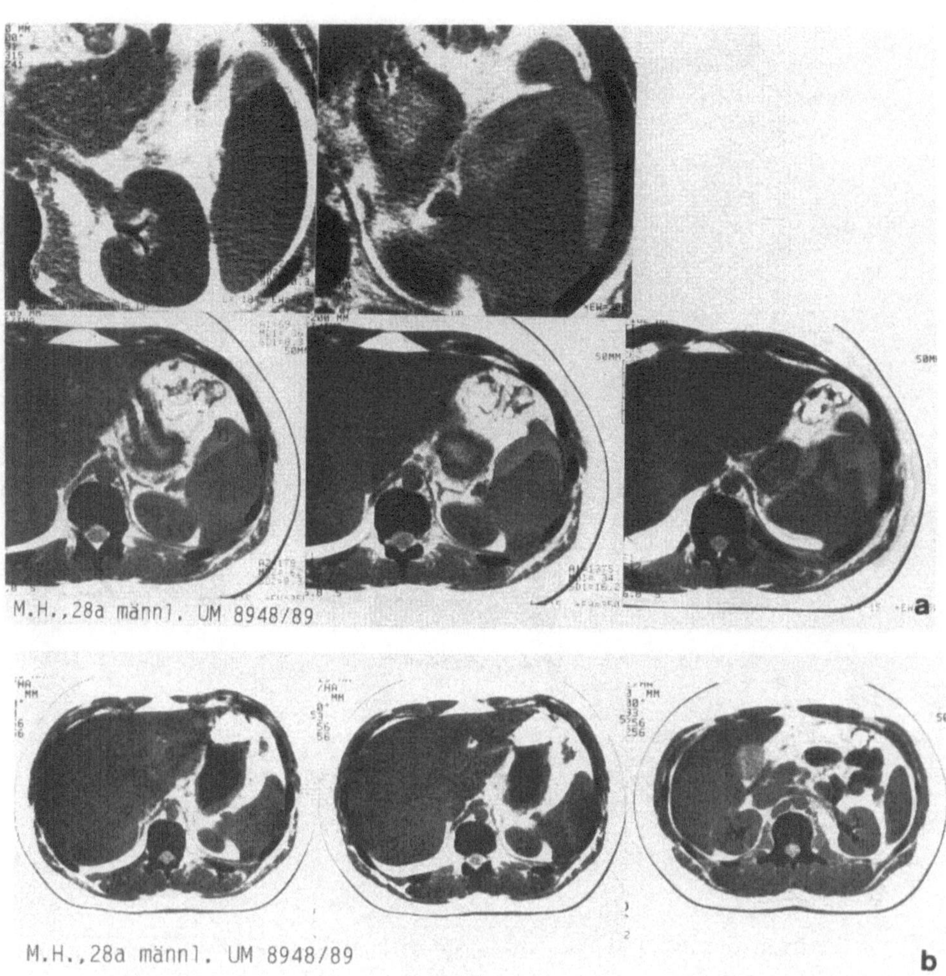

Abb. 2. a Bruch der 6.–10. Rippe links. Hämatothorax links. Mehrfache Schnittwunden an Stamm und Extremitäten. Wegen protrahierten Verlaufs der Thoraxverletzung am 18. Tag nach dem Unfall Thorax-CT. Fortsetzung in das Abdomen als Kontrast-Scan. Es wird ein älteres, ausgedehntes subkapsuläres Hämatom der Milz mit Organvergrößerung und Deformierung angetroffen. Weitere Kontrollen sonographisch. Die letzte CT-Kontrolle 8 Monate später (**b**)

Abb. 1. Schädel-Hirn-Trauma, Extremitätenverletzungen. Abdomen zunächst unauffällig. Noch während der Erstversorgung zunehmende abdominelle Symptomatik. Abdominelle CT in 10 mm Schichtdicke und Tischvorschub nach initialer i.v.-Gabe eines Kontrastmittels zeigt eine Parenchymkapselruptur der Milz mit Organfragmentation. Daneben perihepatische, subphrenische paragastritische und parasplenische Flüssigkeitsansammlung. Das OP-Präparat entsprach dem CT-Bild

Fall 3: Frau, 69a – Verkehrsunfall, Polytrauma (Abb. 3 a, b).

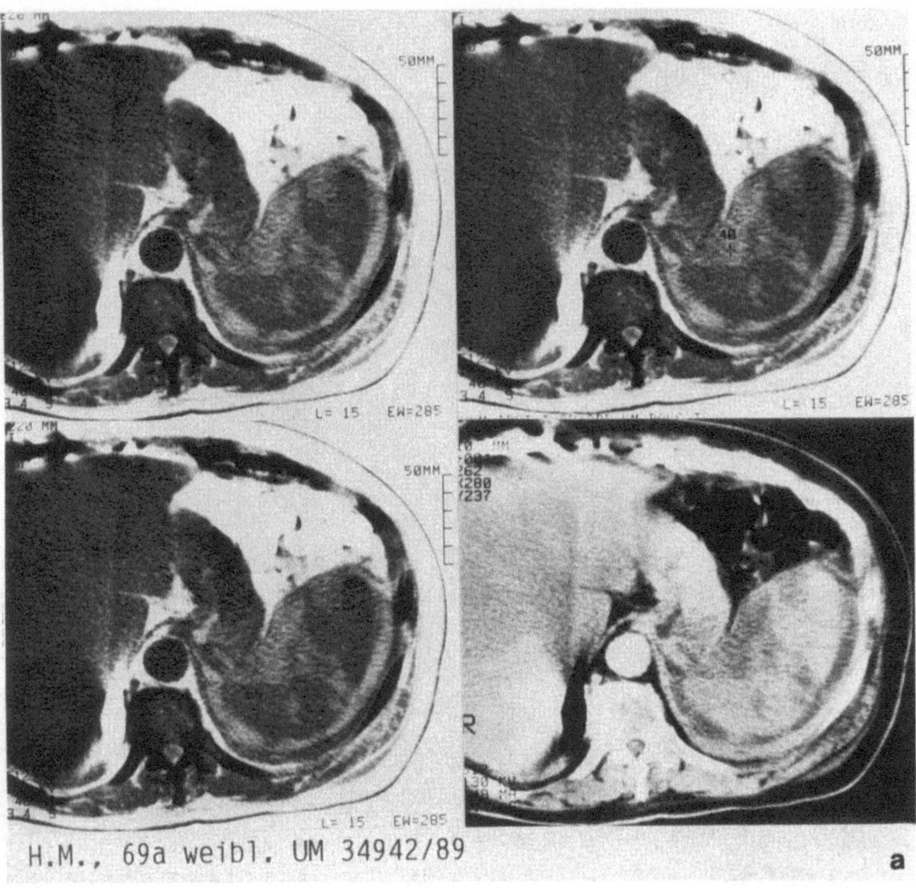

Abb. 3 a, b. 5 Tage nach dem Unfall wegen rascher Verschlechterung CT des Thorax und des Abdomens. Die Untersuchung ergibt eine zweizeitige Parenchymkapselruptur der Milz mit Organfragmentation und Flüssigkeit in der freien Bauchhöhle. Daneben adhäsive Veränderungen, Zustand nach Cholezystektomie und Magenresektion. Außerdem im Thorax eine aktuelle Blutung. Die Milz wurde deshalb transthorakal transdiaphragmal entfernt

50MM
L= 15   EW=285
L= 15   EW=285
50MM
L= 15   EW=285
R
H.M., 69a weibl. UM 34942/89
a

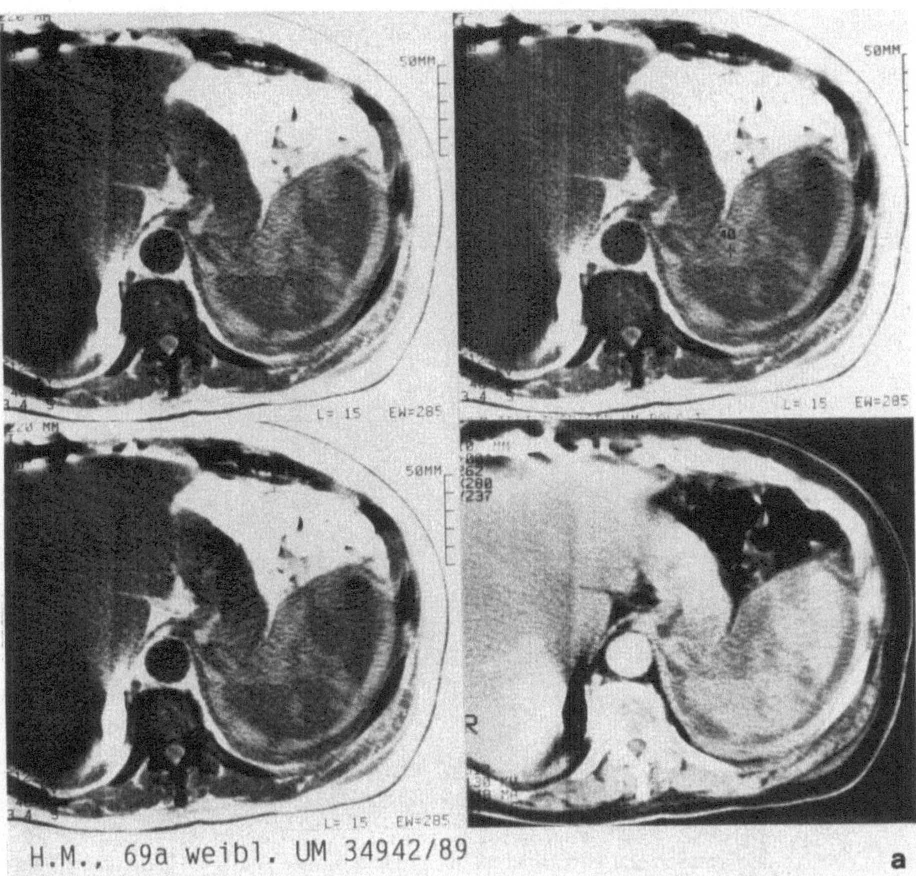

Abb. 3 b

Fall 4: Mann, 26a – Polytrauma, Sturz aus 5. Stock, Suizid (Abb. 4).

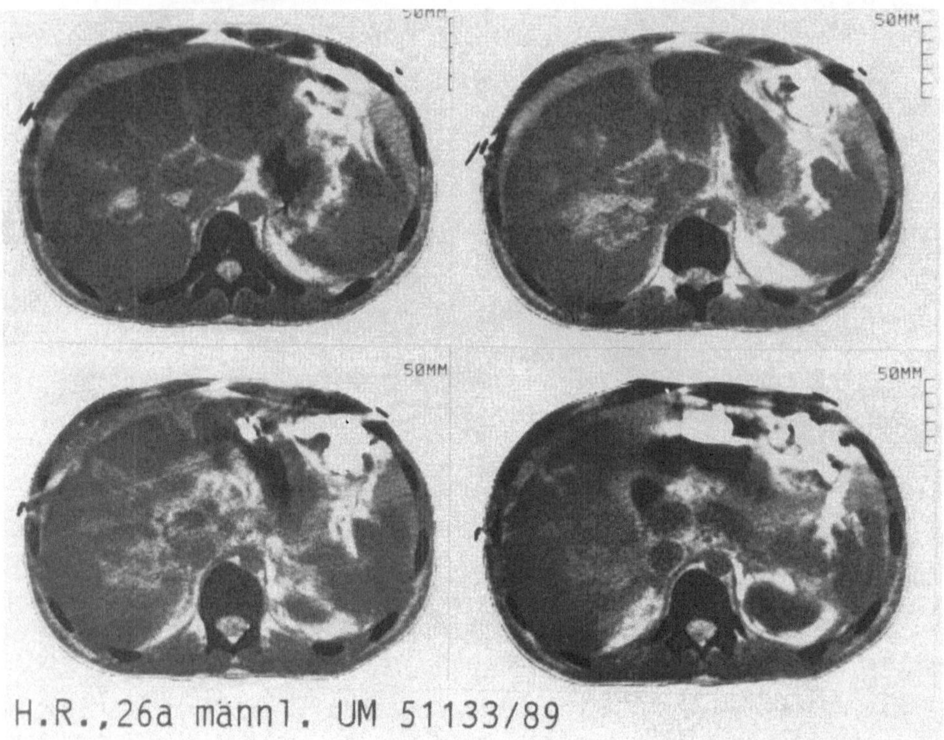

Abb. 4. Vordergründiges Schädel-Hirn-Trauma mit großem intrazerebralem Hämatom. 2 Tage nach dem Trauma zunehmende abdominelle Symptomatik. Die abdominelle CT ergibt eine ausgedehnte zentrale Leberruptur und reichlich Flüssigkeit in der freien Bauchhöhle. Es wurde eine Hemihepatektomie durchgeführt

Abb. 5 a–c. Schädelfraktur, Contusio cerebri, epidurales raumforderndes Hämatom. Stumpfes Bauchtrauma mit zunehmender Symptomatik. Die abdominelle CT, als Kontrast-Scan durchgeführt, ergibt eine kongenitale Zystenniere rechts mit traumatischer Ruptur einer großen Zyste im oberen Polbereich. Massiv KM-haltige Flüssigkeit in der freien Bauchhöhle. Der CT-Befund operativ bestätigt. Die Urologen konnten eine nierenerhaltende Operation durchführen

Fall 5: Knabe. 9a – Verkehrsunfall, Polytrauma (Abb. 5).

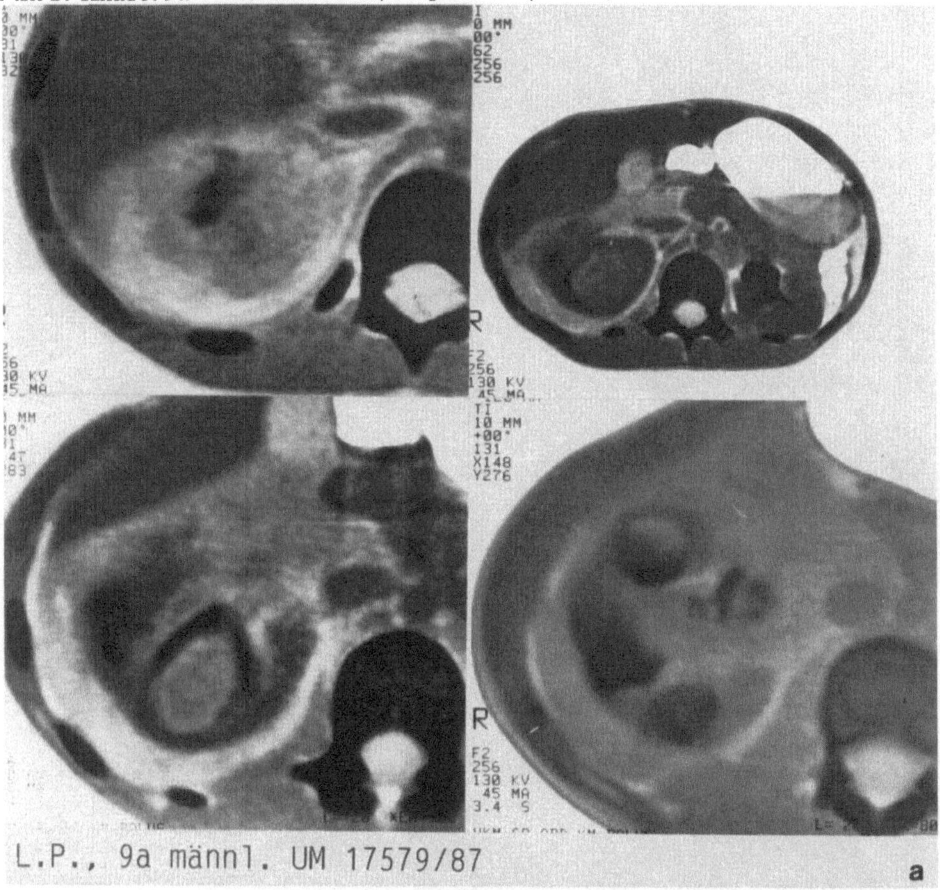

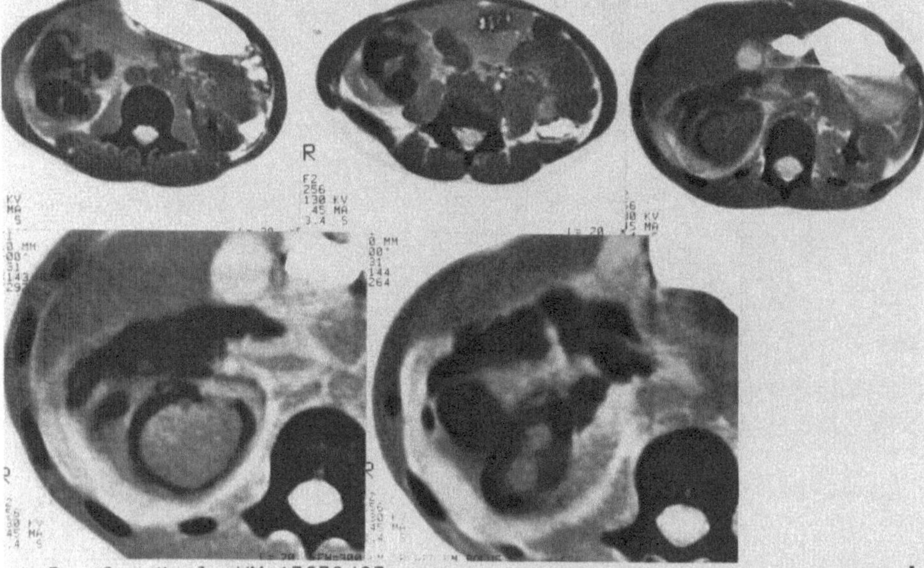

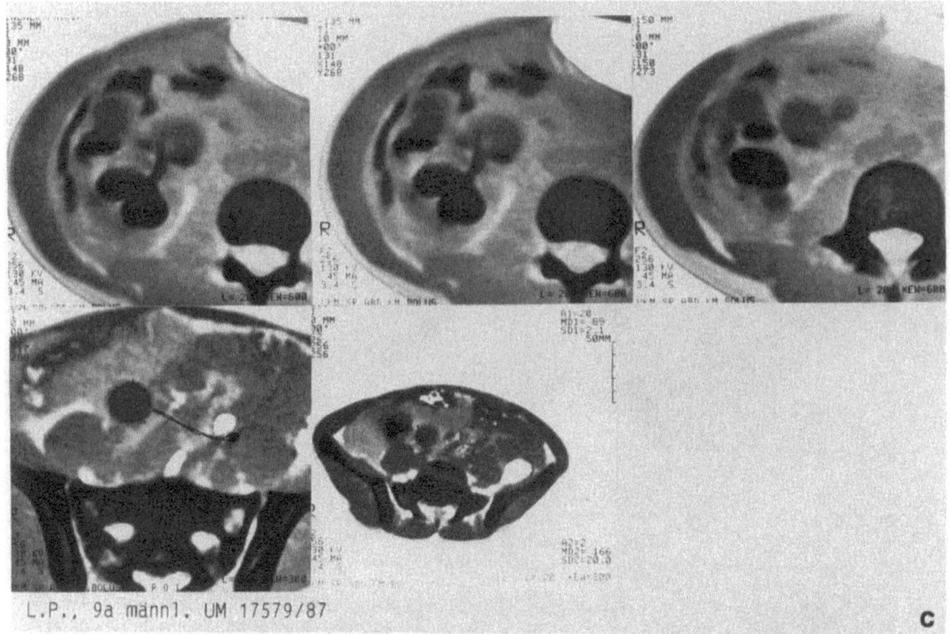

Fall 6: Frau, 77a – Verkehrsunfall (Abb. 6).

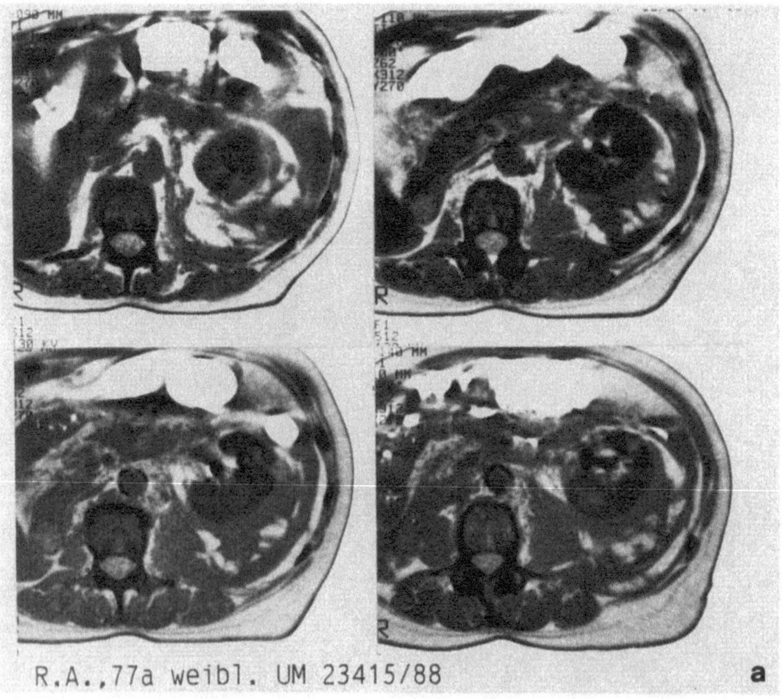

Abb. 6a

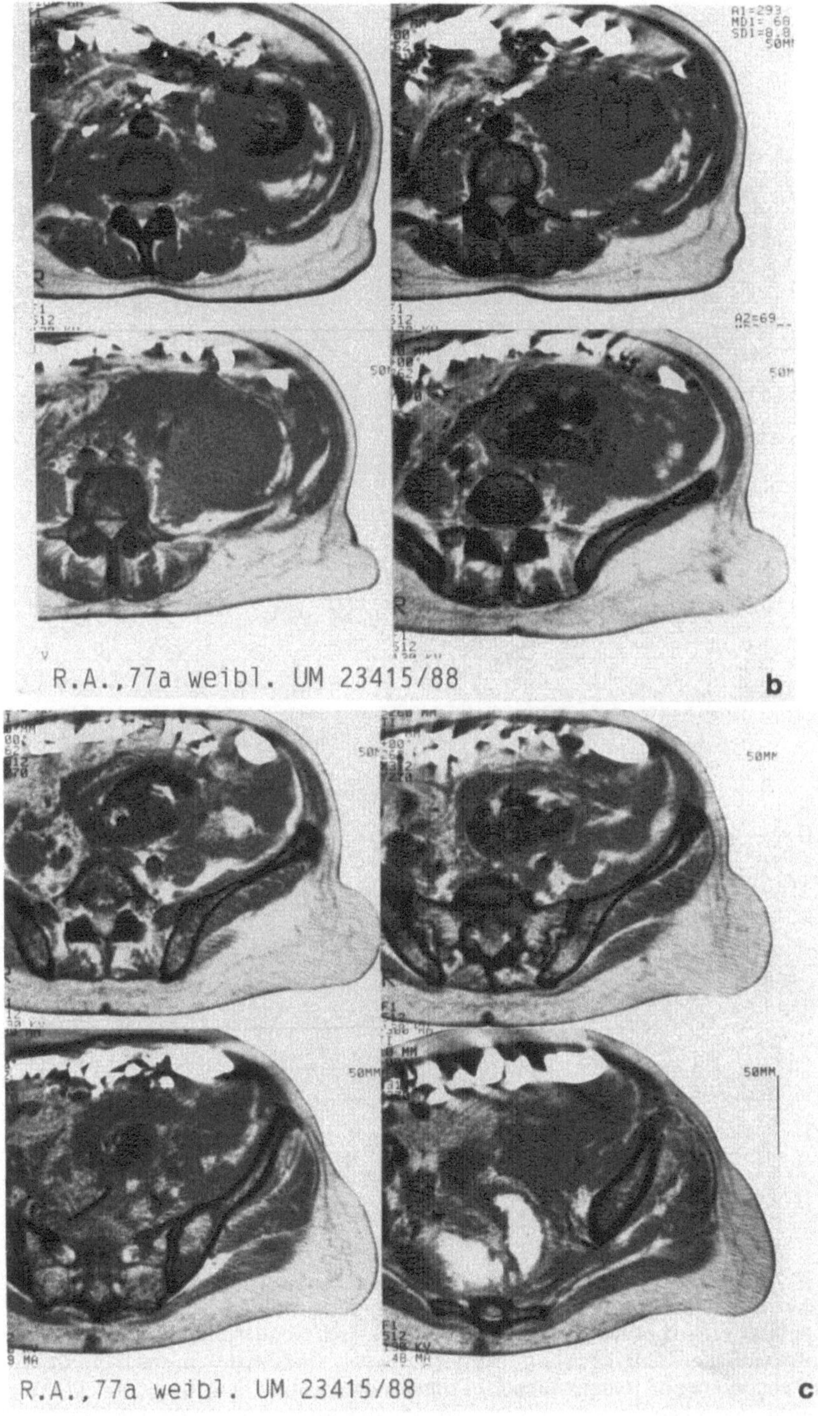

Abb. 6 a–c. Stumpfes Bauchtrauma. Die abdominelle CT-Untersuchung ergibt links eine inkomplette Doppelniere mit vermutlicher Zerreißung der Verbindung des unteren Pols der kranialen Niere mit dem oberen Pol der kaudalen Niere. Malrotation der unteren Niere, Parenchymkapselruptur und peri- und pararenale Flüssigkeitsansammlung. Atheromatose der Aorta als Nebenbefund. OP-Befund bestätigt den CT-Befund

Fall 7: Mann, 44a – Verkehrsunfall mit multiplen Prellungen (Abb. 7).

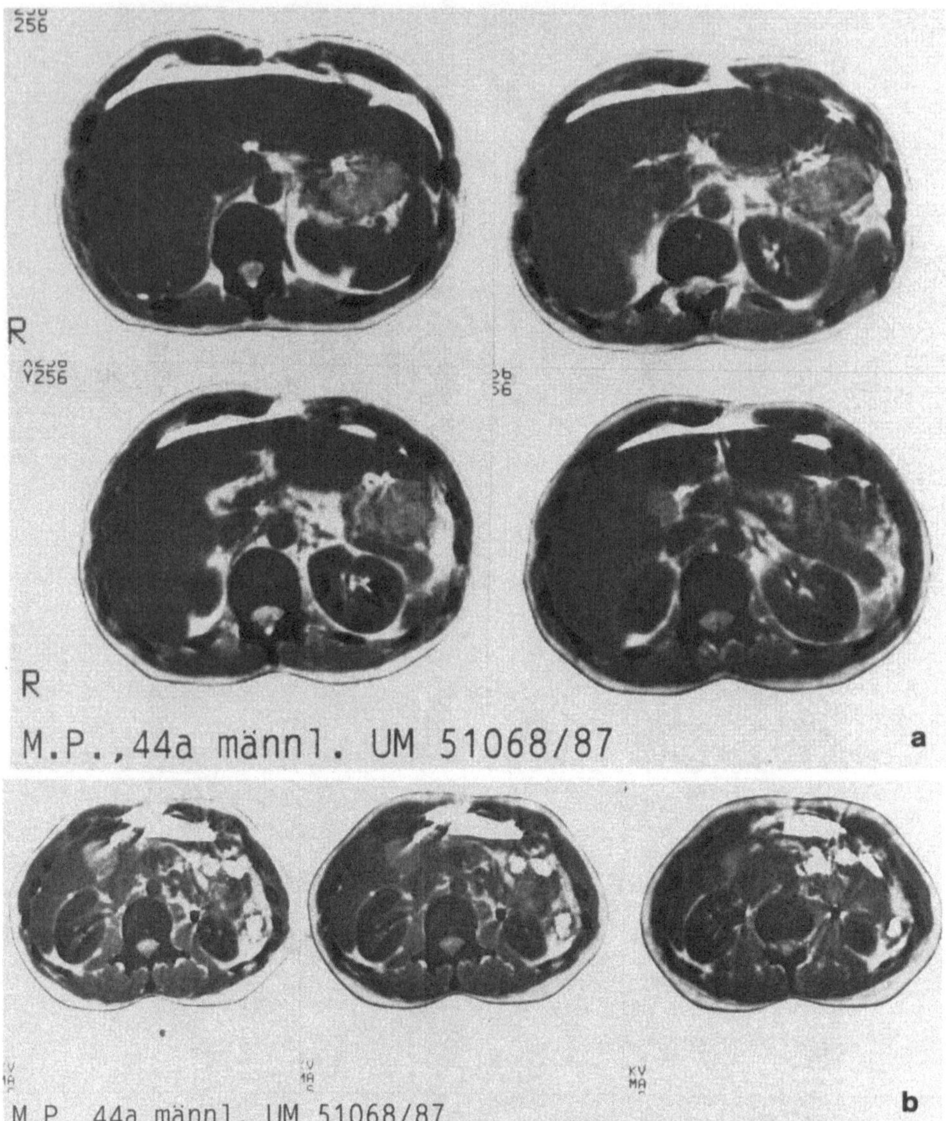

Abb. 7 a, b. Nach zunächst ambulant erfolgter Behandlung erfolgt die stationäre Aufnahme 5 h später wegen rasch zunehmender abdomineller Symptomatik. Die CT erfolgt in 10mm Schichtdicke und Tischvorschub nach initialer intravenöser Kontrastmittelgabe. Keine Flüssigkeit in der freien Bauchhöhle, aber Luft rechts subphrenisch, subhepatisch, an der großen Kurvatur, an der Leberpforte und retroperitoneal im Bereich der rechten Niere medial. Leber, Milz, Pankreas unauffällig. Es besteht der Verdacht einer Darmruptur im Bereich des Duodenums oder der ersten Jejunalschlingen. Bei der Operation wird eine Perforation der dritten Jejunumschlinge gefunden

Die Untersuchungen erfolgen in Rückenlage. Die volle Zugänglichkeit für den Anästhesisten muß dabei immer gewährleistet sein.

Üblicherweise wird bei Wahl von 10mm Schichtdicke kontinuierlich, das heißt Schicht an Schicht, die Untersuchung durchgeführt. Bei Zeitdruck kann man auch freie Intervalle zwischenschalten. Bei drohender Gefahr wird die Untersuchung auf exemplarische Schichten reduziert.

Zum Nachweis von Organverletzungen ist die Gabe von intravenösem Kontrastmittel obligat. Sie erfolgt initial als Bolus. Eventuell gefolgt von einer schnellen Infusion. Bedarfsweise wird ein Bolus nachinjiziert, um noch erhaltene Organperfusionen zu sichern. Der Nativscan kann im Traumafall aus Zeitersparnis unterbleiben. Heller [1], Reiser [2] und Federle [3] haben die doch unterschiedliche Untersuchungstechnik beim Trauma gegenüber der sonst üblichen und notwendigen Technik – neben anderen Autoren – näher bearbeitet. Eine orale Kontrastmittelgabe dient der Identifizierung von Darmschlingen sowie dem Nachweis der intestinalen Ruptur durch extraluminär in Erscheinung tretendes Kontrastmittel. Im Akutfall ist aber die Gabe von oralem Kontrastmittel schwierig und meist nur über eine Magensonde möglich. Außerdem beeinträchtigt im Subphrenium das Kontrastmittel die Bildqualität und damit die Beurteilbarkeit durch sehr störende Artefakte, wenn Luft und kontrastmittelangereicherter Mageninhalt aufeinander treffen. Der Nachweis von freier Luft in der Bauchhöhle und erst recht retroperitoneal (siehe Fall 7) beweist indirekt eine Ruptur und zwingt zum raschesten Eingreifen.

Als orale Kontrastmittel sollen in der Computertomographie nur speziell für die CT geeignete Kontrastmittel, z.B. Gastromiro, Gastrografin oder auch Omnipaque zur Anwendung kommen.

Ich habe bewußt auf Vergleiche mit unseren Ultraschalluntersuchungen verzichtet. Erst mehr als zwei Jahre nach der CT bekamen wir auch ein Ultraschallgerät.

Der Grad der Gewöhnung an die zu jeder Zeit mögliche Computertomographie war zu diesem Zeitpunkt schon sehr groß. Die eigene Routine in Durchführung und Beurteilung garantierte Verläßlichkeit und die Vorteile der CT gerade bei polytraumatisierten Patienten – vom Schädel bis ins Becken – waren signifikant.

Technische Ausfälle lassen uns fast schmerzlich zu Bewußtsein kommen, wie unverzichtbar die CT, gleichgültig für welche anatomische Region, für uns geworden ist.

Literatur

1. Heller M, Jend HH (1984) Computertomographie in der Traumatologie. Thieme, Stuttgart, S 67–79
2. Reiser M (1984) Computertomographie in der Traumatologie, „Abdominalverletzungen". Thieme, Stuttgart
3. Federle MP, Brant-Zawadzki M (1986) Computed tomography in the evaluation of trauma. Williams & Wilkins, pp 191–271

Die Ultra-low-field –
Magnetresonanz- (ULF-MR-) Tomographie
beim Bauchtrauma

A. Janousek, J. Buch und J. Poigenfürst

Unfallkrankenhaus Lorenz-Böhler der Allgemeinen Unfallversicherungsanstalt
(Ärztlicher Leiter: Prim. Prof. Dr. J. Poigenfürst), Donaueschingenstraße 13, A-1200 Wien

Einleitung

Die MR-Tomographie ist eine nicht-invasive Untersuchung. Bislang ist keine Schädlichkeit, wie etwa bei Röntgenstrahlen, festgestellt worden. Im Vergleich zu Geräten mit hoher magnetischer Feldstärke läßt die ULF-MR-Tomographie während der Untersuchung intensivmedizinische Betreuung auch zu, hat eine hohe Sensitivität für Hämatome und Blut und stellt daher eine alternative Untersuchung zu CT und US bei der Diagnostik des Bauchtraumas dar.

Patientengut und Methode

Seit Juni 1987 wurden 45 Patienten mit Verletzungen des Bauchraumes untersucht, wobei für diesen Bericht jene 20 Patienten mit Verletzungen des Retroperitoneums, ohne Verletzungen des Bauchraumes, ausgeschlossen wurden. Von den 25 verbleibenden Patienten konnte im MR bei 3 Patienten eine Aortenverletzung und bei 8 Patienten eine Verletzung der Bauchorgane ausgeschlossen werden. Bei weiteren 9 Patienten wurde der MR zur postoperativen Kontrolle bei Zustand nach Leber-, Milz- und Darmrupturen eingesetzt. Darüber hinaus wurde bei 5 Patienten im MR eine Milz-, Leber- oder Darmverletzung diagnostiziert. Diese Läsionen konnten operativ verifiziert werden. Dafür einige Beispiele.

Leberruptur

Eine 40jährige Buchhalterin, die beim Laufen auf die rechte Seite gestürzt ist, kommt mit zunehmenden Beschwerden im rechten Oberbauch in unser Krankenhaus. Nachdem im Ultraschall freie Flüssigkeit im Bauchraum festgestellt wurde, zeigt eine MR-Untersuchung ca. 2 l Blut im Bauchraum und eine Leberruptur als deutliche Signalanhebung im Leberparenchym. In der weiteren Verlaufskontrolle kommt es zur Ausbildung von zentralen Leberzysten, die in der MR-Kontrolle 5 Monate nach dem Unfall eine deutliche Rückbildungstendenz zeigen. Die Nachuntersuchung nach 3 Jahren zeigt ein gutes Ausheilungsergebnis.

Hefte zu „Der Unfallchirurg", Heft 239
W. Buchinger (Hrsg.)
© Springer-Verlag Berlin Heidelberg 1994

Milz- und Nierenruptur

Ein 18jähriger, der beim Fußballspielen mit dem Gegenspieler zusammenstößt, kommt mit heftigen Schmerzen im linken Oberbauch ins Krankenhaus. Im MR stellten wir eine Ruptur des oberen Milzpoles und eine Nierenruptur mit ausgeprägtem retroperitonealem Hämatom fest. Die Niere wird übernäht bzw, eine Blutung mit der Diathermie koaguliert, die Milz wird mit einem Vicrylnetz versorgt. Die MR-Kontrolle nach einer Woche zeigt Niere und Milz gut konfiguriert, geringes Resthämatom im Retroperitonealraum. Die MR-Nachuntersuchung nach drei Jahren zeigt unauffällige Verhältnisse, diskrete narbige Veränderungen im Bereich des Milzhilus.

Milz

Eine 47jährige Frau stürzt als Fußgängerin gegen ein parkendes Auto und kommt eine Woche nach dem Unfall wegen zunehmender Beschwerden zur MR-Untersuchung. Es zeigt sich eine mehrzeitige Milzruptur mit sagittal gestellter Milz und mehreren Hämatomschichten. Eine Woche nach der Milzentfernung zeigt der MR eine Flüssigkeitsansammlung in der Milzloge bei gleichzeitigen septischen Temperaturen. Bei der operativen Revision findet sich ein subphrenischer Abszeß.

Diskussion

Die MR-Tomographie ist ein taugliches, nichtinvasives Diagnosticum beim stumpfen Bauchtrauma und hat keine Strahlenbelastung. Sie liefert ein gutes Überblicksbild, Organläsionen lassen sich daher gut lokalisieren. Da sie im Schockraum nicht zur Verfügung steht und die Untersuchung zeitaufwendig ist, bleibt sie eher subakuten Fällen vorbehalten. Für die Diagnostik des akuten Bauchtraumas sehen wir in der Sonographie das Diagnosticum der 1. und 2. Wahl. Erst an dritter Stelle rangieren andere Verfahren wie Computertomographie und Kernspintomographie.

Diskussion

Gaudernak, Wien: Wir haben zu diskutieren den Vortragsblock, der sich mit der Sonographie, mit der Lavage und den alternativen Verfahren beschäftigt. Wir beginnen daher die Diskussion zum Vortrag von Reschauer: Der derzeitige Stellenwert der Sonographie. Er hat eine Umfrage in den Unfallkrankenhäusern durchgeführt.

Als nächsten Vortrag Gatterer, Brand, Tipold und Janousek. Ich glaube, wir könnten alle gemeinsam diskutieren.

Hefte zu „Der Unfallchirurg", Heft 239
W. Buchinger (Hrsg.)
© Springer-Verlag Berlin Heidelberg 1994

Ich habe eine Frage. Es wurde hinsichtlich der Laboruntersuchungen aufmerksam gemacht, daß die Laboruntersuchung der Spülflüssigkeit wesentliche Aufschlüsse gibt. Es wurden aber keine Werte angegeben, wo man eine Grenze sieht. Ich möchte gerne Herrn Gatterer fragen, wo die Grenze Leukozytenzahl, Bakterienzahl, Hämoglobinwert in der Spülflüssigkeit liegt, um die Lavage dann als pathologisch anzusehen.

Gatterer, Wien: Ich wollte mit meinem Vortrag eigentlich nur darauf hinweisen, daß die Peritoneallavage nicht vollständig in Vergessenheit geraten sollte. Ich wollte das nicht so weit detaillieren, daß die Spülflüssigkeit dann hier im Labor noch eingehend untersucht wird. Ich habe auch nur im Grunde genommen grob auf die Einfachheit der Methode hingewiesen.

Gaudernak, Wien: Aber ich möchte es gerne detailliert. Mich würde interessieren, ab welchem Leukozytenwert in der Spülflüssigkeit sehen Sie die Lavage als pathologisch an.

Gatterer, Wien: Es ist so, daß in der Literatur hier ein ganz breites Spektrum zu finden ist. Man kann das nicht auf einen bestimmten Wert festlegen.

Gaudernak, Wien: Also Sie legen sich auf keinen Wert fest?

Gatterer, Wien: Nein.

Gaudernak, Wien: Welchen Wert hat die Laboruntersuchung der Spülflüssigkeit für Sie?

Gatterer, Wien: Mit der Laboruntersuchung kann man lediglich qualitativ verschiedentliche Rückschlüsse ziehen auf in die freie Bauchhöhle ausgetretene Flüssigkeiten. Ein rein qualitativer Sinn.

Gaudernak, Wien: Zu den anderen Arbeitsgruppen. Welche Grenzwerte haben Sie für die Laboruntersuchung?

Brand, Bochum: Wie schon genannt, sehen wir eine Amylase von 160–200, spätestens aber ab 300–400 als pathologisch an. Die Leukozyten korrelieren sich etwas an der Erythrozytenzahl. Hier muß und kann man rechnerisch den Verdünnungseffekt relativ sicher berücksichtigen. Ab 500 Leukozyten würden wir es als pathologisch ansehen.

Beck, Innsbruck: Wie spezifisch ist die Amylaseuntersuchung für Pankreasverletzungen?

Brand, Bochum: Hoch spezifisch, aber spezifischer eigentlich noch für Dünndarm- oder Duodenalverletzungen, weil der Übertritt schneller erfolgt.

Gaudernak, Wien: Was tun Sie dann, wenn die Amylase in der Spülflüssigkeit hoch ist?

Brand, Bochum: Wir ziehen die notwendige Konsequenz und laparotomieren natürlich, ansonsten könnten wir uns die Untersuchung sparen.

Gaudernak, Wien: Es war noch ein weiterer Vortrag über die Sonographie und Lavage. Herr Reschauer, es war an sich nicht ganz Ihr Thema, aber würden Sie dazu vielleicht etwas anmerken wollen?

Reschauer, Linz: Wir sind an sich nur auf die Sonographie eingegangen. Wir machen, wenn die Sonographie Fragen offen läßt, das CT mit Kontrastmittel. Aber nicht im Rahmen der Notfalldiagnostik, sondern in der erweiterten Akutdiagnostik bei Stabilisierung des Patienten.

Vecsei, Wien: Ich glaube, wenn man Werte anlegen möchte, daß man da, und es ist ja vornehmlich nur von geschlossenen Bauchtraumen die Rede gewesen, die Lavageuntersuchung dann selbstverständlich standardisieren muß. Das heißt, die Werte, die man angibt, müssen sich auf 1 l peritoneal infundierte Flüssigkeit beziehen und da ist der Wert allgemein gesehen mit 100000 Erythrozyten angegeben. Hingegen, wenn eine perforierende Verletzung vorliegt und man versucht, durch die Lavage die Indikation zur Laparotomie einzuschränken, muß der Wert auf 10000 heruntergesetzt werden. Unter dieser Heruntersetzung auf 10000 wird man rund 20% der Kolonverletzungen, die retroperitoneal liegen, übersehen. Bei 5000 ist dann der Leukozytenwert und bei 160 der Amylasewert. Also, wenn die Frage richtig im Raum steht, dann heißt es 1 l infundieren und dann die Werte bestimmen.

Beck, Innsbruck: Wenn Sie in den Bauch 1 l hineinbringen, kommt auch wieder 1 l heraus, weil die Konzentration muß ja gemessen werden in dem, was wieder herauskommt.

Vecsei, Wien: Nein. Das hat an und für sich dann nichts damit zu tun, wieviel herauskommt. 1 l konstant hinein, dann was herauskommt, und daraus bestimmen. Ob 100 oder 500 herauskommen, ist dann nebensächlich.

Gaudernak, Wien: Inwieweit reduziert mir eine Lavage die Aussagekraft der Ultraschalluntersuchung?

Reschauer, Linz: Die Ultraschalluntersuchung ist dann meines Erachtens nicht mehr aussagekräftig, ob ich jetzt eine Indikation zu einer eventuell notwendigen Laparotomie stellen kann oder nicht. Aus diesem Grund sind wir eben übergegangen zum CT, weil wir glauben, wir können dann praktisch mit der Ultraschalluntersuchung keine Aussage mehr treffen.

Muhr, Bochum: Ich möchte etwas grundsätzliches sagen, obwohl ich dieses Wort hasse.

1. Man soll nur Untersuchungen verwenden, die möglichst zum Patienten gehen, deswegen kommen CT und Kernspin erst sekundär in Betracht.

2. Muß man auch die Klinik so beherrschen, daß man nicht blind ist, wenn der Strom ausfällt.

3. Die Sonographie, die noch mehr, als Herr Reschauer gezeigt hat, von Chirurgen und Unfallchirurgen persönlich durchgeführt wird, am besten vom Operateur selbst, ist eine dynamische Untersuchung und dient einer Screeninguntersuchung, um festzustellen, sind die Organgrenzen ganz klar zu sehen, so daß ich von vornherein sagen kann, Leberkapsel, Milzkapsel, Nieren ist alles eindeutig, kein Hämatom, ich kann eine grobe Parenchymruptur ausschließen. Wenn der Patient dann auf die Intensivstation kommt und es besteht weiterhin der Verdacht, weil ich wenig Flüssigkeit sehe, dann kommt die Lavage in Betracht, wohlwissend, daß ich dann nicht mehr sonographieren kann, denn auch der zunehmende Meteorismus, auch den kann man durch Kniffe, in dem ich die Darmschlingen mit Flüssigkeit fülle, ausschalten. Dann kann ich auch noch sonographieren, aber die Schwierigkeit, vor der wir alle Angst haben, ist die Dünndarmruptur. Auch namhafte Chirurgen betonen immer, man kann die Dünndarmruptur erst an der zunehmenden Peritonitis diagnostizieren und so lange sollte man, glauben wir, nicht warten, sondern dann halt agressiver werden und eventuell lavagieren und versuchen, die Diagnose früher zu stellen.

Gaudernak, Wien: Das heißt, Sie diagnostizieren die Dünndarmruptur aufgrund Ihrer Lavagespülflüssigkeit. Ist das richtig?

Muhr, Bochum: Wir versuchen das!

Haiderer, Deutschlandsberg: Ich möchte das unterstreichen. Erstens, über den Einsatz des Ultraschalls als Primärmaßnahme, glaube ich, wird nicht mehr diskutiert und er kann überall eingesetzt werden. Ich meine, das wird schon durchgehend gemacht. Aber ich möchte darauf hinweisen, daß auch gerade gesagt wird, bei der Darmverletzung hat der Ultraschall überhaupt keine Aussagekraft. Die Dünn- oder Dickdarmverletzung wird nicht durch den Ultraschall diagnostiziert. Wir haben eine Reihe von solchen Fällen, sowohl Dünn- als auch Dickdarmrupturen, wo wir sonographisch vielleicht eine geringe Menge Flüssigkeit hatten, aber keinen sonstigen Hinweis auf eine Darmverletzung. Ich möchte auch noch sagen, daß das Röntgenbild – ich habe erst kürzlich einen 15jährigen mit einem stumpfen Bauchtrauma und einer Sigmaruptur gehabt – keine freie Luft gezeigt hat. Zur Lavage möchte ich sagen, daß diese beiden Verfahren – Sonographie und Lavage – keine konkurrierenden Verfahren sind, sondern ergänzende Verfahren und sie, wie eben gesagt wurde, auch von Herrn Brand, nicht obsolet ist, sondern in einem reduzierten Maß noch immer eingesetzt wird. Wir machen das auch so. Wenn der Ultraschall keine Klarheit schafft, freie Flüssigkeit vorhanden ist, wird lavagiert. Unser Hauptziel der Lavage ist natürlich herauszufinden, bekommen wir trübe Flüssigkeit, so ist das eine klare Indikation zur Laparotomie. Ganz egal, was der Ultraschall oder das Röntgenbild zeigt. Aber primär natürlich steht auch die Klinik im Vordergrund. Die klinische Diagnostik ist noch immer entscheidend. Bei dem 15jährigen zum Beispiel hatten wir weder sonographisch noch röntgenologisch einen Hinweis, aber er hatte eine derart heftige, lokalisierte Symptomatik, daß wir laparotomierten und eine ausgedehnte Sigmaruptur fanden.

Gaudernak, Wien: Ich danke Ihnen für die Zusammenfassung. Das kann man, glaube ich, so gut stehen lassen. Primär die Sonographie und als alternativ unterstützende Maßnahme die Lavage. Wie lange lassen Sie die Lavagekatheter liegen und machen Sie Trendanalysen der Spülflüssigkeit?

Brand, Bochum: Wir lassen die Katheter liegen, bis letzte Zweifel ausgeräumt sind. Im Notfall bis zum 3. Tag und machen natürlich Trendanalysen, in dem wir wiederholte Laboruntersuchungen machen.

Gaudernak, Wien: Gibt es noch Anfragen aus dem Publikum zur Sonographie und Lavage?

Provacz, Wels: Wir hatten ein Problem bei den gedeckten Perforationen. Wir haben zwei gedeckte Perforationen nicht diagnostizieren können, bei Darmverwachsungen von früheren Bauchverletzungen, waren weder mit dem Ultraschall noch mit der Lavage erfolgreich. Es ist der eine Vorteil, daß die ja keine diffuse Peritonitis bekommen in der Regel, sondern eine lokalisierte, und bei der sekundären Operation konnten beide dann saniert werden. Was machen Sie für ein Vorgehen? Hat jemand im Publikum ein besonderes Vorgehen, wenn schon abdominelle Verletzungen oder Operationen vorausgegangen sind und man mit einer gedeckten Perforation rechnen muß? Wie diagnostiziert man die, wenn ein Verdacht besteht?

Brand, Bochum: Darf ich gegenfragen. Wie haben Sie die Verletzung diagnostiziert?

Povacz, Wels: Aus der Klinik. Wir haben, nachdem wir nichts gefunden haben und eine anhaltende Klinik war, dann laparotomiert, aber erst nach 2, 3 Tagen und dann hat man die gedeckte Perforation gefunden.

Brand, Bochum: Ich glaube, daß spätestens in dem Moment auch die kontinuierliche Untersuchung der Lavageflüssigkeit positiv geworden wäre.

Gaudernak, Wien: Das heißt, die gedeckte Darmperforation ist ebenfalls aus der Analyse der Lavageflüssigkeit und der beginnenden Peritonitis zu erkennen.

Brand, Bochum: Ich denke schon. Ich denke, daß der Leukozytenanstieg der Klinik vorausgehen muß.

Povacz, Wels: Aber wenn es abgegrenzt ist, sagen wir mit der vorderen Bauchwand verwachsen. Ein Fall war zum Beispiel: Darmschlingen mit der vorderen Bauchwand verwachsen, dann war der Darm gerissen und die Peritonealhöhle war nicht betroffen, sondern da war die Perforation innerhalb dieser Verwachsungen und das konnten wir weder mit der Lavage noch mit der Sonographie diagnostizieren. Wir haben dann bei anhaltender Klinik laparotomiert. Das war das letzte, aber das hat eben 2, 3 Tage gedauert.

Jungbluth, Hamburg: Ich glaube, an dieser Stelle muß man einmal darauf hinweisen, daß keines der bildgebenden Verfahren mit hinreichender Sicherheit den positiven Nachweis einer Darmruptur, überhaupt einer Hohlorganruptur, sieht man von der Niere ab, nachweisen kann. Ich glaube, das muß man sich immer vor Augen halten. Das sind alles indirekte Zeichen und der direkte Nachweis ist eben mit den bildgebenden Verfahren leider nicht möglich. Das muß man realisieren.

Gaudernak, Wien: Herr Tipold, gedeckte Darmperforation im Narbenbereich oder retroperitoneale Darmruptur im CT?

Tipold, Wien: Man kann bei den frischen Verletzungen kaum jemandem ein orales Kontrastmittel zuführen. Darüber brauchen wir kaum noch reden, aber wenn nach 1, 2 Tagen die Situation vom Anästhesisten so weit beherrscht ist, dann kann man über eine Magensonde ganz bestimmte Kontrastmittel zuführen. Es gelingt sehr wohl im Bereich des Duodenums und der ersten Jejunumschlingen – anderswo ist es dann schon ein bißchen schwieriger, weil man viel mehr Kontrastmittel dann geben muß und auch warten muß – kann man sehr wohl an extraluminären Kontrastdepots eine Perforation erkennen. Es ist uns auch schon einige Male gelungen. Aber ich möchte noch eines dazu sagen. Es ist sicherlich kein einziges dieser Verfahren ein „Alles oder Nichts", sondern jedes für sich hat seinen Stellenwert. Vor allem beherrschen muß man es.

Gaudernak, Wien: Gestern ist von Herrn Fritsch der Gastrographintest etwas kritisch beleuchtet worden. Wir führen ihn durch. Wer macht noch den Gastrographintest?

Muhr, Bochum: Wir haben keine Bedenken, auch Gastrographin in die Magensonde zu spritzen. Es ist ja wasserlöslich, resorbiert sich. Es ist nur so, es ist nur gut aussagekräftig im oberen GE-Trakt und es muß eine bestimmte Größe sein, daß es austreten kann, dann würde man es sehen. Sonst, in der Regel, haben die ja postoperativ eine Magenatonie und dann steht es sehr lange im Magen, so daß da, je frischer die Verletzung ist und je peripherer oder aboral die GE-Verletzung ist, desto weniger aussagekräftig ist es.

Poigenfürst, Wien: Damit keine Mißverständnisse entstehen. Die Kontrastdarstellung durch Gastrographin und der Gastrographintest sind zwei verschiedene Sachen. Der Gastrographintest ist also der Nachweis des Gastrographins im Harn. Darum hat ja Fritsch gestern darauf hingewiesen, daß bei schlechter Nierenfunktion im Schock der Gastrographintest unter Umständen falsch-negativ sein kann. Aber er ist eigentlich im gesamten Gastrointestinaltrakt sehr rasch positiv, wenn die Niere funktioniert.

Kuderna, Wien: Ich möchte noch einmal auf die Darmruptur zurückkommen, wenn sie nicht gedeckt ist. Da ist gerade das Beispiel, das Herr Tipold gezeigt hat, mit dem ausgetretenen Darmgas, das ist also schon sehr typisch und man kann solche Gasansammlungen auch in viel kleinerer Menge im CT schon frühzeitig finden, und zwar bevor die Leute noch irgendeine Peritonitis haben. Auch der Patient hat keine Peritonitis gehabt und ist in kürzester Zeit abgeheilt gewesen und in Ordnung gewesen.

Poigenfürst, Wien: Ich möchte noch einen Nachtrag bringen zum Gastrographintest. Er ist natürlich auch bei einer gedeckten Perforation positiv. Er wurde ja entdeckt bei Perforation eines inkarzerierten Dünndarms in einer Leistenhernie.

Haiderer, Deutschlandsberg: Ich möchte zur Lavage noch etwas nachtragen. Wenn die erste Lavage negativ ist, dann lassen wir den Katheter liegen über 24 h und wiederholen die Lavage mehrmals, und zwar mit einer Füllungsmenge von mindestens 2 l.

Gaudernak, Wien: Mich würde noch eines interessieren. Die großen retroperitonealen Hämatome in Kombination mit Querfortsatzbrüchen, Beckenfrakturen und einem peritonealen Leck und Einblutung ins Abdomen. Die Lavage dann positiv, aber sicherlich keine Indikation primär jetzt das Abdomen zu revidieren. Ultraschalldiagnostik, Hohlorgane intakt. Weiteres Vorgehen? Ich glaube, wir müssen auf die Herren Tipold und Janousek zurückkommen.

Janousek, Wien: Das kann man natürlich im Kernspintomograph sehr schön darstellen. Retroperitoneum kann man sicher..

Gaudernak, Wien: Wobei natürlich immer noch interessiert, woher die Blutung kommt. Im Idealfall sogar, welches Gefäß ist es, das blutet. Ich denke jetzt an die Beckenverletzungen, wenn wir die sozusagen am Rand mit hineinnehmen.

Janousek, Wien: Da müssen wir mit unserer Auflösung wiederum passen, mit der genaueren Lokalisation.

Tipold, Wien: Die CT kann natürlich eine Angiographie nicht ersetzen, aber mit Dünnschichten und mit mehrfachen Bolusinjektionen kann man sich an das blutende Gefäß gerade im Retroperitoneum ganz gut herantasten. Wir haben schon Abrisse von Nebennierenarterien und Nierenarterien, vor allem aberrante Arterien gefunden. Natürlich immer mit dem „es wird wahrscheinlich so sein". Eine absolute Sicherheit hat man ja nie bei einer axialen Schichtung. Das geht ja auch im Gehirn so. Ich kann mit großer Sicherheit sagen, daß der Betreffende hier ein Aneurysma der Media im Bereiche der Bifurkation hat, aber es muß dann einfach eine Angiographie gemacht werden. Die muß es bestätigen.

Gaudernak, Wien: Die Diagnostik beschränkt sich sozusagen auf das ausgedehnte retroperitoneale Hämatom, das bei anhaltendem Schockzustand zur Angiographie zwingt.

Schedl, Klagenfurt: Ich glaube, man sollte die Angiographie relativ frühzeitig in dieser Situation machen, weil man ja damit auch die Möglichkeit der Intervention offen hat, speziell bei Beckenfrakturen.

Gaudernak, Wien: Sie meinen die Embolisierung des Gefäßes?

Schedl, Klagenfurt: Ja.

Rieger, München: Herr Fritsch hat gestern als Alternative zur Lavage die gezielte Punktion von sonographisch freier Flüssigkeit genannt. Wieviele Erfahrungen liegen darüber vor?

Brand, Bochum: Ich glaube, es gibt grundsätzlich keine wesentlichen Unterschiede zwischen dem vorherigen sonographischen Nachweis von freier Flüssigkeit und dann der gezielten Lavage oder Punktion.

Beck, Innsbruck: Die gezielte sonographische Punktion ist wichtig, wenn Sie zum Beispiel hinter der Leber einen Abszeß haben. Das können Sie sehr schön punktieren, aber zur Feststellung, ob die Flüssigkeit posttraumatisch auch Blut ist, glaube ich, dazu braucht man sie nicht.

Gaudernak, Wien: Ich glaube wir liegen richtig, daß wir in der Unfallchirurgie 24 h einen Ultraschall zur Verfügung haben müssen, daß wir einen entsprechend geschulten Kollegen, der ebenfalls Tag und Nacht zur Verfügung steht, haben. Trotzdem hat auch die Ultraschalldiagnostik ihre Schwachstellen und die Ergänzung durch eine Lavage, die ja nicht in Vergessenheit geraten ist, war sicherlich sehr wesentlich.

Sonographische Untersuchung – erste und zwingende diagnostische Maßnahme beim komplexen Bauch- (Rumpf-)Trauma. Ein Erfahrungsbericht

Chr. Chylarecki und G. Hierholzer

Berufsgenossenschaftliche Unfallklinik Duisburg-Buchholz (Direktor: Prof. Dr. G. Hierholzer), Grossenbaumer Allee 250, D-47249 Duisburg

Die klinische Untersuchung eines stumpf verletzten Abdomens erwies sich hinsichtlich der Organläsionen als nicht aussagekräftig [2, 7]. Die Peritoneallavage hat als komplikationsarme Methode die Diagnostik der intraabdominellen Blutungen beschleunigt und verbessert [1, 4, 5, 10].

Hefte zu „Der Unfallchirurg", Heft 239
W. Buchinger (Hrsg.)
© Springer-Verlag Berlin Heidelberg 1994

In den 80er Jahren gewann die Sonographie auch in der Unfallchirurgie zunehmend an Bedeutung; mittlerweile hat sie sich in vielen, aber nicht in allen Kliniken fest etabliert [10]. Der primäre Einsatz und der diagnostische Wert der Sonographie bei der Beurteilung der Bauchverletzungen bleibt jedoch nach wie vor kontrovers [1–3, 8, 10].

An der Berufsgenossenschaftlichen Unfallklinik Duisburg-Buchholz hat die sonographische Untersuchung des traumatisierten Abdomens seit 3 Jahren eine Schlüsselposition in der Diagnostik eingenommen und sowohl die Peritoneallavage, als auch die Probelaparotomie weitestgehend verdrängt. In Kenntnis des Verletzungsmusters der Mehrfachverletzten und der Häufigkeit der abdominalen Organverletzungen haben wir im Jahre 1988 unter Berücksichtigung der methodischen Möglichkeiten und Grenzen des Ultraschalls ein standardisiertes diagnostisches Verfahren entwickelt, das bis heute nicht geändert wurde. Im Kern beinhaltet das Konzept eine klare Festlegung des Ziels der sonographischen Untersuchung, die als erste und entscheidende diagnostisch-apparative Methode zur Beurteilung des verletzten Rumpfes herangezogen wird. Die Untersuchung muß darüber Auskunft geben, ob eine lebensbedrohliche Blutung im Bereich des Abdomens und/oder des Thorax vorliegt, die eine sofortige operative Maßnahme erfordert [10]. Demnach sollte der untersuchende Chirurg folgende Fragen beantworten:

Findet sich beim Verletzten

- eine freie intra- oder retroperitoneale Flüssigkeit als Hinweis auf eine starke operationsbedürftige Blutung,
- eine massive intrapleurale Blutansammlung,
- eine Perikardtamponade?

Wie ist die Harnblase gefüllt, liegt hier eine Tamponade vor?

Weitere Fragen sollen und können mit Hilfe der Erstuntersuchung nicht beantwortet werden. Die unter diesen Zielsetzungen angewendete Sonographie erfolgt nicht in der zweiten, sondern in der ersten Phase des abgestuften diagnostischen und therapeutischen Behandlungsschemas, d.h. direkt nach der Einlieferung und ersten orientierenden klinischen Untersuchung und wird bei uns durch den 1. Dienst (Unfallchirurg/Chirurg) durchgeführt. Die Untersuchung findet immer im Schockraum statt, wo ein leistungsfähiges mit einem 3,5 MHz-Sektor-Schallkopf ausgestattetes Ultraschallgerät fest installiert ist. Sie dauert ca. 3–5 min, findet parallel zur Intubation, Schaffen der Zugänge, Anlage der Notverbände, Repositionen von Frakturen und Luxationen statt und darf die schnellste Weiterversorgung des Verletzten nicht verzögern. Um die für die Methode charakteristische Aussagekraft nicht zu verringern, sollte die Untersuchung in jedem Fall vor dem Legen einer Thoraxdrainage, eines Harnkatheters erfolgen. Die so definierte Notfallsonographie umfaßt nur 4 genau bestimmte Schallkopfpositionen:

- Position 1: Längs- und Querschnitt in der Mittellinie des Oberbauches direkt unterhalb des Brustbeines zwecks Beurteilung des subphrenischen, subhepatischen Raumes und des Perikards; bei asthenischen Erwachsenen und bei Kindern können dabei auch die Pleuraräume eingesehen werden.

- Position 2: Längsschnitt in der rechten Flanke am Übergang Thorax-Abdomen zur Beurteilung des rechten subphrenischen sowie subhepatischen Raumes und der rechten Pleurahöhle sowie des oberen Anteiles des rechten Retroperitoneums.
- Position 3: Analoger Längsschnitt links, der erlaubt, den linken subphrenischen Raum, die Milzloge, die linke Pleura und den oberen Anteil des linken Retroperitoneums einzusehen.
- Position 4: Suprapubischer Längs- und Querschnitt zur Einschätzung der Harnblase und ihrer Umgebung.

Die Beurteilung des Parenchyms der Bauchorgane erfolgt bei der Notfallsonographie nicht; die Lokalisation der Blutungsquelle bei vorhandener freier Flüssigkeit ist in den meisten Fällen nutzlos, gelingt selten, ist unzuverlässig, es resultieren daraus keine wesentlichen Konsequenzen [1–3, 8]. Auch die mühsame Suche nach Parenchymschäden ist bei der Erstuntersuchung entbehrlich, zeigt in dieser Phase der Diagnostik keine neuen therapiebezogenen Erkenntnisse auf. Das Absuchen des gesamten Bauches ist zeitaufwendig und bei Darmgasüberlagerung erfolglos.

Der Untersucher muß sich bei der Einschätzung der freien Flüssigkeit in den beschriebenen Räumen festlegen, ob der Befund eindeutig positiv und damit operationsbedürftig oder leicht positiv ist und somit ein abwartendes Verhalten rechtfertigt [1, 3, 6].

Die Sonographie setzen wir bei allen polytraumatisierten und bewußtlosen Verletzten, aber auch bei isoliertem Rumpftrauma ein.

Der Begriff Notfallsonographie bedeutet keinesfalls eine notfallmäßig durchgeführte Ultraschalluntersuchung, sondern gibt Auskunft über die Zielsetzung des Verfahrens, die Aussagekraft der Methode und ihre Strategie. Bei negativem Befund der Erstuntersuchung und Verschlechterung des Zustandes des Patienten oder beim Nachweis einer geringen Menge der freien Flüssigkeit im Abdomen ist zu jeder Zeit und an jedem Ort, sei es Intensivstation oder Operationssaal, eine Kontrolluntersuchung sofort durchzuführen [3].

Neben der Möglichkeit einer Verlaufsbeobachtung bietet die Sonographie gegenüber den anderen Methoden wie Peritoneallavage und Computertomographie weitere wichtige Vorteile: Sie ist nicht invasiv, überall einsetzbar, verfügt über nahezu 100% Spezifität, belastet den Patienten nicht und ermöglicht nicht nur bei Kindern eine organerhaltende Taktik der chirurgischen Versorgung [1, 6, 10].

Die Stärke der Methode besteht jedoch nicht nur im standardisierten, wiederholbaren Vorgehen, sondern auch in Kenntnis der Nachteile und der methodischen Grenzen: die Magen-Darm-Rupturen sowie Mesenterialwurzelverletzungen werden häufig zu spät erkannt, die Beurteilung des Retroperitoneums erscheint auf der Basis unserer Erfahrungen nicht unproblematisch [3]. Die komplexen Beckenverletzungen und vorausgegangenen Operationen schränken die Beurteilung ein [1]. Eine Adipositas per magna, ein ausgedehntes Hautemphysem und eine relativ seltene starke Gasüberlagerung machen die Untersuchung nicht durchführbar [6, 7].

Direkte Darstellung der Läsionen ist selten möglich, die Trefferquote ist niedriger als bei der Lavage, was nicht immer als Nachteil gewertet werden kann: In Übereinstimmung mit anderen Autoren vertreten wir die Meinung, daß bei standardisiertem Vorgehen selten operationsbedürftige intraabdominelle Verletzungen übersehen werden können [2, 6, 8]. Der routinemäßige Einsatz der Sonographie erfordert ein hohes Ausbildungs- und Fortbildungsniveau der gesamten Mannschaft, an der schlechten oder durchschnittlichen apparativen Ausstattung darf die Untersuchung nicht scheitern. In den letzten drei Jahren wurde die Notfallsonographie an der Berufsgenossenschaftlichen Unfallklinik Duisburg-Buchholz bei 142 Patienten eingesetzt. Im ersten Jahr führten wir bei unsicherem Befund 7 Abdominallavagen durch, im zweiten Jahr konnte bei 5 Patienten eine weitere Abklärung mit Hilfe der Computertomographie am Aufnahmetag erfolgen; diese ergab in der Hälfte der Fälle eine Indikation zur Laparotomie, eine lebensbedrohliche intraabdominelle Blutung wurde aber in keinem Fall intraoperativ bestätigt. Eine Peritoneallavage wurde nur bei 5 Patienten, bei denen die Sonographie aus genannten technischen Gründen nicht realisierbar war, eingesetzt. Die relative Zahl der Laparotomien ist um 23% gesunken, wir haben dabei keinen Patienten infolge einer übersehenen intraabdominellen Blutung verloren.

Da wir die Peritoneallavage durch die Sonographie abgelöst haben und einen routinemäßigen Einsatz des CT definitiv ablehnen, steht uns nun keine Referenzmethode zur Verfügung. Wir sind der festen Überzeugung, daß wir viele nicht operationsbedürftige Verletzungen der abdominellen Organe verkannt haben und damit den Patienten gleichviele nicht unbedingt erforderliche Laparotomien erspart haben.

Literatur

 1. Dock W, Grabenwöger F, Pinterits F, Ittner G (1988) Sonographie des Abdomens beim Polytraumatisierten. Unfallchirurg 91:185
 2. Grüssner R, Rückert K, Klotter HJ, Kuhnert A (1985) Ultraschall und Lavage beim stumpfen Bauchtrauma polytraumatisierter Patienten. Dtsch Med Wochenschr 110:1521
 3. Hoffmann R, Pohlemann I, Wippermann B, Reimer P, Milbradt M, Tscherne H (1989) Management der Sonographie bei stumpfem Bauchtrauma. Unfallchirurg 92:471
 4. Klaue P, Kern E (1976) Diagnostik beim stumpfen Bauchtrauma. Hefte Unfallheilkd 79:333
 5. Root HD, Hauser CW, Mc Kinley Cr, La Fave JW, Mendiola RP (1965) Diagnostic peritoneal lavage. Surgery 57:633
 6. Ruf W, Friedl W, Weber G, Teller K (1990) Stellt der sonographische Nachweis von Blut im Abdomen nach stumpfem Bauchtrauma in jedem Fall eine Operationsindikation dar? Unfallchirurg 93:132
 7. Ruf W, Mischkowsky T, Friedl W (1985) Diagnostisches Vorgehen beim stumpfen Bauchtrauma. Unfallchirurg 56:673
 8. Schiller K, Funk EM, Pfeifer KJ, Schweiberer L (1987) Stellenwert der Sonographie beim stumpfen Bauchtrauma. Unfallchirurg 90:246
 9. Stierli P, Fortab M, Tillmann K, Aeberhard P (1985) Prospektive Vergleichsstudie zwischen Ultraschall und Peritoneallavage beim stumpfen Bauchtrauma. Helv Chir Acta 52:43
10. Wernet E, Muhr G (1988) Rationelle Diagnostik der stumpfen Bauchverletzung. Unfallchirurg 91:473

Diagnostik stumpfer Bauchverletzungen – Wert der Sonographie

L. Csomor, E. Dömötör und J. Nagy

Unfallchirurgische Abteilung des Komitatskrankenhauses, H-6000 Kecskemet, Ungarn

Die Bedeutung der Einführung der Ultraschalluntersuchungen in der Diagnostik der stumpfen Bauchverletzungen sehen wir darin, daß

1. die Zahl der explorativen Laparotomien verringert wird,
2. die Organerhaltung manchmal möglich ist und
3. auch bei Blutung die Operation vermeidbar ist.

Vor ca. 20 Jahren, zwischen 1968 und 1975, haben wir am Krankengut unserer Abteilung die stumpfen Bauchverletzungen analysiert (Abb. 1). In unserem Krankengut – in dem 125 Laparotomien vorhanden waren – ist in 37 Fällen eine explorative Laparotomie geschehen, was beinahe 1/4 der Fälle ausmacht. Damals stand uns die Sonographie noch nicht zur Verfügung.

Ab 1987 wenden wir die Sonographie in der Diagnostik der stumpfen Bauchverletzungen an. Das erste Jahr können wir als Lehrjahr betrachten. Die Sonographie haben wir nicht in allen Fällen in Anspruch genommen. Die Zahl der explorativen Laparotomien ist sogar etwas höher geworden als der Durchschnitt der vorangegangenen Jahre.

1988 haben wir schon bei fast allen stumpfen Bauchverletzungen die Sonographie durchgeführt, und seit 1989 wenden wir sie routinemäßig an.

Das Ergebnis ist sehenswert: es ist uns gelungen, die Zahl der explorativen Laparotomien auf 3,8% zu verringern.

Aufgrund der Statistik des Jahres 1989 möchten wir unsere Versorgungstaktik bei stumpfen Bauchverletzungen darstellen (Abb. 2).

Insgesamt 35 Patienten sind mit stumpfen Bauchverletzungen stationär behandelt worden.

- In zwei Fällen hat der klinische Befund auf eine eindeutige, starke Blutung hingewiesen, so haben wir sofort eine Laparotomie durchgeführt.
- Bei den anderen 33 Patienten haben wir insgesamt 41 Ultraschalluntersuchungen durchgeführt.
- In 22 Fällen war das Ergebnis der Sonographie positiv – bei 20 Patienten hat auch der klinische Befund auf eine Blutung hingewiesen.
  Bei jedem der 20 Patienten haben wir die Laparotomie durchgeführt, in einem Fall – bei einem Patienten mit Querläsion – haben wir keine Organverletzung gefunden.
- Trotz negativem sonographischem Befund haben wir – aufgrund der klinischen Symptome – in 3 Fällen Laparotomien durchgeführt. In allen drei Fällen haben wir eine Organverletzung gefunden (Darmverletzung bzw. Mesenterialeinriß).

Hefte zu „Der Unfallchirurg", Heft 239
W. Buchinger (Hrsg.)
© Springer-Verlag Berlin Heidelberg 1994

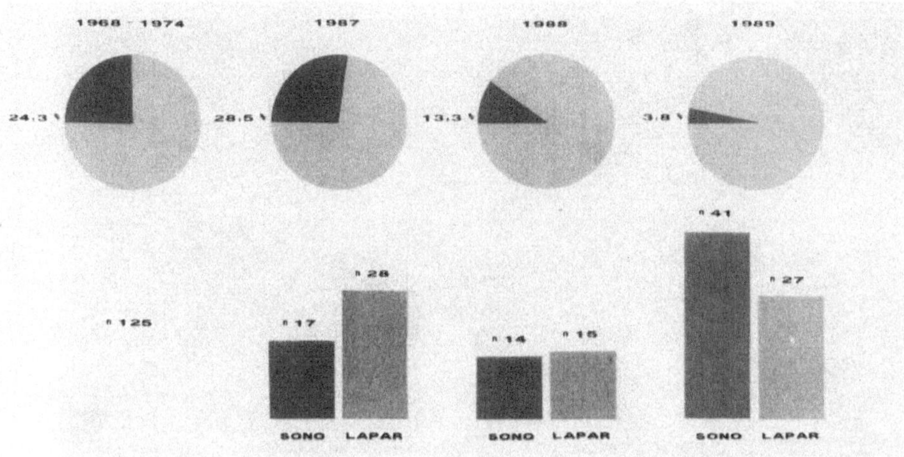

Abb. 1. Numerisches Verhältnis der sonographischen Untersuchungen und der Laparotomien. Verhältnis der negativen und der positiven Laparotomien

– Bei fragwürdigem sonographischem Befund ist die Observation sehr wichtig, sowie die mehrmals wiederholte Ultraschalluntersuchung.

Den anderen Vorteil der Bauchdiagnostik mit Ultraschall sehen wir darin, daß z.B. im Falle von eindeutiger Verletzung der Milz oder der Leber – wenn die Verletzung geringfügig ist – die Operation vermeidbar ist.

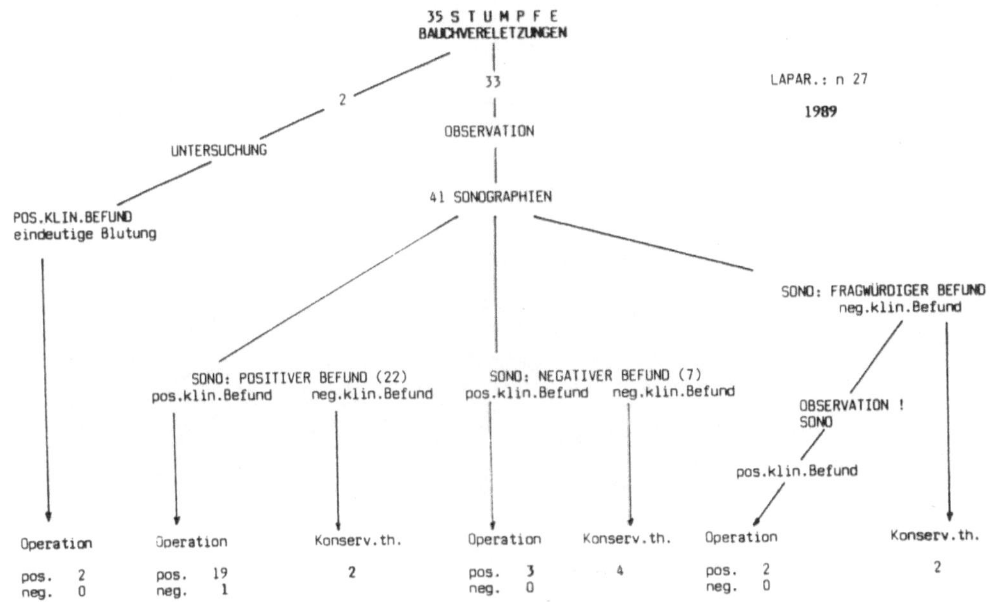

Abb. 2. Versorgungstaktik bei stumpfen Bauchtraumen (1989)

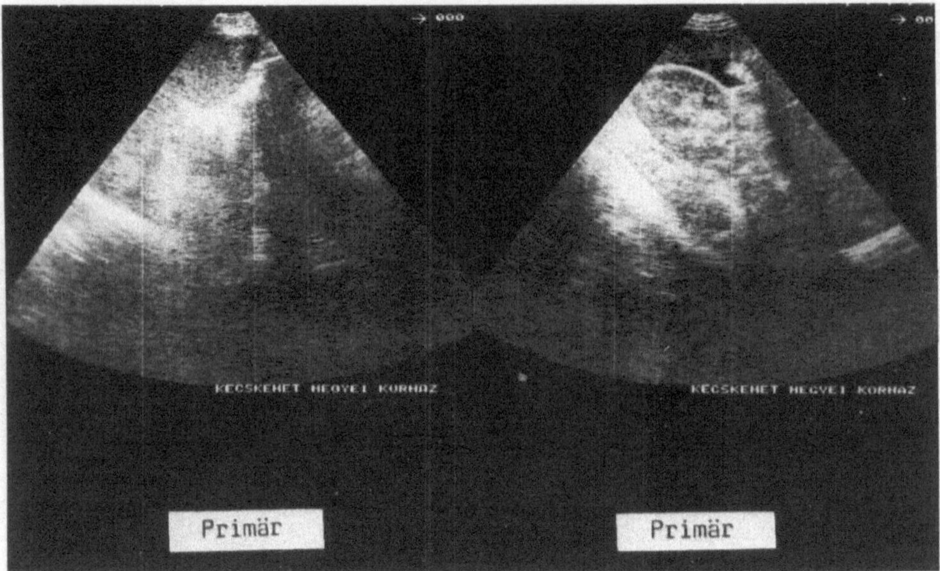

Abb. 3. Sonographischer Nachweis einer Milzverletzung bei einem 12jährigen Jungen. Befund am Aufnahmetag

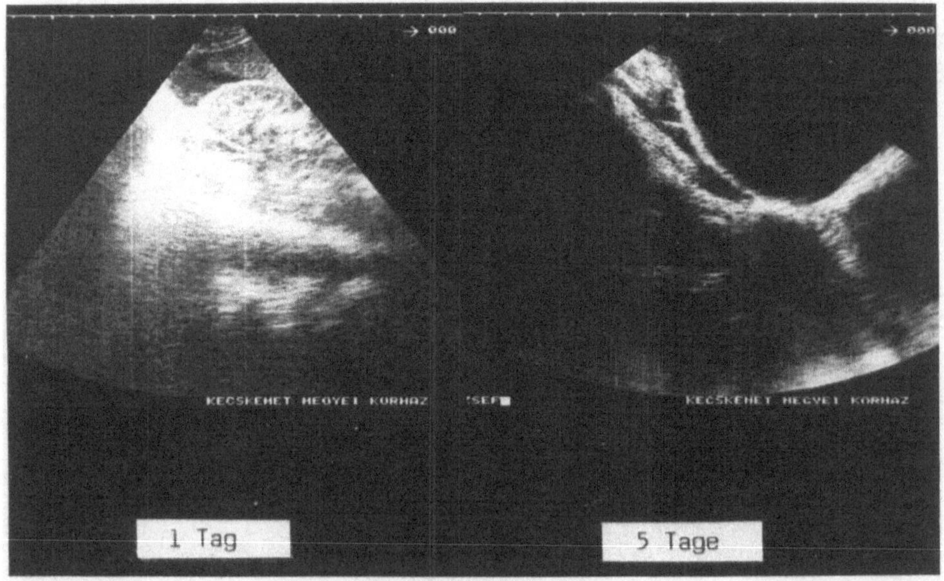

Abb. 4. Sonographiebefund nach 1 Tag: Flüssigkeitsansammlung zwischen Niere und Leber (*links*). Perivesikale Flüssigkeit nach 5 Tagen (*rechts*)

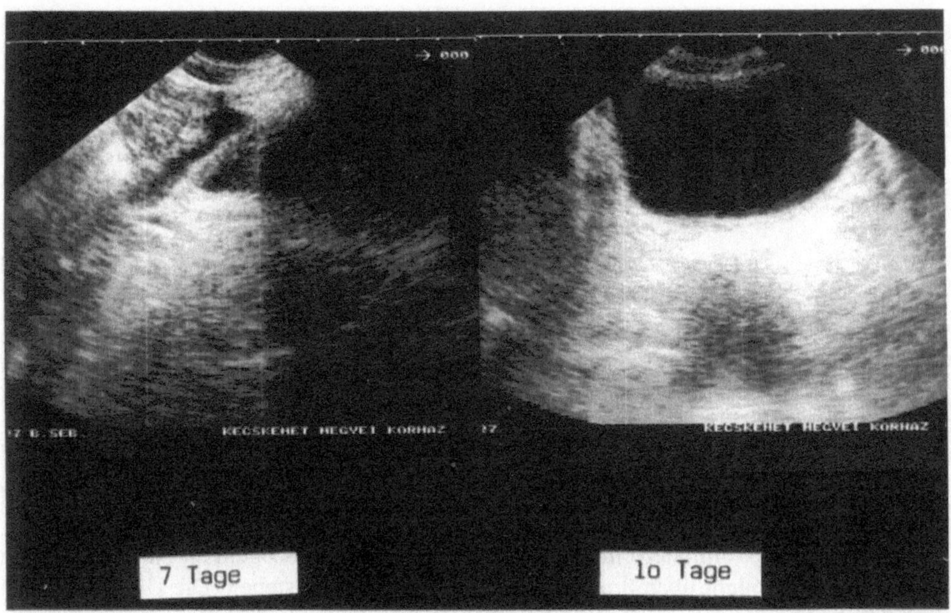

Abb. 5. Verminderung der Flüssigkeitsansammlung nach 7 Tagen (*links*) und negativer Befund nach 10 Tagen (*rechts*)

Ein Beispiel aus der jüngsten Vergangenheit: Bei einem 12jährigen Jungen weist die primär gemachte Sonographie auf eindeutige Milzverletzung hin (Abb. 3). Sein klinischer Zustand war gut, so haben wir uns für die Observation entschieden.

Am nächsten Tag haben wir zwischen Niere und Leber eine größere Menge Flüssigkeit gefunden (Abb. 4), der klinische Zustand des Patienten ist aber befriedigend geblieben. Am fünften Tag (Abb. 4) war die Flüssigkeit um die Blase zu sehen.

Nach sieben Tagen war die Flüssigkeit nur minimal, nach zehn Tagen ist sie nicht mehr zu sehen (Abb. 5). Klinisch ist der Junge beschwerde- und symptomfrei, die Operation war vermeidbar, und so haben wir die Milz erhalten können.

Zusammenfassung

In der Zeit vor der Einführung der Sonographie in unserer Abteilung lag die Zahl der explorativen Laparotomien um 25%. Nach den Anfangsschwierigkeiten ist es uns gelungen, diese Zahl auf 3,8% zu verringern, was wir für ein außerordentlich gutes Ergebnis halten.

Diagnostisch-therapeutischer Algorithmus des Bauchtraumas

T. Braunsteiner und P. Šimko

Unfallchirurgische Klinik Bratislava (Vorstand: Doz. Dr. J. Latal), Derer-Krankenhaus, Limbova 5, CS-83305 Bratislava, CSFR

Das Bauchtrauma bleibt trotz neuer paraklinischer Untersuchungsmethoden, wie die digitale Subtraktionsangiographie, Ultrasonographie, Computertomographie, weiterhin ein diagnostisches Problem. Dies führte uns zum Entschluß, anhand 10jähriger Erfahrungen an unserer Klinik einen diagnostisch-therapeutischen Algorithmus der Abdominalunfälle zu erstellen. Wir wollen aber betonen, daß dieser Algorithmus nur als Entscheidungshilfe gedacht ist: Maßgebend bleiben weiterhin der klinische Zustand des Patienten und die Erfahrung des Chirurgen bzw. Unfallchirurgen (Abb. 1).

Bei der Erstellung dieser Entscheidungshilfe haben wir die digitale Subtraktionsangiographie und Computertomographie nicht in Betracht gezogen, da die materiellen Vorbedingungen nicht überall und jederzeit zur Verfügung stehen. Die Ultrasonographie haben wir auch nur bedingt in den Algorithmus eingegliedert, denn zur richtigen Interpretation muß der untersuchende Arzt erfahren (skillful) sein, was in den Bereitschaftsdiensten nicht immer gegeben ist und die Gefahr der Fehlinterpretation zu groß ist. Deshalb betonen wir die Bedeutung der von Root [5] eingeführten Bauchspülung. Sie ist zwar eine invasive Untersuchungsmethode, jedoch mit einer niederen Komplikationsrate belastet. Sensitivität und Spezifizität sind über 90% (bis 98%) und dadurch besser als die der Sonographie. Ein weiterer Vorteil ist, daß aus der Spülflüssigkeit ggf. weitere Untersuchungen zu erstellen sind [1, 4].

Eine unersetzliche Stelle nimmt in der Diagnostik des Bauchtraumas die Anamnese ein, sowohl vom Patienten, wie auch von Begleitpersonen entnommen. Weiter geben die äußeren Merkmale sehr wichtige Hinweise über die möglichen intraabdominalen Verletzungen sowie der traumatisierenden Krafteinwirkung.

Ausschlaggebend für den weiteren Vorgang sind zwei Faktoren: ob es sich um eine *stumpfe* oder penetrierende Verletzung handelt, und ob der Patient bei Bewußtsein oder bewußtlos ist. Bewußtlosigkeit ist immer ein Merkmal für Begleitverletzungen oder schwere innere Blutungen.

In Kürze möchten wir die Technik der Bauchspülung zusammenfassen, da sie hauptsächlich jüngeren Kollegen nicht allgemein bekannt ist. Der Zugangsweg ist infraumbilikal, ca. 3–4 cm unterhalb des Nabels. Die Spülung muß immer nach vorheriger Entleerung der Harnblase gemacht werden. Den Trokar führen wir schräg in Richtung Beckenraum ein. Der intraabdominale Teil des Katheters soll nicht länger als 20 cm sein. Als Spülflüssigkeit verwenden wir *ausschließlich* 1 000 ml kristalloider Lösung. Bei eindeutig positiver Lavage – es tritt gleich Blut aus – ist der weitere Vorgang eindeutig. Manchmal kann die erste Flasche nicht eindeutig, jedoch die zweite schon eindeutig sein, was vor voreiligen Schlüssen warnen sollte. Absolute Indikationen zur Laparotomie sind auch das Beimengen von Galle sowie Fäkalien zur

Hefte zu „Der Unfallchirurg", Heft 239
W. Buchinger (Hrsg.)
© Springer-Verlag Berlin Heidelberg 1994

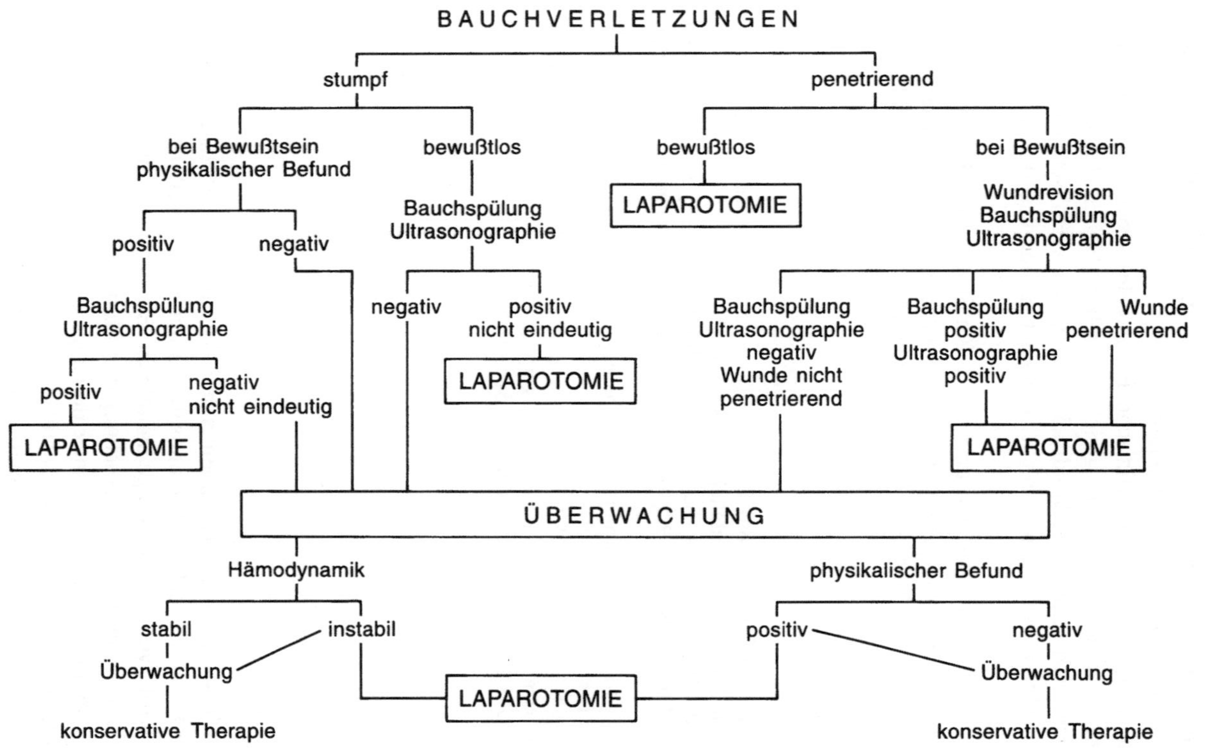

Abb. 1. Therapeutischer Algorithmus des Bauchtraumas

Spülflüssigkeit. Allgemein anerkannte Laborgrenzwerte in der Spülflüssigkeit sind 50 000 Erytrozyten oder 500 Leukozyten pro mm^3.

In der Überwachungsphase sind der klinische Befund des Abdomens sowie die Stabilität oder Instabilität der Zirkulation gleich zu stellen. Neben der steigenden Pulsfrequenz und dem sich senkenden Blutdruck ist auch der systolisch-diastolische Druckgradient zu beachten, dem bis jetzt nicht genügend Aufmerksamkeit gewidmet wurde.

Der vorliegende Algorithmus hat sich an unserer Klinik sehr gut bewährt. Eine weitere Erleichterung in der Versorgung (auch) der Bauchverletzungen erwarten wir uns von der allgemeinen Einführung und Verwendung von Verletzungsindices [2, 3].

Literatur

1. Bäumer F, Lehmann L, Klaue P (1986) Der Stellenwert der diagnostischen Peritoneallavage beim stumpfem Bauchtrauma. Unfallchirurg 89:524–527
2. Braunsteiner T et al. (1988) Would a change in the AIS/ISS scoring system improve the predictive validity? Abstract Book A, 9th world congress of anesthesiologists, Washington, p 1009
3. Braunsteiner T, Brix M (1989) Determination of the degree of severity and prognosis of injuries. Bratisl Lek Listy 90/6:447–449
4. Alyono D, Morrow CE, Perry JF jr (1982) Reappraisal of diagnostic peritoneal lavage criteria for operation in penetrating and blunt trauma. Surgery 92:751
5. Root HD et al. (1965) Diagnostic peritoneal lavage. Surgery 57:633

Diskussion

Szyszkowitz, Graz: Wir wollen jetzt die beiden ersten Vorträge diskutieren. Es war da eine Diskrepanz mit Duisburg, daß doch grundsätzlich nur die Einstellung von 4 Positionen empfohlen wird, wobei meine Frage dahin geht: Sie haben gesagt, das ist der erste Dienst-Unfallchirurg, der diese Untersuchung durchführt. Das heißt, alle Dienst-Unfallchirurgen sind so ausgebildet, daß immer derjenige erste, der Dienst hat, diese Untersuchung durchführt. Wenn man das hochrechnet, dann haben Sie ungefähr jede Woche so eine Untersuchung. Wenn er einmal in der Woche Dienst hat, dann kommt er einmal im Monat daran. Ungefähr gerechnet heißt das, daß Sie einmal im Monat eine Laparotomie gemacht haben, das heißt, es ist nicht sehr häufig. Sind alle Ihre ersten Unfalldienste so gut ausgebildet, daß sie das können, weil bei dieser Frequenz, wie Sie es auch üben, ist es ja doch nicht sehr hoch.

Chylarecki, Duisburg: Eigentlich sollte der erste diensthabende Unfallchirurg oder in der Ausbildung zum Unfallchirurg befindliche Chirurg, und das sind die Kollegen, die den ersten Dienst machen, von der Ausbildung her in der Lage sein, die Notfall-

Hefte zu „Der Unfallchirurg", Heft 239
W. Buchinger (Hrsg.)

sonographie durchzuführen. Auch, und das hat sich bei uns eigentlich so eingespielt, daß die Kollegen, die den ersten Dienst machen, die entsprechende Erfahrung haben.

Szyszkowitz, Graz: Und erhalten Sie diese Erfahrung nur durch diese Notfallsonographie oder gehen die zurück zum Radiologen und bilden sich da weiter?

Chylarecki, Duisburg: Wir sonographieren auch sonst im Rahmen der Fortbildung. Wir führen Untersuchungen nicht nur notfallmäßig durch, sondern auch sonst.

Szyszkowitz, Graz: Zur Restriktion auf diese 4 oder 5 Positionen: Kann nicht ein Erfahrener in derselben Zeit das ganze Abdomen überblicken?

Chylarecki, Duisburg: Ja, aber ich glaube, die klare Festlegung des Zieles mit den 4 Positionen und mit der Suche nach freien Flüssigkeiten erlaubt auch den weniger Erfahrenen, die Untersuchung so durchzuführen, daß sie aussagekräftig ist.

Szyszkowitz, Graz: Ich glaube auch, daß es sehr gut ist, wenn der Chirurg das selbst macht, das ist kein Zweifel. Es geht eben nur um die Frage, wie weit er ausgebildet sein soll, damit das verläßlich ist und ob er eben auch in dieser Ausbildung bleibt, wenn er es nur einmal in der Woche macht. Aber Sie meinen, daß Ihre Lösung ausreichend ist, oder hätten Sie einen Wunsch, daß es doch in Zusammenarbeit mit einem radiologischen Institut mehr Feedback ist.

Chylarecki, Duisburg: Bei uns hat sich diese Strategie in den letzten 3 Jahren bewährt. Natürlich, die Zusammenarbeit besteht, aber es ist sehr günstig, wenn der Unfallchirurg beziehungsweise Chirurg die Untersuchung selbst durchführt, da er es auch zeitlich in den 5 Minuten schafft. Ich glaube schon, daß er von der Erfahrung her bezüglich der Organverletzungen und des Verletzungsmusters die Untersuchung schneller durchführt.

Pichler, Wien: Ich möchte mich da entschieden verwehren, vor allem gegen die Definitionen der Zeit von 3 bis 5 Minuten. Ich kann nur sagen, unser Konzept der interdisziplinären Aufnahme mit Unfallchirurgen, Anästhesisten, es ist nicht nur der Radiologe, es ist auch oft ein Neurologe zugezogen, es sind Kollegen, die jahrelang zusammenarbeiten, die erfahren sind, und ich kann nur warnen vor 4 Standardschnitten. Es gibt oft atypische Flüssigkeitsansammlungen. Es ist oft auch für den Erfahrenen sehr schwierig. Es ist bei uns so, daß es Radiologen machen, die auch in ihrer sonstigen Tätigkeit an der Klinik sich intensiv mit chirurgischen und unfallchirurgischen Fragestellungen auseinandersetzen und daher auch die Materie letztendlich begreifen. Es ist ja nicht so, daß irgendein Radiologe dann geholt wird, und sagt, machen Sie bitte einen Ultraschall, sondern es ist schon jemand, der etwas von der Materie und auch ein bißchen von der Chirurgie, Unfallchirurgie und Notfallmedizin versteht und weiß, worum es geht. Es hat sich eigentlich dieses Konzept bei uns sehr gut bewährt.

Szyszkowitz, Graz: Bilden Sie auch den Unfallchirurgen, der dann dort bei dieser Untersuchung dabei ist, mit aus, versuchen Sie, daß der das mit der Zeit doch selbst erlernt?

Pichler, Wien: Ich kann nur sagen, wie es bei uns war. Es wollten eigentlich alle damit anfangen, aber es war dann so, daß sie es zwei-, dreimal kurz allein probiert haben und dann doch den Radiologen geholt und gesagt haben, daß es ihnen lieber ist – während ich den Ultraschall mache, passieren ja um den Patienten natürlich auch andere Dinge – wenn Sie jemanden haben, der das intensiv betreibt, erfahren ist, den Sie kennen, dem Sie trauen, so kümmern Sie sich um die anderen Tätigkeiten. Es besteht natürlich bei uns die Möglichkeit rund um die Uhr. Es ist sofort greifbar. Es wäre sicher anders, wenn dem nicht so wäre. Aber es ist bei uns ein versierter Radiologe auf diesem Gebiet immer greifbar.

Stadler, Linz: Ich bin der Meinung, daß man sehr wohl sehr rasch sagen kann, ob eine massive Blutung besteht oder nicht. Das kann auch ein unerfahrener Sonographeur sagen. Aber aus unserer Erfahrung dazu muß ich den Kollegen aus Wien bestätigen. Auch die Radiologen, die relativ viel abdominalultraschallen, haben immer wieder Schwierigkeiten mit der diffizilen Diagnostik und deswegen indizieren sie ja sehr oft oder regelmäßig die CT-Untersuchung, weil sie sich dann viel sicherer sind.

Salamon, Szombathely: Die Frühdiagnose ist ein sehr großes Problem. Das hängt von der diensthabenden Mannschaft ab, wie wir arbeiten können. Ich glaube, wir müssen differenzieren, ob wir einen polytraumatisierten Patienten haben oder nur eine isolierte Bauchverletzung. Meiner Meinung nach müssen beim Polytrauma zuerst die klinischen Zeichen beurteilt werden. Das ist sehr wichtig. Da muß unbedingt ein erfahrener Unfallchirurg da sein. Zweitens kommt die peritoneale Lavage. Das kann noch immer ein Chirurg gut durchführen. Drittens kommt die Sonographie wegen der besprochenen Probleme. Die Sonographie kann nicht sofort durchgeführt werden. Dann CT und so weiter. Bei einem isolierten Bauchtrauma kann man schon – natürlich sind hier die klinischen Zeichen auch sehr wichtig – die Sonographie gleich durchführen und andere Untersuchungsmethoden. Ich glaube, man kann auch so differenzieren. Die großen Probleme sind beim Polytrauma. Da haben wir nicht so viel Zeit, um solche Methoden bei der Erstversorgung durchzuführen.

Szyszkowitz, Graz: Aber eben ist gesagt worden, daß gerade auch beim Polytrauma, und das war zuerst doch in 80%, die Sonographie kommt und nicht die invasive Lavage, auch wegen der Wiederholung und so weiter, nur daß in den unklaren Fällen dann zuerst die Klinik, zweitens Sonographie und drittens erst dann die Lavage kommt. Ich glaube, es hängt sehr viel davon ab, ob wir die Sonographie zur Verfügung haben, ob eine aussagekräftige Sonographie angeboten wird, sei es durch einen Chirurgen oder durch einen Radiologen, dann ist sie doch der Lavage vorzuziehen und nur in klaren Fällen dann, vielleicht 10 oder 20%, kommt es dann zur Lavage. Natürlich muß diese technische oder organisatorische Voraussetzung bestehen.

Reschauer, Linz: Ich glaube, die Bedeutung der Klinik muß man jetzt etwas relativiert betrachten. Wir alle wissen, daß in der präklinischen Notfallmedizin die Analgetikagabe ein tragender Pfeiler der Behandlung ist. Damit ist die klinische Symptomatik natürlich nicht mehr eindeutig beurteilbar, so daß man sich auf diesen Punkt absolut nicht verlassen kann bei den Patienten, die mit Hubschrauber oder NAW in die Klinik kommen. Das ist vielleicht in Gegenden, wo dieses Rettungsmittel noch nicht vorhanden ist, sicher nicht der Fall. Umgekehrt ist es so, daß beim Polytrauma – ich kann das immer wieder nur bewundernd feststellen – der versierte Radiologe, während wir Zugänge legen oder vielleicht Harnkatheter setzen, oder irgendwelche anderen Maßnahmen treffen, seinen Ultraschall macht. Man kann beurteilen, in welcher Gegend er ist, und er kann wirklich in sehr kurzer Zeit mit relativ hoher Treffsicherheit eine klare Aussage machen.

Chylarecki, Duisburg: Ich wollte auch betonen, daß die klinische Untersuchung bei unseren Patienten eine geringere Rolle spielt, und daß die Chirurgen, die bei uns an der Klinik den ersten Dienst machen, durch ständige Übungen und ständiges Sonographieren eigentlich auf dem Niveau bleiben. Das sind nicht nur die Untersuchungen, die einmal pro Woche stattfinden, sondern das ist eigentlich eine regelmäßige Ausbildung, die dann auch sonst durchgeführt wird. Aufgrund der ständigen Übungen haben die Kollegen eigentlich keine wesentlichen Schwierigkeiten. Zu der Frage der Flüssigkeitsansammlungen in atypischen Räumen. Selbstverständlich gibt es atypische Stellen, die für einen Unerfahrenen sehr schwierig zu schallen sind, aber bei uns kommt es auf die Frage an, ob der Patient notfallmäßig laparotomiert werden muß. Aus diesem Grund heißt diese Untersuchung auch bei uns Notfallsonographie. Die wird nur durchgeführt, um die Frage zu beantworten, ob eine intraabdominelle, operationsbedürftige Blutung vorliegt oder nicht. Unter diesen Aspekten sind die kleinen Flüssigkeitsansammlungen an atypischen Stellen für uns bedeutungslos. Es kann sein, daß der Patient auch kleine Läsionen hat, aber die zwingen uns auf keinen Fall, eine Laparotomie durchzuführen.

Pichler, Wien: Das glaube ich nicht. Ich glaube, ich muß jede Flüssigkeitsansammlung erkennen, vor allem wenn es dann zu einer klinischen Verschlechterung kommt. Ich muß auch den Verlauf beobachten. Ich habe eben gezeigt, daß wir 10 Fälle gehabt haben, wo zuerst wirklich nichts war, dann ein bißchen, dann mehr und wozu es dann im Verlauf kommt. Vor allem, da Darmverletzungen, wie schon diskutiert, schwierig zu diagnostizieren sind. Ich sage ja nicht, daß ich damit gleich eine Indikation zur Laparotomie stelle. Das mache ich ja nicht. Ich stelle es fest und das geht im Einklang mit der Klinik. Und wenn ich diese definiert und einen Ausgangswert habe, dann kann ich in der Kontrolle weiterarbeiten. Deswegen finde ich es wichtig, daß ich einfach alles untersuche und möglichst alles finde.

Szyszkowitz, Graz: Ich glaube, man kann sagen, daß sicher die Sonographie, auch wenn sie nur mit 4 Positionen durchgeführt wird und auch wenn man keine Sonographie hat, die Lavage eine Reduktion der Probelaparotomien, wie einmal gezeigt worden ist, auf 1,3% bringt. Aber wenn man natürlich eine größere Aussage durch einen mehr erfahrenen Sonographeur hat, was natürlich auch ein Vorteil ist, und wenn man dann noch unklar ist und dann ein CT und eventuell noch ein MR dazu hat, dann ist natürlich die Qualität noch größer. Ich meine, in diese Richtung wird es gehen.

III. Therapeutische Strategien

Zugang und Inspektion beim Bauchtrauma

M. Hold

Wilhelminenspital der Stadt Wien, 1. Chirurgische Abteilung, Montleartstr. 37, A-1160 Wien

Die Anforderungen an eine Laparotomie, besonders in der Traumatologie, sind folgende: Der Zugang soll schnell sein, dabei technisch einfach und soll mit nur geringem Blutverlust verbunden sein. Eine Erweiterungsmöglichkeit muß gewährleistet sein. Weiter soll die Laparotomie möglichst die Innervation schonen und die Blutversorgung und Spaltrichtung der Haut soll beachtet werden. Nicht zuletzt steht die Übersichtlichkeit: die Größe der Inzision und die organbezogene Lokalisation (Abb. 1).

Besonders in der postoperativen Phase, aber auch für die Sicherheit der Wundheilung ist die Störung der Kraftlinien des Abdomens von Bedeutung. Die Kraftlinien der ventrolateralen Bauchwand bilden ein überkreuzendes Schrägsystem mit der aponeurotischen Rektusscheide im Überkreuzungsfeld [10]. Schnitte, die parallel oder spitzwinkelig zu diesen Kraftlinien verlaufen, sind einer geringen bis keiner Zugbelastung ausgesetzt und beeinträchtigen daher weniger die Bauchpresse und die Atmung, wodurch postoperative respiratorische Probleme verringert werden können (Abb. 2).

An erster Stelle der möglichen Zugangswege steht die mediane Laparotomie. Dabei ist von Vorteil die Erweiterbarkeit, die große Expositionsmöglichkeit und die Vermeidung von Nerven- oder Gefäßläsionen. Mit zunehmender Verwendung resorbierbaren Nahtmaterials sank die Häufigkeit von Hernien, da die Ausbildung von

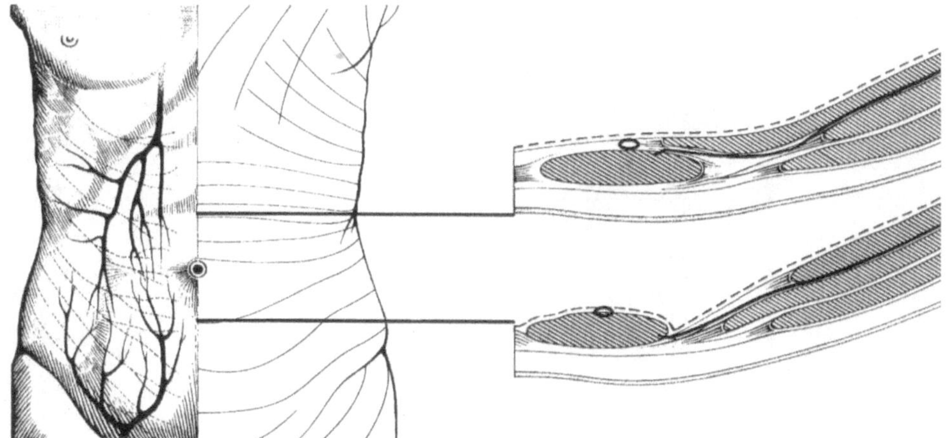

Abb. 1. Gefäß- und segmentale Nervenversorgung der Bauchdecke, Spaltlinien der Haut

Hefte zu „Der Unfallchirurg", Heft 239
W. Buchinger (Hrsg.)
© Springer-Verlag Berlin Heidelberg 1994

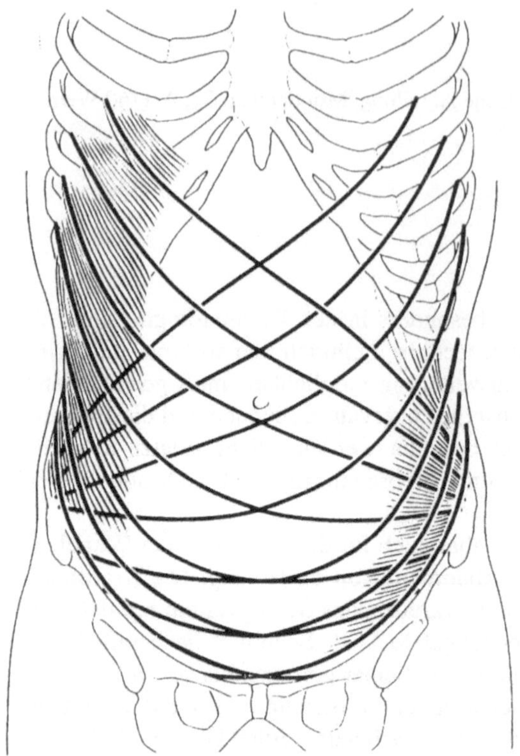

Abb. 2. Die Kraftlinien der ventrolateralen Bauchwand bilden ein überkreuzendes Schrägsystem

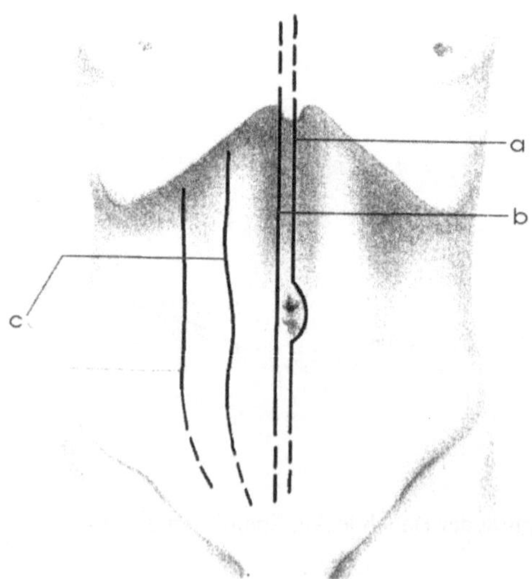

Abb. 3. Mediane (*a*), transrektale (*b*) und pararektale (*c*) Laparotomie

Nahtgranulomen ausbleibt. Allerdings liegt die mediane Laparotomie im Zentrum der Spannungslinien des Abdomens. Der entscheidende Vorteil liegt in der Tatsache, daß der Zugang nie ganz falsch ist. Beim transrektalen Zugang wird durch Beiseiteschieben des Rektus und getrennte Versorgung der hinteren und vorderen Wand der Rektusscheide eine Kulisse gebildet. Der pararektale Schnitt ist mit dem enormen Nachteil der Zerstörung der neuralen Versorgung des Rektus behaftet (Abb. 3)

Querschnitte verlaufen annähernd parallel zur Spaltrichtung der Haut, nur wenige Nerven müssen durchtrennt werden und die Ligatur der A. et V. epigastrica spielt wegen der Versorgung von kranial und kaudal her keine Rolle. Die Erweiterbarkeit ist gut, insbesondere in den Interkostalraum. Infolge des spitzwinkeligen Verlaufes zu den Kraftlinien ist die Atemmechanik nur mäßig gestört. Der einzige Nachteil ist die schlechte Zugänglichkeit von einer Oberbauchinzision aus in den Unterbauch. Eine zusätzliche Längsinzision erwies sich als ungünstig (Abb. 4).

Schrägschnitte beeinträchtigen nur gering die Atmung und Hernien sind selten. Die Erweiterbarkeit über die Mediane ist gut. Der große Nachteil liegt in der Durchtrennung der segmentalen Nerven (Abb. 5 c, Zugang b).

Kombinierte Schnitte sind schlecht zugänglichen abdominellen Verletzungen vorbehalten. Sie bieten eine rasche und übersichtliche Exposition, bedingen aber eine Instabilität des Thorax und damit und durch die stärkeren postoperativen Schmerzen eine schlechtere Belüftung der Lunge. Nicht übersehen werden darf, daß bei der radiären Spaltung des Diaphragmas der N. phrenicus geschont werden muß. Knorpelnekrosen können die Wundheilung verzögern. Spätfolgen sind gelegentlich Neuralgien. Wenn nicht absehbar ist, ob eine Erweiterung in den Thorax erforderlich ist, so sollte die primär explorative, orientierende mediane Laparotomie nicht bis zum Processus xiphoideus gezogen werden, sondern die Option offen gelassen werden, den Schnitt nach links oder rechts über den Rippenbogen in den 7. bis 9. Interkostalraum abweichen zu lassen (Abb. 5 a, 5 b, 5 c, Zugang a und c).

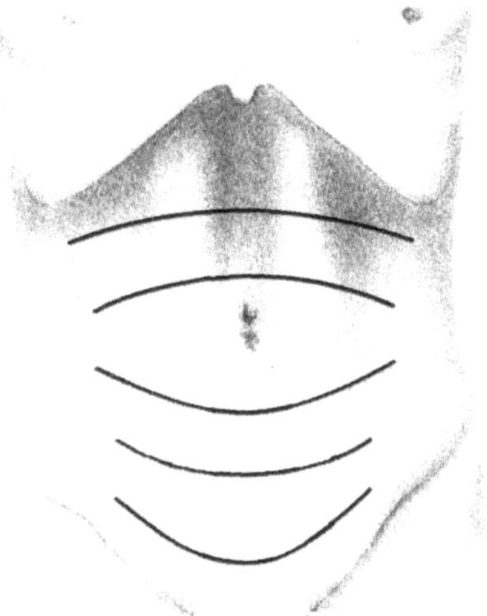

Abb. 4. Diverse quere Ober- und Unterbauchlaparotomien

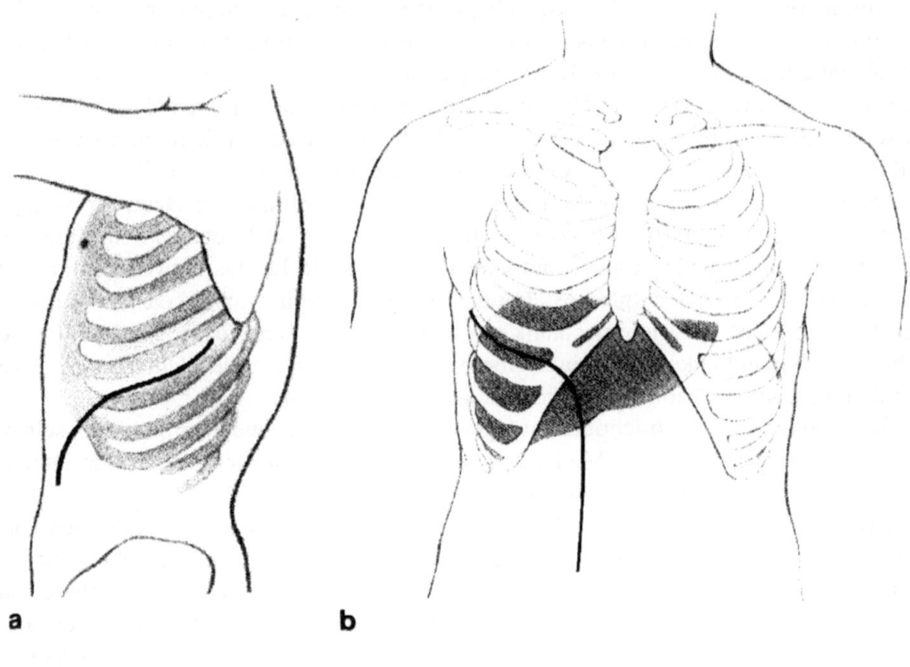

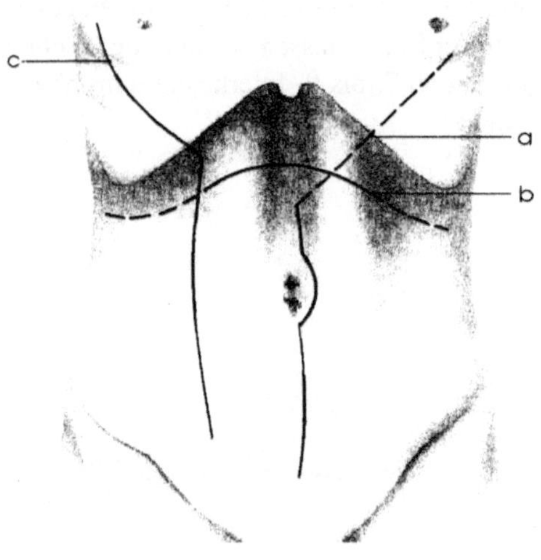

Abb. 5 a–c. Kombinierte thorakoabdominelle Zugänge: transrektal, median und quer mit interkostaler Erweiterung

Eine Entscheidungshilfe, wann welche Laparotomie in der Traumatologie zu wählen ist, soll der Algorithmus der Abb. 6 geben. Entscheidend ist in jedem Fall, ob Hinweise über Lokalisation und Ausmaß der intraabdominellen Verletzung vorliegen. Meiner Meinung nach sollte keinesfalls auf die Vorteile, die die quere Laparotomie bei entsprechenden Läsionen bietet, verzichtet werden.

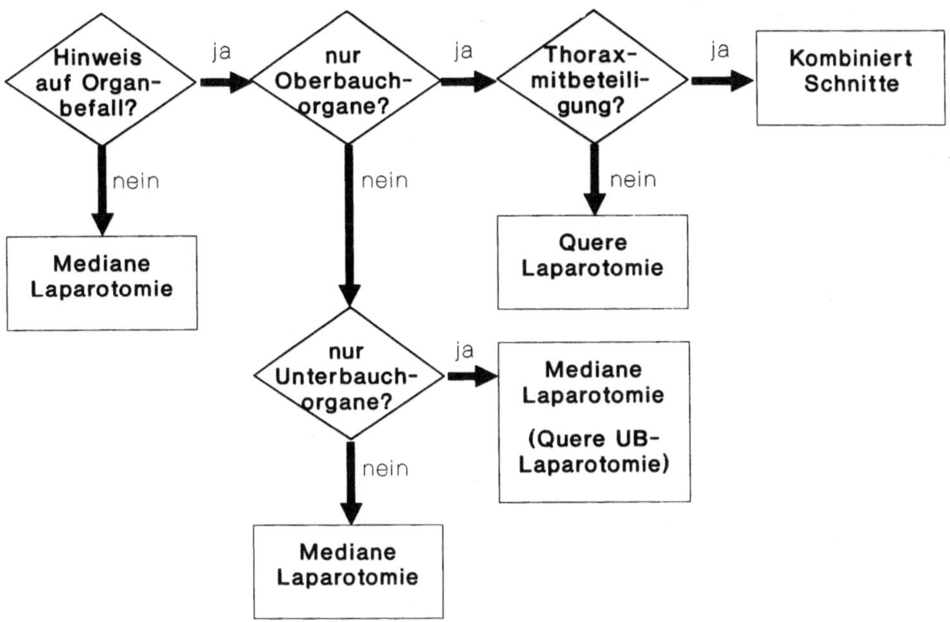

Abb. 6. Für die Wahl des Zugangsweges ist entscheidend, ob Hinweise vorliegen, welche(s) Organ(e) betroffen ist (sind)

Den Betrachtungen zur Exploration des traumatisierten Abdomens soll folgende Situation zu Grunde liegen: Polytrauma, Hämaskos, stumpfes Bauchtrauma. Die Exploration beim penetrierenden Trauma gestaltet sich vergleichsweise einfacher, da sich Blut und Darminhalt meist primär in die freie Bauchhöhle ergießen und nach gedanklicher Rekonstruktion des Verletzungsweges und nach Inspektion des betreffenden Quadranten des Abdomens die Operation abgeschlossen werden kann.

Beim stumpfen Bauchtrauma ergießt sich Blut und Darminhalt möglicherweise erst sekundär in die freie Bauchhöhle. Die Richtung und das Ziel der Gewalteinwirkung sind nicht bekannt. Wie weit soll die Exploration des Abdomens gehen? Welche Untersuchungsschritte sind obligat, welche fakultativ? Jede Exploration, die eine chirurgische Präparation erfordert, bringt die Gefahr einer zusätzlichen – iatrogenen – Läsion und die Gefahr von Adhäsionen und späteren Strikturen und oder Bridenbildung mit sich.

Im Abdomen besteht ein aktiver Flüssigkeitstransport in das rechte Subphrenium, in den Douglas-Raum, in den subhepatischen Raum und in das linke Subphrenium [11] (Abb. 7).

Daher weist die Lokalisation des Hauptanteiles der „Fremdflüssigkeit" im Abdomen nur bedingt auf die Läsion(en) hin. Zum Beispiel kann eine kleine Milzverletzung im CT schon 20 min nach dem Unfall mit massiver Blutansammlung im rechten Subphrenium und fehlendem Blut perisplenal imponieren.

An erster Stelle der obligaten Exploration nach Inspektion der gut zugänglichen Organe steht die Inspektion des Darmes. Gerade hier ist aber schwierig zu entscheiden, ob eine klärende Präparation durchgeführt werden soll. Hämatome am Mesente-

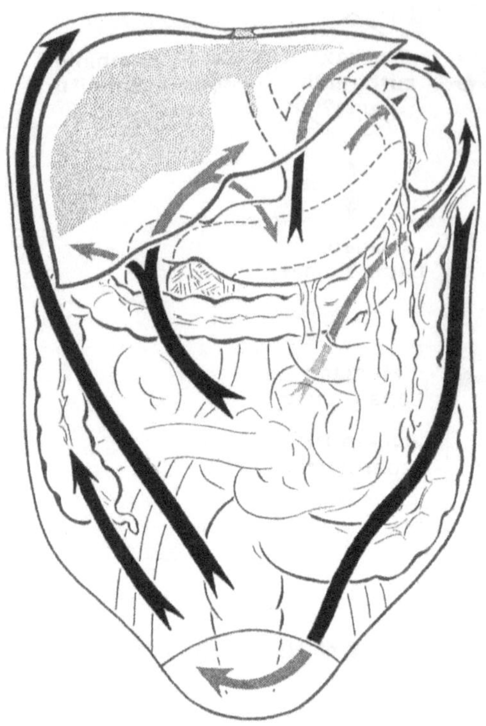

Abb. 7. Aktiver Flüssigkeitstransport im Abdomen in das rechte und linke Subphrenium, in den Douglas- und subhepatischen und parakolischen Raum

rialansatz oder im extraperitonealen Darmabschnitt oder nicht sichtbare Ausschuß/ stichöffnungen müssen einerseits abgeklärt werden, andererseits sind selbsttamponierende Hämatome vorzugsweise nicht zu eröffnen; darmnahe Präparation kann die Durchblutung dermaßen stören, daß wegen der konsekutiven segmentalen Darmischämie die Resektion dieses Abschnittes notwendig werden kann.

Obligatorisch ist die breite und übersichtliche Eröffnung der Bursa omentalis [9]. Abgesehen von unerwarteten Flüssigkeitsansammlungen in diesem Raum kann nur dadurch eine Verletzung der Hinterwand und der kleineren Kurvatur des Magens und des Pankreas ausgeschlossen werden [7, 13]. Ich bevorzuge die Eröffnung der Bursa durch Abpräparieren des großen Netzes vom Colon transversum. Da die Spaltung des Lig. gastrocolicum zwischen Ligaturen keineswegs rascher ist und keinen besseren Überblick bietet (Abb. 8).

Bei der geringsten blutigen oder galligen Imbibition oder ödematösen Verquellung ist bis auf wenige Ausnahmen die Mobilisation des Duodenums nach Kocher zum Ausschluß einer retroperitonealen Läsion obligat (Abb. 9). Die Ausnahme stellt gelegentlich das aufsteigende Hämatom bei massiver Beckenfraktur dar. Bei der Mobilisation wird auch das Lig. hepatoduodenale, die Gallenblase mit Leberunterseite, der Pankreaskopf, die rechte Niere und die rechte Kolonflexur mitinspiziert.

Wegen der leichten Verletzlichkeit der Milz sollte die Palpation und optische Inspektion der Milz ausreichend sein. Besteht jedoch der Verdacht auf eine versorgungswürdige Läsion, so wird das Lig. gastrocolicum links lateral, die Ligg. phrenicocolicum und splenocolicum und die unterschiedlich stark ausgeprägten Verwach-

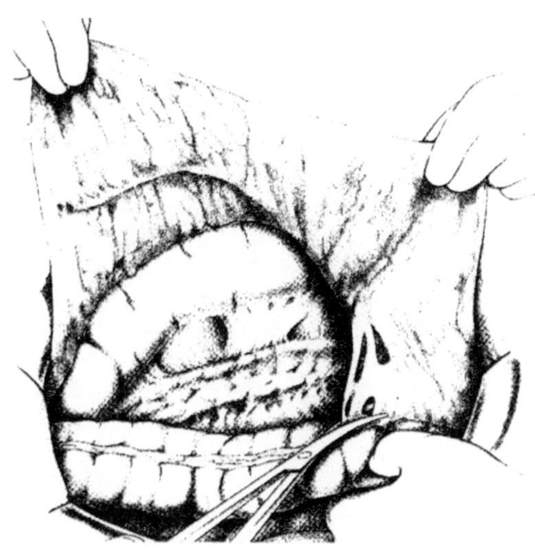

Abb. 8. Eröffnung der
Bursa omentalis durch Ab-
präparieren des Omentum
maius vom Querkolon
(*oben* und *Mitte*). Eröffnung
der Bursa omentalis durch
Spaltung des Lig. gastrocolicum (*unten*)

sungslinien der Milz zur Zwerchfellunterseite gespalten. Wichtig ist die gezielte
Durchtrennung des Lig. gastrolienale am Oberrand der Milz, da schon durch leichten
Zug an diesem Band, bzw. am Magen, die Milzkapsel einreißen kann. Nach einer derartigen Präparation kann die Milz vor die Bauchdecke luxiert und weiter abgeklärt
bzw. versorgt werden.

Nur in seltenen Fällen wird die Inspektion des abdominellen Anteiles des Ösophagus und der Kardia erforderlich sein. Dazu wird das Lig. triangulare hepatis sin. unter
peinlichster Schonung der V. diaphragmatica inf. gespalten, der linke Leberlappen
nach ventral oder dorsal weggeklappt und die peritoneale Umschlagsfalte am Öso-

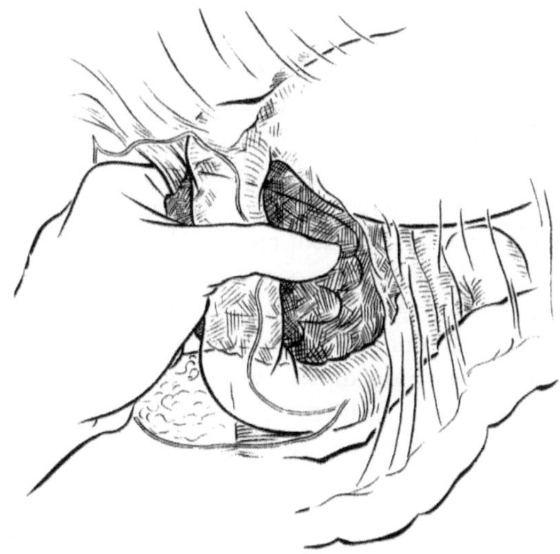

Abb. 9. Stumpfe Mobilisation des Duodenums und des
Pankreaskopfes nach Kocher
durch Spaltung der peritonealen Umschlagsfalte am rechten Rand des Duodenums

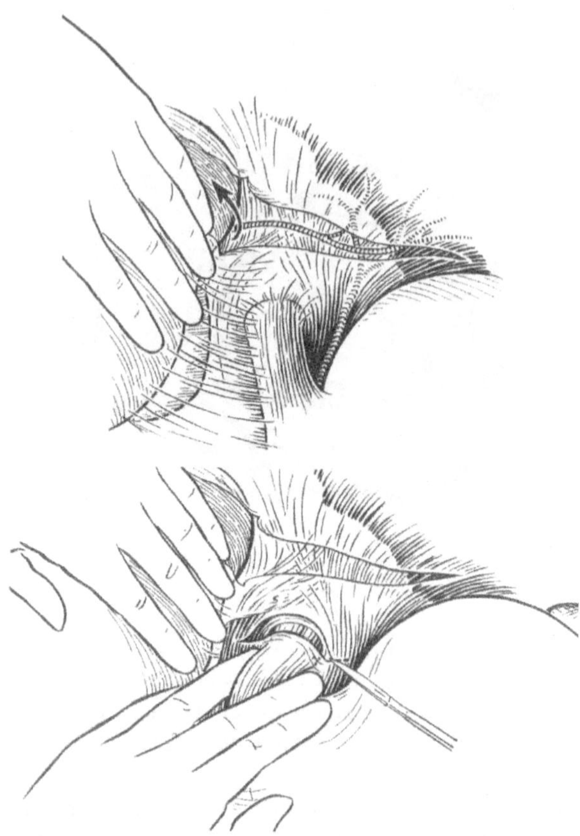

Abb. 10. Zugang zum Ösophagus und zur Kardia mittels Spaltung des Lig. triangulare hepatis und Wegklappen des linken Leberlappens und Spaltung der peritonealen Umschlagsfalte am Ösophagus

phagus gespalten. Dadurch erhält man Zugang zum Hiatus oesophageus. Eine Blutung durch Einreißen der Vv. gastricae brev. und ein Einreißen der Milzkapsel durch Zug am Magen gilt es zu vermeiden (Abb. 10)

Verbleibt nach ausgiebiger Inspektion des Abdomens nur mehr ein retroperitoneales Hämatom, so ist bei der perforierenden Verletzung in jedem Fall das Retroperitoneum präparatorisch abzuklären (Abb. 11). Beim stumpfen Bauchtrauma ist die Exploration [12] eines Hämatoms der Zone I – die mediane Region über den großen Gefäßen – obligat. Die bilaterale Zone II – Bereich des auf- und absteigenden Kolons – sollte bei gleichzeitig bestehender Beckenfraktur nur aus urologischer Indikation oder aus dem Verdacht einer Kolonläsion erfolgen, da mit Spaltung des Retroperitoneums die Selbsttamponade einer Beckenfraktur zunichte gemacht werden kann. Noch eindringlicher muß in einem derartigen Fall vor der Spaltung des Retroperitoneums der Zone III – kleines Becken – gewarnt werden. Nur bei rascher Größenzunahme des Hämatoms – wobei der Verdacht auf eine Läsion der großen Beckengefäße besteht – sollte die chirurgische Exploration erfolgen. Vorzuziehen ist allerdings eine angiographische Abklärung.

Die Zone I wird nach Seitverlagerung des Dünndarmkonvolutes nach rechts oben, eventuell nach Durchtrennung der Verwachsungslinien im Ileozäkalbereich, mittels

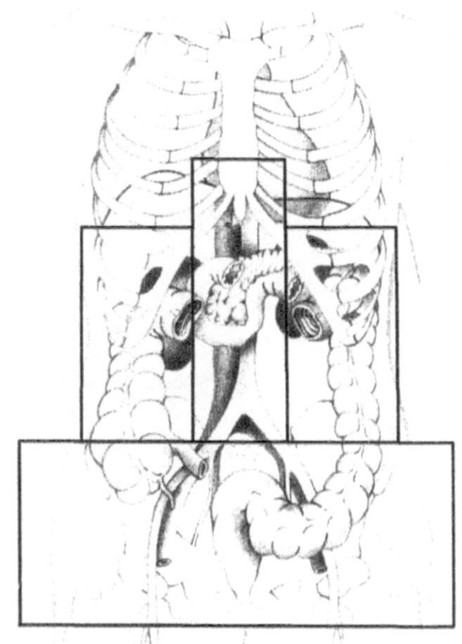

Abb. 11. Die 3 Zonen des Retroperitoneums: Zone I: median, über den großen Gefäßen; Zone II: beidseits retrokolisch; Zone III: kleines Becken

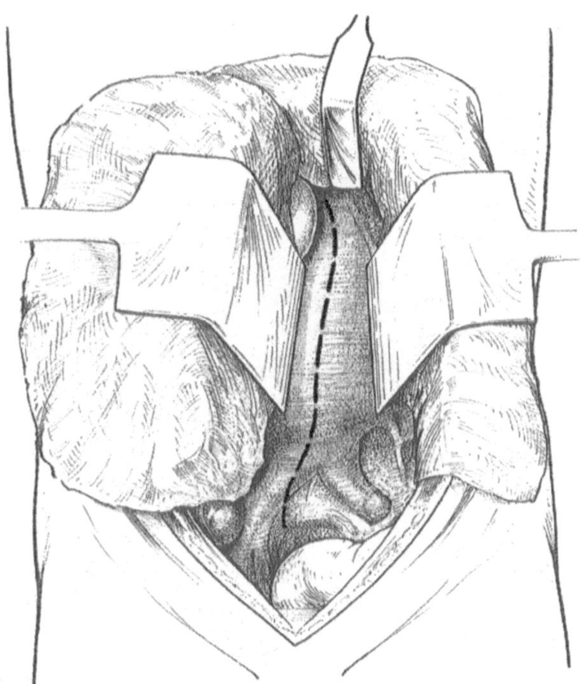

Abb. 12. Zugang zur Zone I: Spaltung des Retroperitoneums über der Aorta und der linken A. iliaca comm. nach Abschieben des Dünndarmkonvolutes nach rechts und kranial

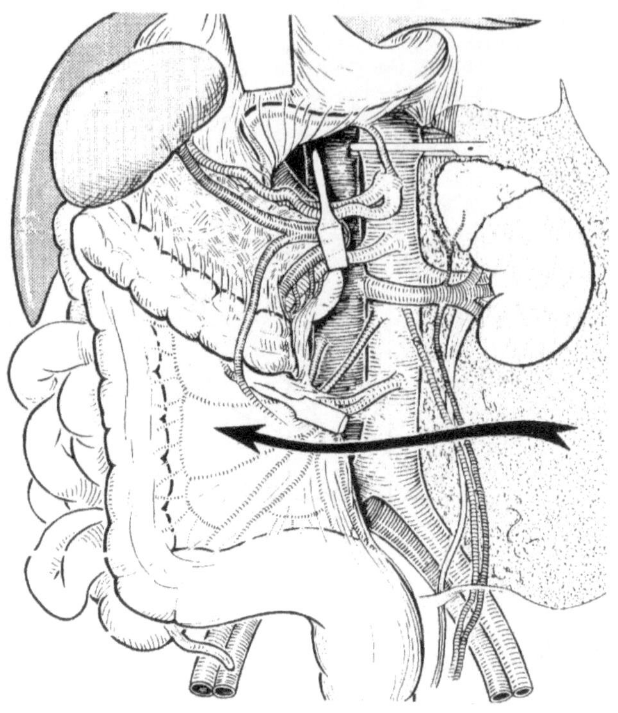

Abb. 13. Zugang zur linken Zone II mittels Spaltung der peritonealen Umschlagsfalte links lateral parakolisch

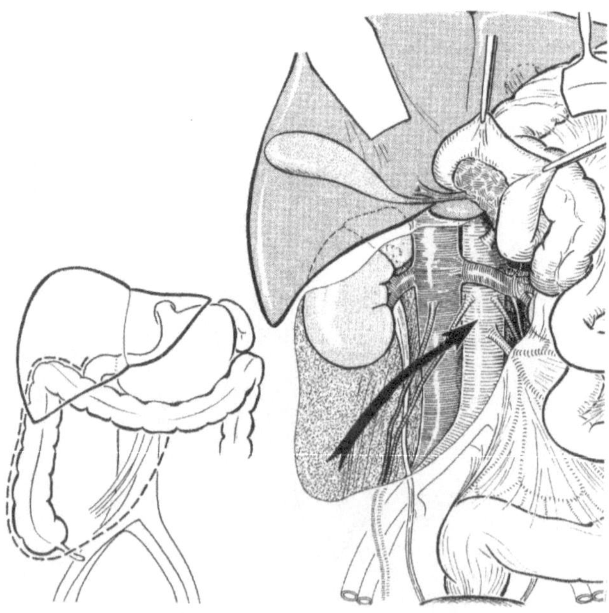

Abb. 14. Zugang zur rechten Zone II mittels Spaltung der peritonealen Umschlagsfalte rechts lateral parakolisch

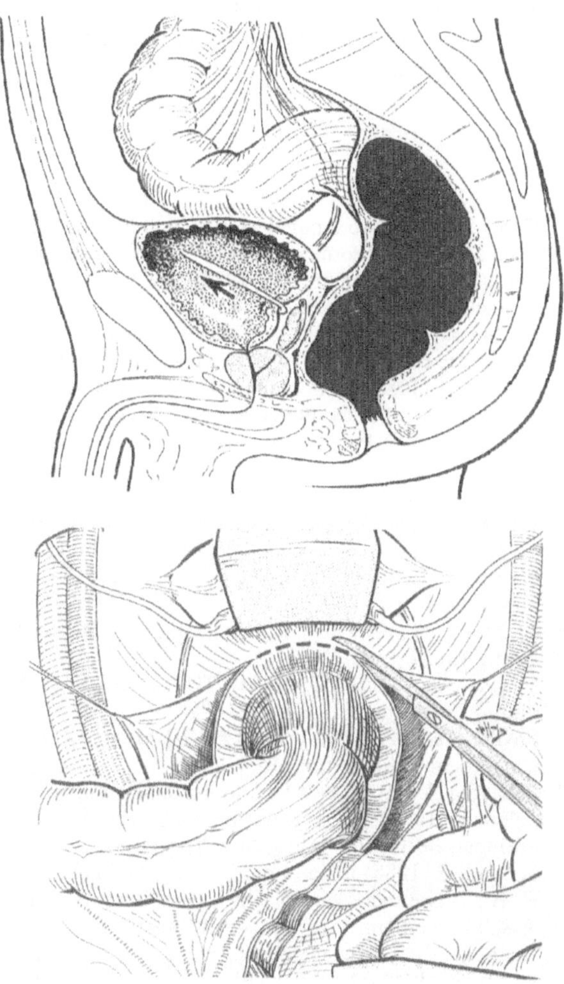

Abb. 15. Eröffnung der Zone III mittels lyraförmiger Spaltung des Peritoneums um das Rektum

Längsinzision über der Aorta und der linken A. iliaca der Betrachtung zugänglich gemacht (Abb. 12).

Zur linken Zone II gelangt man nach Durchtrennung der peritonealen Umschlagsfalte des Colon ascendens, zur rechten Zone II nach analoger Spaltung rechts, wobei allerdings die Bänder zur Milz oder die Bänder der Milz gezielt durchtrennt werden müssen (Abb. 13, 14).

Den Zugang zur Zone III erhält man durch lyraförmige Spaltung am Boden der Peritonealhöhle um das Rektum herum. Nur auf diese Weise kann eine extraperitoneale Läsion des Rektums, zum Beispiel bei einer Pfählungsverletzung nachgewiesen werden (Abb. 15).

Eine präoperative Diagnostik erleichtert die Exploration des traumatisierten Abdomens und verschafft auch gelegentlich größere Sicherheit als die chirurgische Exploration, kann aber andererseits oft wegen der akuten Lebensbedrohung nicht zum

Einsatz kommen bzw. bei einigen Fragestellungen keine schlüssige Antwort liefern. Eine systematische Inspektion ist in derartigen Situationen, ähnlich wie hier dargestellt, zu empfehlen.

Literatur

1. Conti S (1982) Abdominal venous trauma. In: Blaisdell FW, Trunkey DD (eds) Trauma management I, abdominal trauma. Thieme, Stuttgart New York, p 253
2. Farthmann EH, Kirchner R (1985) Die Versorgung von Gallenwegs- und Pankreasverletzungen. Chirurg 56:688
3. Farthmann EH, Kirchner R, Keller H, Mappes HJ, Imdahl A (1988) Organ- und funktionserhaltende Eingriffe bei Pankreasverletzungen. Hefte Unfallheilkd 200:359
4. Holcroft J (1982) Abdominal arterial trauma. In: Blaisdell FW, Trunkey DD (eds) Traumamanagement I, abdominal trauma. Thieme, Stuttgart New York, p 229
5. Klaue P (1988) Punktionsdiagnostik und allgemeine operative Maßnahmen beim Bauchtrauma. In: Kern E (Hrsg) Breitner Chirurgische Operationslehre, B III: Chirurgie des Abdomens I. Urban & Schwarzenberg, München Wien Baltimore, S 3
6. Kudsk KA, Sheldon GF (1986) Retroperitoneals Hämatom. In: Blaisdell FW, Trunkey DD (Hrsg) Bauchtrauma. Enke, Stuttgart, S 240 (Praktische Chirurgie, Bd 100)
7. Lucas CE, Ledgerwood AM (1975) Factors influencing outcome after blunt duodenal injury. J Trauma 15:839
8. Lucas CE (1977) Diagnosis and treatment of pancreatic and duodenal injury. Surg Clin North Am 57:49
9. Millikan JS, Moore EE, Cogbill TH, Kashuk JL (1983) Inferior vena cava injuries – a continuing challenge. J Trauma 23:207
10. Snyder HW, Weigelt JA, Watkins WL, Bietz DS (1980) The surgical management of duodenal trauma. Arch Surg 115:422
11. Schaudig A (1975) Der Bauchschnitt (die Laparatomie). In: Zenker R, Berchtold R, Hamelmann H (Hrsg) Allgemeine und spezielle chirurgische Operationslehre, Bd VII/1. Springer, Berlin Heidelberg New York, S 1
12. Schmidt E (1988) Laparotomie, Komplikationen der Laparatomie, Relaparatomie. In: Kern E (Hrsg) Breitner Chirurgische Operationslehre Bd III. Chirurgie des Abdomens I. Urban & Schwarzenberg, München Wien Baltimore
13. Weil PH (1983) Management of retroperitoneal trauma. Curr Probl Surg 20:540
14. Wynn M, Hill DM, Miller DR, Waxmann K, Eisner ME, Gazzaniga AB (1985) Management of pancreatic and duodenal trauma. Am J Surg 150:327

Versorgungstaktik und -technik nach perforierenden Abdominaltraumen

V. Vécsei[1], J. Grünwald[2] und J.B. Cone[3]

[1] I. Chirurgische Abteilung mit Unfallabteilung des Wilhelminenspitals der Stadt Wien
(Leiter: Prof. Dr. V. Vécsei), Montleartstraße 37, A-1160 Wien
[2] Orthopaedic-Trauma Dept., University of Arkansas for Medical Sciences, Little Rock, USA
[3] Dept. for General Surgery, University of Arkansas for Medical Sciences, Little Rock, USA

Einleitung

Die Wiener Städtische Rettung transportierte vom September 1989 bis August 1990 76 Schuß- und 328 Stichverletzte (Einwohnerzahl von Wien 1,6 Millionen). Von September 1982 bis Dezember 1989 wurden an der I. Chirurgischen Abteilung des Wilhelminenspitals der Stadt Wien 47 perforierende Verletzungen des Abdomens behandelt: 39 Stichverletzungen, 6 Schußverletzungen, 2 Pfählungsverletzungen.

Im mittleren Südwesten der Vereinigten Staaten von Amerika liegt Little Rock, das Zentrum von Arkansas (Einwohnerzahl 240.000). An der dortigen Chirurgischen Univ-Klinik wurden von Oktober 1989 bis September 1990 129 penetrierende Abdominaltraumen versorgt: 84 Pistolen-, 6 Gewehrschuß- und 39 Messerstichverletzungen. Auf einen einzelnen Bewohner berechnet bedeutet dies, daß die Stichverletzungen in einer mittelgroßen Stadt der USA, die nicht zu den kriminalistischen Ballungszentren gehört, etwa gleich häufig wie in einer europäischen Großstadt, die das einschlägige Geschehen eher anzieht, vorkommen, während von der Schußwaffe etwa 15mal häufiger Gebrauch gemacht wird, als dies hier der Fall ist.

Bei den in den beiden Behandlungsstätten behandelten 78 Stichverletzungen und 96 Schußverletzungen des Abdomens waren in 135 (77,6%) Verletzungen diverser Abdominalorgane, und nur diese werden hier berücksichtigt, zu registrieren.

Die Häufigkeit der Organverletzungen zeigt einen deutlich vermehrten Anteil der Oberbauchorgane (Abb. 1 und 2), aber alle Organe waren am Verletzungsmuster beteiligt [11]. 61,5% (48 Verletzte) der Stichverletzungen und 90,6% (87) der Schußverletzungen haben zu einer oder mehreren intraabdominellen Organverletzungen geführt.

In Abwägung dieses Umstandes waren in Little Rock 10 Stichverletzungen einer lokalen Revision, auch unter Umständen durch Erweiterung der Verletzungswunde, unterzogen, während 5 lediglich observiert wurden. Eine Peritoneallavage wurde nicht als diagnostische Hilfe herangezogen. Unter den Observierten wurde aufgrund der Entwicklung einer peritonealen Symptomatik nach 18 h eine Dünndarmverletzung per laparatomiam mit Erfolg behandelt.

Die Schußverletzungen sind ausnahmslos, je nach Dringlichkeit des klinischen Bildes, einer chirurgischen Revision unterzogen worden.

Hefte zu „Der Unfallchirurg", Heft 239
W. Buchinger (Hrsg.)
© Springer-Verlag Berlin Heidelberg 1994

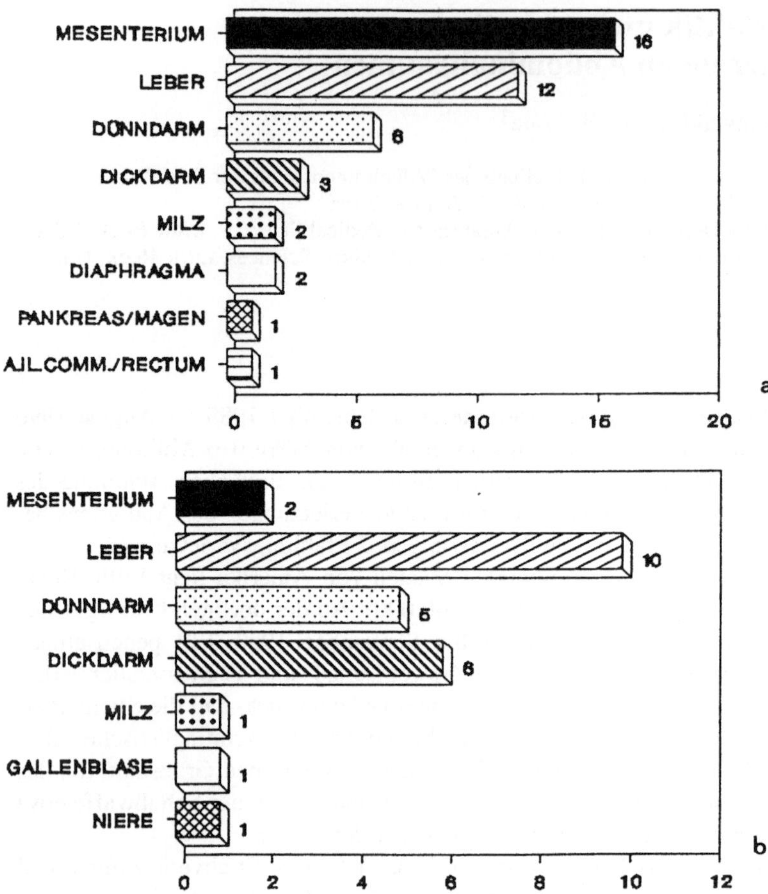

Abb. 1 a, b. Verletzungsmuster nach Stichverletzungen des Abdomens **a** I. Chirurgische Abteilung Wilhelminenspital, Wien (n = 39). **b** Dept. Surg. Univ. Arkansas for Medical Sciences, Little Rock (n = 25)

Diagnostik und Behandlungstaktik

Die perforierenden Abdominaltraumen können in 4 Schweregrade unterteilt werden. Sie sind durch

1. unmittelbare
2. akute
3. mittelbare, und
4. keine Lebensbedrohung
   zu charakterisieren.

Je nach Schweregrad (und Eile) wird keine oder eine immer extensiver werdende weiterführende Diagnostik zur Erhärtung der Indikationsstellung für die einzuschlagende Therapie zielführend sein (Tabelle 2).

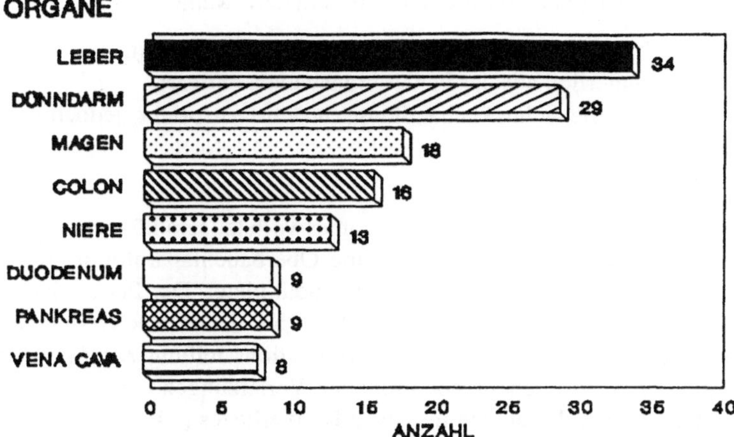

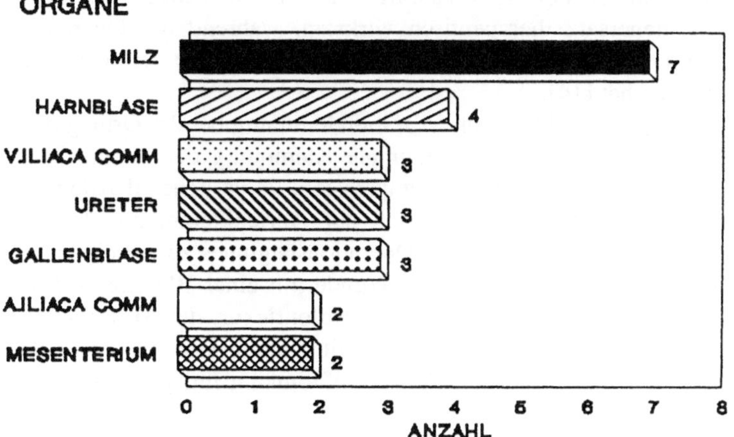

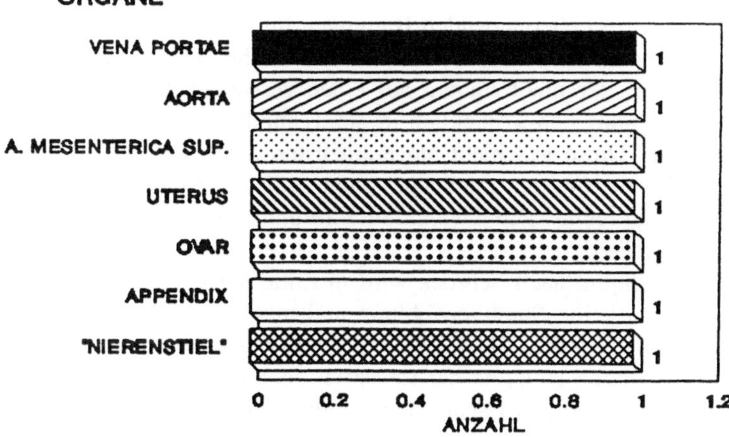

Abb. 2. Verletzungsmuster nach Schußverletzungen des Abdomens (n = 96)

Die *Akutlaparotomie* ist nach unserer Ansicht indiziert, wenn

1. der Schockzustand des Patienten sich therapieresistent verhält,
2. Blut sich kontinuierlich aus der Penetrationswunde entleert,
3. der Verletzte auf die Schockbehandlung zunächst anspricht, jedoch dann wieder der Therapie entgleitet, und
4. bei Eingeweideprolaps.

Die Tatsache, daß alle Gebilde des Bauchraumes verletzt sein können, erfordert einen übersichtlichen Zugang, den nur die mediane Oberbauchlaparotomie mit den Möglichkeiten der Erweiterung nach kranial und kaudal bietet. Der Patient ist in Rückenlage. Die Überführung in die Steinschnittlage bei Unterbauchverletzungen (z.B. Rektum) ist in Betracht zu ziehen [1]. Die Indikationsstellung zur Akutlaparotomie, die in 5–10% aller perforierenden abdominellen Verletzungen nötig wird, steht in der Regel unter dem Zwang des akuten massiven Blutverlustes [14].

Die erste Priorität am offenen Abdomen gilt daher der Blutstillung. Diese kann zumeist durch Kompression bewerkstelligt werden. Unter dieser Kontrollmaßnahme wird der Volumenersatz therapeutisch wirksam, während der Operateur sich klar werden muß, ob er die Blutung am Orte der Not oder am Ort der Wahl am zweckmäßigsten anzugehen hat [14].

Das heißt z.B. Pringle-Manöver, Milzstielklemmung bei der Ortung des Schadens, oder diaphragmale, oder supradiaphragmale Klemmung der Aorta, Cavafreilegung unter möglichster Beibehaltung der Kompression. Es ist generell Allgöwer [1] zuzustimmen, daß es zweckmäßiger ist, sich zur Aortenklemmung als auch zur Zugangserweiterung im Anfangselan des Operationsbeginnes zu entschließen, denn aussichtslos und sichtlos aus einer kleinen Wunde mit einer Blutung zu Kämpfen. Die Aorta wird unter Mobilisierung der linken Kolonflexur, der Milz und Pankreas erreicht, mit dem Finger umfahren und geklemmt. Klemmzeiten bis zu 1 h werden ohne Schaden toleriert. Auch könnte die Aorta notfallmäßig links thorakal freigelegt und supradiaphragmal geklemmt werden [3].

Die V. cava kann durch das Kocher-Manöver bzw. Mobilisierung des rechten Kolons dargestellt werden [3].

Die schwierigst zu beherrschenden Blutungen in der Abdominalhöhle haben Verletzungen zentraler Leberstrukturen, der retrohepatischen Cava bzw. der Lebervenen zur Ursache. Jeder, der nicht ständig auf einen versierten Abdominalchirurgen zurückgreifen kann, muß sich gedanklich in die Technik der vaskulären Isolierung der Leber einarbeiten. Diese geschieht am einfachsten durch den Thorakoabdominalen Zugang unter Erweiterung der medialen abdominellen Inzision in den 6 ICR bogenförmig nach kranial rechts. Das Zwerchfell wird unter Zurücklassung eines Randsaumes peripher abgesetzt.

Die innere Shuntung nach Schrock wird in Little Rock von kranial durchgeführt. Wir selbst besitzen keine Shuntvorrichtung und müßten auf eine Trachealtube oder Foley-Katheter zurückgreifen [1, 4, 14]. Auf die Notwendigkeit des Volumenersatzes während der vaskulären Isolation der Leber sei nochmal hingewiesen. Besteht keine Notwendigkeit zur sofortigen Laparotomie, sollte eine klinische und apparative Diagnostik nach Maßgabe und Notwendigkeit erfolgen (Tabelle 1 und 2) [11].

Tabelle 1. Klinische Untersuchungen bei perforierenden Abdominalverletzungen

---

1) Abdomen
2) Magensonde
3) Blasenkatheter
4) Rektal
5) Vaginal (ev)

Das Ziel ist, Läsionen oder Hohlorgane (blutiger Magensaft, Hämaturie, Rektal- oder Vaginalblutung) zu erfassen, nach Flüssigkeits- und Blutansammlungen zu fahnden, Organverletzungen zu orten und den Schuß- und Stichkanalverlauf geistig zu rekonstruieren. Daher ist auch die Markierung der Ein- und Ausschußstellen an der Haut für die Röntgenaufnahmen sinnvoll, und diese sollten in 2 Ebenen angefertigt werden.

Die Komplikationswunde ist während dieser Maßnahmen steril verbunden. Fremdkörper, die die Haut überragen, bleiben belassen. Zentralvenöse Katheter werden plaziert, eine Volumentherapie und Antibiotikatherapie laufen an [3, 6].

Besonders wichtig ist es, die Aufmerksamkeit nicht ausschließlich auf das Abdomen zu konzentrieren. Häufig sind Mehrfachverletzungen, Mehrhöhlenverletzungen vorhanden, die das gesamte Repertoire moderner Akuttherapie einschließlich der Respiratortherapie beanspruchen.

Die anstehende Diagnostik sollte folgende Fragen beantworten:

1. Liegt ein Haemato- oder/und Pneumothorax vor?
2. Liegt freie Luft im Abdomen vor?
3. Liegt eine intraabdominelle Organverletzung vor?
4. Ist ein Geschoß oder Geschoßrest vorhanden, läßt sich der Schußkanalverlauf rekonstruieren?
5. Sind zwei funktionierende Nieren vorhanden?
6. Sind extraperitoneale Abdominalverletzungen vorhanden, die aus intraperitonealer Sichtweise übersehen werden können?

Tabelle 2. Empfehlenswerte apparative Untersuchungen – perforierende Abdominalverletzungen

---

1) Thorax Rö (2 EB)
2) Abdomenrö (2 EB)
3) Sonographie
4) DPL
5) IVP
6) Aortographie (EV)
7) Rektoskopie (EV)
8) Kolposkopie (EV)

Alle diese Fragen sind durch Sondierungen und Sonographie nicht zu beantworten. Diese Untersuchungstechniken sind obsolet!

Im Zuge der *Exploration* des Abdomens muß nach der Versorgung der augenfälligsten Verletzungen systematisch vorgegangen und aktiv nach Verletzungsstellen gesucht werden. Die Versorgung der einzelnen Organe entspricht den Grundsätzen allgemeiner Art und werden im Zuge der Tagung aus dem Gesichtspunkt der Einzelorganspezialisten ausführlich abgehandelt.

Hier sollen daher nur kursorisch die von uns angewandten operativen Techniken aufgeführt werden [12]:

1. *Aorta*: Wanddefekte werden mit Kunststoffpatch oder Prothese versorgt. Besonders wird auf die Tatsache der Wandschädigung in unmittelbarer Umgebung des durch die Kugel verursachten Defektes infolge mechanischer Irritation hingewiesen. Ausgiebige retroperitoneale Spülung und Peritonealverschluß sind die Voraussetzungen, daß Infektionen, die drohen, verhütet werden können [2, 8].

2. *Viszeralarterien*: Die Rekonstruktion erfolgt mit autologem Material.

3. *Vena cava*: Naht-Saphena-Patch bei seitlichen Läsionen. Bei suprarenalen Läsionen und massiver Lumeneinengung Prothese (?), bei infrarenalen Läsionen ist die Ligatur als Letztlösung im Stufenplan.

4. *Vena portae*: Nach Möglichkeit Rekonstruktion.

5. *Leber*:
   a) 80–90% aller Leberstich- und Schußverletzungen bluten zum Zeitpunkt der Laparotomie nicht mehr und sollen mit weichen Drains (Penrose-Drains) abgesichert werden.
   b) Tiefe, blutende Parenchymläsionen müssen flächenhaft eröffnet werden und die Blutungsquellen durch Umstechungen und/oder Ultrarotlichtkoagulation trockengelegt werden. Avitale Areale besonders nach Berstungen müssen im Sinne der Débridementresektion abgetragen werden. Das Abstopfen, das Herumstochern in den Schußkanälen ist ein zweckloses Unternehmen. Arterienligaturen sollen nur dann durchgeführt werden, wenn anders die Blutung nicht gestillt werden kann. Die Kompressionstamponade bliebe als letzter Ausweg zur Blutstillung [13, 14].

6. *Milz*: Infolge der Kavitation wird die Milz in der Regel so geborsten, daß sie exstirpiert werden muß. Läßt sie sich unter dem Druck der Situation mit einfachen Mitteln erhalten, so soll man dies tun.

7. *Niere*: Ziel ist die Organerhaltung, eine Nephrektomie ist in Begleitung von perforierenden Verletzungen selten nötig!

8. *Magen- und Duodenum* können nach Anfrischung der Wundflächen ein- oder zweischichtig verschlossen werden. Beim Duodenalverschluß kann die freie Lichtung des Duodenums gefährdet werden, so daß diverse Drainageoperationen, wie Ableitung durch eine Jejunumschlinge, oder aber z.B. die sog. Divertikulisation des Duodenums nötig werden kann.

9. *Pankreas*: Die meisten Verletzungen betreffen das Parenchym ohne Eröffnung des Ductus wirsungianus. Diese Verletzungen werden lediglich drainiert. Gangeröffnungen implizieren je nach Größe des Rechtsrestes die Linksresektion oder die Jejunuminterposition, wobei letzteres ein von Komplikationen belastetes Verfah-

ren ist. Die Notwendigkeit der primären Duodenopankreatektomie unter dem Zwang der Lokalsituation ist ein böses Omen quo ad vitam!

10. *Dünndarm*: Anfrischung in Längsrichtung, Verschluß in Querrichtung; Keilresektion, Segmentresektion, Verschluß sind die Maßnahmen. Besonderes Augenmerk ist auf Mesenterialverletzungen zu legen, häufig bei Messerstichverletzungen, und inwieweit die Blutversorgung des Dünndarms gewährleistet ist. Hyperperistaltik, dunkelrote Farbe weisen auf Vitalitätsstörungen hin. Ausdrücklich soll die Tatsache hervorgehoben werden, daß Perforationen im Magen-Darm-Bereich in der Regel pro Schußverletzung eine paarige Anzahl von Lumeneröffnungen ergeben.

11. *Colon*: Unser primäres Ziel ist es, eine Kolonverletzung abhängig vom Lokalschaden primär zu reparieren. Untersuchungen haben gezeigt, daß die Heiltendenz des Kolons ebenso gut ist wie die des Dünndarms. Kleine Wunden rechts können im Sinne der Zökostomie behandelt werden, aber in Abhängigkeit vom Lokalschaden kann auch die Rechtsresektion notwendig werden. Die primäre Naht des Kolons ist mit den geringsten Komplikationen behaftet [15]. Sind allerdings ausgedehnte Linksresektionen notwendig, so ist der Einsatz einer Schutzkolostomie sicher nicht über das Ziel hinausschießend [7]. Die Vorlagerung der Anastomose und Rückverlagerung nach 8–14 Tagen bei erhaltener Suffizienz ist auch ein begehbarer Weg. Bleibt die Anastomosenstelle nicht suffizient, so ist diese automatisch in eine Kolostomie umgewandelt [10]. Die Lokalsituation kann zur Diskontinuitätsresektion zwingen [7, 12].

Von 25 Kolonverletzungen ist 20mal durch Naht der primäre Verschluß ohne Kolostomie durchgeführt worden. Im Resektionsfall (4 x links, 1 x rechts) wurde eine der Anastomose vorgeschalteter provisorischer Anus praeter am Ort der Wahl angelegt. In keinem dieser Fälle mußten wir eine Insuffizienz hinnehmen.

12. An die Möglichkeit der *Rektumverletzung* muß man denken. Es empfiehlt sich, jeden Abdominalverletzten nach Maßgabe rektal zu untersuchen. Ist Blut nachzuweisen, folgt die Rektoskopie, oder Kontrastmitteleinlauf mit wässriger Lösung unter sauberen Kautelen, z.B. über einen dickeren Foley-Katheter. Revision, Naht und ausgiebige perineale Drainage sind die Pfeile der Therapie. In Abhängigkeit von der Lokalsituation ist eine Schutzkolostomie zu erwägen.

13. Die *Blasenverletzungen, Ureterverletzungen* werden wie die Nierenverletzungen unter Umständen mit dem Urologen gemeinsam behandelt. Die operative Behandlung weicht nicht von jener der Blasenperforation ab. Die Naht, suprapubische Ableitung, Drainage des Spatium Retzii sind Routine [12].

Diskussion

Die perforierenden Abdominalverletzungen sind prognostisch wesentlich günstiger zu beurteilen als z.B. die stumpfen Traumen. So verstarb z.B. kein Patient an den beiden Behandlungsstätten im Zusammenhang mit einer Stichverletzung des Abdomens. Die Letalität nach Bauchschußverletzungen wird in der Literatur mit 12% angegeben [5]. Von den 96 Schußverletzten verstarben 13 (13,5%). 1 auf 6 in Wien und 12 auf 90 in Little Rock. Zwei Wellen der letalen Ausgänge sind zu beobachten: Der Tod an unstillbarer Blutung und Schockfolgen setzt innerhalb der ersten 24 h ein (5 Verletzte).

Patienten, die im Zuge der ersten Woche ad exitum kommen, sind Mehrfachverletzte. Die 2, die zwischen dem 3. und 6. Tag nach dem Unfall verstarben, waren Schädelschußverletzte.

Die zweite Welle wird nach dem 9. Tag beobachtet und wird vornehmlich von der Sepsis dominiert. Die Patienten hatten aus dieser Gruppe 4–5 Organverletzungen, was die Prognose eindeutig negativ beeinflußt und bei 5 Organverletzten bereits die 63%-Grenze erreicht [5]. In bezug auf die Letalität schlagen signifikant folgende Teilaspekte zu Buche:

1. Schock
2. Verletzungen
   - großer Gefäße,
   - der Milz,
   - der Niere,
   - des Duodenums,
   - und des Pankreas.

Betreffend der zu erwartenden Komplikationen dominieren Verletzungen

- des Pankreas,
- großer Gefäße,
- der Milz und
- des Magens.

Die zu erwartende Komplikationsrate nach Schußverletzungen unter Erfassung aller möglichen Komplikationen ist um 50% [5].

Zusammenfassung

Die perforierenden Abdominalverletzungen durch Stich und Schuß haben, sofern sie lebend das Krankenhaus erreichen, eine gute Prognose quo ad vitam. Die Therapie zielt

1. auf die akute Blutstillung ab (Gefäße, parenchymatöse Organe) und
2. auf die Kontinuitätswiederherstellung der Hohlorgane ab. Ein Schlüssel der Therapie ist die suffiziente Drainage, die lagerungsabhängig für den Abfluß von den tiefsten Stellen des Drainagegebietes zu sorgen hat.

Die Krankenhausletalität nach Messerstichverletzungen ist weitgehend vernachlässigbar, jene nach Schußverletzungen ist 13% in unserem Krankengut. Die günstigen Ergebnisse basieren auf dem vollen Repertoire der chirurgischen Technik, der Intensivtherapie und -pflege.

Literatur

1. Allgöwer M (1977) Das Bauchtrauma: Verletzungen an Verdauungstrakt und retroperitonäalen Organen. Helv Chir Acta 44:63

2. Amato J (1970) Vascular injuries: an experimental study of high and low velocity missile wounds. Arch Surg 101:167
3. Blaisdell FW (1979) Penetrating thoracic and abdominal trauma. Hefte Unfallheilkd 148:7
4. Copping JW, Schaub GA, Verne L (1972) Control of massive hemorrhage from vena cava und liver injuries. Arch Surg 104:104
5. Dawidson I, Miller E, Litwin MS (1976) Gunshot wounds of the abdomen. Arch Surg 111:862
6. Dellinger EP, Oreskovich MR, Wertz MJ, Hamasaki V, Lennard ES (1984) Risk of infection following laparotomy for penetrating abdominal injury. Arch Surg 199:20
7. Farthmann EH, Kirchner R (1986) Verletzungen des Kolons (einschließlich abdominopelvine Verletzungen). Das traumatisierte Abdomen. Springer, Berlin Heidelberg New York Tokyo, S 133
8. Fromm SH, Carrasquilla C, Lucas C (1970) The management of gunshot wounds of the aorta. Arch Surg 101:388
9. Lim RC, Lau G, Steele M (1976) Prevention of complications after liver trauma. Am J Surg 132:156
10. Lou M, Lou A, Johnson AP, Atik M, Mandal AK, Alexander JL, Schlater TL (1981) Exteriorized repair in the management of colon injuries. Arch Surg 116:926
11. McAlvanah MJ, Shaftan GW (1978) Selective conservatism in penetrating abdominal wounds. A continuing reappraisal. J Trauma 206
12. Meissner K (1985) Chirurgische Grundsätze bei der Behandlung von Bauchschußverletzungen mit besonderer Berücksichtigung militärchirurgischer Fragen. Acta Chir Austr 17:39
13. Priesching A (1984) Versorgung der schweren Leberverletzung. Hefte Unfallheilkd 163:41
14. Siewert JR, Pichlmayr R (1986) Das traumatisierte Abdomen. Springer, Berlin Heidelberg New York Tokyo
15. Stone HH, Fabian TC (1979) Management of perforation colon trauma. Randomization between primary closure and exteriorization. Ann Surg 190 4:430

Diskussion

Sturm, Hannover: Darf ich Herrn Hold bitten. Vielleicht sollten wir doch noch einmal gemeinsam diskutieren – es kam ja auch im Vortrag die Tendenz heraus, welcher Zugang denn nun wirklich zu favorisieren ist. Das wäre ein Thema, wo wir eine gemeinsame Meinung dazu bekommen sollten. Dann die Zone III im Becken, die Herr Hold angesprochen hat. Wie ist das denn nun anzugehen. Aufmachen, ja – nein, Eröffnen der Hämatomblase, wie er das formuliert hat. Also vielleicht noch einmal zum Zugang. Favorisieren Sie alle die mediane Laparotomie oder machen Sie einen Querschnitt?

Muhr, Bochum: Der Längsschnitt ist halt der Schnitt aus der früheren Zeit, wo man praktisch klinisch sehr schnell herangegangen ist. Heute, mit den Möglichkeiten der Sonographie, wo man zum Beispiel Leberverletzungen oder das isolierte Lebertrauma ganz gut darstellen kann, kann man auch die Zugänge wesentlich gezielter wählen, und in der Tat sind die Komplikationen nach den queren Laparotomien einfach deut-

Hefte zu „Der Unfallchirurg", Heft 239
W. Buchinger (Hrsg.)
© Springer-Verlag Berlin Heidelberg 1994

lich geringer und auch in der Nachbehandlungsphase, so daß man schon plädieren sollte, von diesen traditionellen Längsschnitten wegzukommen, wenn man die Chance hat, vorher eine exakte Diagnose zu stellen, und auch diese Chance sollten wir mit den heutigen bildgebenden Verfahren nicht aus der Hand geben.

Sturm, Hannover: Also Herr Muhr plädiert für den Oberbauchquerschnitt. Wenn Sie das jetzt nicht ganz genau wissen und so sicher sind Ihre apparativen Hilfsmittel ja nicht immer, dann gehen Sie zur medianen Laparotomie. Gibt es Gegenstimmen dazu? Also wenn man dann realistisch ist, wird die mediane Laparotomie eigentlich in weit überwiegender Zahl der Fälle richtig sein, da man ja sehr häufig ganz sicher weiß, wie es ausgeht. Dazu kommt, die mediane Laparotomie läßt ja dann auch noch zu, wenn wir uns der Zone III gleich nähern, daß man am Becken osteosynthetisch etwas macht, denn das hat ja dann zur Blutstillung auch einen ganz wesentlichen Anteil.

Hertz, Salzburg: Darf ich Herrn Muhr fragen, wie der Prozentsatz quere Laparotomie zu Standard medianer Laparotomie ist. Bei uns ist das ungefähr 99:1, aber vielleicht ist das in Bochum anders.

Muhr, Bochum: 98:2. Vielleicht noch ein Hinweis. Bei der medianen Laparotomie, wenn es nicht ganz sicher ist hinsichtlich der Anastomosensicherheit oder Darmdurchblutung, oder auch bei massiven retroperitonealen Hämatomen und es sind geplante Relaparotomien notwendig, dann ist es auch mit dem medianen Längsschnitt einfacher. Man kann dann einen Zipp oder ähnliches einnähen oder überhaupt offen lassen.

Sturm, Hannover: Es hat die mediane Laparotomie sicher auch den Vorteil, daß Sie eher in den Thorax verlängern können, wenn Sie das wollen. Sehen Sie das anders, Herr Hold?

Hold, Wien: Primär ist die mediane Laparotomie der Weg der Wahl, aber man sollte eben die quere nicht vergessen. Wenn ich nach einer Computertomographie oder NMR weiß, im Oberbauch ist das Geschehen, dann sollte ich mir die Chance nicht verwehren. Ich kann auch bei einer queren Laparotomie offen lavagieren. Das geht genauso.

Sturm, Hannover: Vielen Dank. Ich glaube, dann haben wir schon doch eine bessere Fixierung der Taktik median, in seltenen Fällen nur quer, median ausdehnen in den Thorax oder, das haben wir schon mit den Bauchchirurgen zusammen gemacht, eine mediane und die quere oben darüber gesetzt. Das sieht dann natürlich ganz gefährlich aus, aber das ist dann natürlich der absolute Zugang zu allem. War auch mehr eine Verzweiflungsmaßnahme, das gebe ich zu. Hat noch jemand eine Frage zu Herrn Hold – für das Becken, Zone III?

Poigenfürst, Wien: Sie haben ja diese Frage aufgeworfen, nicht? Ich glaube, da muß man die Diagnostik weitertreiben. Es hängt also wirklich davon ab, ob eine Beckenfraktur mit einer massiven Blutung vorliegt und ob man das blutende Gefäß darstellen kann. Das ist eine eindeutige Indikation für die Angiographie, für die Arteriographie, weil der blinde Zugang und der Versuch, das Gefäß in der Tiefe blind zu umstechen oder zu klemmen, nicht das gewünschte Ergebnis bringt. Man sollte eher versuchen, konservativ oder durch den Fixateur externe oder durch das Kompressorium von Ganz den Beckenring zu schließen und zu schauen, ob dadurch, durch Selbsttamponade, die Blutung steht. Erst dann versuchen, wenn die Blutung nicht steht, das Gefäß darzustellen und dann zu embolisieren, wie wir das mit den Kollegen vom Krankenhaus Lainz schon einige Male gemacht haben.

Sturm, Hannover: Vielen Dank, Herr Poigenfürst, für diese Ergänzung oder das Anschneiden dieses Themas. Die Frage ist nur, wenn man angiographiert und die Blutung dargestellt hat, soll man nicht sofort versuchen, zu embolisieren? Das ist aber eine sehr zeitaufwendige Maßnahme und Sie müssen das recht hoch selektiv machen.

Poigenfürst, Wien: Das sind natürlich selektive Maßnahmen, die sich nach dem Allgemeinzustand des Patienten und nach den organisatorischen Möglichkeiten ergeben. Man kann das nicht als Regel aufstellen. Man kann ebenso wenig als Regel aufstellen, daß man bei der Blutung mit Beckenbruch den Zugang zur 3. Zone gleich chirurgisch suchen soll.

Sturm, Hannover: Herr Jungbluth, was sind Ihre Vorschläge für die Zone III?

Jungbluth, Hannover: Ich meine auch, die Zone III nach Möglichkeit in Ruhe lassen und möglichst geschlossen lassen und embolisieren, denn jeder, der den Versuch gemacht hat – es ist vielfach bei arteriellen Blutungen ja im Bereich der Glutealis cranialis und da kommen Sie von vorne, auch retroperitoneal sowohl, wie auch transperitoneal kaum daran und müssen dann schließlich denn doch zur Tamponade Zuflucht nehmen.

Sturm, Hannover: Wir haben vorübergehend eine andere Taktik verfolgt und haben das Retroperitoneum eigentlich immer eröffnet und haben – ein bißchen stimuliert von unseren bauchchirurgischen Kollegen, die die Tamponade bei der Leberzerreißung sehr erfolgreich anwenden können – tamponiert und eine Second-look-Operation gemacht. Aber man kann dann schon in gefährliche Situationen fallen und deswegen sind wir davon wieder etwas abgekommen und betreiben das ganze selektiv. Also nach möglichst weitgehender Diagnostik. Oder, hat zwar mit unserem Bauchthema nur mittelbar zu tun, es ist möglich, eventuell mit äußerer Stabilisierung des Beckens – wir sind ja Unfallchirurgen, das wollen wir auch mit bedenken – doch auch gut zum Ziel zu kommen, und das vor einer Laparotomie mit dieser äußeren Beckenzwinge, wie sie jetzt gerade von Ganz vorgestellt worden ist, eventuell zu erzielen. Das könnte ein Ansatz sein. Ob es mit dem Fixateur externe von vorne allein gelingt, weiß ich nicht.

Ecke, Gießen: Mich würde die Anzahl der Embolisationen, die Sie in Hannover bei den Blutungen in der Zone III haben, interessieren. Bei uns ist es in sehr verschwindend geringem Maße notwendig geworden. Ich erinnere mich eigentlich nur an 2 bei einer großen Reihe von Fällen dieser Blutungen.

Sturm, Hannover: Ich kann Ihnen dazu die Zahl nennen. Es waren im letzten Jahr 2. Das hängt davon ab, daß wir keinen Radiologen hatten, der das sehr gut konnte. Jetzt haben wir wieder einen, der das in einer vertretbaren Geschwindigkeit und Art kann, so daß wir mit dieser Methode etwas aggressiver sind. Aber es ist sehr selten, da stimme ich zu. Darf ich bitten, den Vortrag von Herrn Vecsei zu diskutieren.

Haiderer, Deutschlandsberg: Darf ich zum Vortrag von Herrn Hold noch sagen: Ich glaube, vor all diese Maßnahmen, die erwähnt wurden, die Angiographie beim retroperitonealen Hämatom, ist wohl die Urographie zu setzen. Die Sonographie kann wohl verifizieren, daß 2 Nieren vorhanden sind und daß sie möglicherweise intakt sind, sagt aber über die Funktion natürlich nichts aus und auch nicht über die Ureteren und oft auch nicht über die Harnblase und Urethra. Zum Vortrag von Herrn Vecsei: Was die primäre Kolonanastomose betrifft, möchte ich darauf verweisen, daß es möglich ist, durch die intraoperative orthograde Darmspülung von einer Zirkumstomie aus, den Darm so weit zu reinigen, daß man eine primäre Anastomose vertreten kann. Darf ich noch kurz eine Bemerkung zu Little Rock machen, einer relativ zivilisierten Gegend, während meiner Erfahrung in einem Ballungszentrum in Kentucky, haben wir an einem Wochenende 17 Stich- und Schußverletzungen versorgt.

Sturm, Hannover: Ja, das ist der amerikanische Bürgerkrieg, der anhält. Wir haben andere Methoden, wir überfahren uns gegenseitig. Das ist oft ziemlich effektiv. Herr Vecsei, ich möchte Sie noch bitten, daß Sie noch einen Punkt, den ich mir notiert habe, mit beantworten oder dazu noch einmal klar Stellung nehmen. Ich muß Ihnen gestehen, daß ich die Kolonanastomose ohne entsprechende Kolostomie für sehr mutig halte. Wir machen das nicht und in San Francisco, wo ich ähnliche häufige perforierende Verletzungen gesehen habe, wurde das auch nie gemacht. Und wenn, dann auch den Wash-Out dazu. Ist das wirklich so zu empfehlen?

Vecsei, Wien: Was kann man in einem Bereich, wo man ununterbrochen mit Überraschungen zu rechnen hat und ununterbrochen sein Handwerk anpassen muß, empfehlen? Man muß ein Repertoire zur Hand haben und im richtigen Augenblick das richtige machen.

Sturm, Hannover: Das ist ein sehr allgemeines Statement.

Vecsei, Wien: Natürlich. Das, was ich Ihnen zeigen wollte, ist, daß wir primäre Anastomosen mit Erfolg ohne Insuffizienz gemacht haben. Ich habe gesagt, daß Sie primäre Anastomosen machen müssen. Ich würde auch meinen – ich danke vielmals für den Hinweis mit dem Wash-Out – natürlich ist das heute auch Repertoire. Ich habe zu vielen Dingen auch nicht Stellung nehmen können, aber etwas ist sicher und das ist zu betonen: Die No-touch-Methode des Kolons, die ausschließliche Vorverlagerung, die ausschließliche Kolostomie, hat genau so wenig Berechtigung wie ausschließlich die primäre Anastomose.

Hold, Wien: Aus der Bauchchirurgie heraus – das perforierte Divertikel des Kolons, wird von vielen Chirurgen primär anastomosiert, mit einer relativ geringen Komplikationsrate. Ich glaube, daß diese Schutzkolostomie eine etwas simplifizierte Darstellung ist, denn der Darmabschnitt von der Kolostomie zur Anastomose – da gärt es. Das Gären ist das Problem für die Anastomose. Die Druckbelastung spielt sicherlich eine Rolle, aber wenn man die großen Kotknollen entfernt und eventuell ein Wash-Out macht, dann sollte eigentlich die Druckentlastung gewährleistet sein. Das Problem ist die lokale Infektion und die passiert sicherlich in dem Abschnitt zwischen Kolostomie und der Anastomose. Die Verlagerung der Anastomose halte ich für eine eher schlechte Idee, denn damit mache ich die Durchblutung sicher kaputt.

Sturm, Hannover: Ja, das ist sehr differenziert und ich glaube, da kann man zustimmen. Ich möchte es nur noch etwas erweitern. Gerade im Hinblick auf die lokale Infektionsgefahr, wir reden von Schußverletzungen, von Stichverletzungen weniger, aber Schußverletzungen halte ich für hoch riskant, nur mit einer primären Anastomose zu versorgen.

Vecsei, Wien: Ich weiß nicht, Herr Sturm – entschuldigen Sie, daß ich konkret darauf hinweise. Ich habe eine Zahl von 25 Verletzungen genannt. Davon sind 20 primär verschlossen worden. 5 sind kolostomiert und verschlossen worden. Es sind also 1/5. Sie versuchen mich in eine Ecke zu drängen, in die ich gar nicht hinein will. Ich gehe dort nicht hinein, auch wenn Sie es wollen.

Sturm, Hannover: Nein!

Vecsei, Wien: Die Frage ist jetzt, wir sollten viel mehr als das diskutieren, wann wir eine Resektion zu machen haben. Auch das ist wichtig in Zusammenhang mit Schußverletzungen.

Sturm, Hannover: Das ist ein weiteres Problem. Aber wir sind ja dann ganz zufrieden, wenn wir gemeinsam feststellen, daß man diesen Eindruck, den man haben konnte, nicht haben soll. Wir sollen also vorsichtig sein.

Hold, Wien: Es ist eine Frage der Zeit. Wie lange besteht die Schußverletzung. Wenn Sie ein relativ kurzes Zeitintervall haben, sollte mit Resektion im Gesunden die primäre Anastomose möglich sein. Weil selbst dort, wo der Schuß durch das Kolon gegangen ist, man ja ausreichend reseziert und anastomosiert, habe ich eigentlich nicht mehr das große Problem. Das Peritoneum hält ja Gott sei Dank viel aus. Hält ja auch uns Chirurgen aus.

Vecsei, Wien: Eine minimale Ergänzung dazu. Selbstverständlich kann ich die Primäranastomose machen und ein Second-look machen. Ich habe überhaupt nicht erwähnt, wie wichtig heute diese Möglichkeit der kontrollierten Relaparotomie oder offene Bauchbehandlung im Zusammenhang mit diesen multiplen Verletzungen sein kann.

Poigenfürst, Wien: Herr Hold, wenn ich das letzte Diapositiv richtig gedeutet habe, wollten Sie über die Drainage noch etwas sagen und ich glaube, das ist etwas ganz wichtiges.

Hold, Wien: Das wollte ich eigentlich nicht sagen. Bei dem letzten Dia ist es auch um die Kolostomie gegangen, wenn sie notwendig ist, daß man sie doch durch eine Extrainzision leitet und daß man gleich die Kolostomie eröffnet. Über die Drainagen wollte ich eigentlich absichtlich nicht sprechen, weil da kommt man dann wirklich vom hundertsten ins tausendste. Die Drainage ist sicherlich etwas wichtiges und würde auch nicht das Thema des Zugangs und der Exploration betreffen. Meiner Meinung nach ist das Drainieren mit harten Drains immer problematisch. Das will ich eigentlich jetzt nur so sagen. Es geht nicht darum, daß es ein möglichst dickes und hartes Drain ist, sondern es soll den Weg offen halten und soll keineswegs direkt an einer Anastomose liegen. Das jetzt nur kurz aus dem Stegreif gesagt. Daß es am tiefsten Punkt sein soll und daß es nicht kreuzend über Hohlorgane gehen soll, glaube ich, versteht sich von selbst, denn es braucht gar nicht soviel Zeit vergehen, daß durch ein Drain, das zum Beispiel quer über den Dünndarm zieht, dort ein Dekubitalgeschwür entsteht, das zu einer Fistel führt. Wenn ich eher unsicher bin, würde ich dem Laparostoma auch in einer gewissen Form eher den Vorzug geben oder leichter die Indikation dazu stellen, als man es bislang getan hat.

Denck, Wien: Ich möchte zu diesem Thema nur noch ein Wort verlieren. Es handelt sich ja beim Kolon nicht nur um Kolon, sondern beim rechten Kolon kann man sich sehr viel erlauben, primäre Anastomosen zu machen. Beim linken Kolon viel seltener, viel weniger. Da schadet eine Kolostomie sicher nicht. Ich glaube, es hängt ganz wesentlich davon ab, wo die Verletzung sitzt.

Das perforierende Abdominaltrauma

R. Maier, O. Kwasny, G. Barisani und R. Weinstabl

I. Universitätsklinik für Unfallchirurgie (Suppl. Vorstand: Doz. Dr. W. Scharf), Alser Straße 4, A-1090 Wien

Einleitung

Perforierende Abdominalverletzungen sind in Friedenszeiten hauptsächlich auf Aggressionsdelikte zurückzuführen. Es überwiegen daher die Stich- und Schußverletzungen. Nur selten führen Pfählungsverletzungen zur Eröffnung des Abdomens. Die perforierende Abdominalverletzung tritt meist isoliert (75%) oder ohne wesentliche Zusatzverletzungen auf.

Hefte zu „Der Unfallchirurg", Heft 239
W. Buchinger (Hrsg.)
© Springer-Verlag Berlin Heidelberg 1994

Tabelle 1. Diagnostik bei perforierender
Abdominalverletzung

sinnvoll:	Thoraxröntgen Abdomen leer (mit Markierung)
eventuell:	Sonographie Paracentese
überflüssig:	CT-Abdomen Laparoskopie Sondierung

Taktisches Vorgehen

Im Rahmen der Notfallaufnahme muß eine sofortige klinische Untersuchung vorgenommen werden, die zwei Fragen zu klären hat:

1. Wie sicher ist die Perforation der Verletzung ins Abdomen?
2. Zwingt die Schocksituation zur sofortigen Notlaparotomie?

Liegt sicher eine perforierende Verletzung vor oder zwingt die Schocksituation zur
sofortigen Laparotomie, so erübrigt sich jede weitere Diagnostik [10].

Notwendig erscheint uns aber die Anfertigung von Röntgenaufnahmen des Thorax
und eventuell des Abdomens mit markiertem Einschuß oder Einstich. Die Lungen-
röntgenkontrolle erfolgt, um eine intrathorakale Zusatzverletzung auszuschließen
[11]. Bei stabilen Kreislaufparametern kann mit dem Ultraschall und eventuell mittels
Peritoneallavage versucht werden, eine Organläsion nachzuweisen (Tabelle 1). Allen
Untersuchungsmethoden kommt aber nur bei positivem Befund Beweiskraft zu.

Wir glauben daher, daß bei jeder Verletzung im Bereich des Abdomens, bei der
ein Verdacht auf Perforation besteht, unbedingt eine operative Revision erfolgen
sollte [7, 9, 12]. Findet sich hierbei eine Verletzung, die durch die Faszie reicht, kann
die alleinige lokale Revision durch die kulissenartige Verschiebung der Muskulatur
gegeneinander die Perforation nicht sicher ausschließen. Obwohl dadurch mit einer
größeren Anzahl von negativen Laparotomien zu rechnen ist [2], glauben wir, daß in
diesen Fällen die Indikation zur Laparotomie unbedingt gerechtfertigt ist, die aus
Gründen der Übersicht als mediane Oberbauchlaparotomie ausgeführt wird. Dadurch
kann bei Vorliegen einer Organläsion problemlos der Zugang nach kranial oder kaudal erweitert werden.

Patientengut

Zwischen 1985 und 1989 wurden an der I. Univ.-Klinik für Unfallchirurgie Wien 61
Patienten mit perforierendem Abdominaltrauma operativ versorgt. Es handelt sich
hierbei um 49 Männer und 12 Frauen mit einem Durchschnittsalter von 32,7 Jahren
(6–64a). Als Verletzungsursachen bestanden Stich- (45), Schuß- (12) und Pfählungs-

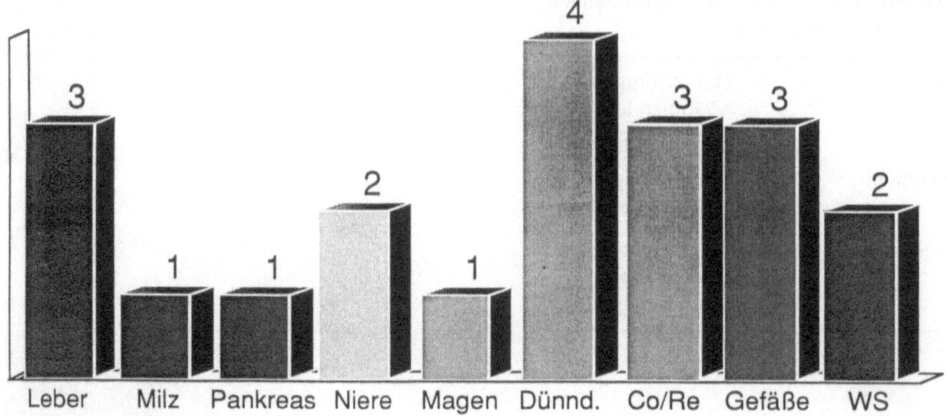

Abb. 1. Verletzungsmuster Schuß

verletzungen (4). Die Revision zeigte bei 7 von 61 Patienten, daß das Abdomen nicht eröffnet war. Bei 18 Patienten lag zwar eine Eröffnung der Bauchhöhle vor, es fand sich aber bei der Revision keine therapiebedürftige intraabdominelle Verletzung. In der Folge werden nun die Verletzungen nach Verletzungsart getrennt dargestellt.

Schußverletzungen

Bei 12 Patienten mit Schußverletzungen fand sich in allen Fällen eine Eröffnung des Abdomens, in 2 Fällen ergab die Revision keine Läsion eines intraabdominellen Organs. Das Verletzungsmuster zeigt Abb. 1.

Therapie: Die Therapie der Magen-, Darmverletzungen erfolgte mittels Resektion (3) oder Übernähung der Schußwunden (5). Bei 2 Patienten mußte eine Schutzkolostomie angelegt werden. Nieren- und Milzverletzungen hatten die Organexstirpation zur Folge (3). Leberverletzungen (3) wurden übernäht. Die Blutung aus 2 Mesenterialgefäßen wurde durch die Ligatur der entsprechenden Gefäße gestillt. Eine Schußverletzung der A. ilica an ihrer Aufzweigung konnte durch die Abtragung der verletzten Iliaca externa und der Neueinnähung des Gefäßes in die Iliaca communis versorgt werden. Wegen eines Projektils im Sakralkanal mußte eine Laminektomie zur Projektilentfernung vorgenommen werden. Die Schußverletzung eines 3. LWK mit kompletter Querschnittsymptomatik wurde mit einem Fixateur interne am 2. Tag nach notfallmäßig durchgeführter Laparotomie stabilisiert.

Komplikationen: Postoperativ trat bei unseren 12 Patienten mit Schußverletzung eine Pankreatitis auf. Ein weiterer Patient wurde wegen eines Verdachtes einer Sepsis nach 2 Tagen relaparotomiert. Es konnte aber kein positiver intraabdomineller Befund gefunden werden.

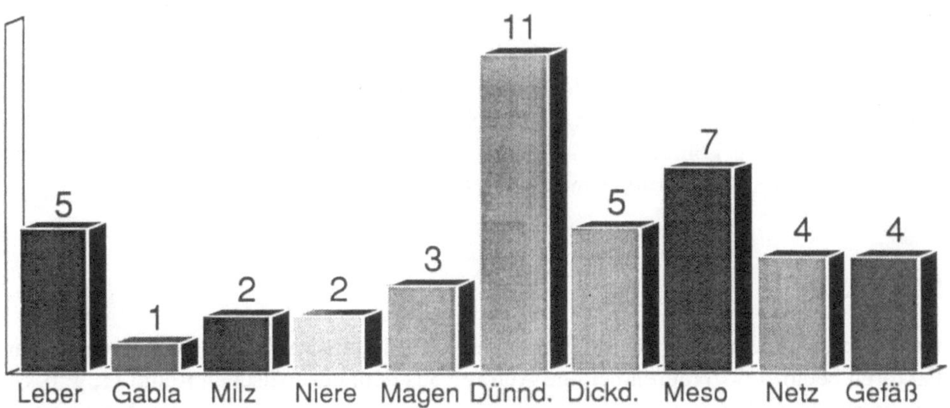

Abb. 2. Verletzungsmuster Stich

Stichverletzungen

Bei 45 Patienten mit Stichverletzungen fand sich in 24 Fällen eine therapiebedürftige intraabdominelle Verletzung. 16 Patienten erlitten eine Eröffnung der Bauchhöhle. Die Revision ergab aber keine therapiebedürftige Verletzung. Bei positivem Befund fanden sich die in Abb. 2 dargestellten Verletzungsmuster.

Therapie: Bis auf 3 Fälle, bei denen eine Resektion und eine End-zu-End-Anastomose durchgeführt wurde, konnten die Verletzungen der Hohlorgane durch Übernähung (16) versorgt werden. Die Leberstichverletzungen wurden 2x mit Naht, 2x mit Klebung und 1x kombiniert mit Naht und Klebung versorgt. Wegen der kompletten Abtrennung des unteren Milzpoles mußte einmal eine Milz exstirpiert werden. Einmal konnte das Organ erhalten werden. Die isolierten Netzverletzungen wurden 2x durch Übernähung und 2x mit Netzteilresektion versorgt. Zwei kleine Nierenschnittverletzungen wurden mittels Kapselübernähung behandelt. Eine durchstochene Gallenblase hatte eine Cholezystektomie zur Folge. Vier bestehende Blutungen aus Mesenterialgefäßen wurden 3x mit Umstechung und 1x mit einer Gefäßnaht gestillt.

Komplikationen. Ein oberflächlicher Wundinfekt trat bei einem Patienten auf, der unter lokaler Therapie und antibiotischer Abschirmung abheilte. Bei einem Patienten kam es zum Auftreten einer Narbenhernie. Nach einer thorakalen Stichverletzung mit Leberbeteiligung ist es postoperativ zum Auftreten eines Bridenileus gekommen, der am 6. postoperativen Tag relaparotomiert werden mußte. Als Ursache fand sich eine Verwachsung, von einem Meckl-Divertikel ausgehend. Ein Patient mit multiplen Stichverletzungen ist nach 3 Revisionsoperationen an einer Pankreatitis verstorben.

Pfählungsverletzungen

Bei 4 Patienten mit Pfählungsverletzungen fand sich 2x eine intraabdominelle Verletzung. Die Verletzungen betrafen den Dickdarm (1) und das Urogenitalsystem (1). Durch Übernähung konnten die verletzten Organe versorgt werden. Komplikationen sind bei dieser Patientengruppe keine aufgetreten.

Diskussion

Die Diskussion um das Für und Wider der sofortigen Laparotomie wird von vielen Faktoren beeinflußt. Während einige Autoren aus dem europäischen Raum [1, 4, 6, 8] für die sofortige Laparotomie eintreten, lehnen manche Autoren aus den Vereinigten Staaten diese ab, indem sie auf eine Zahl von fast 30% negativen Laparotomien [3, 5] bei abdominalen Stichverletzungen verweisen. Wie die Auswertung des eigenen Krankengutes zeigt, ist bei großzügiger Indikationsstellung mit bis zu 40% negativer Laparotomie zu rechnen. Es zeigt sich, daß insbesondere die Zahl der Darmverletzungen (24) relativ hoch ist. Derzeit steht aber noch immer kein geeignetes diagnostisches Verfahren zur Verfügung, welches diesen Verletzungstyp mit ausreichender Sicherheit ausschließen kann. Wir glauben daher, daß die Risiken einer negativen Laparotomie geringer einzuschätzen sind, als das Risiko, eine intraabdominelle Läsion zu übersehen.

Literatur

1. Bauer J, Wischhöfer E, Krüeger P, Schweiberer L (1989) Die Indikation zur Laparotomie bei Patienten mit Messer- und Schußverletzung des Abdomens. Unfallchirurg 89:220
2. Belgerdens, S, User M, Demirkol K, Dinccag A (1986) Negative Laparotomien bei Schuß- und Stichverletzungen des Bauches. Zentralbl Chir 111:25
3. Clayton CG, Frangiopane C, Poladora F, Inouye W (1981) Abdominal stab wounds. Am Surg 48:250
4. Donaldson LA, Findlay JG, Smith A (1981) A retrospective review of 89 stab wounds to the abdomen and chest. Br J Surg 68:793
5. Goldenberg JH, Bernstein DM, Rodman GH, Suarez CA (1982) Selection of patients with abdominal stab wounds for laparotomy. J Trauma 22:476
6. Höckerstedt K, Airo J, Karaharja E, Sundin A (1982) Abdominal trauma and laparotomy in 158 patients. Acta Chir Scand 148:9
7. Kleinschmidt J, Brückner WL, Heltzel W (1982) Stab and missile injuries in a downtown hospital in Munich: analysis and late results. In: Nilson DH, Marsden AK (eds) Care of the actuely ill and injured. London, p 275
8. Malgrem S, Hasselgren PO, Hellman A, Seeman T (1983) Increasing incidence of stab wounds. Acta Chir Scand 149:337
9. Rueff FL, Bedacht R, Spelsberg F, Schmidtler F (1974) Diagnose und Therapie der Messerstichverletzung an den Extremitäten und am Stamm. MMW 116:1909
10. Schriefers KH, Gerometta P (1981) Stumpfe und offene Bauchverletzungen. Langenbecks Arch Chir 355:354
11. Weigelt JA, Auroakken ChM, Meier DE, Thal ER (1982) Management of a symptomatic patient following stab wounds to the chest. J Trauma 22:291

12. Wischhöfer E, Hellerer O, Rath H (1983) Folgenlose Magenspülungen nach Abdomen-
stichverletzung mit Magenperforation. Chir Praxis 31:257

Verletzungsmuster und Therapie
der perforierenden Abdominalverletzung

U. Raffezeder, R. Jaskulka und M. Strickner

II. Universitätsklinik für Unfallchirurgie (Vorstand: Prof. Dr. P. Fasol), Spitalgasse 23,
A-1090 Wien

In den Jahren 1974–1989 wurden an unserer Klinik 142 Patienten mit perforierenden
oder penetrierenden Abdominaltraumen behandelt.

Ursächlich handelte es sich dabei um 113 Stich- und 29 Schußverletzte bei 129
Männern und 13 Frauen. In 24 Fällen lagen Zweihöhlenverletzungen vor, davon 18
Stich- und 6 Zweihöhlenschußverletzungen.

Bei den Verletzungsursachen standen eindeutig die kriminellen Delikte im Vordergrund, während Selbstmordversuche und insbesondere Unfälle selten waren
(Tabelle 1). 28 Patienten wiesen Begleitverletzungen wie Stichwunden an den Unter-
armen als Zeichen einer Abwehrbewegung oder Zweitschüsse an den Oberschenkeln
auf. Bei knapp 1/4 unserer Patienten konnte eine eindeutige Alkoholisierung nachgewiesen werden.

Von den 142 Patienten überlebten 128, 9 Patienten verstarben in der Akutphase,
d.h. nach der Einlieferung in den Schockraum oder während der notfallmäßigen operativen Versorgung. 5 operativ versorgte Patienten verloren wir bis zum 8. postoperativen Tag, 3 an einer aufgetretenen Pneumonie und 2 wegen einer diffusen Peritonitis,
einmal davon nach Perforation eines Streßulkus. Interessant zu erwähnen ist, daß von
den akut Verstorbenen 6 Schuß- und nur 3 Stichverletzungen erlitten hatten. Die Lo-

Tabelle 1. Perforierende Abdominalverletzungen

Patienten	142
weiblich	13
männlich	129
Durchschnittsalter	32 Jahre
Schußverletzungen	29
Stichverletzungen	113
Kriminelle Delikte	100
SMV	26
Sonstige Verletzungen	16

Hefte zu „Der Unfallchirurg", Heft 239
W. Buchinger (Hrsg.)
© Springer-Verlag Berlin Heidelberg 1994

kalisation von Einstich bzw. Einschuß zeigt Tabelle 2. Bei den Schußverletzungen markieren wir Ein- bzw. Ausschuß mit runden bzw. eckigen Metallringen, um auf ap und seitlichen Röntgenaufnahmen eine annähernde Geschoßrichtung annehmen zu können. Außerdem ist es aus forensischen Gründen bei kriminellen Verletzungen oft empfehlenswert, noch vor der operativen Versorgung Übersichts- und Nahaufnahmen zur Dokumentation von Lokalisation und Verletzungsmuster zu erhalten. Die Verletzungshäufigkeit bezogen auf die betroffenen Organe ist aus Tabelle 3 zu entnehmen, die operativen Zugänge – ihrer Häufigkeit nach aufgeschlüsselt – aus Tabelle 4. Die in allen Fällen durchgeführte Laparotomie ergab bei 47 Patienten keine Verletzung intraperitoneal und die Operation wurde – nach Revision und Wundversorgung der Perforationspforte – als Probatoria beendet.

Zusätzlich zur Laparotomie mußte 7mal eine Thorakotomie angeschlossen bzw. vorgeschaltet werden, da Zweihöhlenverletzungen vorlagen.

Die Versorgung der verletzten Organe bzw. Organsysteme erfolgte nach den allgemein gültigen Regeln der Abdominalchirurgie; die durchgeführten Eingriffe sind in Tabelle 5 aufgeschlüsselt. Problematisch und daher oftmals diskutiert ist die Versorgung von perforierenden Dickdarmverletzungen. Zu den angelegten Kolostomien ist

Tabelle 2. Lokalisation von Einstich bzw. Einschuß

Epigastrium	20
Oberbauch	55
Mittelbauch	38
Unterbauch	23
Lumbalregion	6

Tabelle 3. Verletzte Organe

Leber	39
Milz	1
Dünndarm	36
Dickdarm	13
Urogenitaltrakt	4
Große Gefäße	8
Netz	6
Mesenterium	18
Keine	47

Tabelle 4. Operative Zugangswege

Mediane Oberbauchlaparotomie	85
Mediane Unterbauchlaparotomie	7
Rippenbogenrandschnitt	12
Med. Ober- u. Unterbauchlaparotomie	15
Erweiterte Wundversorgung	23

Tabelle 5. Operative Versorgung

Leber	Übernähung Tamponade mit Übernähung Infrarotkoagulation
Milz	Exstirpation
Magen	Übernähung
Dünndarm	Naht 9x Resektion mit Anastomose
Dickdarm	8x primäre Naht 3x Naht mit entlastender Kolostomie 2x Vorverlagerung

Urogenitaltrakt
    Samenstrang
    Blase
	
	Ligatur
	Übernähung

Große Gefäße	Kunststoffinterponat Naht bzw. Ligatur Patchplastik

anzumerken, daß in unserem Krankengut zweimal eine Entlastungskolostomie, einmal eine Vorverlagerung des verletzten Dickdarmabschnittes durchgeführt wurde. In allen übrigen Fällen wurde auf Grund relativ sauberer Wundverhältnisse, der kurzen Zeitspanne zwischen Verletzung und chirurgischer Versorgung bzw. bei Fehlen des lokalen Ödems die direkte Naht ohne Schutzkolostomie vorgezogen.

Postoperativ benötigten 12 Patienten eine durchschnittliche Intensivpflegezeit von 12,75 Tagen, alle anderen standen für 12,24 Tage in Behandlung auf der Normalstation.

Abschließend wollten wir noch ein Thema zur Diskussion stellen: Da bei 1/3 unseres Krankengutes nur Probelaparotomien durchgeführt werden mußten, diese jedoch auch mit postoperativen Komplikationen, wie Wundinfektionen, subkutanen oder gar kompletten Platzbäuchen bzw. Darmparalysen und Ileus, behaftet waren, möchten wir prospektiv selektiver zum Skalpell greifen. Dies natürlich nur dann, wenn auf Grund stabiler Kreislauf- und Laborparameter und nicht vorhandener peritonealer Symptomatik kein notfallmäßiger operativer Eingriff durchgeführt werden muß. Wie im anglo-amerikanischen Raum längst üblich, sollte unter exakter permanenter Überwachung des Patienten in aufsteigender Reihe der diagnostischen Möglichkeiten mit Parazentese, diagnostischer Peritoneallavage und photometrisch-mikroskopischer Diagnostik der so gewonnenen Spülflüssigkeit, Computertomographie ohne und mit Kontrastmittelgabe die jetzt in jedem Fall durchgeführte Laparotomie vermieden werden. Die Publikationen der letzten Jahre sprechen zunehmend über die Vorteile dieser diagnostischen Möglichkeiten.

Literatur

1. Duncan AO (1989) Management of transpelvic gunshot wounds. J Trauma 29:1335
2. Lowe RJ et al. (1977) Should laparotomy be mandatory or selective in gunshot wounds of the abdomen? J Trauma 17:903
3. Lucas CE (1977) Editorial: The role of peritoneal lavage for penetrating abdominal wounds. J Trauma 17:903
4. Luik W, Knoch M, Scheele J, Schweiger H (1984) Die operative Versorgung von Leberverletzungen. Hefte Unfallheilkd 163
5. McAlvanah M, Shaftan G (1978) Selective conservatism in penetrating abdominal wounds. A continuing reappraisal. J Trauma 18:206
6. Meyer D et al. (1989) The role of abdominal CT in the evaluation of stab wounds to the back. J Trauma 29:1226
7. Phillips T, Sclafani S et al. (1986) Use of contrast enhanced CT enema in the management of penetrating trauma to the flank and back. J Trauma 26:593
8. Rehm C, Sherman R, Hinz T (1989) The role of CT Scan in evaluation for laparotomy in patients with stab wounds of the abdomen. J Trauma 29:446
9. Sherck J, Oakes D (1990) Intestinal injuries missed by computed tomography. J Tauma 30:1
10. Staudacher M, Galle P, Lorbeck W (1969) Erfahrungsbericht über 89 perforierende Verletzungen des Abdomens. Zentralbl Chir 94/30
11. Strickner M, Schmid L, Spängler H (1984) Die perforierende und penetrierende Bauchverletzung. Hefte Unfallheilkd 163
12. Whelan Jr TJ (1975) Emergency War Surgery, NATO Handbook, US Govn. Printing Office, Washington, D.C.

Diskussion

Denck, Wien: Zum Vortrag von Herrn Maier. Das perforierende Bauchtrauma macht uns im allgemeinen weniger Sorgen als das stumpfe Trauma.

Vecsei, Wien: Bei beiden Vorträgen, und das hätte ich vielleicht ausbauen sollen, aber die Zeit reicht nicht für alle Aspekte. Wenn Sie diese Frage stellen, Frau Doktor, ob man denn nicht konservativer sein soll, müssen Sie bitte genau Ihre Stiche und Schüsse analysieren, wo sie eingetreten sind. Wenn Sie vor der vorderen Axillarlinie den Eintritt haben, haben Sie in 98% der Schußverletzungen eine Organverletzung und in 78% der Stichverletzungen eine Organverletzung. Dann haben Sie also nicht mehr nur 30 und an der I. Unfallklinik 40% negative Laparotomien, sondern die müssen laparotomiert werden. Die Angloamerikaner sind ja lockerer geworden, und zwar nicht aus dem Grund, weil sie nicht generell uns zustimmen, daß jede perforierende Abdominalverletzung laparotomiert gehört, sondern weil sie zeitlich nicht in der Lage sind, den Anfall zu bewältigen.

Dahl hat randomisiert bewiesen, daß 20% aller Kolonverletzungen unter Zuhilfenahme der Peritoneallavage zur Indikationsstellung übersehen werden, und das ist

Hefte zu „Der Unfallchirurg", Heft 239
W. Buchinger (Hrsg.)

viel zu hoch. Auch wenn einmal einer bei einer negativen Laparotomie Komplikationen baut, berechtigt dies nicht dazu zu sagen, daß die negative Laparotomie unterbleiben sollte, ähnlich wie Passl es gestern gesagt hat. Die exstirpierte Milz baut so wenig Komplikationen, daß man darauf nicht eine Theorie aufbauen soll.

Raffezeder, Wien: Wir haben bisher dieses auch noch nicht durchgeführt. Von uns ist es erwähnt worden als überlegenswerter Schritt in der Behandlung.

Denck, Wien: Herr Vecsei, Sie sind also der Meinung „a.o." – alles operieren –, oder gibt es klinische Indikationen, Zeichen, Allgemeinzustand usw.?

Vecsei, Wien: Selbstverständlich. Entscheidend ist der abdominelle Tastbefund und das zweite Kriterium dazu – alles was sich vor der vorderen Axillarlinie befindet, gehört, wenn es durch lokale Revision nicht bewiesen werden kann, daß das Abdomen nicht eröffnet ist, laparotomiert. Sonographie, Tasten, Sondieren, was weiß ich was, ist absolut obsolet und überhaupt unbrauchbar. Alles, was sich vor der Axillarlinie, bis zum 6. Interkostalraum, bis zu den Leisten nach unten befindet und durch lokale Revision, nicht durch Inspektion, nicht das Abdomen eröffnet, ist natürlich erledigt. Aber was eröffnet ist, gehört laparotomiert.

Maier, Wien: Dem kann man nur zustimmen. Wenn man unsere Zahlen anschaut, haben wir 61 Patienten und bei diesen 61 Patienten haben wir nur in 7 Fällen keine Eröffnung des Abdomens gesehen. In allen anderen Fällen war das Abdomen eröffnet. Und wenn man diese Zahl – das waren dann 54 – aufschlüsselt, ist die negative Laparotomierate bei uns genau 33%. 36 waren positiv, 18 waren negativ. Wir sind also eindeutig der Meinung, daß das Risiko, eine intraabdominelle Verletzung zu übersehen, eindeutig größer ist. Noch dazu wo unsere Komplikationsrate bei negativen Laparotomien nur 3 Patienten umfaßt, und das waren Narbenhernien und oberflächliche Infekte. Intraabdominelle Komplikationen sind bei Negativlaparotomien nicht aufgetreten.

Hertz, Salzburg: Ich glaube, man sollte grundsätzlich unterscheiden, ob es sich um Stich- oder Schußverletzungen handelt. Die Schußverletzungen gehören meiner Meinung nach grundsätzlich operiert und revidiert, während man bei Stichverletzungen wieder unterscheiden muß, um welchen Gegenstand es sich gehandelt hat. Handelt es sich um ein kleines Taschenmesser mit Klingenlänge von 3 cm und einem Patienten mit einer 7 cm dicken Fettschicht, wird man wohl davon ausgehen können, daß dieses kleine Messer wohl nicht in das Abdomen eingedrungen ist. Auch da ist ja auch eine Diagnostik, die man betreiben muß. Und danach wird abzugrenzen sein, wann man auch Stichverletzungen zu revidieren hat.

Denck, Wien: Dieser Meinung müssen wir ja alle sein.

Strickner, Wien: Man muß zwei Dinge sehen. Das eine ist bei der Schußverletzung, durch welche Art Schuß die Verletzung hervorgerufen wurde. Ob das eine einfache, kleinkalibrige Pistolenwaffe ist, oder ob es eine Gewehrverletzung ist mit Hochrasanzmunition. Das zweite ist angesprochen, Herr Vecsei, bei den perforierenden oder penetrierenden Verletzungen. Die amerikanischen Kollegen verlassen sich nicht mehr nur darauf und sagen, daß das das Gelbe vom Ei ist, sondern heute geht man sehr wohl auch in den Zentren an die Computertomographie heran und macht diese sowohl mit Leeraufnahme, als auch mit intestinaler Kontrastmittelfüllung. Und diese haben eine sehr hohe Aussagekraft heutzutage und deshalb trauen sich die auch eher, konservativ und nur elektiv selektiv operativ vorzugehen.

Sarvary, Budapest: Vom gerichtsmedizinischen Gesichtspunkt – ich erinnere nur, weil ich meine medizinische Praxis im gerichtsmedizinischen Institut begonnen habe – die meisten Verurteilungen gegen Chirurgen, nach falschen Blutgruppenbestimmungen und falschen Transfusionen, waren wegen übersehener Stichverletzungen. Ich möchte das Auditorium fragen, wer hat Erfahrungen, in welchem Prozentsatz haben Sie übersehene Stichverletzungen. Ich kann die Wahrheit sagen, auch bei uns kommt das manchmal vor, nicht bis zum Ende bemerkt, und. Zum Beispiel von der Abdomenseite in die Thoraxrichtung geht die Stichwunde, dann kommt die Komplikation, die Peritonitis oder die Mediastinits und das ist ein tödliches Ende. Zu Herrn Dr. Hertz: Mit einem 3 cm langen Taschenmesser kann man manchmal eine Stichwunde bis zur Wirbelsäule durchführen. Ich erinnere mich an meine gerichtsmedizinischen Zeiten. Darf ich Ihre Antwort haben.

Denck, Wien: Ich kann jetzt die Diskussion nicht weiterlaufen lassen zu den zwei Vorträgen. Bitte nur um ein kurzes Schlußwort der Referenten.

Maier, Wien: Ich möchte noch einmal auf mein Schlußdia zurückkommen. Wir sind der Meinung, daß die Gefahr, eine intraabdominelle Verletzung zu übersehen, eindeutig größer ist als die Komplikationsrate, die man sich einhandelt bei einer negativen Laparotomie, wie auch unsere Zahlen eindeutig gezeigt haben.

Raffezeder, Wien: Auch wir werden wahrscheinlich weiterhin die meisten unserer Schuß- und Stichverletzungen des Abdomens operativ per Laparotomie revidieren. Es sei nur noch hinzugefügt, vielleicht ließe sich doch die eine oder andere vermeiden, indem man das große Angebot der vorherigen, teils apparativen, teils klinischen Untersuchungen ausnützen kann.

Das offengelassene Abdomen in der Traumatologie

W. Hasenrath

Unfallchirurgische Abteilung, Krankenhaus St. Pölten
(Vorstand: Prim. MR. Dr. H. Hackstock), Probst-Führer-Straße 4, A-3100 St. Pölten

Eine erste und wesentliche Aussage, die ich mit Absicht und mit großem Nachdruck an den Beginn stelle, lautet: „Wir sind bestrebt, eine intraabdominelle Verletzung bei der Erstoperation definitiv zu versorgen. Und zwar nach den gültigen Regeln und Richtweisungen der Abdominalchirurgie." Das ist unsere Vorgabe und das soll unser Ziel sein. Diese Aussage steht deshalb an erster Stelle, um nicht den Eindruck zu erwecken, wir würden das offengelassene Abdomen routinemäßig anstreben. Diese Methode soll lediglich bei bestimmter und strenger Indikationsstellung angewandt werden, uns dann aber eine wertvolle Hilfe sein zur Versorgung von intraabdominellen Verletzungen.

Definition des offengelassenen Abdomens

Der an vorderster Front agierende Chirurg sieht sich immer wieder mit Situationen konfrontiert, wo eben diese angestrebte Forderung – die definitive Versorgung der Verletzung im Abdomen bei der Erstoperation – nicht erfüllt werden kann. Hier hat sich aber nun ein Vorgehen, wie es bereits in zahlreichen Arbeiten über die schwere diffuse Peritonitis und die schwere nekrotisierende Pankreatitis beschrieben wurde, ausgezeichnet bewährt: das „offengelassene Abdomen". Nach primärer Versorgung, bei der die akut lebensgefährlichen Verletzungen beherrscht werden, die definitive Versorgung aber aus verschiedenen Gründen nicht möglich ist, nach dieser Primärversorgung wird also im Hinblick auf die nötige Revision die Erstoperation so abgeschlossen, daß die Laparotomiewunde lediglich behelfsmäßig adaptiert wird.

Operationstechnik beim offengelassenen Abdomen

Die einzelnen Schritte stellen sich so dar:

- Wir laparotomieren immer median. Vorteile: Schnitterweiterung nach allen Richtungen möglich. Revision des gesamten Abdomens möglich.
- Die primäre Versorgung der Verletzungen wird durchgeführt. Wir verstehen darunter: Das Abwenden der akuten und lebensgefährlichen Situation (zum Beispiel Blutungen stillen, Leberrupturen versorgen, Darmrupturen sanieren, etc.).
- Setzen von Drainagen und wenn nötig Tamponade mit großen Bauchtüchern (zur Beherrschung von schwer- oder unstillbaren Restblutungen).
- Lagerung der Dick- und Dünndarmschlingen und des großen Netzes.
- Abdeckelung des Bauchraumes mit Folie oder großem Bauchtuch zur Verhinderung des Vorfalles von Darmschlingen.

Hefte zu „Der Unfallchirurg", Heft 239
W. Buchinger (Hrsg.)
© Springer-Verlag Berlin Heidelberg 1994

- Nun erfolgt die Adaptation der Bauchdecke mit meist 2 Platzbauchnähten. Wir verwenden nicht den Reißverschluß, Spezialfolien aus Silikon oder den Verschluß mit Drainageschläuchen.
- Weiterbetreuung des Patienten auf der Intensivstation – relaxiert und beatmet.
- Planrevision nach 24–48 h.

Vorteile des offengelassenen Abdomens

- Der intraoperative Blutverlust wird minimiert.
- Die Operationszeit wird deutlich verkürzt.
- Die neuerliche Eröffnung des Bauchraumes ist vorprogrammiert mit folgenden Vorteilen: Die psychologische Barriere des Chirurgen fällt weg. Der Operateur wird von der schwierigen Entscheidung, ob überhaupt und wann relaparotomiert werden muß, befreit. Der Zeitpunkt für die definitive Versorgung kann günstig gewählt werden. Der Chirurg der Wahl kann beigezogen werden. Die Übersichtlichkeit des Operationsgebietes ist deutlich besser.

Durch dieses Vorgehen scheint uns die Chance für einen guten Ausgang unübersichtlicher schwerer intraabdomineller Verletzungen deutlich besser.

Beispiele für die Indikation des offengelassenen Abdomens

- Die Blutung: Wir verstehen darunter die unübersichtliche und die nicht definitiv zu stillende Blutung.
- Die Leberverletzung: Wir verstehen darunter, daß die Versorgung schwerer Leberverletzungen möglichst einfach und sicher sein soll, um den Patienten nicht unnötig zu gefährden. Dies gelingt meist nur zweizeitig.
- Unsichere Darmdurchblutungsverhältnisse, die einen Second look erfordern.
- Ungenügend erzielbare Übersichtlichkeit.
- Große Hämatome, diffuse Blutungen und die Zahl und die Art intraabdomineller Verletzungen drängen dem Chirurgen gewissermaßen einen Second look auf.
- Verlagerung aufwendiger rekonstruktiver Maßnahmen zum bestgünstigsten Zeitpunkt.

Anzahl der eigenen Fälle

Von 217 operativ versorgten Bauchverletzungen zwischen 1984 und 1990 haben wir 18 Patienten im Sinne des offengelassenen Abdomens behandelt. Bei exakter Indikationsstellung sahen wir durch die zwei- und mehrzeitige Versorgung des traumatisierten Abdomens im Sinne des offengelassenen Abdomens für unsere Patienten keine Nachteile.

Zusammenfassung

Das offengelassene Abdomen im Rahmen des schweren, unübersichtlichen Abdominaltraumas bietet uns eine sehr gute *Methode*, den Weiterverlauf in den Griff zu bekommen. Der Chirurg muß binnen kurzer Zeit neuerlich revidieren. Er kann die aktuelle Situation objektiv beurteilen, ohne Zeitverzögerung weiterführende Operationen anschließen, sich anbahnende Komplikationen rechtzeitig beseitigen, und die menschlich erklärbaren Verzögerungsmöglichkeiten zu einer nötigen Relaparotomie fallen weg.

Wir sind fest davon überzeugt, daß mit dem offengelassenen Abdomen dem Chirurgen eine sehr gute Methode zur Verfügung steht, mit der er Abdominalverletzungen, die bei der Erstoperation nicht in den Griff zu bekommen sind, nun erfolgversprechend weiterführen und endlich zu einem guten Ausgang bringen kann.

Die Etappenlavagetherapie des Abdomens beim traumatologischen Patienten

T. Mayrhofer[1], A. Greslehner[2], K. Gorz[1], P. Razek[1] und R. Schmiederer[1]

[1] Chirurgische Abteilung des Krankenhauses der Stadt Wien Floridsdorf
(Vorstand: Prim. Dr. Ch. Armbruster), Hinaysgasse 1, A-1210 Wien
[2] Lorenz-Böhler-Krankenhaus der Allgemeinen Unfallversicherungsanstalt
(Ärztlicher Leiter: Prim. Prof. J. Poigenfürst), Donaueschingenstraße 13, A-1200 Wien

Die schwere diffuse Peritonitis ist ein Krankheitsbild mit hoher Letalität. Als prognostisch besonders ungünstig gilt die postoperativ aufgetretene Form derselben. Die Bemühungen um eine Verbesserung der Behandlungsergebnisse durch Einsatz aggressiverer lokaler Therapiestrategien wie Laparostoma, kontinuierliche Peritoneallavage oder Etappenlavage setzten vor nunmehr gut einem Jahrzehnt ein. Daß diese mittlerweile schon nicht mehr als neu oder modern zu bezeichnenden Konzepte nach wie vor von einer allgemeinen Akzeptanz und Verbreitung entfernt sind, davon konnte man sich nicht zuletzt vor knapp einem Jahr an diesem Ort anläßlich eines internationalen Kongresses überzeugen („The Open Packing-Laparostomie"/Kongresshaus Salzburg Oktober 1989). Auf mögliche Ursachen dafür kann hier nicht näher eingegangen werden.

An der allgemeinchirurgischen Abteilung am Krankenhaus Wien-Floridsdorf wird – nach vorangegangenem Einsatz unterschiedlicher offener Therapieformen – seit 1985 konsequent das Konzept der Etappenlavage bei der schweren diffusen Peritonitis verfolgt.

Die Etappenlavage – synonym „geplante Relaparotomie" –, deren Eckpfeiler die tägliche Reoperation mit intraoperativem Débridement und Lavage und der Ersatz der

Hefte zu „Der Unfallchirurg", Heft 239
W. Buchinger (Hrsg.)
© Springer-Verlag Berlin Heidelberg 1994

postoperativen Bauchdeckennaht durch Einnaht eines individuell anpaßbaren Zipp-verschlusses auf Faszienniveau sind, wurde in dieser Form von Teichmann 1979 ein-geführt. Ergebnisse wurden ab 1982 publiziert. Unsere eigenen Erfahrungen mit der Methode erstrecken sich auf mittlerweile ca. 80 Patienten und rund 750 Lavagen.

Im Zuge konsiliarchirurgischer Tätigkeit im Unfallkrankenhaus Lorenz Böhler wurde diese Behandlungsstrategie in Einzelfällen am traumatologischen Krankengut angewandt. Von diesen Patienten soll hier berichtet werden, wobei einer dieser Krankheitsverläufe etwas ausführlicher geschildert sei.

Kasuistik

Die damals 46 jährige Patientin verunfallte am 4.9.89 im Rahmen eines Pkw-Frontal-zusammenstoßes in Jugoslawien. Für die zur Diskussion stehende Thematik interes-siert der abdominelle Aspekt des erlittenen Polytraumas, nämlich eine Ruptur des Colon ascendens. Die Versorgung dieser Läsion erfolgte im Regionalkrankenhaus und bestand aus einer Laparotomie mit Naht und teilweiser Vorverlagerung der Ko-lonverletzung als doppelläufiges Stoma. Mittels Ambulanzflug erfolgte am 8.9. die Verlegung an die Intensivstation des UKH Lorenz Böhler. Am 11.9. mußte wegen zunehmender respiratorischer und zirkulatorischer Insuffizienz relaparotomiert wer-den, wobei eine diffuse fibrinös eitrige Peritonitis bei Leckage der Kolonwand im Be-reich der primären Rupturstelle angetroffen wurde. Es wurde eine rechte Hemikol-ektomie mit Ileotransversostomie, ausgiebiger intraoperativer Lavage mit Kochsalz-lösung und provisorischem Bauchdeckenverschluß mit Zipp im Sinne des Etappenla-vagekonzeptes vorgenommen.

Ein Staging nach dem Mannheimer Peritonitis-Index ergab zu diesem Zeitpunkt eine Punktezahl von 34, die die erhebliche Schwere des Krankheitszustandes eini-germaßen objektiv beschreibt. Die Kurve in Abb. 1 zeigt die prognostizierte Wahr-scheinlichkeit eines letalen postoperativen Verlaufes in Abhängigkeit zur Punktezahl.

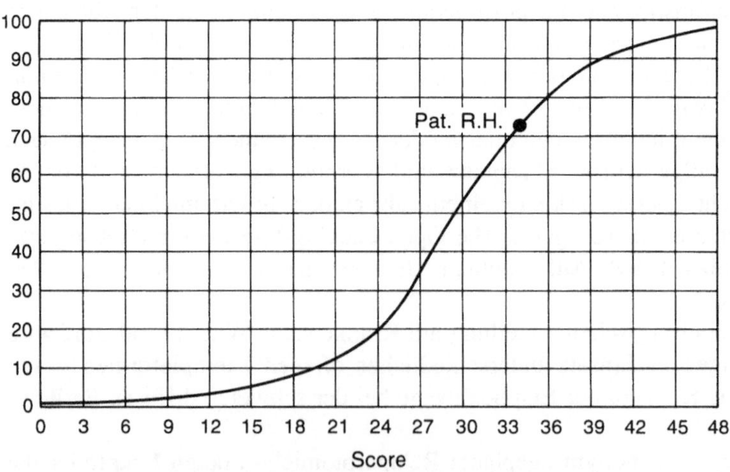

Abb. 1. Mannheimer Peritonitisindex. Prognostische Wahrscheinlichkeit für postoperativen Exitus (%) [nach M.M. Lindner et al.: Chirurg 58:84]

Die Etappenlavage wurde mit täglichen Reoperationen protokollgemäß ausgeführt, wobei es nach anfänglicher Erholung der Patientin ab dem dritten postoperativen Tag wiederum zu einer deutlichen allgemeinen Verschlechterung kam. Korrespondierend damit mußte im Rahmen der täglichen Inspektionen eine zunehmende Mangeldurchblutung weiter Dünndarmabschnitte festgestellt werden, die schließlich am 7. postoperativen Tag das Vollbild der hämorrhagischen Infarzierung des gesamten Ileums und erheblicher Teile des Jejunums erreichte. Dieser Befund zwang zur subtotalen Dünndarmresektion mit Verbleib eines etwa 80 cm langen proximalen vitalen Jejunumabschnittes. Berücksichtigt man die vom Zeitpunkt der Zutransferierung gerechnet notwendige kumulative Flüssigkeitsbilanz von plus 45 l und die wiederum bestehende diffuse bakterielle Peritonitis, so wird verständlich, daß jetzt erhebliche operationstechnische Schwierigkeiten auftraten: Der Restdünndarm war dermaßen rigid und ödematös verändert, daß eine Ausleitung des freien Endes durch die massiv verdickte Bauchwand nicht gelang und selbst ein provisorischer Bauchdeckenverschluß mit dem breitesten verfügbaren Zipp-Verband nicht möglich war. Immerhin konnte das freie Dickdarmende als endständiges Transversostoma lege artis angelegt werden. Das Abdomen wurde somit zwangsläufig völlig offen gelassen, die etwa 20 cm über das Hautniveau vorragenden Dünndarmrestanteile mit feuchten Tüchern abgedeckt, über das in der Wunde liegende Jejunumende wurde ein Kolostomiebeutel zur notdürftigen Sekretableitung gestülpt.

Die Ursache der venösen Durchblutungsstörung war auch durch die pathologisch-anatomische sowie histologische Aufarbeitung des Präparates nicht eindeutig festzustellen. Eine Beteiligung der mesenterialen Venenstämme und größeren Seitenästen war auszuschließen.

Am Tag darauf gelang es im Zuge der nächsten Reoperation immerhin, das Jejunum als endständiges Stoma durch die Haut auszuleiten und einen Zipp einzunähen, womit wieder Standardbedingungen geschaffen waren. Nach insgesamt 28 Etappenlavagen mit schrittweiser Verkleinerung des Laparostomas und entsprechender, mit Rückshifting der überschüssigen Flüssigkeitsmengen verbundener Erholung der Patientin, konnten die Bauchdecken am 11.10 durch direkte einreihige allschichtige Naht unter Offenbelassen der Haut verschlossen werden. Die Extubation erfolgte am 20.10., was eine Gesamtbeatmungsdauer von 47 Tagen ergibt.

Die in der Folge vorgenommene Rekonstruktion der Darmkontinuität verlief ebenfalls nicht komplikationsfrei: Eine operationsbedürftige akute Cholezystitis bei neu aufgetretener Lithiasis der Gallenblase und -wege, eine konservativ behandelbare Duodenalfistel sowie das Kurzdarmsyndrom beeinträchtigten den Heilungsverlauf.

Wenn auch die Behandlung ihre allzu deutlichen Spuren hinterlassen hat, so führt die Patientin doch heute wieder ein normales Leben. Anläßlich dieser Nachuntersuchung im Mai 1990, 9 Monate nach dem Unfall, war die Bauchdecke stabil, ohne Hinweis auf einen Narbenbruch und voll belastbar.

Hier ein Überblick über das spezifische Patientengut des Lorenz Böhler Krankenhauses (Tabelle 1):

Bei den Patienten 2 und 3 handelte es sich um posttraumatische diffuse Bauchfellentzündungen bei verzögert diagnostizierter gastrointestinaler Perforation, die übrigen 3 Fälle waren postoperative diffuse Peritonitiden. Der durchwegs hohe Index rechtfertigt in allen Fällen die Einstufung als schwere Peritonitis. Die Anzahl der notwen-

Tabelle 1. Etappenlavage (Krankengut UKH Lorenz Boehler)

Patient	Diagnose	MPI	EL	Ergebnis
M.I., w, 47 a	St. p. Splenektomie, Nekrose der gr. Magenkurvatur	32	10	Heilung
J.G., 2, 23 a	stumpfes Bauchtrauma Magenperforation	32	10	Heilung
S.G., m, 25 a	stumpfes Bauchtrauma Ileumperforation	26	4	Heilung
R.H., w, 46 a	Kolonruptur, sek (sept?) Mesenterialvenenthrombose	34	28	Heilung
K.S., m, 57 a	Bauchschuß, Pankreatitis	32	3	Heilung

digen Lavageoperationen lag zwischen 3 und 28. Obwohl selbstverständlich an Hand dieser geringen Fallzahl der Wert der Methode nicht demonstrierbar ist, sieht man doch, daß wenigstens bei diesen Patienten der Erfolg den erheblichen Aufwand letztlich gerechtfertigt hat.

Gestatten Sie mir abschließend noch einige kurze Überlegungen zur eingangs erwähnten Skepsis, die dieser Etappenlavagetherapie noch vielfach entgegengebracht wird.

Eine in jüngster Zeit vielfach diskutierte Komplikation der offenen Peritonitisbehandlung sind spontan und multipel auftretende Dünndarmfisteln im Bereich eines granulierenden Laparostomas, die für den Chirurgen ernste therapeutische Probleme aufwerfen und den positiven Ausgang einer primär erfolgreichen Peritonitisbehandlung noch in Frage stellen können. Unserer Erfahrung nach ist diese Komplikation durchaus vermeidbar, hält man sich strikt an das standardisierte Operationsprinzip, zu dem die Einlage einer Plastikfolie unter den Zippverband gehört, deren Aufgabe unter anderem die Vermeidung von Verwachsungen zwischen Darmschlingen und ventraler Bauchwand ist. Bei konsequentem Vorgehen ist zudem in den meisten Fällen, wie auch bei allen hier vorgestellten Patienten, nach Sanierung der Peritonitis ein direkter stabiler Bauchdeckenverschluß möglich, ein Faktor, der für die vollständige Rehabilitation von großer Bedeutung ist.

Zusammenfassend halten wir die Etappenlavage für eine, bei entsprechend korrekter und konsequenter Durchführung sichere und wirkungsvolle Therapie, die, wie gezeigt, in entsprechend gelagerten Fällen auch am traumatologischen Krankengut eine wesentliche Bereicherung der Behandlungsmöglichkeiten darstellt.

Diskussion

Sturm, Hannover: Noch eine Bemerkung zum offenen Abdomen. Es kann bei den Verletzungen, die wir vorhin diskutiert haben, der Zone III, mit massivem retroperitonealen Hämatom notwendig sein, das Abdomen zu öffnen, um den Patienten beatmen zu können. Denn durch das sich Selbsttamponieren der retroperitonealen Hämatome kann ein so hoher intraabdomineller Druck entstehen, daß eine Beatmung nahezu unmöglich ist. Das ist eine indirekte Indikation zu dieser Maßnahme.

Denck, Wien: Fragen zu Herrn Hasenrath?

Poigenfürst, Wien: Wenn ich Sie richtig verstanden haben, dann haben Sie den Allgemeinchirurgen bei der zweiten Relaparotomie erst dazugenommen. Stimmt das?

Hasenrath, St. Pölten: Bei der dritten.

Poigenfürst, Wien: Ich hätte ihn mir schon bei der Second-look-Operation dazugenommen.

Denck, Wien: Herr Mayrhofer, wie oft lavagieren Sie und in welchen Abständen?

Mayrhofer, Wien: Zunächst in täglichen Abständen und gegen Ende der Behandlung unter Umständen, wenn also bei der täglichen Reoperation keine Fibrinausschwitzung, kein trübes Sekret gefunden wird, in zweitägigen Abständen, bis dann definitiv verschlossen werden kann. Wobei auch die Annäherung der Bauchdecken unter Umständen einen Bauchdeckenverschluß noch verhindern kann, wenn das Abdomen an sich sauber ist.

Denck, Wien: Ich glaube, daß ist sehr wichtig, denn man ist überrascht, wenn man einen größeren Zwischenraum läßt, wie rasch die Darmschlingen untereinander verwachsen und zu sekundären Komplikationen führen. Dieser Hinweis ist noch sehr wichtig gewesen.

Hefte zu „Der Unfallchirurg", Heft 239
W. Buchinger (Hrsg.)
© Springer-Verlag Berlin Heidelberg 1994

IV. Gefäßverletzungen

Verletzungen intraabdominaler Gefäße beim Bauchtrauma

H. Denck

I. Chirurgische Abteilung des Krankenhauses der Stadt Wien-Lainz
(Vorstand: Prof. Dr. H. Denck), Wolkersbergenstraße 1, A-1130 Wien

Es ist jetzt fast ein viertel Jahrhundert her, als mich eines Nachts mein Freund Poigenfürst in das alte Unfallkrankenhaus in der Webergasse gerufen hat, zu einem Patienten, der beim Drachenfliegen abgestürzt ist, sich die Urethra zerrissen hatte und ein akutes Abdomen bestand. Er hatte ihn laparotomiert, fand ein großes pulsierendes retroperitoneales Hämatom. Man hat mich dann aus Lainz gerufen und wir haben dann das hintere Peritoneum gespalten und es war ein fast totaler Ausriß der A. mesenterica superior. Wir konnten das nähen und ohne weitere Komplikationen von seiten des Darms ist der Patient nach 9 oder 10 Tagen nach Hause entlassen worden. Gleichzeitig wurde auch die Urethraruptur erfolgreich vom Urologen Floth versorgt. Das war der erste Fall, der über eine erfolgreiche Rekonstruktion einer fast zerrissenen A. mesenterica superior publiziert wurde. Damals hatten wir auch eine Arbeit von Spohn und Schreiber zitiert, die über ein 7jähriges Kind berichtet haben, wo sie sich nach Ligatur zu einer subtotalen Darmresektion entschließen mußten. Dieses Kind ist postoperativ natürlich in der weiteren Entwicklung und das ganze bisherige Leben beeinträchtigt gewesen (Kurzdarmsyndrom). Das gibt mir Anlaß anzumerken, daß man sich bei solchen Verletzungen bemühen muß, so viel Darm wie möglich zu erhalten.

Bei einem anderen Fall, wo wir nicht direkt nähen und anastomosieren konnten, mußte ein Veneninterponat durchgeführt werden. Was zeigt uns die Angiographie? Riolan-Anastomose im akuten Stadium. Das heißt, die A. mesenterica superior war verschlossen. Es war ein Intimariß mit einer akuten Thrombose.

Die gefäßchirurgischen Möglichkeiten sind die Reimplantation oder die zentrale Ligatur und der Bypass (Saphenatransplantat) von der Aorta zur Mesenterica superior. Wichtig ist es – und das ist für jedes akute Abdomen, auch das traumatologische und speziell nach Gefäßrekonstruktionen von Darmgefäßen wichtig –, den Laktatspiegel zu kontrollieren. Funktioniert die Rekonstruktion, dann sinkt das ursprünglich erhöhte Laktat sehr rasch ab. Ist das nicht der Fall, dann muß ein Second look durchgeführt und entsprechende ischämische Darmabschnitte reseziert werden. Damit soll das Laktat wieder zur Norm sinken. Erfolglos ist man, wenn das Laktat weiter ansteigt, was dann zur nochmaligen Operation zwingen kann, wenn der hohe Laktatspiegel nicht durch andere größere Organzertrümmerungen erklärbar ist. Eine nicht ganz seltene Folge scharfer Verletzungen ist das traumatische (falsche) Aneurysma großer Arterien z.B. der A. hepatica. Man wird resezieren und ebenfalls mittels Veneninterponat interponieren. Wir konnten 3 derartige Fälle erfolgreich operieren.

Hefte zu „Der Unfallchirurg", Heft 239
W. Buchinger (Hrsg.)
© Springer-Verlag Berlin Heidelberg 1994

Einmal war es nicht möglich, eine Rekonstruktion durchzuführen. Ich habe diesem Patienten die A. hepatica und die V. portae resezieren müssen. Es kam zu einer Teilsequestration der Leber, aber der Patient hat schließlich nach 3 Monaten mit einer guten Kollateralisation von der Kapsel aus überlebt. Ich sage das, daß man manchmal aus dieser Situation auch beim besten Willen nicht herauskommen kann. Das zur A. hepatica. Zur Not kann man hier auch einmal ligieren wenn die A. hepatica zentral verletzt ist, da über die A. gastroduodenalis die Leber weiter perfundiert wird.

Wir haben nicht so viele Gefäßverletzungen im Abdomen, daß wir Statistiken machen können. Aus amerikanischen Publikationen geht die Altersverteilung der Gefäßverletzungen hervor (viele Jugendliche), wobei diese Gefäßverletzungen vorwiegend durch Stich- oder Schußverletzungen bedingt sind. Die Abhängigkeit der Prognose hängt natürlich mit dem Schockausmaß (nach den Schockparametern) zusammen. Die Mortalität steigt, je älter der Patient und je größer der Schock ist. Es ist den Traumatologen nicht neu, daß mit der steigenden Zahl der notwendigen Transfusionen die Mortalität ansteigt.

Der systolische Blutdruck bei der Aufnahme spielt ebenfalls für die Prognose eine große Rolle, überhaupt wenn der Patient schon mit Herzstillstand kommt. Bis zu 100% Mortalität in diesen Fällen. Wenn wir uns die Lokalisation ansehen, so haben wir die höchste Mortalität natürlich bei der Aorta, aber auch den Iliakalarterien und bei der oberen Mesenterialarterie, Renalarterien immerhin über 60% Mortalität. Polytraumatisierte haben natürlich die höchste Mortalität, wenn auch nicht immer durch die Gefäßverletzung.

Zur Niere: Es wird ein Fall mit beidseitiger posttraumatischer Nierenarterienthrombose, die erst nach 18 h erkannt und operiert wurde, vorgestellt, und zwar mit einem Bypass rechts und mit einer Interposition links. Die Kontrollangiographien zeigen die Nieren beidseits voll perfundiert, keine postoperativen Schwierigkeiten trotz 18 h Nierenischämie. Man sollte es also immer versuchen.

Ein Wort noch zu den Verletzungen der Lebergefäße. Der höchste Anteil von posttraumatischer Hämobilie ist durch gleichzeitige Verletzung der Lebergefäße und Gallenwege traumatisch bedingt, meist ist nach angiographischer Abklärung eine partielle Leberresektion notwendig. Die Hauptursache von Leberarterienaneurysmen ist ebenfalls das Trauma, die perkutane Transkathetertherapie (Embolisierung) ist heute die Therapie der Wahl.

Ein schweres Problem sind Beckenfrakturen mit Verletzungen der Beckengefäße, häufiger an den Venen, seltener an den großen Arterien. Große Blutaustritte zwingen zu einem Embolisierungsversuch. Die großen Beckenarterien müssen gefäßchirurgisch rekonstruiert werden.

Aortenverletzungen treten in verschiedenen Formen des inkompletten Abrisses oder des Intimarisses mit Thrombosenauflagerung auf. Die Versorgung wird selten durch direkte Naht der Aorta möglich sein, höchstens bei Stichverletzungen. Suprarenal muß mitunter ein Stück Prothese interponiert werden. Wenn kein Darm verletzt ist, dann mit Kunststoff. Wenn der Darm verletzt ist, empfiehlt es sich, die V. femoralis einer Seite zu entnehmen und diese zunächst als autologes Transplantat einzusetzen und die V. femoralis durch die V. saphena zu ersetzen. Man soll auch nicht durch primäre Nähte Stenosen erzeugen, sondern lieber eine Patchplastik durchführen. Man sollte bei diesen Eingriffen im suprarenalen Abschnitt der Aorta, wo man auch die

Nierenarterien abklemmen muß, am besten unter dem Einsatz einer transfemoralen Perfusion operieren. Wichtig ist bei den zu erwartenden großen Blutverlusten mit einem Cellsaver zu operieren. Um die Blutung primär unter Kontrolle zu bringen, ist die Einführung eines großkalibrigen Ballonkatheters, auch nach proximal, erforderlich. Diskutiert wird auch das Prälaparostoma, d.h. Thorakotomie links und rasche Abklemmung der thorakalen Aorta. Winzig publizierte günstige Erfahrungen. Er hat bei 26 schwerstschockierten Patienten immerhin 14 Überlebende, was man sonst in dieser Risikogruppe nicht gehabt hätte.

Venenverletzungen: Die V. cava inferior, durch Stich verletzt, kann direkt genäht werden. Man darf nicht vergessen, daß der Stich durch die Vorder- und Hinterwand gehen kann. Man muß die V. cava also unbedingt umdrehen. Das läßt sich an der V. cava viel leichter als an den Arterien machen. Gelegentlich müssen wir auch einen Ersatz von Venen im kleinen Becken, also einer Beckenvene durchführen, wie wir es zweimal gemacht haben, um kein postthrombotischen Syndrom zu bekommen.

Wir überblicken derzeit ein Krankengut von 17 gefäßchirurgischen Eingriffen nach Trauma (oft konsiliariter an einem Unfallkrankenhaus operiert). 12 Erfolgen stehen 5 Mißerfolge gegenüber, was bei diesen schweren, ansonsten zu nahezu 100% Mortalität führenden Verletzungen eigentlich ein gutes Ergebnis ist. Es sollte daher grundsätzlich bei jedem Verdacht auf traumatische intraabdominelle Gefäßverletzung eine Angiographie durchgeführt werden, um bei gesicherter Diagnose sofort nach Schockbekämpfung zu operieren.

Die verkannte stumpfe Bauchschlagaderverletzung

G. Wozasek[1], K. D. Moser[2] und R. Jaskulka[1]

[1] II. Universitätsklinik für Unfallchirurgie (Vorstand: Prof. Dr. P. Fasol), Spitalgasse 23, A-1090 Wien
[2] Abteilung für Unfallchirurgie, A. ö. Landeskrankenanstalten Salzburg
(Vorstand: Prof. Dr. M. Wagner). Müllner Hauptstraße 48, A-5020 Salzburg

Einleitung

Die Fortschritte auf dem Gebiet des Rettungswesens und der akutmedizinischen Versorgung haben die gedeckte, abdominale Aortenruptur zunehmend zu einem klinischen Problem gemacht. Sie bedeutet nicht nur quo ad vitam eine schwerste Bedrohung, sondern stellt hinsichtlich Diagnostik und den daraus resultierenden, therapeutischen Konsequenzen eine folgenschwere Verletzung dar. An Hand von vier eigenen Beobachtungen sollen diese Schwierigkeiten gezeigt werden.

Hefte zu „Der Unfallchirurg", Heft 239
W. Buchinger (Hrsg.)
© Springer-Verlag Berlin Heidelberg 1994

114

Patienten

Ein 37jähriger Mann wurde zwischen den Waggonpuffern eingeklemmt. Zum Zeitpunkt der Einlieferung bestand eine Defense der Bauchdecke mit paraumbilikalen Hauteinblutungen. Fehlende Leistenpulse bei schockiertem Kreislaufzustand ergaben die sofortige Indikation zur Aortographie, welche einen Kontrastmittelstop in Höhe des 2. Lendenwirbelkörpers zeigte (Abb. 1 a). Durch die umgehende Laparotomie konnte erfolgreich die inkomplette, totale Ruptur versorgt werden (Abb. 1 b). Bedingt durch das intakte Peritoneum entstand die lebensrettende Selbsttamponade der Blutung.

Ein zunächst unversehrtes Bauchfell bestand wahrscheinlich bei jenem Patienten, bei dem sich sechs Tage nach dem PKW-Unfall ein mäßiger Kontrastmittelaustritt aus der infrarenalen Aorta darstellte (Abb. 2). Die stabilen Kreislaufparameter veranlaßten zu einem konservativen Vorgehen. Am 18. Tag kam es plötzlich zu einem schweren Blutungsschock. Im Rahmen der Laparotomie fiel eine enorme Vorwölbung retroperitoneal auf mit einem 2 cm langen Einriß an ihrer Kuppe, aus dem es arteriell blutete. Die quere, inkomplette Ruptur wurde erfolgreich mit einer Prothese überbrückt.

Die klinischen Zeichen einer abdominellen Aortenverletzung können sich verzögert über Wochen bis Jahre entwickeln [1, 5]. Eine Erklärung dafür ist die partielle

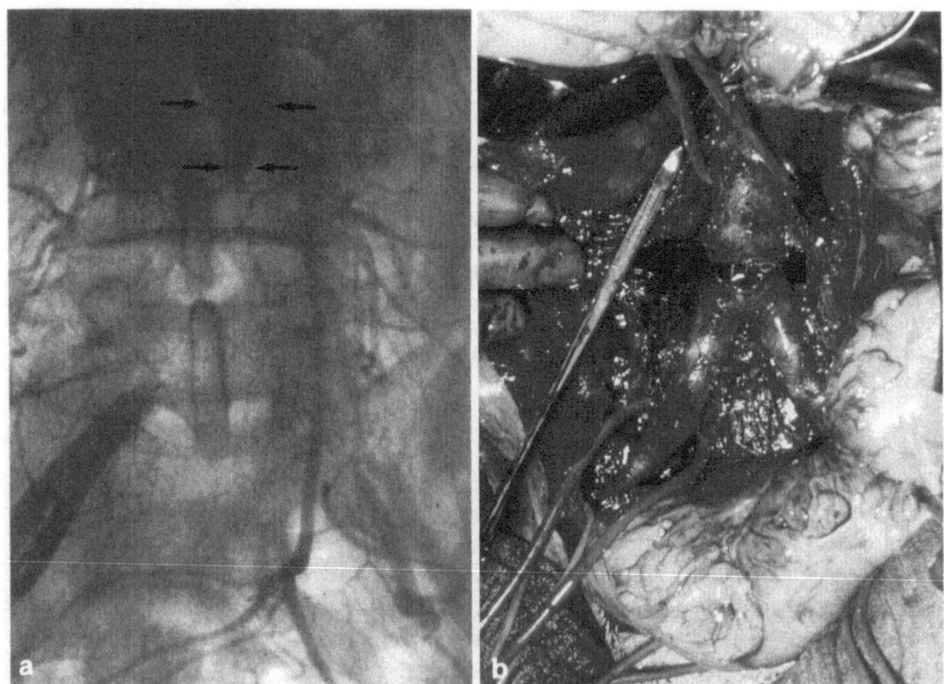

Abb. 1. a Aortographie eines 37jährigen Patienten, der zwischen Waggonpuffern eingeklemmt wurde; kompletter Kontrastmittelstop in Höhe des 2. Lendenwirbelkörpers (*Pfeile*). **b** Intraoperativer Situs zeigt inkomplette, totale Ruptur

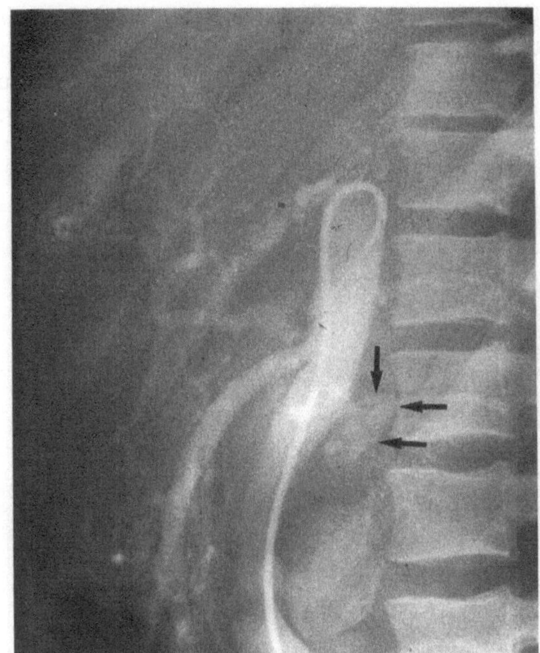

Abb. 2. Aortographie eines 21jährigen Patienten am 6. Tag nach PKW-Unfall zeigt Kontrastmittelaustritt infrarenal (Differentialdiagnose: Aortenverletzung oder Einriß einer Lumbalarterie)

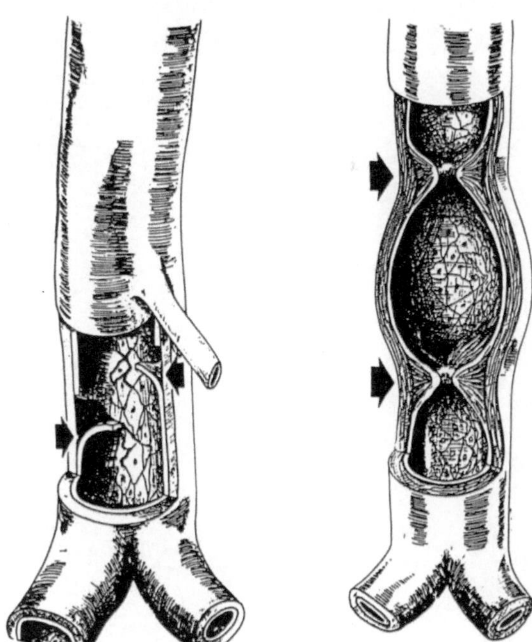

Abb. 3. (*links*) Skizze einer traumatisch bedingten Intimalappendissektion im Bereich der Bifurkation
Abb. 4. (*rechts*) Skizze einer traumatisch bedingten Gefäßstriktur als Folge eines intramuralen Hämatomes

Okklusion des Gefäßlumens durch losgerissene Intimalappen oder intramurale Hämatome, wie beispielsweise bei dieser 49jährigen, polytraumatisierten Patientin (Abb. 3 und 4). Die eingeschränkte Gehleistung wurde zunächst auf die Beckenosteosynthese zurückgeführt. Bedingt durch die schwachen, peripheren Pulse erfolgte ein Angiogra-

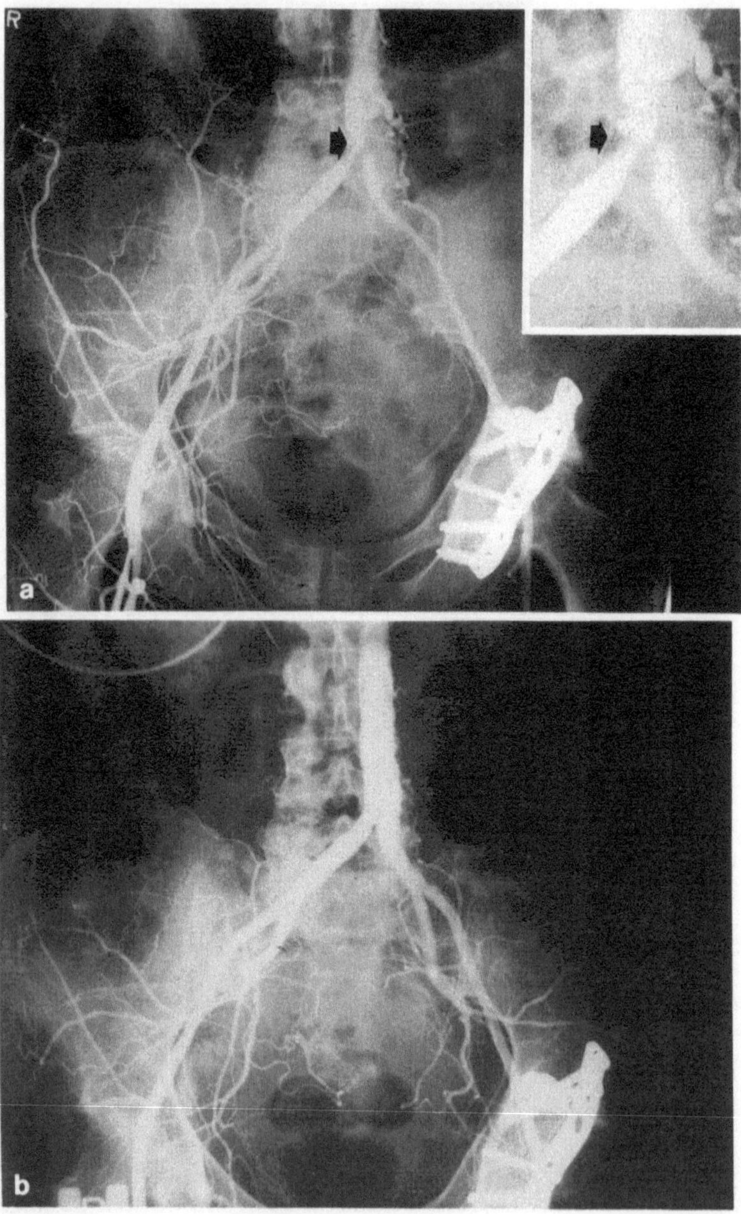

Abb. 5. a 49jährige polytraumatisierte Patientin mit Leber- und Milzruptur und zentraler Hüftluxation. Einschränkung der Gehleistung während der Rehabilitation auf 40 m. 2 Jahre nach dem Unfall erfolgt eine Angiographie, die einen inkompletten Verschluß im Bereich der Aortengabel aufzeigt. **b** Kontrollangiographie nach Endarteriektomie und Patchplastik

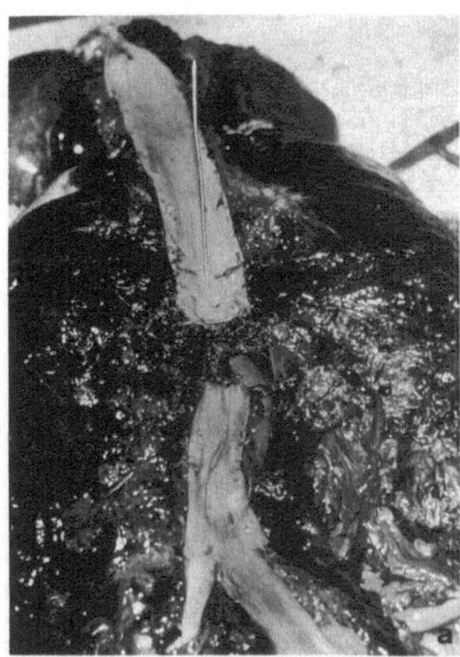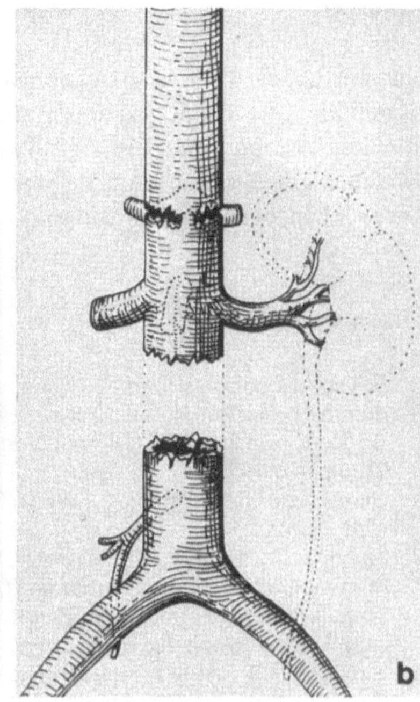

Abb. 6. a Obduktionsbefund eines 35jährigen Patienten nach PKW-Unfall: Die Aorta ist in ihrem gesamten Verlauf von dorsal aufgeschnitten, wobei eine Sonde im Truncus coeliacus steckt. Es besteht eine totale, circumferentielle Aortenruptur mit Gefäßstumpfdehiszenz von ca. 3 cm. **b** Skizze des Aortenobduktionsbefundes

phie, die eine subtotale Stenose an der Bifurkation aufzeigte (Abb. 5 a). Eine lokale Endarteriektomie und Patchplastik führte zur Beschwerdefreiheit (Abb. 5 b).

Eine Paralyse der unteren Extremität nach einem Autoüberschlag wurde fälschlicherweise auf die Wirbelfraktur des 1. Lendenwirbels zurückgeführt [6]. 10 h nach der Aufnahme trat ein Blutungsschock auf mit abdomineller Symptomatik und es kam zum Exitus in tabula. Die Obduktion ergab eine totale zirkumferentielle, infrarenale Ruptur mit 3 cm Gefäßstumpfdehiszenz (Abb. 6).

Diskussion

Die gedeckte Abdominalruptur wurde zunächst bei drei von vier Patienten verkannt. Dabei wirkt das intakte Retroperitoneum selbsttamponierend auf die Gefäßverletzung [3, 7]. Erst mit dem Durchbruch in die Bauchhöhle entsteht der lebensbedrohliche Blutungsschock. Weiter kann sich nach einer umschriebenen Gefäßwandläsion eine Aortenthrombose oder sich aus einem intramuralen Hämatom über Jahre eine Striktur entwickeln [2, 4, 7].

Resümee

Nur ein hohes Maß an Argwohn, Erkennung bestimmter klinischer Symptome und letztendlich die Angiographie ermöglichen die rasche Diagnose der stumpfen, abdominellen Aortenruptur. Eine großzügig gestellte Indikation zur Gefäßdarstellung erscheint der wesentliche Ansatzpunkt zur Verbesserung der prognostischen Aussichten dieser lebensbedrohlichen Blutung zu sein.

Literatur

1. Bayer A, Löbbecke F (1981) Traumatische subadventielle Innenschichtruptur der Aorta abdominalis bei Autounfall mit angelegtem Sicherheitsgurt. Chir Praxis 29:349
2. Borja A, Lansing AM (1970) Thrombosis of the abdominal aorta caused by blunt trauma. Trauma 10:499
3. Carstensen G, Heinrichs L (1965) Traumatische Aortenrupturen. Langenbecks Arch Klin Chir 309:415
4. Macbeth A, Malone JM, Novton LW, Peltier LF (1982) Paralysis and aortic thrombosis following blunt abdominal trauma. Trauma 22:591
5. Tomatis LA, Doornbos FA, Beard JA (1968) Circumfarential intimal tear of aorta with complete occlusion due to blunt trauma. Trauma 8:1096
6. Wozasek GE (1984) Abdominale Aortenruptur nach stumpfem nicht penetrierenden Bauchtrauma. Unfallheilkunde 87:126
7. Zehnder MA (1966) Geschlossene traumatische Aortenruptur. Schweiz Med Wochenschr 96:196

Diskussion

Sturm, Hannover: Es geht noch einmal um die Okklusion der Beckenarterien. Herr Professor Denck, Sie sprachen, wenn ich das richtig verstanden habe, auch über die Embolisation der A. iliaca interna. Ist das eventuell nicht hinreichend, da so viele Anastomosen bestehen, daß es weiter bluten kann?

Denck, Wien: Ich wollte etwas abkürzen. In dem einen Fall, wo ich die Bilder gezeigt habe, war es auch so, daß eine sehr gute Kollateralisation von der Iliaca externa bestand und es munter weitergeblutet hat und wir operieren mußten. Das ist ein sehr wichtiger Hinweis und darum habe ich auch gesagt, daß die Embolisierung sehr erfolgreich sein kann, aber gelegentlich muß man auch operieren. Aber die Iliaca interna wird bei uns mit Spiralen verstopft, einseitig, beidseitig, wie man es eben braucht.

Vecsei, Wien: Ich habe zwei Fälle zur Hand, die schwere offene Beckenzertrümmerungen gehabt haben und dann über andere Abteilungen zu uns transferiert worden

Hefte zu „Der Unfallchirurg", Heft 239
W. Buchinger (Hrsg.)
© Springer-Verlag Berlin Heidelberg 1994

sind, nach auswärts durchgeführter Laparotomie. In beiden Fällen ist die Iliaca interna beidseits aus Verzweiflung vor diesen Blutungen ligiert worden. In beiden Fällen ist die Glutealregion komplett nekrotisch herausgefallen. Was meinen Sie, unter der Sicht dieser Umstände, zur Ligatur?

Denck, Wien: Wir haben das einmal selbst gesehen, eine ausgedehnte Glutealnekrose und müssen bei unseren Ligaturen versuchen, distal des Abganges des A. glutea zu bleiben. Auch bei den Embolisierungen, Sie haben es vielleicht sehen können, ist ja bei allen Fällen die Glutea erhalten geblieben. Wir sind also distal des Abganges des ersten Astes der Iliaca interna geblieben bei der Embolisierung. Das ist ein wichtiger Hinweis, den wir aus der Aortenchirurgie auch kennen. Wenn die Iliaca interna ausgeschaltet wird, gibt es Glutealnekrosen.

Beck, Innsbruck: Es wird in der Literatur immer wieder gesagt, daß bei beidseitigem Verschluß der Iliaca interna eine Impotenz auftrete. Ist das auch Ihre Erfahrung?

Denck, Wien: Das ist nicht bekannt nach Traumen, sondern bei Arteriosklerotikern, weil die haben meistens ihre Verschlüsse bis in die peripheren Arterien, also in die Dorsalis penis und die sind natürlich impotent. Aber wo Sie nur eine zentrale Ligatur setzen, kommt es nicht zur Impotenz.

Beck, Innsbruck: Ich kenne amerikanische Literatur, wo posttraumatisch ligiert worden ist und wo behauptet wurde, es käme dadurch zur Impotenz.

Denck, Wien: Da wäre zu diskutieren, in welchem Alter die Leute waren und wie vorher die Sache war. Ich glaube, das kann man nicht so generell sagen. Normalerweise sollte ein Jugendlicher, dem Sie einen zentralen Iliaca-interna-Verschluß setzen, nicht impotent werden. Das ist ein Kapitel, das auch in der Angiologie nicht ganz geklärt ist.

Vecsei, Wien: Es war eine Dame und es war ein Herr. Der Herr war 19 Jahre alt, beide Iliacae sind stammnahe ligiert worden und er war nach 2 Jahren nicht impotent.

Denck, Wien: Das ist erfreulich, nicht?

Fasol, Wien: Eine Wortmeldung zum Vortrag von Herrn Wozasek?

Poigenfürst, Wien: Herr Wozasek, bei Ihrem letzten Fall, den Sie gezeigt haben, habe ich nicht ganz verstanden, wieso Sie diesen Verschluß auf den Unfall zurückgeführt haben. Das war doch ein arteriosklerotischer Verschluß. Es wäre ja nach dem Trauma dann entweder eingetreten oder erst symptomatisch geworden. Zu dem letzten Thema muß ich sagen, man muß auch erfahren, ob der Patient schon vorher beim Rechtsanwalt war oder nicht.

Wozasek, Wien: Diese Patientin wurden ja primär im Irrenhaus versorgt. Ich kann mich fairerweise nur auf den Operationsbericht und auf den Gefäßchirurgen verlassen. Ich habe auch nur die Laborparameter, die wir deswegen noch einmal kontrolliert haben bei dieser Patientin und ich habe selber mit ihre gesprochen, sie hat vor diesem Unfall keine Beschwerden von seiten einer Arteriosklerose gehabt. Claudicatio-Beschwerden hat sie bis dato damals nicht angegeben – retrospektiv muß man immer dazusagen. Auch der Gefäßchirurg hatte nicht den Eindruck, daß dieser Bereich sklerotisch verändert war, sondern daß das sehr lokal – wahrscheinlich – ich sage ja, es ist letztendlich retrospektiv – auf eine traumatische Genese zurückzuführen gewesen wäre.

Fasol, Wien: Danke. Ich darf die Sitzung schließen und mich für Ihr Ausharren bedanken.

V. Verletzungen der Leber, der Gallenblase und des Pankreas

Versorgungstaktik bei Leberverletzungen

A. Priesching

Mariannengasse 28, A-1090 Wien

Beim Lebertrauma ist das unmittelbare Risiko die *Blutung* und das spätere Risiko die *Infektion*. Wir haben die Blutung zu stillen und müssen so vorgehen, daß Lebernekrosen, Abszesse, Cholangitis, letztlich die Sepsis, vermieden werden.

Infektionsquellen

- Bakterielle Kontamination
- Nekrosen von Leberanteilen
- Massenligaturen, tiefe Umstechungen, Fremdkörper
- Zwangläufige Dauerdrainagen, mangelhafte Sekretableitung
- Hohlräume nach Resektionen

Die *Versorgungstaktik* der Lebertraumen wird in Tabelle 1 aus der Sicht der Leberchirurgie dargestellt. Hier beschänken wir uns auf schwere Traumen, die eine *Okklusion des Blutzuflusses* oder eine *vaskuläre Isolation* des Organs notwendig machen. Art und Ausmaß des Lebertraumas findet man wiederholt dargestellt [11, 17,

Tabelle 1. Schweres Lebertrauma: Technische Verfahren nach *Okklusion* des Lig. hepatoduodenale (Pringle-Manöver) und nach *vaskulärer Isolation* der Leber

---

1. Okklusion nicht notwendig
2. Okklusion suffizient
   - Selektive Versorgung
   - Débridement
   - (Resektion)
   - (Oberflächenkühlung)
3. Vaskuläre Isolation
   - Direkte Venennaht
   - Resektionen
   - Aortenklemmung
   - Kavashunt
   - Perfusionskühlung
   - Hepatektomie – Transplantation
   - Kompressionsverpackung
   - (Arterienligatur)

Hefte zu „Der Unfallchirurg", Heft 239
W. Buchinger (Hrsg.)
© Springer-Verlag Berlin Heidelberg 1994

20, 25, 29, 30] auch die Schweregrade [18, 27, 31, 41, 41a, 42]. Gut 75% der schweren Verletzungen betreffen den *Polytraumatisierten*. Also wird man bei der *zentralen Ruptur* (intakte Glisson-Kapsel) zunächst nicht laparotomieren, wenn kein anderer Grund gegeben ist, kein Ikterus auftritt und die Kreislaufsituation intakt ist. Doch führt bei 40% dieser Patienten die Kapselperforation, eine Verschlechterung der Leberfunktion (Nekrosen!) oder die Abszendierung zur Laparotomie.

Okklusion des Lig. hepatoduodenale

Bei den letzten 180 Resektionen (größtenteils ohne Trauma) wurde 134mal okkludiert, entweder einmal oder öfter während der Resektion (Tabelle 2).

Ist die *Okklusion wirksam*, wird die Blutung wesentlich zurückgehen. Verursacht ist sie dann vorwiegend durch die Verletzung von Leberarterien oder von Pfortaderästen. Chirurgische Konsequenz: *Selektive Versorgung* anstelle unkontrollierter Umstechungen, Arterienligaturen oder der Leberkompression.

Massenumstechungen führen zu Nachblutungen, Abszessen, Gallenfisteln, zur Hämobilie und auch zu stummen Nekrosen [3, 5, 31, 35, 36, 41a].

Arterienligaturen außerhalb der Leber [1, 20, 23, 29, 30, 32] setzen die Sauerstoffversorgung durch die Pfortader voraus, wirken nur auf arterielle Blutungen, führen zur Nekrose mangelversorgter Leberanteile, lassen verletzte Gallengänge offen, können also gefährlich sein [20, 30, 41a].

Kompressionen wirken am Niederdrucksystem (Lebervene, V. cava) blutsparend und sind *nicht* bei Verletzungen größerer intrahepatischer Arterien angebracht.

Selektive Versorgung: Nach dem Pringle-Manöver und bei gleichzeitig stärkerer venöser Blutung, unter digitaler dorsoventraler Kompression der V. cava [42], wird das Ausmaß der Zerreißung durch Austasten oder Sondierung ermittelt. Der Rupturspalt wird nötigenfalls erweitert und die Blutungsstellen (Saugen, Spülen, Aufklappen, Oberflächenkühlung) werden lokalisiert und versorgt [18, 38, 51].

Es folgt die Entfernung mangelhaft versorgten Lebergewebes (Débridement) oder man komplettiert die traumatische Trennebene durch atypische Resektion.

Tabelle 2. *Pringle*-Manöver (*Dauer* in min, Anzahl der Patienten)

1 Okklusion $\bar{x} = 25'$ (5'–66')		2 Okklusionen $\bar{x} = 37'$ (12'–91')		3 Okklusionen $\bar{x} = 75$ (24'–120')	
− 9	2	− 19	1	− 39	2
10–19	21	20–39	12	40–79	7
20–29	41	40–59	7	≥ 80	5
30–39	20	≥ 60	4		
40–49	8				14
50–59	2		24		
≥ 60	2				
	96				

Nur ausnahmsweise sollte es notwendig sein, den Rupturspalt oder die Resektionsfläche mit Kompressen, Infrarot- oder Heißluftkoagulation, Diathermie oder Laser zu
bearbeiten. Die wirkungsvollste Maßnahme ist neben dem Fibrinkleber ein gut versorgter Lappen aus dem großen Netz, der locker anliegen soll und mit einigen Nähten
fixiert wird.

Drainage mit Silikonrohr oder Penrose-Drain und Saugdrain.

Vaskuläre Isolation der Leber

Führt das Pringle-Manöver zu keiner wesentlichen Reduktion der Blutung, dann sind
große Lebervenen oder die V. cava verletzt. Oft ist das nur *eine Manifestation des
Polytraumas.* Dennoch sind leberchirurgische Maßnahmen notwendig, um eine Verblutung zu verhindern. Dies ist für die Schockbekämpfung zwingend und damit für
die weitere Versorgung des Polytraumatisierten. Oft ist die *Kompressionsverpackung*
eine lebensrettende Maßnahme [10, 41a, 50], die auch definitiv erfolgreich sein kann
[4, 41a].

Voraussetzungen sind: Venöse Blutung, keine mangelversorgten Leberanteile, keine
hämorrhagische Anschoppung durch die venöse Stauung, keine größeren Quetschvo-
lumina in der Leber.

Technik der vaskulären Isolation: Klemmung des Lig. hepatoduodenale, akzessori-
scher Leberarterien und der V. cava oberhalb der Nierenvenen und oberhalb der Lebervenen.

Erste Maßnahme neben der Zuflußsperre ist die *digitale Kompression der V. cava*
[42]. Reicht sie nicht aus, dann 1. präparatorische Okklusion (Klemme, Band) oberhalb der Nierenvenen und 2. subphrenische Präparation und Klemmung *oder* trans-
diaphragmal-transperikardialer Zugang *oder* Sternumspaltung und transperikardial
oder beim rechts Thorakotomierten transperikardial.

Die vaskuläre Isolation wird nicht toleriert: Beim Hypovolämiker haben wir, abgesehen von der forcierten Volumenzufuhr, folgende Möglichkeiten, die Asystolie zu
verhindern:

- *Klemmung der Aorta* oberhalb des Zöliakaursprungs.
- *Freigabe der V. cava* nach Lokalisierung der Venenverletzung.
  Ist die rechte oder linke Vene betroffen, kann auf eine *Rechts-* oder *Linksisolation*
  übergegangen werden [42].
  Läsionen der Kava können mit einer Satinski-Klemme verschlossen werden. Dann
  hebt man die Kava- und Aortenokklusion auf.
- Installation eines *Kavashunts* [5, 31, 39, 42].

Sind diese Möglichkeiten nicht gegeben, dann *Kompressionsverpackung.* Wurden sie
angewendet, dann: *definitive Versorgung* der Leberruptur: Die Läsion wird mit Finger
oder Sonde exakt exploriert, evtl. erweitert und bei zentraler Ruptur breit eröffnet.

Beschränkt sich die Zerstörung auf eine Leberhälfte oder einen Lappen, dann sind
Hemihepatektomie oder Lobektomie viel einfacher auszuführen als beim Tumorträger

(keine Raumforderung, elastischer Zugang) und der Leidensweg so mancher Tamponade bleibt erspart.

Dauern Okklusion und Isolation länger als 90 min, sollte auf die *Perfusionskühlung* übergegangen werden [21, 42].

Beenden der Isolation: Zuerst obere Kavaokklusion, dann Lig. hepatoduodenale, dann Kava unten.

Zur Diskussion steht bei der schwersten Verletzung die Hepatektomie (mit protokavaler Anastomose) und Transplantation.

Verletzung der Porta hepatis

Im Vordergrund steht das *perforierende Trauma*. Nachbarorgane sind meist mitverletzt, im Lig. hepatoduodenale oder im Leberhilus ist am häufigsten die Pfortader betroffen. Bisherige Beobachtungen zeigen [9, 48]:

- Die Pfortader soll rekonstruiert und nur in der Notsituation ligiert werden.
- Durchtrennungen der A. hepatica wurden meist umstochen und nur ausnahmsweise anastomosiert.
- Verletzte Gallengänge kanülieren und nur dann primär definitiv versorgen, wenn die Situation des Patienten es zuläßt.

Zusammenfassung

War die Okklusion des Lig. hepatoduodenale *nicht* notwendig, verzichtet man überhaupt auf aktive Maßnahmen oder drainiert mit oder ohne geziele Blutstillung.

War die Okklustion zwingend und wirksam, dann *selektive* Versorgung von Blutungen (und Gallengängen) mit Débridement mangelversorgten Lebergewebes.

War die komplette vaskuläre Isolation der Leber erforderlich, ist auch mit offener Herzmassage, Aortenkompression, Kavashunt oder Perfusionskühlung zu rechnen. Zwangsläufig müssen dazu der ganze organisatorische Apparat, die technische Abwicklung, sowie das Wissen von Anästhesie und Labor einsatzbereit sein.

Sind diese Möglichkeiten nicht voll gegeben, wird man auf die Kompressionsverpackung übergehen. Man komprimiert ein Niederdruckgebiet. Blutet es dennoch arteriell, wird man die rechter oder die linke A. hepatica ligieren müssen.

Literatur

1. Aaron S, Fulton RL, Mays ET (1975) Selective ligation of hepatic artery for trauma of the liver. Surg Gynecol Obstet 141:187–189
2. Athey GN, Rahman SU 1982) Hepatic hematoma following blunt injury. Non-operative management. Injury 13:302–306
3. Balasegaram M, Joishy SK (1981) Hepatic resection: The logical approach to surgical management of major trauma to the liver. Am J Surg 142:580–583

4. Bauer E, Richter H, Hamelmann H (1983) Behandlung schwerer Leberrupturen durch Kompressionstamponade. In: Häring R (Hrsg) Chirurgie der Leber. Edition Medizin, Weinheim, S 113–115

5. Blaisdell FW, Trunkey DD (eds) (1982) Abdominal trauma. Thieme-Stratton Inc., New York

6. Bluett MK (1984) Management of penetrating hepatic injury: A review of 102 consecutive patients Am Surg 50:132–142

7. Bockhorn H, Hopt UT, Müller GE (1983) Behandlungskonzept bei schwerem Lebertrauma. In: Häring R (Hrsg) Chirurgie der Leber. Edition Medizin, Weinheim, S 89–96

8. Brotman S, Oliver G, Oster-Ganite ML, Cowley RA (1984) The treatment of 179 blunt trauma-induced liver injuries in a statewite trauma center. Am Surg 50:603–608

9. Busuttil RW, Kitahama A, Cerise E, McFadden M, Lo R, Longmire WP jr (1980) Management of blunt and penetrating injuries to the porta hepatis. Ann Surg 191:641–648

10. Calne RY, McMaster P, Pentlow BD (1979) The treamtent of major liver trauma by primary packing with transfer of the patient for definitive treatment. Br J Surg 66:338–339

11. Carrol CP, Cass KA, Whelan TJ (1973) Wounds of the liver in Vietnam: A critical analysis of 254 cases. Ann Surg 177:385–392

12. Cheatham JE jr, Smith EI, Tunell WP, Elkins RC (1980) Nonoperative management of subcapsular hematomas of the liver. Am J Surg 140:852–857

13. Cox EF (1984) Blunt abdominal trauma. Ann Surg 199:467–474

14. Delphin EA, Figueroa I, Lopez R, Vasquez J (1975) Protective effect of steroids on liver ischemia. Am Surg 41:683–695

15. Delva E, Barberousse JP, Nordlinger B, Ollivier JM, Vacher B, Guimet C, Huguet C (1984) Hemodynamic and biochemical monitoring during major liver resection with use of hepatic vascular exclusion. Surgery 95:309–318

16. Dickerman RM, Dunn EL (1981) Splenic, pancreatic and hepatic injuries. Surg Clin North Am 61:3–16

17. Dunham CM; Militello P (1982) Surgical management of liver trauma. Am Surg 48:435–440

18. Fabian TC, Stone HH (1980) Arrest of severe liver hemorrhage by an omental pack. South Med J 73:1487–1490

19. Feliciano DV, Mattox KL, Jordan GL jr (1981) Intraabdominal packing for control of hepatic hemorrhage: A reappraisal. J Trauma 21:285–290

20. Flint LM jr, Polk HC jr (1979) Selective hepatic artery ligation: Limitations and failures. J Trauma 19:319–323

21. Fortner JG, Shiu MH, Kinne DW et al. (1974) Major hepatic resection using vascular isolation and hypothermic perfusion. Ann Surg 180:644–652

22. Franke S, Urban T (1979) Ein über die Vena femoralis einbringbarer intraluminärer Doppelballonkatheter zur chirurgischen Versorgung von Leberrupturen. Chirurg 50:267–268

23. Grundmann R (1979) Der Verschluß der A. hepatica. Dtsch Med Wochenschr 104:848–855

24. Harder F. Allgöwer M (1981) Spezielle chirurgische Prinzipien in der Behandlung des traumatisierten Abdomens. In: Allgöwer M et al. (Hrsg) Chirurgische Gastroenterologie. Springer, Berlin Heidelberg New York

25. Häring R (Hrsg) (1983) Chirurgie der Leber. Edition Medizin, Weinheim

26. Heany JP, Jacobson A (1975) Simplified control of upper abdominal hemorrhage from the vena cava. Surgery 78:138–141

27. Hölscher M (1986) Intraoperative Diagnostik und Klassifikation des Lebertraumas. In: Siewert JR, Pichlmayr R (Hrsg) Das traumatisierte Abdomen. Springer, Berlin Heidelberg New York

28. Kudsk KA, Sheldon GF, Lim RC (1982) Atrial-caval shunting after trauma. J Trauma 22:756–765

29. Lucas CE, Ledgerwood AM (1976) Prospective evaluation of hemostatic techniques for liver injuries. J Trauma 16:442–451

30. Lucas CE, Ledgerwood AM (1978) Liver necrosis following hepatic artery transsection due to trauma. Arch Surg 113:1107–1109
31. Madding GF, Kennedy PA (1971) Trauma to the liver 2nd edn. Saunders, Philadelphia London Toronto
32. Mays TE, Conti S, Fallahzadeh H, Rosenblatt M (1979) Hepatic artery ligation. Surgery 86:536–543
33. McClelland R, Canizaro P, Shires GT (1971) Repair of hepatic venous, intrahepatic vena cava and portal vein injuries. In: Madding GF, Kennedy PA (eds) Trauma to the liver. Saunders, Philadelphia London Toronto, pp 146–153
34. McDermott WW, Longmire WP (1974) In discussion of 33.
35. Neuhaus P, Pichlmayr R (1986) Postoperative Komplikationen nach Versorgung von Leberrupturen. In: Siewert JR, Pichlmayr R (Hrsg) Das traumatisierte Abdomen. Springer, Berlin Heidelberg New York Tokyo, S 95–101
36. Olsen RW (1982) Late compliations of central liver injuries. Surgery 92:733–743
37. Pachter HL, Spencer FC (1979) Recent concepts in treatment of hepatic trauma: Facts and fallacies. Ann Surg 190:423–429
38. Pachter HL, Spencer FC, Hofstetter SR, Coppa GF (1983) Experience with the finger fracture technique to achieve intrahepatic hemostasis in 75 patients with severe injuries of the liver. Ann Surg 197:771–777
39. Peiper JH (1981) Lebertrauma. In: Allgöwer et al. (Hrsg) Chirurgische Gastroenterologie. Springer, Berlin Heidelberg New York
40. Pilcher DB, Harman PK, Moore EE (1977) Retrohepatic vena cava balloon shunt introduced via the sapheno-femoral junction. J Trauma 17:837–841
41. Pichlmaier H (1980) Leberresektion und Leberregneration. In: Zelder O, Fischer M, Eckert P, Bode JC (Hrsg) Experimentelle und klinische Hepatologie. Thieme, Stuttgart, S 3–25
41a. Pichlmayr R, Neuhaus P (1986) Chirurgische Therapie der Leberruptur. In: Siewert JR, Pichlmayr R (Hrsg) Das traumatisierte Abdomen. Springer, Berlin Heidelberg New York Tokyo
42. Priesching A (1986) Leberresektionen. Urban & Schwarzenberg, München Wien Baltimore
43. Pringle HJ (1908) Notes on the arrest of hepatic hemorrhage due to trauma. Ann Surg 48:531–549
44. Reers B, Langhans P (1983) Bedeutung der Leberruptur beim polytraumatisierten Patienten. In: Häring R (Hrsg) Chirurgie der Leber. Edition Medizin, Weinheim
45. Schriefers HK, Gerometta P (1981) Stumpfe und offene Bauchverletzungen. Langenbecks Arch Chir (Kongreßbericht 1981) 355:353–360
46. Schrock T, Blaisdell W, Mathewson C jr (1968) Management of blunt trauma to the liver and hepatic veins. Arch Surg 96:698–704
47. Schumpelik V, Pichlmayr R (1987) (Hrsg) Chirurgie der Leber. Springer, Berlin Heidelberg New York Tokyo
48. Sheldon GF, Lim RC, Yee ES, Petersen SR (1985) Management of injuries to the porta hepatis. Ann Surg 202:539–545
49. Siewert JR, Pichlmayr R (Hrsg) (1986) Das traumatisierte Abdomen. Springer, Berlin Heidelberg New York Tokyo
50. Smadja C, Traynor O, Blumgart LH (1982) Delayed hepatic resection for major liver injury. Br J Surg 69:361–364
51. Stone HH, Lamb JM (1975) Use of pedicled omentum as an autogenous pack for control of hemorrhage in major injuries of the liver. Surg Gynecol Obstet 141:92–94
52. Trunkey DD, Shires GT, McClelland R (1974) Management of liver trauma in 811 consecutive patients. Ann Surg 179:722–728
53. Turpin I, State D, Schwartz A (1977) Injuries to the inferior vena cava and their management. Am J Surg 134:25–32
54. Walt JW (1978) The mythology of hepatic trauma – or Babael revisisted. Am J Surg 135:12–18

Das Lebertrauma – therapeutische Möglichkeiten

F. Herbst[1], R. Maier[2], E. Orthner[2] und A. Fritsch[1]

[1] I. Chirurgische Universitätsklinik (Vorstand: Prof. Dr. A. Fritsch), Alser Straße 4,
A-1090 Wien
[2] I. Universitätsklinik für Unfallchirurgie (Suppl. Vorstand: Doz. Dr. W. Scharf),
Alser Straße 4, A-1090 Wien

Durch flächendeckende, verbesserte Rettungssysteme gelingt es in zunehmendem Maße, Patienten mit schweren Leberverletzungen in die Spitäler zu bringen, die früher noch am Unfallort oder während des Transports verblutet sind. Wie im europäischen Raum üblich [1] überwiegen auch in unserem Bereich stumpfe Leberverletzungen nach Unfällen im Straßenverkehr, penetrierende Verletzungen stellen nur 1/4 des Kollektivs dar.

Krankengut und Ergebnisse

Von 1975–1989 wurden 96 Patienten mit Leberverletzungen von der I. Universitätsklinik für Unfallchirurgie und der I. Chirurgischen Universitätsklinik operativ behandelt. Es waren dies 76 Männer und 20 Frauen mit einem Durchschnittsalter von 30,2 Jahren (2–66). 42 Patienten (43,8%) waren polytraumatisiert, bei 33 (34,4%) lagen Mehrfachverletzungen vor, bei nur 21 (21,9%) bestand eine isolierte Leberverletzung (Tabelle 1, 2). In 75% war ein Verkehrsunfall (60,4%) oder stumpfes Trauma (14,6%) ursächlich, wogegen perforeirende Traumen in der Minderzahl blieben (Abb. 1). Die Klassifikation der Schwere der Leberverletzung erfolgte nach Moore [2] (Tabelle 3), dabei betrug der Anteil der Schweregrade I und II 51%, 1/4 der Patienten wurden als III oder IV und V klassifiziert (Tabelle 4). Die früher routinemäßig eingesetzte Peritoneallavage tritt zugunsten der Sonografie zunehmend in den Hintergrund und war zur Diagnose- bzw. Indikationsstellung in 25 Fällen ausschlaggebend, klinische Parameter (Palpationsbefund, Kreislaufsymptomatik, Hämatokritabfall) führten bei 38 Patienten (39,6%) zur Laparotomie (Tabelle 5).

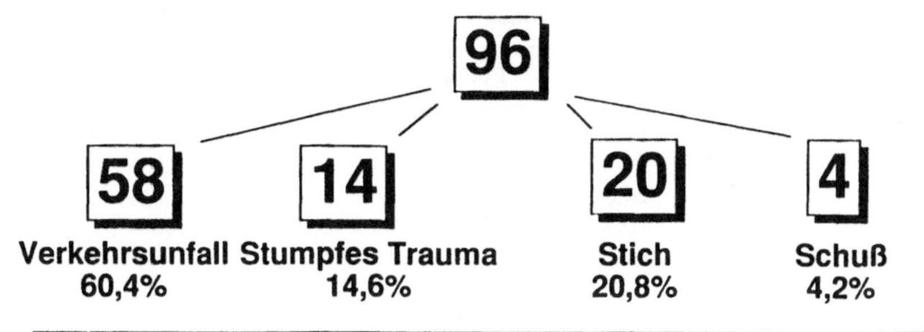

Abb. 1. Lebertrauma 1975–89

Hefte zu „Der Unfallchirurg", Heft 239
W. Buchinger (Hrsg.)
© Springer-Verlag Berlin Heidelberg 1994

130

Tabelle 1. Ausmaß des Gesamttraumas

Typ	N	%	Letalität	%
Einfachverletzung	21	21,9	6	28,6
Mehrfachverletzung	33	34,4	9	27,3
Polytrauma	42	43,8	20	47,6
Gesamt	96		35	36,5

Tabelle 2. Zusatzverletzungen

Rippenfrakturen	129	Pankreas	5
Sonstige Frakturen	94	Harnblase	4
Schädelhirntrauma	32	Magen	3
Lunge	25	Aorta	3
Milz	21	Herz	1
Darm	11	Trachea	1
Zwerchfell	11	Plexus brachialis	1
Niere	8	Combustio 50%	1
Serosa	7		

357 Verletzungen bei 75 Patienten   4,76 pro Patient

Tabelle 3. Klassifikation des Lebertraumas nach Moore

I	Lazeration mit Kapselriß oder subkapsulärem Hämatom
II	Nicht oder wenig blutende Parenchymrisse (1–3 cm Tiefe)
III	Stark blutende Parenchymrisse (> 3 cm Tiefe) mit Verletzung segmentversorgender Gefäße und Gallengänge
IV	Lappenzerreißung oder zentrale Ruptur mit Verletzungen am protalen Hilus
V	Lappenzerreißung mit Einriß oder Durchtrennung von Hauptstämmen der drei Lebervenen oder der V. cava

Tabelle 4. Schweregrad des Lebertraumas

Moore	N	%	Letalität	%
I	11	11,5	2	18,2
II	38	39,6	12	31,6
III	23	24,0	8	34,8
IV	10	10,4	2	20,0
V	14	14,6	11	78,6
Gesamt	96		35	36,5

Tabelle 5. Diagnose und Operationsindikation

Methode	N	%
Peritoneallavage	25	26,0
Klinik	38	39,6
Perforierende Verletzung	22	22,9
Sonographie	10	10,4
Röntgen	1	1,0
Gesamt	96	

Die Therapie der Leberverletzung war vom Schweregrad abhängig, wobei die Hämostase bei Grad I und II meist durch Koagulation mittels Diathermie, Aufbringen von Kollagenvlies oder Fibrinklebung erfolgte. Beim Schweregrad III stand die gezielte Übernähung blutender Gefäße im Vordergrund (65%), Resektion und Tamponade wurden bei den übrigen Fällen und in den Stadien IV und V zusätzlich zur selektiven Gefäßnaht eingesetzt (Tabelle 6).

Zur Beherrschung der Blutung wurde bei den Schweregraden III–V routinemäßig die temporäre Okklusion des hepatoduodenalen Ligaments nach Pringle eingesetzt, die komplette vaskuläre Exklusion der Leber durch zusätzliche supra- und infrahepatische Klemmung der V. cava inferior wurde in 3 Fällen vorgenommen.

Tabelle 6. Therapie des Lebertrauma

Moore	Klebung Drainage N	Letalität	Naht N	Letalität	Resektion N	Letalität	Tamponade N	Letalität	Gesamt N	Letalität	Mors in tab. N
I	8	2	3	–	–	–	–	–	11	2	–
II	17	4	21	8	–	–	–	–	38	12	–
III	–	–	12	4	5	1	3	–	23	8	3
IV	–	–	5	1	3	1	2	–	10	2	–
V	–	–	–	–	6	3	1	1	14	11	7[a]
Ges.	25	6	41	13	14	5	6	1	96	35	10

[a] 1mal bei Resektion, 6mal bei Tamponade.

Tabelle 7. Ausmaß der Leberresketion

N = 15	III	IV	V	Gesamt	Letalität	%
Segmentresektion	3	–	–	3	–	–
Atypische Resektion rechts	1	1	1	3	2	66,7
Hemihepatektomie rechts	2	2	5	8	4	50,0
Erweiterte Hemihepatektomie rechts	–	–	1	1	–	–
Gesamt	5	3	7	15	6	40,0

Tabelle 8. Tamponadebehandlung

Moore	Komplikation	Entfernung am Tag:
III	Gallefistel (kons. Therapie)	2
III	Sepsis, subphren. Abszeß (CT)	3
III	Massive Gerinnungsstörung	1/4/10
IV	Sekundäre Resektion VII, Spätabszeß (CT)	1
IV	–	3
V	Protrahierter Schock, Exitus Tag 0	–
	Zusätzlich zur Resektion:	
III	HHR, subphrenischer Abszeß (CT)	2
V	HHR, Pleuraerguß	2
V	HHR + Cavainterpos., Pleuraerguß	3

Ad Resektion: Bei 15 Patienten (15,6%) wurde reseziert, wobei in 3 Fällen einzelne Segemente, in 3 weiteren atypische Rechtsresektionen als Débridementoperation sowie 8 Hemihepatektomien rechts und eine erweiterte rechte Hemihepatektomie durchgeführt wurden (Tabelle 7). Bei einem dieser Patienten mußte wegen Lazeration der retrohepatischen V. cava inferior eine Interposition mittels Dacronprothese durchgeführt werden.

Ad Tamponade: Nach kompletter Mobilisierung der Leber wurde eine Kompressionstamponade mit Perltüchern von kaudal-dorsal nach ventral-superior bei insgesamt 15 Patienten (15,6%) durchgeführt. 9 Patienten starben am Operationstisch an nicht reanimierbarem Kreislaufversagen, ein weiterer wenige Stunden postoperativ. Bei 3 weiteren Patienten wurde die Tamponade zusätzlich zur Resektion angewendet. In den 5 Fällen mit therapeutischer Tamponade konnten bei 4 Patienten nach 1–3 Tagen die Perltücher entfernt werden, einmal war wegen schwerer Gerinnungsstörung erst am 10. Tag nach dem Trauma im dritten Versuch die definitive Versorgung möglich (Tabelle 8).

Komplikationen

Die Häufigkeit von Komplikationen stieg mit dem Ausmaß des Lebertraumas (Tabelle 9), wobei sich 3 Hauptgruppen angeben lassen: einerseits Blutungen und Hämatome als Frühkomplikationen (15%), zweitens septische Manifestationen wie Abszesse, Gallefisteln und Hämobilie (50%) sowie drittens Störungen der Organfunktion und partielle Lebernekrosen (30%). Weitere 19 Komplikationen (Tabelle 10) traten bei 14 Patienten auf und waren Folge der Begleitverletzungen.

Tabelle 9. Postoperative Komplikationen – hepatisch

N = 20	II	III	IV	V	Gesamt	%
Septische Komplikationen	1	6	2	1	10	50,0
Organfunktionsstörungen	1	1	2	2	6	30,0
Blutung und Hämatom	1	1	–	1	3	15,0
Choledochusstenose	–	–	–	1	1	5,0
Gesamt	3	8	4	5	20	
Patienten	38	23	10	14	96	
Komplikationsrate	7,9	34,8	40	35,7	20,8	

Tabelle 10. Postoperative Komplikationen – allgemein

Pleuraerguß	5	Pankreasabszeß	2
Pneumonie	4	Peritonitis	1
Ileus	2	Posttraumat. Pankreatitis	1
Aspiration	1	Hirnstammsymptomatik	1
Schocklunge	1	Refraktur	1

19 Komplikationen bei 16 Patienten

Letalität

Die globale Letalität in unserem Kollektiv beträgt 36,5% (35/96 Patienten), ist jedoch von der Art des zugrundeliegenden Traumas abhängig. Nur 3 von 24 Patienten verstarben an penetrierenden Verletzungen (12,5%), aber 32 von 72 nach stumpfem Trauma (44,4%), was damit zusammenhängt, daß 70,8% der penetrierenden Traumen dem Schweregrad I oder II zuzuordnen sind, aber nur 44,4% der stumpfen Traumen (Tabelle 11). Bei Grad IV und V ist das Verhältnis mit 8,3% gegen 30,6% umgekehrt. Weiter ist die Letalität durch Anzahl und Ausmaß von Zusatzverletzungen mitbedingt. Verstarben nach isoliertem Lebertrauma 28,6% unserer Patienten, so stieg die Letalität beim Polytrauma auf 47,6% (Tabelle 1). Patienten, die zum Zeitpunkt der Aufnahme schockiert waren, hatten eine signifikant höhere Letalität (45,6%) als die Gruppe der nicht Schockierten mit 14,3% (Tabelle 12). In immerhin 51 Fällen konnte trotz adäquater Schockbekämpfung keine Stabilisierung der Kreislaufparameter erzielt werden, so daß eine Notoperation im Schockzustand erfolgen mußte, wobei 52,9% dieser Patienten im weiteren Verlauf verstarben (Tabelle 13). Ein weiterer Parameter, der die Schwere des gesamten Traumas widerspiegelt, ist der Substitutionsbedarf an Blut in den ersten 24 h. Bei einem Verbrauch von weniger als 5 Erythrozytenkonserven lag die Letalität bei 17,1%, um in weiterer Folge auf um die 50% anzusteigen, wenn mehr Blut gebraucht wurde (Tabelle 14).

Bei 17 der 35 Verstorbenen (48,6%) ist der Tod als direkte Folge des Lebertraumas anzusehen, wobei der hämorrhagische Schock in 12 Fällen, nicht septisches Multiorganversagen in 3 und septisches Polyorganversagen in 2 Patienten ursächlich

Tabelle 11. Verletzungsart und Schweregrad

	Stumpf				Penetrierend				Gesamt	
	N	%	Letalität	%	N	%	Letalität	%	N	%
I	6	6,3	2	33,3	5	5,2	–	–	11	11,5
II	26	27,1	11	42,3	12	12,5	1	8,3	38	39,6
III	18	18,8	8	44,4	5	5,2	–	–	23	24,0
IV	9	9,4	1	11,1	1	1,0	1	100,0	10	10,4
V	13	13,5	10	76,9	1	1,0	1	100,0	14	14,6
Gesamt	72	75,0	32	44,4	24	25,0	3	12,0	96	

Tabelle 12. Letalität in Abhängigkeit von Schockzustand

	Schockiert		Nicht schockiert		OP im Schock		OP kompensiert	
	N	%	N	%	N	%	N	%
Lebt	37	54,4	24	85,7	24	47,7	37	82,2
Verstorben	31	45,6	4	14,3	27	52,3	8	17,8
Gesamt	68		28		51		45	

sind (Tabelle 15). Somit erlagen 17,7% der Patienten den direkten oder indirekten Folgen ihrer Leberverletzung. Die anderen 18 Patienten (18,8%) verstarben an Komplikationen ihrer Zusatzverletzungen (Schädel-Hirn-Trauma, Peritonitis, Pankreatitis, Aortendissektion) (Tabelle 16). Die Letalität nach Resektionsbehandlung (6 von 15 Patienten, 40%) war ebenfalls vom Schweregrad der Leberläsion abhängig (Tabelle 6), wobei 2 Patienten im nicht beherrschbaren Blutungsschock verstarben, 3 weitere an Polyorganversagen und Leberausfall. Ein Verunfallter erlag einer Gasbrandsepsis am 8. Tag nach dem Trauma (Tabelle 17). Von den 6 primär tamponierten Patienten (Tabelle 8), die die Erstversorgung überlebten (6mal mors in tabula), überlebten letztendlich 5 (Letalität 16,7%), nur bei einem mußte sekundär eine Débridementresektion durchgeführt werden.

Tabelle 13. Letalität bei Operation im Schock

	Op im Schock			Nicht im Schock			Gesamt	
	N	Letal.	%	N	Letal.	%	N	%
I	1	–	–	10	2	–	11	11,4
II	13	7	53,8	25	5	25,0	38	39,6
III	17	7	41,2	6	1	16,7	23	24,0
IV	7	2	28,6	3	–	–	10	10,4
V	13	11	84,6	1	–	–	14	14,6
Gesamt	51	27	52,9	45	8	17,8	96	

Tabelle 14. Blutsubstitutionsbedarf in den
ersten 24 h. Durchschnittlicher Bedarf: 11,6
Einheiten

Einheiten	N	Letalität	%
bis 5	41	7	17,1
6–10	21	11	52,4
> 10	34	17	50,0
Gesamt	96	35	36,5

Tabelle 15. Todesursachen durch die Leberverletzung

N = 17	III	IV	V	Gesamt	%
Mors in tabula	2	–	7	9	52,9
Protrahierter Schock	1	1	1	3	17,6
Nicht septisches Polyorganversagen	–	–	3	3	17,6
Septisches Polyorganversagen	1	1	–	2	11,8
Gesamt	4	2	11	17	17,7

Tabelle 16. Letalität nach Lebertrauma

Moore	Gesamt	Letalität Hepatal	%	Begleitverletzungen	%	Gesamt	%
I	11	–	–	2	18,2	2	18,2
II	38	–	–	12	31,6	12	31,6
III	23	4	17,4	4	17,4	8	34,8
IV	10	2	20,0	–	–	2	20,0
V	14	11	78,6	–	–	11	78,6
Gesamt	96	17	17,7	18	18,8	35	36,5

Tabelle 17. Letalität nach Resektion

N = 6	Moore	Todesursache
HHR	IV	Protrahierter Schock
HHR	V	Leberausfall
HHR	V	Nicht septisches Polyorganversagen
HHR	V	Nicht septisches Polyorganversagen
Atypische Resektion	III	Gasbrandsepsis
Atypische Resektion	V	Mors in tabula

Diskussion

Auch in der Analyse unseres Krankenguts zeigen sich die Behandlungsaussichten von starken prognostischen Parametern determiniert. Das Viertel unserer Patienten mit durch Stich oder Schuß verursachten Leberläsionen hatte signifikant bessere Überlebenschancen (Letalität 12%) als jene nach stumpfem Trauma (Letalität 44,4%), der Anteil an Polytraumen und Leberverletzungen höheren Schweregrades war jedoch in der zweiten Gruppe deutlich höher. Überdies sind beide durch Schuß bzw. Stich schwerst hepatal traumatisierten Patienten in weiterer Folge verstorben. Neben dem Verletzungsmechanismus entscheidend ist selbstverständlich der Schweregrad der Leberparenchymschädigung, der den stärksten prognostischen Einfluß ausübt, und die Anzahl und das Ausmaß von Begleitverletzung. Ein weiterer primär unbeeinflußbarer Parameter ist der durch den Blutverlust ausgelöste Schockzustand, dessen Dauer und Ausmaß aber wenigstens zum Teil durch frühzeitig einsetzende adäquate Therapiemaßnahmen änderbar ist. Sowohl die verbesserte Rettungskette als auch die Verlagerung der initialen, intensiven Erstversorgung an den Unfallort bedingen jedoch, daß Leberverletzungen zur Versorgung anstehen, die früher nur kürzeste Zeit überlebt wurde. Die Qualität der Schockbehandlung, das Intervall zwischen Trauma und Diagnosestellung und die Art der chirurgischen Therapie sind wichtige, beeinflußbare prognostische Parameter. Therapeutische Mißerfolge mit durchgreifenden, blinden Umstechungen sowie die hohe Letalität der Resektion [5] haben zu einer Renaissance der Tamponadebehandlung geführt [6–8], wobei diese Tamponade nicht im Rupturspalt erfolgt, sondern die mobilisierte Leber soll in kaudokranialer Richtung gegen das Zwerchfell gedrückt werden. Unter solchen Bedingungen kann ein primärer Blutungsstillstand erreicht werden und der Verletzte ggf. an ein Zentrum zur weiteren Versorgung transferiert werden. Die Tamponade kann nun bereits die definitive Therapie darstellen, wobei die Tücher in der Folge (meist 48–72 h später) schrittweise entfernt werden, andererseits kann nach primärer Stabilisierung der akuten Phase ggf. eine sekundär definitive Versorgung stattfinden. Die Dauer der Tamponadebehandlung wird in der Regel aus Sorge über mögliche septische Komplikationen kurz gehalten, doch scheinen auch langdauernde Tamponaden ohne eklatante Erhöhung der Infektionsfequenz möglich zu sein [6]. Bei unseren Patienten war die Tamponade zunächst in 6 von 15 (40%) erfolgreich, die anderen verstarben im Schock noch auf dem Operationstisch. Wenn man diese unter Reanimationsbedingungen Operierten von der Berechnung ausnimmt, so ergibt sich für die Tamponadebehandlung eine Letaliät von 16,7%.

Die Anwendung der Erkenntnisse und Techniken aus der elektiven Leberchirurgie (Pringle-Manöver, komplette vaskuläre Exklusion) sollte es im Verein mit eher „konservativen" chirurgischen Verfahren möglich machen, daß diese nach wie vor hohe Letalität der schweren Lebertraumen gesenkt werden kann. Eine entscheidende Hilfestellung leisten dabei auch der intensive Einsatz verfeinerter diagnostischer Techniken (Computertomographie, Ultraschall) postoperativ, um die mit hohem Risiko behafteten intraabdominellen und intrahepatischen septischen Folgezustände früh erkennen und behandeln zu können.

Literatur

1. Eisner L, Ackermann C, Regazzoni P, Harder F (1988) Therapie und Prognose bei 102 Leberverletzungen. Helv Chir Acta 55:593
2. Moore E (1984) Critical decisions in the management of hepatic trauma. Am J Surg 148:712
3. Pichlmayr R, Neuhaus P (1986) Chirurgische Therapie der Leberruptur. In: Siewert JR, Pichlmayr R (Hrsg) Das traumatisierte Abdomen. Springer, Berlin Heidelberg New York Tokyo, S 87
4. Priesching A (1987) Lebertraumen. In: Schumpelick V, Pichlmayr R (Hrsg) Chirurgie der Leber. Springer, Berlin Heidelberg New York Tokyo, S 109
5. Donovan AJ, Michaelian MJ, Yellin AE (1973) Anatomical hepatic lobectomy in trauma to the liver. Surgery 73:833
6. Barraco-Gandolfo V, Vidarte O, Barraco-Miller V, Del Castillo M (1986) Prolonged closed liver packing in severe hepatic trauma: experience with 36 patients. J Trauma 26:754
7. Feliciano D, Mattox K, Burch J, Bitondo C, Jordan G (1986) Packing for control of hepatic hemorrhage. J Trauma 26:738
8. Ivatury R, Nallathambi M, Gunduz Y, Constable R, Rohmann M, Stahl W (1986) Liver packing for uncontrolled hemorrhage: a reappraisal. J Trauma 26:744
9. Cogbill T, Moore E, Jurkovich A, Feliciano D, Morris J, Mucha P (1988) Severe hepatic trauma: a multicenter experience with 1335 liver injuries. J Trauma 28:1433

Ultraschallgeführte, perkutane Drainage intra- und perihepatischer Flüssigkeitsansammlungen nach Tamponade bei schweren Leberrupturen

Zita Morvay[1], L. Sándor[2] und A. Simonka[2]

[1] Medizinische Universität Albert Szent-Györgyi Klinik für Radiologie
(Direktor: Prof. Dr. G. Vadon)
[2] Abteilung für Unfallchirurgie (Leiter: Doz. Dr. L. Sandor), Semmelweis u. 6, H-6720 Szeged

Mit der in Europa besonders von Pichlmayr empfohlenen neokonservativen Therapie der schweren Leberrupturen, d.h. mit der Tamponade, konnten auch wir die Therapieergebnisse bei der III. gradigen Leberruptur so weit erhöhen, daß wir seit der Einführung der Methode keinen Patienten mehr direkt infolge der Leberruptur verloren haben.

Bei drei Patienten aber entwickelten sich 3–5 Tage nach der „second look" Tamponadeentfernung peri- und intrahepatische Flüssigkeitsansammlungen (Abb. 1, 2), deren Ursache wir mit dem Operationsbefund an der Leber nicht erklären konnten.

Die routinemäßige Ultraschallkontrolle des rechten Hypochondriums deckte bei den subfebrilen Patienten Flüssigkeitsansammlungen auf, ohne daß wir allein anhand der Schnittbilder die Art der Flüssigkeitsansammlung erklären konnten. Die ergänzende CT-Untersuchung brachte ebenfalls keine Anhaltspunkte zur Differentialdia-

Hefte zu „Der Unfallchirurg", Heft 239
W. Buchinger (Hrsg.)
© Springer-Verlag Berlin Heidelberg 1994

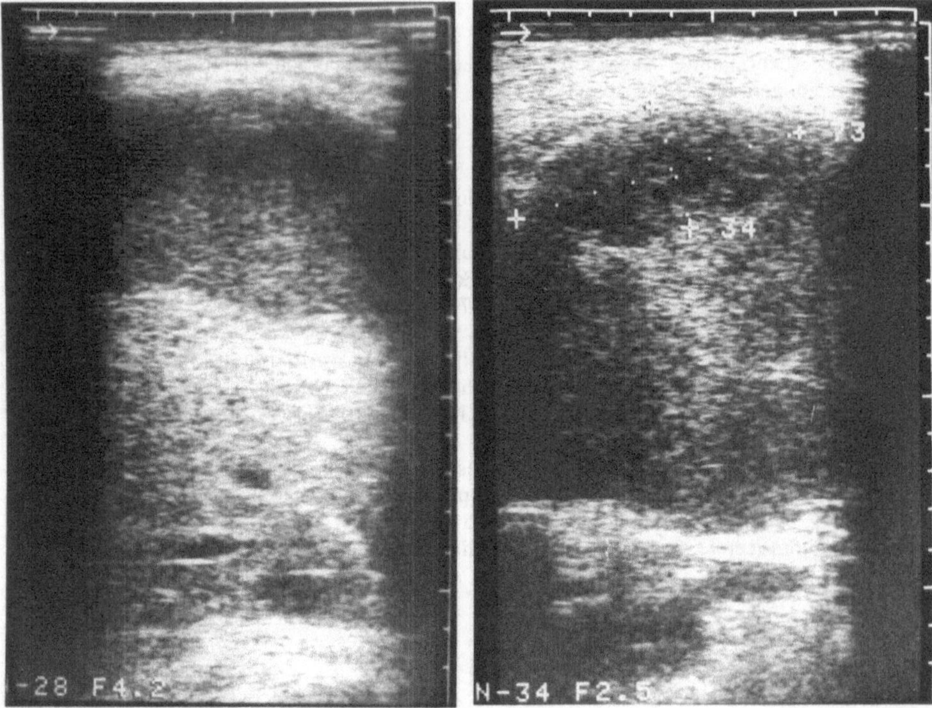

Abb. 1. (*links*) Sonogramm des rechten Hypochondriums: Neben der Leber ist eine diskoide, 73 x 34 mm messende Flüssigkeitsansammlung zu sehen

Abb. 2. (*rechts*) Sonogramm des rechten Hypochondriums: In der Leber ist eine nicht homogene Flüssigkeitsansammlung abgebildet

gnose (Hämatom? Abszeß? Serom?), so daß die ultraschallgeführte perkutane Punktion zur Diagnose und Therapie, eine erneute chirurgische Intervention ausschaltend, unumgänglich wurde.

Technik der ultraschallgeführten perkutanen Punktion und Drainage des subphrenischen-subhepatischen Raumes

Bei dem auf der linken Seite liegenden Patienten werden mit einem „real time" Ultraschallgerät Schnittbilder angefertigt und dadurch die Flüssigkeitsansammlung räumlich lokalisiert. Nach Festlegung des Punktionsweges wird die Punktionsnadel unter sterilen Bedingungen von kaudal nach kranial in die lokalisierte Flüssigkeitsansammlung, auch mit Hilfe der Gerätvisierlinie, eingeführt. Die Punktionsstelle an der Haut soll immer unterhalb der XII. Rippe liegen, ein transhepatischer Punktionsweg wird dabei in Kauf genommen. Es ist darauf zu achten, daß die Kanülspitze tatsächlich in der Flüssigkeitsansammlung sitzt. Mit Aspiration wird jetzt Füssigkeit gewonnen. Das gewonnene Material wird optisch, chemisch und bekteriologisch beurteilt.

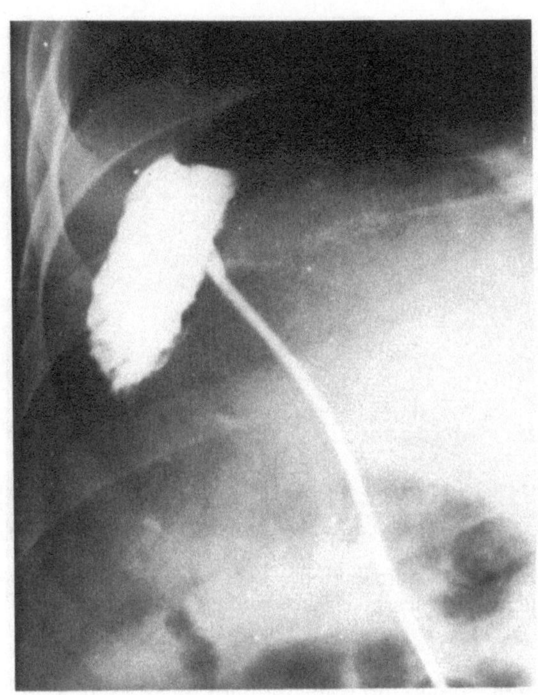

Abb. 3. Gezielte Röntgenaufnahme des rechten Hypochondriums: Die Flüssigkeitsansammlung wurde abgelassen und die Höhle mit Kontrastmittel aufgefüllt

Wenn die Schnelldiagnose darauf schließen läßt, daß es sich um eine höchstwahrscheinlich infizierte Flüssigkeitsansammlung handelt, wird durch die Kanüle ein Führungsdraht in die Höhle eingeführt und schließlich an dem Draht ein möglichst dicker Katheter vorgeschoben und dieser an der Haut fixiert. Durch den Katheter wird dann die Flüssigkeitsansammlung abgelassen, die Höhle ausgespült und zur Dokumentation mit Röntgenkontrastmittel aufgefüllt (Abb. 3). Bei Bedarf kann man auch einen zweiten Katheter einlegen und damit eine kontinuierliche Spül-/Saugdrainage anfertigen.

Wenn nur ein Katheter eingelegt worden ist, sollte dieser am Tage öfter mit verdünnter Betadin-Lösung durchgespült und so auch die Höhle ausgewaschen werden. Mit erneuter Sonographie oder mit CT ist es möglich, das „Zusammenfallen" der Höhle zu dokumentieren (Abb. 4). Wenn die Höhle verschwunden ist und aus der Flüssigkeit keine Bakterien mehr gezüchtet werden können, wird der Katheter entfernt und damit auch die Behandlung abgeschlossen.

Ergebnisse

Die perkutane, ultraschallgeführte Punktion und Drainage war bei allen 3 Patienten erfolgreich, bei denen wir nach Tamponade der III. gradigen Leberrupturen, 3–5 Tage nach der Tamponadeentfernung intra- und perihepatische Flüssigkeitsansammlungen diagnostizierten. Die bakteriologische Untersuchung der bräunlichen, trüben Flüssigkeit blieb in allen 3 Fällen negativ. Die Höhlen sind nach 5–12 Tagen zusammenge-

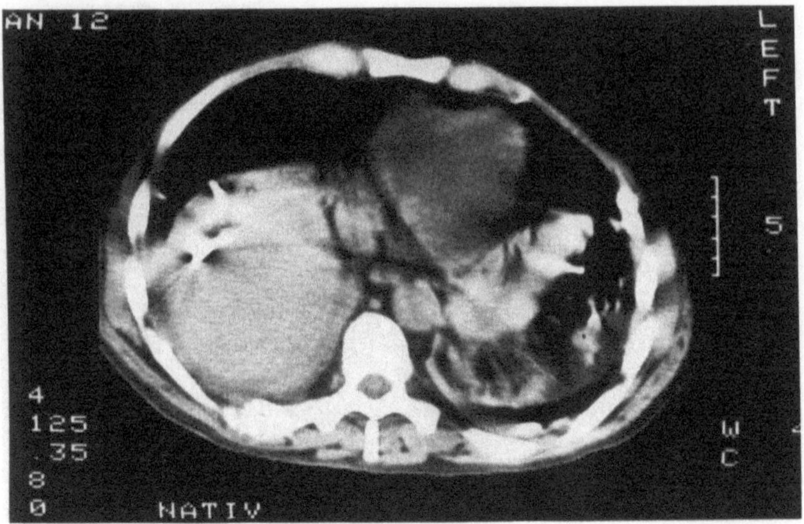

Abb. 4. CT-Aufnahme der Leber: Die Höhle ist kollabiert, der Katheter ist im Bereich der ehemaligen Flüssigkeitsansammlung sichtbar

fallen, so daß die Katheter entfernt werden konnten. Ein Rezidiv ist bei unseren Patienten nicht aufgetreten, sonstige Komplikationen waren ebenfalls nicht zu beobachten.

Diskussion

Die Tamponade, als eine erfolgreiche, neokonservative Behandlung der schweren Leberrupturen, ist eine anerkannte Methode. Sie wird mit gefärbten Bauchtüchern durchgeführt, die meistens 3–5 Tage lang in situ bleiben. Die Patienten haben in dieser Zeit Fieber um 38 Grad, welches als von dem Farbstoff verursachtes „chemisches Fieber" angesehen wird.

Der Farbstoff kann aber auch, wie wir das bei unseren 3 Patienten gesehen haben, lokale Fibrinperitonitis verursachen und dadurch Flüssigkeitsansammlungen hervorrufen. Diese stellen dann ein differentialdiagnostisches Problem dar.

Die klassische, chirurgische Entleerung durchbricht auf einer breiten Front die Abszeßwand und kann so eine Sepsis verursachen. Die Mortalität nach einer solcher chirurgischen Intervention ist auch leider mit um 20% entsprechend groß.

Die perkutane, ultraschallgeführte Punktion und Drainage belastet dagegen den Patienten wenig, schafft eine minimale Wundfläche und begünstigt das Bakterieneinschwemmen in die Blutbahn nicht. Sie läßt sich in Lokalanästhesie einfach durchführen. Die gewonnene Flüssigkeit kann man optisch, chemisch und bakteriologisch untersuchen. Dadurch ist nicht nur die Differentialdiagnose möglich, sondern anhand der Bakterienzüchtung läßt sich eine gezielte allgemeine und wenn nötig, auch eine lokale Antibiotikatherapie durchführen. Die Katheter lassen sich einfach pflegen, die Möglichkeit einer kontinuierlichen Spül-/Saugdrainage ist ebenfalls gegeben.

Die Mortalität liegt bei dieser Methode nur um 4%.

Bei unseren 3 Patienten handelte es sich um intra- und perihepatische, bakterienfreie Flüssigkeitsansammlungen, deren Ursache wir in chemisch bedingter, lokaler Peritonits gesehen haben. Die Differentialdiagnose und die endgültige, rezidivfreie Therapie war mit dieser einfachen, aber modernen Methode bei allen 3 Patienten möglich.

Wir sehen die ultraschallgeführte Punktion und die perkutane Drainage intra- und perihepatischer Flüssigkeitsansammlungen als eine hervorragende Methode an, die mit ihrer Einfachheit und nicht zu unterschätzenden Sicherheit in zahlreichen Fällen nicht nur die Entlastung, sondern auch die endgültige Therapie peri- und intrahepatischer Flüssigkeitsansammlungen ist.

Literatur

1. Dähnert W, Günther R, Klose K, Gamstätter G (1983) Ergebnisse der perkutanen Abszeßdrainagetherapie. Fortschr Röntenstr 139:400
2. Gronvall S, Gammelgaard J, Haubek A, Holm HH (1982) Drainage of abdominal abscesses guided by sonography. AJR 138:527
3. Johnson RD, Mueller PR, Ferrucci JT Jr et al. (1985) Percutaneous drainage of pyogenic liver abscesses. AJR 144:463
4. Kerlan RK Jr, Jeffrey RB, Pogany AC, Ring EJ (1985) Abdominal abscesses with low-output fistula: Successful percutaneous drainage. Radiology 155:73
5. Otto RCH (1988) Interventionelle Maßnahmen unter sonographischer Kontrolle für Diagnostik und Therapie. Röntgen-Bl 41:419
6. Nagel B, Lünnig M, Wolff H, Schöpke W (1989) Erfahrungen mit der CT-gestützten perkutanen Drainage von pyogenen Leberabszessen. Radiol Diagn 30:5
7. Martin EC, Karlson KB, Fankuchen EI, Cooprmann A, Casarella WJ (1982) Percutaneous drainage of postoperative intraabdominal abscesses. AJR 183:13
8. Pichlmayr R, Neuhaus P (1986) Chirurgische Therapie der Leberruptur. In: Siewert JR, Pichlmayr R (Hrsg) Das traumatisierte Abdomen. Springer, Berlin Heidelberg New York Tokyo
9. Rifkin MD, Heffelfinger D, Kurtz AB, Pasto ME, Baltarovich OH, Cole-Beuglet C, Goldberg BB (1985) Outpatient therapy of intraabdominal abscesses following early discharge from the hospital. Radiology 155:333
10. McGahan JP (1985) Aspiration and drainage in the intensive care unit: Percutaneous sonographic guidance. Radiology 154:521
11. van Sonnenberg E, Mueller PR, Ferrucci Jr JT (1984) Percutaneous drainage of 250 abdominal abscesses and fluid collections. Radiology 151:337

Zur Problematik der Leberverletzungen am Versorgungskrankenhaus

W. Wehner

1. Klinik für Chirurgie, Bezirkskrankenhaus Chemnitz (Chefarzt: Prof. Dr. W. Wehner), Flemingstraße 2, D-09116 Chemnitz

Leberverletzungen zwingen jeden Chirurgen, sich mit ihrer Erkennung und Behandlung vertraut zu machen. Diese Risikoeingriffe sind nicht mehr allein größeren Kliniken vorbehalten. Die primäre Sterblichkeit liegt innerhalb der ersten Stunden bei 20–30%, übersteigt aber jenseits von 24 h 80%. Beim Polytraumatisierten hat die Versorgung der Leberverletzung Priorität und kann notfalls simultan erfolgen. Die Leber gehörte lange zu den „wenig operationsfreudigen" Organen. Die entscheidenden Fortschritte für die Indikation und Operabilität erbrachten in den letzten Jahrzehnten:

- Die Erforschung der segmentalen Anatomie
- Die Darstellung der intrahepatischen Gefäßarchitektur
- Die Verbesserung der Operationstechnik, besonders hinsichtlich blutsparender Maßnahmen
- Die Erweiterung der apparativen Diagnostik
- Den temporären Organersatz durch Plasmapherese und den definitiven durch Lebertransplantation

Historische *Meilensteine* waren die Resektion eines Schnürlappens durch Langenbuch 1887 in Berlin, die Teilresektion eines rechten Leberlappens wegen Echinokokkuszyste durch Garrè 1889 in Tübingen, die anatomiegerechte rechtsseitige Lobektomie wegen eines Leberzelladenoms durch Wendel 1911 in Marburg und die erste Lebertransplantation in Deutschland durch Gütgemann 1969 in Bonn.

Wir hatten *in den letzten Jahren* jeweils 10 derartige Verletzungen zu behandeln, die vorwiegend bei Verkehrsunfällen und bei Sturz aus großen Höhen entstanden waren. 2/3 betrafen den rechten Leberlappen, der Rest den linken und den Hilus. Ebenfalls 2/3 ereigneten sich im Rahmen eines Polytraumas. Im deutschsprachigen Schrifttum handelt es sich wie bei uns überwiegend um stumpfe Verletzungen, in Amerika hingegen um penetrierende.

Wir folgten der Typeneinteilung nach Priesching. Die Hälfte unserer Patienten ist mit oberflächlichen, evtl. auch ausgedehnten bzw. glatten, tiefen Rissen dem *Typ I* zuzuordnen. Diese Wunden ließen sich atraumatisch nähen, verletzte Gefäße oder Gallengänge gesondert ligieren oder umstechen. Ganz oberflächlich wurde koaguliert. Hämostyptika oder Fibrinkleber fanden ebenso Anwendung wie bisweilen ein gestielter Netzlappen.

Ein Viertel unserer Patienten, die wir seit 1984 auswerteten, gehörte mit tiefen Rissen oder Teilabrissen größerer Bezirke sowie mit ausgedehnten Parenchymzerstörungen zum *Typ II*. Bei ihnen erfolgte ein Resektionsdébridement, d.h. atypische Resektionen, selten typische, mit sorgfältiger Blutstillung, Umstechung sichtbarer

Hefte zu „Der Unfallchirurg", Heft 239
W. Buchinger (Hrsg.)

Gallengangsverletzungen und Drainage des Wundgebiets. Hierbei sind Risiken tiefgreifender Matratzennähte (intrakapsuläre Hämatome, Nekrosen, Abszedierungen usw.) hervorzuheben.

Nur sehr wenige Patienten hatten tiefe horizontale Rupturen an der Kuppe oder noch ungünstiger am Leberunterrand (*Typ III*). Nur 10% gehörten zum *Typ IV* mit traumatischen Verletzungen des Lig. hepatoduodenale, der V. cava inferior oder von Lebervenen, deren schwierige Blutstillung und Gefäßrekonstruktion im Vordergrund standen und nicht immer erfolgreich verliefen.

Zum *Prozedere* sind noch die folgenden Besonderheiten hervorzuheben. Der durch die lebensgefährliche Blutung bedingte Schock ist nur durch sofortige Operation im Schock zu beheben. Als Zugang wird der Rippenbogenrandschnitt mit eventuellen Erweiterungen empfohlen. Zu Beginn und am Ende der Operation werden 250 mg (bis 1 g) Kortison und 250 000 E Trasylol gegeben, um ein Leberödem zu verhindern. (In den Folgetagen werden diese Medikamente in sinkender Dosis wiederholt). Übersicht ohne Zeitdruck wird durch Okklusion des Lig. hepatoduodenale (Leinenbändchen!) mit Tourniquet-Effekt erreicht. Wir können bestätigen, daß selbst 60 min Unterbrechung der Blutzufuhr von einer gesunden wie von einer Zirrhoseleber folgenlos toleriert werden. In dieser Zeit verkleinert sich die Leber um 20–25%. Blutet es bei korrekter Okklusion weiter, handelt es sich um den Typ IV, so daß man sich zunächst durch zusätzliche Tamponaden hilft. In der weiteren Präparation werden die Ligg. teres, falciforme und triangulare hepatis disseziert, so daß man durch Zug an der Leber und Luxationsmanöver auch an die Ober- und Hinterseite gelangen kann.

Lebervenen sind Endstromgefäße. Mißlingt ihre Naht, müssen die zugehörigen Parenchymabschnitte reseziert werden. Die Okklusion des Lig. hepatoduodenale (Pringle-Manöver) unterhält und verstärkt mögliche Milzblutungen!

Nach der Literatur können bei einer vor dem Unfall gesunden Leber bis zu 90% reseziert werden. Die Regenerationskraft würde binnen 6 Monaten für funktionellen Ausgleich sorgen. Bei notwendigen Resektionen haben wir mit der Ultraschallchirurgietechnik sehr gute Erfahrungen gemacht. Bei schwersten Zerreißungen haben wir uns erfolgreich der 1977 angegebenen Bauchtuchtamponade nach Walt bedient, die wir frühestens nach 2–4 Tagen unter sorgfältiger Spülung wechselten und insgesamt 8–10 Tage beließen. Aber selbst nach erfolgreicher Sanierung der Leberverletzungen treten unverhältnismäßig häufig – nämlich in 40–50% – nach Tagen bis zu Jahren oft lebensgefährliche Komplikationen auf. Darunter fallen folgende, die sich auch gegenseitig begünstigen:

1. Bleiben einzeln oder multipel Gallengangsläsionen in einer Leberwunde zurück (auch sekundär durch Nekrosen) und erweist sich die Drainage nach außen sowie über den Ductus choledochus als unzureichend, entwickelt sich ein *Cholaskos*, gefolgt von *galliger Peritonitis* (Pleuritis).
2. Mangelnde Blutzufuhr infarziert und sequestriert Leberabschnitte, stört (im Vergleich mit nicht entfernten Gewebetrümmern) Stoffwechsel, Blutgerinnung und Immunbiologie mit *Rückwirkungen auf andere Organe.*
3. *Infektiöse (septische) Komplikationen* reichen von Wundinfektionen über intra- und extrahepatische Abszeßbildungen (besonders subphrenisch, aber auch subhepatisch und in anderen Bauchregionen) bis zu diffusen Eiterungen.

4. Besonders nach abdominothorakalen Eingriffen drohen *Lungenkomplikationen*. So beobachteten wir bei einer 42jährigen Patientin nach unglücklichem Sturz vom Pferd und entsprechend erfolgreich versorgter Berstungsruptur des Leberparenchyms und Naht einer nahe ihrer Einmündung in die V. cava inferior eingerissenen V. hepatica Atelektasen von Teilen des Mittel- und rechten Unterlappens sowie einen Interlobärerguß.

5. Zu den vielfältigen *Blutungen* zählen die nicht beherrschten kontinuierlichen und verzögerten, die intrakapsulären, die durch vielfältige Gerinnungsstörungen hervorgerufenen sowie die *Hämobilie* (wir konnten 2 Patienten behandeln) und die *Bilhämie*.

Unter Hämobilie verstehen wir jede Blutung in die Gallenwege, unabhängig von ihren vielfältigen intra- und extrahepatischen Ätiologien. Aber 55% der 545 aus der Literatur analysierten hatten eine traumatische Genese. Mit ihr wird in 2–2,5% der Leberverletzungen gerechnet. Diese Hämobilie wurde bereits 1654 von Glisson genau beschrieben, fand aber als Rarität wenig Beachtung. Erst 1948 gelang Sandblom die genauere Aufklärung hinsichtlich Pathogenese und Symptomatik. Eine *arterielle* Blutung mit ständiger Drucksteigerung erzeugt weitere Parenchymnekrosen des umgebenden Lebergewebes mit pathologischer Kommunikation in einen arrodierten Gallengang. Die Blutung erreicht über die Gallenwege den Gastrointestinaltrakt (Hämatemesis und Melaena). Bei Blutdruckabfall verstopfen die Gallenwege mit Blutkoageln und nekrotischen Leberzellmassen. Klinisch resultiert ein Ikterus. Dieser Vorgang kann sich zyklisch wiederholen. Entsprechend alternieren nach McVaugh zwei charakteristische Schmerzphänomene: Koliken bei Passage und dumpfe, ziehende Schmerzen bei Verlegung. Mit Gastroduodenoskopie, retrograder Cholangiographie, selektiver Angiographie und Leberszintigraphie wurde eine gezielte Diagnostik möglich.

Handelt es sich hingegen um die pathologische Kommunikation einer *portovenösen* Blutung mit einem intrahepatischen Gallengang, entsteht durch diastolisch negativen Druck mit Ansaugwirkung im Hohlvenensystem sowie Sphinkterkontraktion mit intermittierender Drucksteigerung im bilären System die noch selternere und erst in den letzten Jahren beschriebene Bilhämie mit rasch progredientem Ikterus.

Es sollte aufgezeigt werden, daß die *Prognose* nicht nur von Lokalisation, Art und Schwere der Verletzung abhängt, sondern auch vom richtigen Vorgehen bei der Operation.

Unfallbedingte Verletzungen der Gallenblase

O. Brandebur, B. Masica und J. Podhradsky

Klinik für Unfallchirurgie des Fakultätskrankenhauses Kosice (Leiter: Doz. Dr. O. Brandebur), Rastislavova 43, 04190 Kosice, CSFR

Traumatische Verletzungen der Gallenblase kommen selten vor und sind immer mit einer Verletzung anderer Bauchorgane verknüpft. Am häufigsten sind dies Leber, Duodenum und Pankreas. Diese Begleitverletzungen bedingen die dominante Symptomatologie des Unfalles und bestimmen auch das therapeutische Verfahren. Der Literatur nach überwiegen in der Ätiologie der Gallenblasenverletzungen die penetrierenden, bei der Verletzung der Gallenwege die stumpfen Bauchverletzungen.

Diese Erkenntnisse können auch wir auf Grund unserer bescheidenen Erfahrungen bestätigen. In den letzten 20 Jahren haben wir in unserer Klinik 459 Patienten mit einer Bauchhöhlenverletzung operiert und nur bei 4 haben wir eine Gallenblasenverletzung gefunden. In einem Fall mußten wir die Folgen einer Verletzung der Leber, der Gallenblase und der Gallenwege operieren (Tabelle 1, 2).

Die hepatobiliäre Fistel beim letzten 12jährigen Patienten entstand nach einer schweren Dislazeration der Leber mit einer Quetschung der Gallenblase und Gallenwege, die in einem anderen Krankenhaus ohne Drainage der extrahepatischen Gallenwege versorgt wurde. Wir führten nach der Stabilisierung des Allgemeinzustandes eine Hepatikojejunoanastomose nach Roux aus. Die Fistel heilte aus, der Patient ist ohne Beschwerden.

Eine sonderbare Verletzung erlittein 19jähriger Patient. Er fiel mit dem Rücken in eine Glastüre, und ein Glasstück im Form eines Dolches, 22 cm lang, drang in die rechte Brusthöhle und durch das Zwerchfell in den Bauch. Es verletzte die rechte Niere oberflächlich, durchstach die Leber und die Gallenblase und endete in der vorderen Bauchwand. An der Körperoberfläche war es nicht sichtbar.

Es wurde eine Thoraxdrainage durchgeführt, darauf wurde durch Laparotomie das Glasfragment entfert. Es folgte die Versorgung des Zwerchfells, der Leber und die Entfernung der Gallenblase. Die Verletzung heilte ohne Komplikation aus.

Vom diagnostischen Standpunkt aus können wir die Verletzung der Gallenblase und Gallenwege von einer anderen Verletzung der Bauchorgane nicht unterscheiden,

Tabelle 1. Gallenblasenverletzungen 1970–89, Übersicht

Operativ versorgte Bauchverletzungen	
Gesamtzahl	459
Verletzungen der Gallenblase und Gallenwege	5 (1,08%)
Komplikationen	1 (Hepatikobiliarfistel)
Exitus	0

Hefte zu „Der Unfallchirurg", Heft 239
W. Buchinger (Hrsg.)
© Springer-Verlag Berlin Heidelberg 1994

Tabelle 2. Gallenblasenverletzungen 1970–1989, Ursachen und Organverletzungen, Behandlung

H.J. 20 J.	Schußverletzungen Leber, Duodenum 2x Gallenblase 2x	Cholezystektomie Duodenorekonstruktion
J.V. 48 J.	Stichverletzung Leber, Gallenblase 2x	Cholezystektomie
D.L. 25 J.	Stichverletzung Leber, Gallenblase 2x	Cholezystektomie
Z.P. 19 J.	Stichverletzung Thorax, Lungen, Zwerchfell Leber, Gallenblase	Thoraxdrainage Cholezystektomie Zwerchfellrekonstruktion
S.D. 12 J	Stumpfe Bauchverletzung Dislaceratio hep., renis dx., Gangr. cholecyst., Obliteratio ductus choledochi	Ligatur A. hepatica Cholezystektomie Nefrektomie dx. Hepatikojejuno- anastomosis sec. ROUX

weil der Erguß der sterilen Galle in die Bauchhöhle keine spezifische Symptomatologie hat.

Die Versorung einer penetrierenden Verletzung der Gallenblase kann man durch eine Rekonstruktion ihrer Wand ausführen. Bei allen unseren Patienten bestand eine zweifache Durchstechung der Gallenblase, die bis in ihr Bett reichte. Die Sutur von 2 Wunden würde die Gallenblase schwer deformieren und die Entleerungsfähigkeit wäre negaiv beeinflußt. Deshalb empfehlen wir in solchen Fällen, eine Cholezystektomie durchzuführen.

Bei der Verletzung des Choledochus ist die Rekonstruktion der Gallenwege mit Gewährleistung eines freien Abflusses der Galle durch Drainage oder einer Anastomose ein selbstverständliches Postulat.

Problematik der gedeckten Pankreasverletzung

G. Wozasek[1], R. Jaskulka[1], C. Sulovsky[1] und C. Holzinger[2]

[1] II. Universitätsklinik für Unfallchirurgie (Vorstand: Prof. Dr. P. Fasol), Spitalgasse 23, A-1090 Wien
[2] II. Chirurgische Universitätsklinik (Vorstand: Prof. Dr. E. Wolner), Spitalgasse 23, A-1090 Wien

Einleitung

Eine routinemäßige, diagnostische Abklärung des Retroperitoneums, v.a. auch des Pankreas, ist aufgrund der Vielfalt der möglichen Verletzungen beim stumpfen Abdominaltrauma stets durchzuführen.

Obwohl nur selten, steht die niedrige Inzidenz dieser Organverletzung sehr im Widerspruch zu dessen Morbidität [1]. Eine Pankreasbeteiligung nach stumpfer Gewalteinwirkung ist in 1–12% der Fälle zu erwarten, wobei laut Literatur eine deutliche Zunahme in den letzten Jahren beschrieben ist [3]. In der überwiegenden Anzahl liegen zusätzliche abdominelle Begleitverletzungen vor, die das umgehende chirurgische Handeln bestimmen. Die isolierte Pankreasverletzung mit ihrer diskreten, initialen Symptomatik bereitet daher aufgrund der Seltenheit und der primären schwierigen, diagnostischen Abklärung große Probleme.

Außerdem kann eine komplette, traumatische Transektion des Organes spontan ausheilen oder sich nach einer umschriebenen Kontusion zu einer akuten hämorrhagisch nekrotisierenden Verlaufsform entwickeln bzw. im Spätstadium eine Zyste ausbilden [4, 5, 7]. Die retrospektive Analyse von 24 Patienten mit gesicherter Pankreasverletzung unterschiedlichen Schweregrades versucht die Problematik im Hinblick auf Diagnose und Therapie aufzuzeigen.

Patienten

Das Altersspektrum der 18 Männer und 6 Frauen reichte von 7–58 Jahren (Durchschnittsalter 27 Jahre) mit einer auffallenden Häufigkeit von 7 Fällen in der kindlichen und jugendlichen Altersgruppe.

Die Unfallursache war 15mal ein Verkehrsunfall, 8mal ein Sturz aus unterschiedlicher Höhe und einmal ein Raufhandel (Tabelle 1).

Tabelle 1. Unfallursache (n = 24)

VU	1-spur	1
	2-spur	13
	Fußgänger	1
Sturz		8
Raufhandel		1
Gesamt		24

Hefte zu „Der Unfallchirurg", Heft 239
W. Buchinger (Hrsg.)
© Springer-Verlag Berlin Heidelberg 1994

148

Tabelle 2. Intra- und retroperitoneale Begleitverletzungen (n = 11)

Milzruptur	7
Leber	1
Nierenruptur	1
Duodenalruptur	1
Mesenterialriß	3
Gefäßläsion	1

Nur 6 Patienten wurden primär an der Klinik behandelt, 18mal erfolgte diese auswärts, wobei 5 davon unter der Diagnose „Contusio abdominis" bereits in ambulante
Pflege entlassen worden waren. In 9 Fällen lag ein Polytrauma vor. Bei 11 Verunfallten (46%) fanden sich zusätzliche, intra- und retroperitoneale Zusatzverletzungen.
Die Häufigkeit der Verteilung ist in Tabelle 2 und Abb. 1 aufgeschlüsselt. Weitere
wesentliche Begleitverletzungen sind in Tabelle 3 zusammengefaßt. Unter dem Bild
des akuten Abdomens erfolgte in 15 Fällen innerhalb von 24 h die Laparotomie
(Tabelle 4).

In jenen 6 an der Klinik primär eingelieferten Patienten lag eine Commotio, 3
Contusionen und je eine Teil- und Totalruptur des Pankreas vor (Tabelle 5, 6). Als
weitere, intraabdominelle Blutungsquellen fanden sich 3mal eine rupturierte Milz, je
einmal kombiniert mit einer Leberruptur und einem Mesenterialeinriß und eine Pfort-

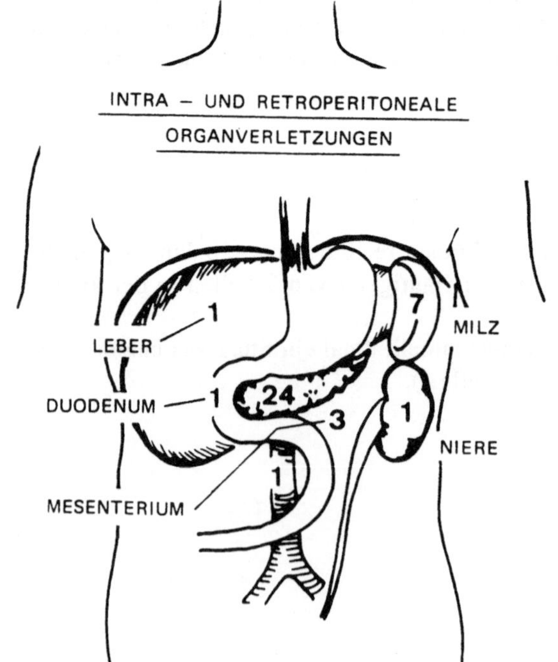

Abb. 1. Intra- und retroperitoneale
Begleitverletzungen

Tabelle 3. Begleitverletzungen

Schädel-Hirn-Trauma	2
Herzseptumriß	1
Rippenfraktur	4
Wirbelsäulenfraktur	3
Beckenfraktur	2
Extremitätenfraktur	10

Tabelle 4. Zeitpunkt der Erstoperation

bis 24 h	nach 24 h
15	8

1 Patient konservativ

Tabelle 5. Primärbehandlung im Hause (n = 6)

Primäre Diagnose		Akutes Abdomen
Unerkannt	0	
Erkannt	6	6
Fehl eingeschätzt	0	
Gesamt	6	

Tabelle 6. Schwere der Pankreasverletzung (im Hause primär versorten Patienten stehen in Klammer)

Commotio	2	(1)
Contusio	10	(3)
Teilruptur	3	(1)
Ruptur	6	(1)
Zyste	3	
Gesamt	24	(6)

Tabelle 7. Therapie der primär im Hause eingelieferten Patienten (n = 6)

		Drainage	Linksresektion
Akutes Abdomen	6	5	1
Gesamt	6	5	1

150

Tabelle 8. Primärbehandlung auswärts (n = 18)

| Primäre Diagnose | Zutransferierung | | | | | |
	Pankreatitis akut	chronisch	akutes Abdomen	Fistel	Zyste	Abszeß
Unerkannt	7	1	2		4	
Erkannt	7	6		1		
Fehl eingeschätzt	4	2		1		1
Gesamt	18 8	1	2	2	4	1

Tabelle 9. Therapie nach Zutransferierung (n = 18)

		Pankreas-linksresektion	Pankreas-jejunostomie	Sequestrotomie	Denervation	Zystresektomie	konservativ	Drainage
Pankreatitis akut	8	2		6				
chronisch	1				1			
Akutes Abdomen	2	1					1	
Fistel	2	2						
Zyste	4	1	1			1		1
Abzeß	1	1						
Gesamt	18	7	1	6	1	1	1	1

ader-A.-mesenterica-Ruptur. Mit Ausnahme der Totalruptur bestand die Therapie in einer ausgiebigen Drainage der Pankreasloge (Tabelle 7). In dem einen Fall mit Pankreasruptur erfolgte zunächst eine Schwanzresektion mit Splenektomie und anschließender Gefäßrekonstruktion. In der Folge entwickelte sich eine akute Pankreatitis mit zweimaliger Arrosionsblutung der A. lienalis und Duodenalperforation.

Bei 7 der 18 auswärts anbehandelten Fällen blieb die Bauchspeicheldrüsenverletzung unerkannt, wobei einmal sogar unter dem Verdacht der Milzverletzung revidiert wurde (Tabelle 8). 4mal kam es zur Fehleinschätzung des Pankreastraumas, so daß nur eine Kontusion trotz vorliegender Ruptur diagnostiziert wurde. In den 7 erkannten Fällen bestand 5mal eine Kontusion und 2mal eine Ruptur, welche mit Drainage bzw. Naht der Ruptur und Drainage versorgt wurden.

Die Zutransferierung dieser Patientengruppe an die Klinik erfolgte in 9 Fällen wegen einer posttraumatischen Pankreatitis, je 2mal wegen eines akuten Abdomens bzw. nicht sistierender, pankreokutaner Fistel, 4mal wegen Beschwerden von seiten der Zyste und einmal wegen eines Schwanzabszesses (Tabelle 9). Nachstehende operative Eingriffe sind aus der Tabelle 9 ersichtlich.

Insgesamt traten in 13 von 23 Pankreastraumen – bei einem Kind gelang es, die Beschwerden bedingt durch eine Zyste mit konservativen Maßnahmen zu bessern – postoperativ Komplikationen auf, die eine ein- oder mehrmalige chirurgische Revi-

Tabelle 10.

		Komplikationen (n = 13)
Pankreatitis	Akut	8
	Chronisch	1
Intraabdomineller Abszeß		2
Fistel		2
Gesamt		13
		Todesursache (n = 3)
Pankreatitis		2
SHT		1
Gesamt		3

sion erforderten (Tabelle 10). 2 Patienten verstarben an der Pankreatitis und ein Kind infolge des Schädel-Hirn-Traumas.

Diskussion

Isolierte als auch kombinierte, stumpfe Pankreastraumen erfordern eine diffizile Diagnostik. Zu den routinemäßigen Untersuchungen zählen Sonographie, Serumylasebestimmung, Peritoneallavage, CT und ERCP. Trotzdem muß man sich stets bewußt sein, daß sich das Vollbild dieser Verletzung erst über eine gewisse Zeitspanne entwickelt. Nach der initialen Contusio pancreatis entsteht zunächst nur ein lokales Hämatom, evtl. auf der Rückseite des Organes bedingt durch den Aufprall an der Wirbelsäule. Mit der Zellnekrose setzen sich Enzyme und Proenzyme frei, welche über die Autokatalyse aktiviert werden. Es beginnt eine Selbstverdauung des Organes entlang der Verletzungslinie, bis eine Durchtrennung resultiert. Aufgrund der retroperitonealen Lage der Bauchspeicheldrüse bleibt die Erkrankung zunächst räumlich begrenzt. Letztlich bleibt es jedoch unklar, welche Faktoren zur Initierung der akuten, nekrotisierenden Verlaufsform bzw. zum spontanen Heilungsverlauf führen.

Auch die Amylaseerhöhung ist nicht spezifisch für die Pankreasverletzung. White et al. berichteten von einer erhöhten Serumamylase nur in 15 von 58 Fällen [8]. Umgekehrt bedeutet eine erhöhte Serumamylase nicht unbedingt eine Pankreasverletzung. Einzelmessungen sind daher meist ohne pankreasspezifischen Aussagewert, es bedarf stets einer Serienbestimmung.

Im eigenen Krankengut wurde das Pankreastrauma bei den 15 primär laparotomierten Fällen erst bei der Exploration des Retroperitoneums erkannt. Dafür ist die Exposition der Bursa omentalis erforderlich und speziell bei blutiger Imbibierung dieser Region eine Mobilisierung des Duodenopankreas nach Kocher notwendig [9].

Die chirurgische Therapie im Initialstadium hängt von der Schwere der Organschädigung ab. Bei einer Commotio und einer Kontusion reicht die Drainage der Pankreasloge mit eventueller Gallenwegsentlastung aus. Tiefe Parenchymläsionen und Pankreasgangrupturen sind anfangs anastomosierbar.

Nur bei 7 von 23 Patienten des eigenen Krankengutes war keine chirurgische Reintervention notwendig unter Ausschluß der 3 Todesfälle. 4mal lag eine Pankreas-kontusion vor und je einmal eine im Spätstadium aufgetretene Zyste, Commotio bzw. eine erst nach 14 Tagen erkannte inkomplette Ruptur des Pankreas.

Somit haben über 2/3 des Gesamtkrankengutes septische Komplikationen des Organes oder peripankreatisch erlitten. In diesen Fällen bleibt die sorgfältig geplante, ablative Maßnahme, um Morbidität und auch Mortalität niedrig zu halten [6]. Im fortgeschrittenen Spätstadium der posttraumatischen Pankreatitis richtet sich das Hauptaugenmerk nicht nur auf die Sanierung des Retroperitoneums, sondern auf die Vermeidung des Polyorganversagens, der Haupttodesursache der unzureichend behandelten posttraumatischen Pankreatitis [2].

Resümee

- Bis dato besteht abgesehen von der Operation keine 100%ige Methode zur Früherkennung des Pankreastraumas.
- Trotz der Möglichkeit des spontanen Heilungsverlaufes, ist die Pankreasverletzung mit einer hohen Komplikationsrate verbunden.
- Im Anfangsstadium werden abhängig von der Verletzungsschwere organerhaltende Maßnahmen im Sinne von Anastomosierung angestrebt.
- Bei einer bereits vorliegenden posttraumatischen Pankreatitis bieten nur mehr resezierende Verfahren die Möglichkeit der Sanierung.

Literatur

1. Eigler FW, Coone HJ (1986) Duodenal- und Pankreasverletzungen. Hefte Unfallheilkd 181:494
2. Funovics J, Zöch G (1984) Chirurgische Therapie der akuten Pankreatitis. Beitr Anaesth Intensivmed 9:142
3. Graham JM, Mattox KL, Jordan GL (1978) Traumatic injuries of the pancreas. Am J Surg 136:744
4. Horst MH, Bivins BA (1989) Pancreatic transection. Arch Surg 124:1039
5. Leppäniemi A, Haapiainen R, Kiviluoto T, Lempinen M (1988) Pancreatic trauma: acute and late manifestations. Br J Surg 75:165
6. Sulkowski U, Meyer J (1990) Die akute Pankreatitis. Chir Praxis 42:215
7. Warner RL, Othersen HB, Smith CD (1989) Traumatic pancreatitis and pseudocyst in children: Current management. J Trauma 29:597
8. White PH, Benfield JR (1972) Amylase in the management of pancreatic trauma. Arch Surg 105:158
9. Wozasek GE, Wenzl E, Funovics (1990) Das stumpfe Pankreastrauma. Unfallchirurgie 16:111

Diskussion

Pannike, Frankfurt/Main: Ich möchte zuerst einen persönlichen Eindruck wiedergeben. Während man gestern und streckenweise auch heute den Eindruck haben konnte, daß die Labormedizin ein wenig die Chirurgie verdrängt hat, sehe ich eigentlich als essentiellen Gewinn unserer heutigen Sitzung, daß wir zur klinischen Realität zurückgeführt wurden. Ich empfand als besonders eindrucksvoll die souveräne Zusammenschau aus langjähriger Erfahrung in der Leberchirurgie, die uns Herr Priesching gegeben hat. Herr Priesching, ich möchte Sie zu Anfang – hier sitzen ja nun viele Unfallchirurgen, die nicht über vergleichbare Erfahrungen verfügen – um eine Empfehlung hinsichtlich des Abwägens der Taktik bitten, die wir nun einschlagen können. Wir haben gelernt, daß die Unfallchirurgen vor allen Dingen mit dem stumpfen Bauchtrauma und stumpfen Lebertrauma zu tun haben. Wir haben gesehen, wie schwierig die Diagnostik sein kann und wir haben durch Sie zum Glück auch wieder den Hinweis erhalten, wie wichtig der Faktor Zeit dabei ist, den wir ja gestern und heute ein bißchen aus dem Auge verloren haben. Sie haben ganz klar die Blutung wieder in den Vordergrund gestellt und deswegen meine Frage: Bei welchem Ausmaß der Leberblutung, bei welcher Kategorie der Leberverletzung würden Sie empfehlen und welche Voraussetzungen erwarten Sie vom Chirurgen, daß er entscheiden kann, kann ich hier, soll ich hier eine Resektion, Teilresektion in Angriff nehmen, oder soll ich vielleich abwarten, vielleicht wie in den letzten Jahren zum Teil eben empfohlen wurde, zum Packing übergehen und mir dabei etwas Luft lassen hinsichtlich des weiteren Vorgehens?

Priesching, Wien: Ich muß zurückkommen, auf das, was ich vorgeschlagen habe. Der Bauch ist offen und Sie sollen jetzt feststellen, wie groß das Trauma der Leber ist. Beschränken wir uns jetzt nur auf die Leber als solche. Da kann ich nur das empfehlen, was ich hier vorgetragen habe. Schauen zunächst, ob Sie das Ligamentum hepatoduodenale okkludieren müssen oder nicht. Wenn das nicht der Fall ist, dann haben wir zunächst primär eher leichtere Verletzungen, die keine Komplikationen machen. Wenn das Ligamentum hepatoduodenale geklemmt wird – und das ist ja eine leichte Sache, Gefäßklemmen gibt es überall, man soll nur nicht so quetschen, sondern man soll sehr vorsichtig vorgehen, Pringle hat den Finger verwendet, Finger genügen wahrscheinlich nicht – und jetzt stellen Sie fest, die Blutung wird plötzlich besser: Wenn Sie jetzt Zugang finden zu der verletzten Leber – dazu ist es oft notwendig, ausgiebig zu mobilisieren, was der Herr Kollege aus Chemnitz auch gesagt hat, insbesondere auf der rechten Seite und Sie versuchen jetzt darzustellen, ob Sie das stillen können oder nicht. Am besten geht es, mit der Klemme diese Okklusion immer wieder ein bißchen aufzumachen oder nicht, oder Sie machen eine Oberflächenkühlung, so 4 Grad Ringer-Laktat genügt, und Sie stellen jetzt fest, ob diese Blutstillung machbar ist oder nicht. Das wird bereits schwierig, wenn größere Venenverletzungen da sind, die man dann mit 5.0, 6.0 atraumatisch versorgen muß. Und Sie stellen jetzt fest, es geht nicht so gut, wie Sie wollen. Zunächst einmal geht es, dann ist es vernünftig, nicht wie es im 2. Weltkrieg, Koreakrieg gemacht worden ist, daß man irgend etwas

Hefte zu „Der Unfallchirurg", Heft 239
W. Buchinger (Hrsg.)
© Springer-Verlag Berlin Heidelberg 1994

da hineinstopft, sondern einen großen Netzlappen hineinlegt. Geht es nicht, dann ist primär zu überlegen, ob ich eine Débridementresektion machen soll oder nicht, oder es ist zu überlegen, ob ich primär von außen komprimiere. Wenn ich primär von außen komprimiere, ist auch hier die Letalität ganz schön hoch. Man muß sich ja überlegen, wann es notwendig ist. Wenn die Verletzung nicht stark genug ist, dann brauche ich ja nicht zu komprimieren, denn beim Komprimieren versorgt man ja eigentlich vorübergehend die große Venenverletzung. Kompressionsverpackung 80mal, 46mal letal ausgegangen. Oder das andere, was ich angeführt habe – Cava-Shunt 58mal – 3 Autoren 43mal letal ausgegangen. Aber dennoch, das ist ja eine Notmaßnahme, es ist ein Polytrauma da, es ist die Frage, habe ich das Blut oder nicht, alle diese Dinge, so daß nach Mobilisation die Kompression von außen sicherlich als primäre Maßnahme zweckmäßig ist. Ich kann nicht übereinstimmen, was Kollege Hertz gesagt hat. Drittens, wenn man schon reseziert, soll man nur Débridementresektionen machen. Natürlich, klar, aber Sie können auch zum Mißerfolg führen. Es ist gerade bei den Jugendlichen, die haben ein Altersmaximum zwischen 20 und 30 Jahren, und wenn das ein frisches Trauma ist und man in der Leberchirugie Erfahung hat, ist es sehr leicht, diese zu resezieren nach leberchirurgischen Gesichtspunkten. Nach einer Woche kann es schon schlechter werden. Ich habe Ihnen ein Diapositiv gezeigt, da sind oft 12, 15 kleine Rupturen drinnen, das ganze wird groß und steinhart, dann ist es nicht mehr so leicht. Aber für die tägliche Praxis, wenn man hier nicht weiterkommt nach leberchirurgischen Gesichtspunkten, von außen komprimieren und nicht von innen. Und dann erhebt sich die Frage, wie es weitergeht. Calm, Cambridge, der das 1979 angegeben hat, hat damals noch empfohlen, innerhalb von 24 Stunden muß der ganze Kreislaufschock usw. behoben sein und dann kommt der Leberchirurg hin oder der Patient dorthin, definitiv eingehen. Heute haben wir gehört, daß man sich oft bis zu 10 Tagen Zeit läßt. Das hat auch Hammelmann in Kiel vor Jahren angegeben. Wir haben auch komprimiert in der normalen Leberchirurgie, als Notmaßnahme, und haben das so zwischen dem 2. und 6. Tag dann entfernt. Das ist also etwas, was sicherlich noch offen ist.

Kuderna, Wien: Herr Priesching, darf ich noch eine Frage zur zentralen Leberruptur anschließen. Da ist ja auch oft die Meinung, das ist nicht so ausgedehnt, da warten wir noch zu. Wo würden Sie da die Grenze sehen, daß man eingreifen muß.

Priesching, Wien: Ich habe zwei Fälle gesehen, die von Meidling übernommen worden sind, und in dem einen Fall war es ganz klar. Sie haben die Computertomogramme gesehen. Kreislaufstabilität, keine Progredienz, sondern eine Rückbildung, kein Ikterus, sehr rasch normale Leberfunktionen und sonst kein intraabdominelles oder anderes Trauma. Dann ist es klar. Oder, im zweiten Fall, nach einer Woche, wir haben uns zunächst auch konservativ verhalten, Ikterus zugenommen, alle Leberfunktionen inklusive Gerinnung schlechter geworden und plötzlich Perforation. Es sind ja wiederholt Perforationen, Abszesse, insbesondere auch Abszesse ohne Perforationen, letzlich Gallenfistel, Hämobilie usw. beschrieben worden. Was noch wichtig ist, kontinuierliche Überwachung, insbesondere Ultraschall und CT um die Uhr herum.

Kuderna, Wien: Aber nicht Morphologie oder Lage des Risses?

Priesching, Wien: Ich würde sagen nein.

Pannike, Frankfurt/Main: Gibt es noch weitere Fragen an Herrn Priesching? Vielleicht stellen wir dann dieselbe Frage, die wir gerade hatten, die Frage des Abwägens zwischen dem eher zurückhaltenden Vorgehen mit dem Packing und der Resektion auch an den nächsten Vortragenden, Herrn Herbst.

Herbst, Zell am See: Das Hauptproblem, das wir bei der Versorgung gesehen haben, ist, daß die Patienten ja zunächst mit Expandern schockbekämpft werden. Die Expander sind kalt. Wenn der Patient auf den Tisch kommt, besteht bereits in vielen Fällen eine doch beträchtliche Hypothermie und es bestimmt daher grundsätzlich auch die Möglichkeit, wie sehr die Resektionsfläche dann trocken zu halten ist, das Ausmaß der Gerinnungsstörung, das sowohl dann durch die Polytransfusion als auch durch die beträchtliche Hypothermie zustandekommt. Wenn man jetzt Erfahrung hat in der Leberresektion, ist es sicher keine große Schwierigkeit, unter denselben Bedingungen mit Okklusion eine regelrechte Leberresektion durchzuführen. Nachdem es bei unseren Patienten doch in einigen Fällen so war, daß mit 32 Grad keine Blutstillung von vornherein zu erwarten war, sind wir dazu übergegangen, die Leute zu tamponieren. Es ist dann nach 1–2 Tagen, wenn sich die Patienten stabilisiert haben, leichter möglich, eine eventuell notwendige Resektion auch durchzuführen. Bei diesen 6 Patienten, von denen einer noch primär am Schock verstorben ist, ist an den Spätkomplikationen, auch wenn wir 2 Abszesse letztendlich gehabt haben und eine weitere Resektion, niemand verstorben. Unseres primäres Ziel ist, daß die Patienten letztendlich überleben.

Pannike, Frankfurt/Main: Gibt es Fragen zu Frau Morvai?

Kuderna, Wien: Frau Morvai, Sie haben gesagt, Sie lassen das Drain so lange, bis der Abfluß steril ist. Bei dieser Art und Weise, das Drain einzuführen, wird das überhaupt steril? Wir wissen ja, wenn ein Saugdrain längere Zeit liegt, nach 48 h, da hat man sowieso Keime drinnen, und wenn man es jetzt perkutan von außen hineinbringt, gelingt das?

Sandor, Szeged: Wir haben gesagt, daß die Höhlen mit Betadin-Lösungen gespült werden und so nehmen wir an, daß diese steril werden können.

Kuderna, Wien: Ja, aber wir wissen, daß das Betaisodonna, dieses Jod, ja in Kontakt mit den Körperflüssigkeiten eigentlich sofort seiner Wirkung beraubt wird.

Sandor, Szeged: Ja, das ist sicherlich so. In dem Vortrag haben wir auch gesagt, daß alle 3 Patienten, die wir so behandelt haben, primär keine Bakterien in der Flüssigkeit hatten.

Kuderna, Wien: Auch so, primär keine. Sind noch Fragen zu Herrn Wehner? Zu Herrn Brandebur?

Poigenfürst, Wien: Herr Wehner, Sie haben angegeben, daß Sie dem Patienten Cortison und Trasylol geben, um ein Leberödem zu verhindern. Ich hätte gerne gewußt, ob das wirklich eine Wirkung hat und ob noch andere Herren, die mit der Leberchirurgie vertraut sind, diese Medikation anwenden.

Wehner, Chemnitz: Wir hatten das der Literatur entnommen. Wir glaubten vom klinischen Standpunkt aus, ohne Überprüfungen, daß es auf diese Weise wirksam sei. Ich kann Ihnen da zur Pharmakokinetik nichts sagen. Vielleicht weiß Herr Priesching darüber Bescheid.

Priesching, Wien: Manche geben es regelmäßig, manche nie. Wir wissen es eigentlich nicht. Ich meine jetzt das Cortisonpräparat. Im anderen Fall, mit dem Aprotinin, etwa Trasylol, erhebt sich die Frage, ob man fribrinolytische Blutungen vermeiden oder nicht vermeiden will. Auch das ist eine Sache, die zweischneidig ausgehen kann. Ich muß sagen, ich überlasse das dem Kollegen Fischer vom Zentrallaboratorium, der hier eine eingehende Analyse macht, ob wir es geben. Ich meine jetzt das Aprotinin, das Trasylol oder was immer es sei, geben sollen oder nicht. Ich würde sagen – unentschieden, beides.

Kuderna, Wien: Nun zu den letzten beiden Vorträgen, zur Pankreasverletzung. Herr Wenzel, wie machen Sie das? Sie verschließen, soweit ich am Bild gesehen habe, mit diesen Platzbauchnähten und machen komplett wieder auf bei diesen zweitägigen Revisionen?

Wenzl, Wien: Das ist richtig. Wir verschließen den Bauch so gut es geht und setzen diese Platzbauchnähte sozusagen prophylaktisch und machen nach 2 Tagen wieder auf. Nach etlichen Revisionen sieht das Abdomen natürlich nicht mehr dann ästhetisch aus, wie das Bild, das ich Ihnen gezeigt habe.

VI. Verletzungen des Darms

Die Darmruptur

H. Rudolph, V. Studtmann, D. Krauss und M. Böhme

II. Chirurgische Klinik für Unfall-, Wiederherstellungs-, Plastische und Gefäßchirurgie des
Diakoniekrankenhauses (Chefarzt: Dr. H. Rudolph), Elise Averdieck Straße 17,
D-27356 Rotenburg/Wümme

Die Häufigkeit von Verletzungen des Magen-Darm-Traktes ist abhängig vom Unfallmechanismus. Bei den stumpfen Bauchtraumen treten Darmrupturen nur in einer Häufigkeit von 5–20% auf (Tabelle 1) [7, 13, 39]. Bei den perforierenden Bauchverletzungen durch Schuß- oder Stichwunden ist der Magen-Darm-Trakt in bis zu 50% der Fälle betroffen (Tabelle 2) [5, 7, 23, 26, 29, 37].

Große Erfahrungen in der Versorgung von Darmrupturen wurden in Kriegszeiten gesammelt. Vor allem aus dem II. Weltkrieg stammen die ersten, lange Zeit gültigen Behandlungsrichtlinien zur Versorgung von Darmverletzungen [7, 9, 10, 21, 26].

Die kriegerischen Auseinandersetzungen im heutigen Europa finden in erster Linie auf der Straße zwischen verschiedenen Verkehrsteilnehmern statt. Ursache von Darmverletzungen ist deshalb meist das stumpfe Bauchtrauma im Rahmen von Verkehrsunfällen (Tabelle 3) [15]. Dagegen sind heute noch in den USA in bis zu 90% Schuß- und Stichwunden Ursachen von Darmverletzungen [7, 33, 39].

Aufgrund seiner topographischen Lage direkt hinter der vorderen Bauchwand ist der Darm neben der Leber [11] das bei perforierenden Verletzungen am häufigsten betroffene intraabdominelle Organsystem (Tabelle 4). Ganz besonders wichtig ist bei Stichverletzungen im Bereich der retoperitoneal gelegenen Darmabschnitte der Ausschluß einer Beteiligung der zum Retroperitoneum gelegenen Hinterwand [33].

Tabelle 1. Häufigkeit bei stumpfem Bauchtrauma (Literaturübersicht)

Autor	N	Darmverletzungen
Billing '90	925	5,3%
Kirchner '87	265	26,0%
Grüssner '89	71	4,2%
Strittmatter '89	1428	8,3%
Rudolph '90	849	5,8%

Tabelle 2. Häufigkeit bei perforiertem Bauchtrauma (Literaturübersicht)

Autor	N	Darmverletzung
Cayten '82	204	25,5%
McIntyre '89	107	47,7%
Robin '89	333	34,8%

Hefte zu „Der Unfallchirurg", Heft 239
W. Buchinger (Hrsg.)
© Springer-Verlag Berlin Heidelberg 1994

Tabelle 3. Häufigkeit bei stumpfem Bauchtrauma (Literaturübersicht)

Billing '90	52	Darmverletzungen
Dapunt '87	59	Darmverletzungen
Strittmatter '89	1428	stumpfe Bauchtraumen, davon 150 Darmverletzungen
Rudolph '90	849	stumpfe Bauchtraumen, davon 85 Darmverletzungen

Tabelle 4. Lokalisation bei perforierenden Verletzungen (Literatur)

	Cayten '82	McIntyre '89	Robin '89	
N	204	107	333	
Leber	32	21	46	(+ Milz)
Magen	14	12	24	
Duodenum	3	3	6	
Dünndarm	25	17	59	
Kolon	10	6	27	
Niere	7	1	5	
Milz	3	2		
Pankreas	3	3	14	
Gefäße			23	

Beim stumpfen Bauchtrauma sind Verletzungen des Darmes als Hohlorgan wesentlich seltener als die der parenchymatösen Organe Milz, Leber oder Nieren [6, 14]. Hauptursache hierfür ist die sehr mobile Fixierung des Darmes im Bauchraum, so daß große Teile des Darmes der einwirkenden Kraft ausweichen oder sein Inhalt nach proximal oder distal in angrenzende Abschnitte abfließen kann.

Darmverletzungen entstehen durch [2, 4, 7, 33, 39]:

1. Direkte Quetschung des Darmes gegen feste Strukturen (Wirbelsäule, Teile des Beckens), insbesondere an den fester fixierten Darmabschnitten im Bereich des Treitz-Bandes oder des Zökalpoles (Kontusion, intramurales Hämatom),
2. Druck auf gefüllte Darmabschnitte beim postprandial gefüllten Magen oder dilatierter Dünndarmschlinge (Berstungsruptur),
3. Beschleunigungs- bzw. Bremskräfte mit Abrißverletzungen des Darmes direkt oder im Bereich seiner mesenterialen Aufhängung mit Beteiligung der entsprechenden Blutgefäße (intraperitoneale Blutung, mesenteriales Hämatom, ischämische Darmwandnekrose).

Bei Verkehrsunfällen sind die Hauptursache für Verletzungen oberhalb des Treitz-Bandes das Lenkrad des PKW oder der Zweiradlenker, die sich in den Oberbauch bohren. Unterhalb des Treitz-Bandes ist es meist der unkorrekt angelegte Beckengurt, der sich nicht am Becken abstützt, sondern den Mittelbauch einschnürt [39].

Die verschiedenen Schichten der Darmwand sind unterschiedlich belastungsstabil. Je nach Intensität der Gewalteinwirkung zerreißen zuerst die Serosa, dann die Mukosa und schließlich die Submukosa [39]. So variieren die Darmverletzungen von oberflächlichen, oft zahlreichen Serosaeinrissen über intramurale Hämatome bis zu inkompletten oder kompletten Rupturen und Mesenterialein- oder abrissen [14]. Die

Darmverletzungen sind zumeist an der freien, dem Mesenterialansatz gegenüberliegenden Seite lokalisiert. Da große Teile des Dickdarmes oder das Duodenum der hinteren Bauchwand anliegen, können Verletzungen jedoch nicht nur intra- sondern auch retroperitoneal vorliegen und erhebliche diagnostische Probleme bereiten.

Die klinische Symptomatik der Darmverletzungen ist ebenso wie das Verletzungsmuster sehr unterschiedlich [39]. An erster Stelle steht der abdominelle Schmerz (6, 15, 23, 29, 30, 32, 33]. Bei freier Perforation des Kolons mit massivem Austritt von keimbesiedeltem Stuhl oder Ruptur der Duodenalvorderwand mit Freisetzung von Verdauungsfermenten setzt eine heftige peritonitische Reaktion mit allen Zeichen eines akuten Abdomens ein. Bei einer retroperitonealen Verletzung dieser Darmabschnitte dagegen kann die initiale Symptomatik äußerst gering sein.

Eine schnelle und effiziente Diagnostik ist bei jedem Verdacht auf eine intraabdominelle Verletzung entscheidend, da sich die Prognose von Darmverletzungen bei verschleppter Therapie rasch verschlechtert [2, 4, 6, 15, 24, 30, 33, 39].

Bei weit offenen Wunden mit Freilegung von Anteilen des Darmes oder des Omentum majus ist die Indikation zur operativen Revision und Versorgung offensichtlich [12]. Auch bei einem großen Teil der nicht dehiszenten Wunden der Bauchwand wird die Indikation zur Laparotomie schon wegen vital bedrohender Mitverletzung parenchymatöser Organe wie Leber, Milz oder großer Gefäße gestellt.

Grundsätzlich muß jede Wunde im Bereich der Bauchwand bis auf ihren tiefsten Punkt revidiert werden [12, 32]. Dabei ist stets zu beachten, daß der Wundkanal durch das kulissenhafte Verschieben der einzelnen Bauchwandschichten nie gerade und direkt verläuft. Eine einfache Sondierung des Kanales reicht nicht aus und hat schon häufig zu eklatanten Fehldiagnosen geführt. Ist das Peritoneum eröffnet, muß laparotomiert werden.

In jüngeren Publikationen [5, 12, 23, 29] wird hierbei in Abhängigkeit vom klinischen Erscheinungsbild eine mehr abwartende Haltung erwogen, da bis zu 60% ihrer diagnostischen Laparotomien bei perforierenden abdominellen Wunden ein negatives Ergebnis erbrachten (Tabelle 5) und die Komplikationen nach Laparotomie einschließlich des späten Ileus noch nach Jahrzehnten nicht zu vernachlässigen sind. Unabdingbar ist hierbei jedoch eine intensive klinische und apparative Überwachung des Patienten [30].

Nach unseren Erfahrungen sollte die Indikation zur diagnostischen Laparotomie eher großzügig gestellt werden, da eine verzögerte Versorgung von Darmverletzungen mit hoher Morbidität und Letalität verbunden ist.

Das stumpfe Bauchtrauma ist oft insofern problematisch, als objektivierbare Untersuchungsbefunde häufig fehlen [7, 30]. Grundlage jeder Diagnostik sind Anamnese

Tabelle 5. Negative Laparotomie – perforierte Verletzung (Literaturübersicht)

Autor	N	Laparotomien	Negativ
Cayten '82	204	128	53 = 41%
Goldberger '82	53	47	10 = 21%
McIntyre '89	107	84	18 = 21%
Robin '89	333	193	32 = 17%

und klinische Untersuchung, die durch erfahrene Kliniker und rasch dazu erhoben werden sollte [15, 16, 30].

Die Trias:

1. passender Unfallhergang,
2. Prell- oder Quetschmarken an der Bauchwand,
3. lokale oder generalisierte Abwehrspannung der Bauchdecke

ist nach unseren Erfahrungen nahezu beweisend für eine intraabdominelle Verletzung. Eine Quote von nur 4% Fehldiagnosen rechtfertigt unser Vorgehen (Tabelle 6).

Wegweisend ist das klinische Erscheinungsbild mit Schmerz. fehlende Peristaltik, Erbrechen und Leukozytose, *entscheidend* die lokale oder allgemeine Abwehrspannung der Bauchdecken (Tabelle 7) [6, 14, 17, 34].

Isolierte Darmverletzungen zeigen häufig initial jedoch keine eindeutige Symptomatik [4, 7, 34]. Bei Dünndarmrupturen entwickelt sich häufig erst nach Stunden eine peritonische Reaktion, die noch dazu durch Begleitverletzungen überdeckt wird. Gedeckte Rupturen von Duodenum oder Kolon werden nicht selten erst nach Ausbildung von retroperitonealen Abszessen erkannt. Frühes Erkennen gerade dieser Verletzungen verbessert entscheidend die Prognose und den Therapieerfolg [14, 33, 34].

Wichtig ist daher ein koordinierter Einsatz weiterer diagnostischer Maßnahmen, wobei als oberstes Prinzip gilt:

Es muß schnell gehen! !

Erschwerend kommt hinzu, daß abdominelle Verletzungen oft bei polytraumatisierten Patienten oder in Kombination mit einem Schädel-Hirn-Trauma auftreten (Tabelle 8). Eine zeitraubende Diagnostik kommt hier nicht in Frage [2, 24]. Der Patient darf nicht von Abteilung zu Abteilung durch das Krankenhaus gefahren werden mit entsprechenden Wartezeiten und einer Betreuung durch unerfahrene Kollegen oder gar medizinisches Hilfspersonal. Einfache und schnell durchführbare Untersuchungen haben dabei Vorrang [15].

Tabelle 6. Vom 01.10.75 bis 31.12.89: 849 stumpfe Bauchtraumen

Laparotomien	170
Intraabdominelle Organverletzungen	221
Darmverletzungen	85
7 Laparotomien o.B. (4,1%)	

Tabelle 7. Indikation zur Laparotomie beim stumpfen Bauchtrauma

1. Passender Unfallhergang
2. Lokale Prell- und Quetschmarken
3. Lokale oder generalisierte Abwehrspannung

Tabelle 8. Begleitverletzungen (N = 85)

	Zahl
Polytrauma	24
SHT	16
Intraabdominelle Begleitverletzung	21
Frakturen	33
Lungenkontusion	10
Kontusio cordis	8

Hier steht heute die Sonographie an erster Stelle [13, 14, 38]. Dabei darf es nicht, wie noch immer häufig zu beobachten, dazu kommen, daß bei Einlieferung eines Patienten zuerst nach dem Internisten oder Radiologen gerufen wird, die in vielen Häusern wegen des Desinteresses der Chirurgen die Sonographie durchführen. Die Sonographie der Bauchverletzung gehört in die Hand des Chirurgen, wie es auch unsere Weiterbildungsordnung vorschreibt. Allerdings gelingt sonographisch nur selten der direkte Nachweis einer Darmverletzung. Freie Flüssigkeit findet sich in der Regel nur bei begleitenden Gefäßverletzungen, z.B. Einrissen im Mesenterium. Durch die zumeist sehr kontrakte Ringmuskulatur des Darmes im Verletzungsbereich treten nur geringe Flüssigkeitsmengen aus dem Darmlumen aus [12]. Wegen Gasüberlagerungen in den atonischen Darmschlingen herrschen oft erschwerte Untersuchungsbedingungen, die eine eindeutige sonographische Aussage nicht erlauben. Selten gelingt der Nachweis eines intramuralen oder intramesenterialen Hämatoms.

Auch die Peritoneallavage allein kann eine Darmverletzung nicht immer nachweisen, da größere Blutungen zumeist fehlen. Eine Eintrübung der Lavageflüssigkeit kann einen Hinweis auf Verschmutzung durch Darminhalt geben [2, 13, 14, 15]

Im Zweifelsfall immer Laparotomie!

Laboruntersuchungen können evtl. Galle- oder Pankreassekret in der Spülflüssigkeit nachweisen. Auch der mikroskopische Nachweis von Bakterien deutet auf eine Darmverletzung [21]. Dies sind jedoch zeitraubende Untersuchungen, die nur parallel laufen können.

Eine Röntgenübersicht von Thorax und Abdomen ist schnell gemacht, in der Mehrzahl der Fälle jedoch zunächst auch negativ. Freie Luft findet sich in höchstens 40% der Darmverletzungen, insbesondere bei Beteiligung von Magen oder Dickdarm. Man achte jedoch auch auf Gas- oder Flüssigkeitsansammlungen im Bereich des Retroperitoneums oder Fehlhaltungen der Wirbelsäule als Hinweis auf eine retroperitoneale Ruptur insbesondere des Duodenums [4].

Die Darstellung des Magen-Darm-Traktes mit wasserlöslichen Kontrastmitteln kann eine Rupturstelle lokalisieren oder Hinweise auf intramurale Hämatome geben [15]. Eine Angiographie ist nur selten indiziert. Das Computertomogramm ist bei Verletzungen des Darmes im allgemeinen wenig hilfreich.

Die zuletzt genannten apparativ aufwendigen Untersuchungen können nur ganz am Schluß des Untersuchungsganges stehen, da sie sehr zeitaufwendig sind. Es sei nochmals betont: Die Darmverletzung ist eine Notfallsituation, die, insbesondere bei Kombinationsverletzungen, rasches Handeln erfordert. Die entscheidende Frage: Laparotomie – ja oder nein – muß schnell entschieden werden. Jede Verzögerung kann fatale Folgen haben.

Operiert wird in Rückenlage, bei entsprechenden Hinweisen mit gespreizten Beinen, um perineales Vorgehen zu ermöglichen. Als Zugang wählen wir die quere Oberbauchlaparotomie [20], die eine Schnitterweiterung nach beiden Seiten und eine gute Übersicht über alle abdominellen Organe erlaubt. Sie ist dem anatomischen Aufbau der Bauchdecke angepaßt, bietet größtmögliche Sicherheit gegen Dehiszenzen und Hernienbildung bei geringem postoperativen Wundschmerz und kosmetisch sehr guter Narbenbildung durch Schnittführung entlang der Hautspaltlinien.

An erster Stelle steht bei der Revision des Bauchraumes die Kontrolle von Blutungen [14, 37]. Erst danach kann ein genauer Überblick über die vorhandenen Verletzungen gewonnen werden.

Serosaeinrisse jeglicher Lokalisation werden vorsichtig mit atraumatischen 5/0 oder 6/0 Vicrylnähten adaptiert, wenn sie länger als 1,5 cm sind. Das Darmlumen darf dabei nicht tangiert werden. Kleinere intramurale Hämatome bedürfen keiner Therapie. Ausgedehnte intramurale Hämatome jedoch können eine Ischämie der Darmwand mit nachfolgender Nekrose und Ruptur noch nach Tagen oder sogar Wochen nach sich ziehen. Hier ist ggf. eine Resektion bis in eindeutig nicht tangierte Darmabschnitte erforderlich. In zweifelhaften Fällen muß die Situation durch eine programmierte „Second look" Operation nach 24 h geklärt werden [2, 36]. Gleiches gilt für mesenteriale Blutungen oder sogar Abrisse. Ist die Durchblutung des Darmes durch Hämatomdruck oder Gefäßverletzung nicht mehr ausreichend, muß reseziert werden.

Verletzungen des Magens kommen bei perforierenden Bauchverletzungen in bis zu 25% der Fälle vor, beim stumpfen Bauchtrauma sind sie mit unter 2% selten [14].

Bei kompletter Ruptur findet sich massiv freie Luft unter beiden Zwerchfellkuppeln. Magenrupturen treten eigentlich nur bei gefülltem Magen auf und liegen zumeist an der Magenvorderwand oder an der kleinen Kurvatur. Immer muß dann aber auch die Bursa omentalis zur Inspektion der Hinterwand eröffnet werden. Perforationen werden übernäht, Resektionen sind selten erforderlich.

Verletzungen des Duodenums beim stumpfen Bauchtrauma sind aufgrund der oft retroperitonealen Lage schwer zu diagnostizieren und werden auch bei der diagnostischen Laparotomie in bis zu 20% der Fälle übersehen. So kommt es immer wieder dazu, daß die Versorgung um mehrere Tage verschleppt wird. Morbidität und vor allem die Letalität steigen dabei sprunghaft an, wie auch aus der Übersicht von Carol hervorgeht (Tabelle 9) [4, 14, 15, 21].

In der Hälfte der Fälle besteht begleitend eine Pankreasverletzung. Bei den selteneren Perforationen in die freie Bauchhöhle findet sich fast immer freie Luft, bei retroperitonealer Perforation kann in 50% der Fälle ein retroperitoneales Emphysem nachgewiesen werden. Wegen häufiger Mitbeteiligung benachbarter Strukturen wie Pankreas, Ductus wirsungianus, Ductus choledochus oder V. cava muß das gesamte Duodenum mittels Kocher-Manöver mobilisiert und dargestellt [15], Hämatome im Bereich des Duodenums oder Pankreas sorgfältig revidiert werden. Einfache Rupturen werden übernäht. Bei Mitbeteiligung der Papillenregion oder des Pankreas kann jedoch auch eine ausgedehnte Resektion bis hin zur Whipple-Operation erforderlich werden.

Tabelle 9. Letalität der Duodenalruptur (aus Carol EJ '82)

	n	Total	< 24 h	> 24 h
Cleveland '63	37	16%	8%	36%
Cocke '64	48	19%	11%	16%
Roman '71	23	26%	18%	60%
Lucas '75	36	19%	11%	40%
DeMars '79	10	0%	0	
Ziekenhuis '80	5	20%	20%	0
Snyder '80	48	12%		
Carol '82	5	20%	20%	0

Ganz besonders wichtig ist bei Duodenalverletzungen eine ausreichende und sichere Drainage, da Insuffizienzen insbesondere bei Mitbeteiligung des Pankreas besonders häufig sind [7, 8, 15].

Führendes Symtom bei Verletzungen des Dünndarmes ist zumeist eine typische peritonitische Reaktion mit Druckschmerz, Abwehrspannung und paralytischem Ileus. Freie Luft findet sich jedoch in weniger als 50% der Fälle. Sollte nach dem klinischen Erscheinungsbild noch keine eindeutige OP-Indikation bestehen, kann eine Kontrastmitteldarstellung die Perforation nachweisen.

Nach Ausschneidung der Rupturränder, ggf. Keil- oder Segmentresektion erfolgt primär die Naht oder Anastomose [3] (Tabelle 10). Wichtig ist hier insbesondere die Durchblutungssituation [15]. Im Zweifelsfall empfiehlt sich eine erweiterte Resektion. Lediglich im unteren Ileum sollte sparsam vorgegangen werden, um die Resorption von Cholesterol und Vitamin B12 nicht zu gefährden.

Dickdarmverletzungen nach stumpfem Bauchtrauma sind seltener. Es handelt sich zumeist um Kontusionen mit intramuralem Hämatom. In 1/3 der Fälle liegen Rupturen oder Abrisse vor. Dabei ist in fast der Hälfte der Fälle das Querkolon betroffen. Es folgen Ascendens und das Descendens mit je 20%.

In den beiden zuletzt genannten Regionen entwickeln sich häufig verzögerte Perforationen. Einer Darmwandkontusion oder partiellen Ruptur nicht aller Wandschichten folgt nach einer Latenzzeit dann die endgültige Ruptur.

Bei Perforation in die freie Bauchhöhle findet sich nahezu immer freie intraperitoneale Luft. Allerdings sind im Ascendens und im Descendens auch retroperitoneale

Tabelle 10. Therapie – Literatur I

	Billing	Strittmatter	Rudolph
N =	32	150	85
Übernähungen			
Magen	1		1
Duodenum	11	75	5
Kolon	9	21	5
Serosa			13
Mesenterium			32

Tabelle 11. Therapie – Literatur II

N =	Billing 32	Strittmatter 150	Rudolph 85
Resektionen			
Duodenum			2
Dünndarm	12	15	6
Kolon	5	8	2
Kolostomie	6	8	6
Hartmann	2		
Keine		11	13

Perforationen möglich mit entsprechendem Emphysem und bei nicht sofortiger Versorgung Ausbildung retroperitonealer Abszesse.

Das Vorgehen bei Kolonperforationen wandelte sich in den letzten Jahren. Nach den Erfahrungen der Kriegsjahre wurde zunächst wegen der starken Keimbesiedelung in jedem Fall eine proximale Kolostomie angelegt. Die Rekonstruktion der Darmpassage erfolgte dann in einer 2. Sitzung Monate später [28, 33].

Mehr und mehr wird heute nach ausgiebiger Spülung und unter antibiotischem Schutz nach Resektion der verletzten Anteile eine primäre Naht oder Anastomose angelegt (Tabelle 11) [7, 9, 22, 26, 27, 29, 39] Allerdings gilt auch heute noch eine Reihe von Kontraindikationen zur primären Naht (Tabelle 12).

Bei zweifelhafter Vitalität oder bei außerordentlich starker Verschmutzung erfolgt die 2zeitige Operation. Auch bei schlechtem Allgemeinzustand oder vital bedrohtem polytraumatisiertem Patienten, bei ausgedehnten Beckenfrakturen und bei Pfählungsverletzungen sollte in jedem Fall der kürzere Eingriff gewählt werden.

Ist eine intra-Op Spülung des abführenden Schenkels nicht möglich, kann auch dieser durch eine zweite Hautinzision herausgeleitet werden. Bei sehr starker Verschmutzung wird eine intraperitoneale Dauerlavage angelegt bzw. eine Etappenlavage programmiert.

Verletzungen des Rektums sind zumeist Folge von Pfählungsverletzungen oder aber Komplikationen bei Beckenfrakturen [7, 14]. Führendes Zeichen ist hier die rektale Blutung. Höhe und Ausdehnung der Verletzung kann nur rektoskopisch beurteilt werden. Davon abhängig erfolgt die Versorgung von abdominal und/oder perineal nach den Grundsätzen der Versorgung von Kolonverletzungen.

Die Komplikationsquote nach Darmverletzungen konnte in den letzten Jahrzehnten deutlich verringert werden. Zwar liegt die Rate von septischen Komplikationen

Tabelle 12. Kolonperforation

Stets Kolostomie bei:

– Starker Verschmutzung
– Schlechtem Allgemeinzustand
– Polytrauma
– Abdomineller Begleitverletzung
– Pfählungsverletzung

Tabelle 13. Komplikationen

	Strittmatter '89	Rudolph '90
N	119	48
Wundinfekt	11 = 9,2%	6 = 12,5%
Peritonitis	10 = 8,4%	2 = 4,2%
Ileus	4 = 3,4%	3 = 6,3%
Nahtinsuffizienz		1 = 2,1%

immer noch bei 20–30% (Tabelle 13). Die Letalität wird heute jedoch in erster Linie von den Begleitverletzungen bestimmt.

Zusammenfassung

1. Im Gegensatz zu den außereuropäischen Ländern sind in Europa Darmverletzungen zumeist als Folge eines stumpfen Bauchtraumas, vor allem im Rahmen von Verkehrsunfällen.
2. Nach wie vor sind klinische Diagnostik und Peritoneallavage in der Hand des Erfahrenen die wichtigsten Untersuchungsverfahren, Sonographie und Röntgenkontrastmitteluntersuchungen wertvolle Ergänzungen. Dabei gehört die Sonographie in die Hand des erfahrenen Chirurgen.
3. Nach wie vor ist der wichtigste Faktor in der Diagnostik der Zeitfaktor, verschleppte Operationen sind wegen der progredienten Peritonitis gefährlich.

Literatur

1. Berger HG, Gögler H (1987) Zökumperforation. In: Berger HG, Kern E (Hrsg) Akutes Abdomen. Thieme, Stuttgart, S 263–264
2. Billing A, Zülke C, Huf R, Denecke H (1990) Stumpfe Verletzungen des Magen-Darm-Traktes. Unfallchirurg 93:62–65
3. Bruch HP (1987) Dünndarm. In: Berger HP, Kern E (Hrsg) Akutes Abdomen. Thieme, Stuttgart, S 248–254
4. Carol EJ, Jalimowicz JJ (1982) Retroperitoneal rupture of duodenum following blunt abdominal trauma. Acta Chir Scand 148:541–544
5. Cayten CG, Frangiopane L, Poladora F, Inouye W (1982) Abdominal stab wounds – A ten year review of 204 patients. Am Surg 48 VI/82:250–254
6. Dapunt O, Sungler P (1987) Organerhaltende chirurgische Therapie von Verletzungen des Magen-Darm-Traktes nach stumpfem Bauchtrauma. 5. Deutsch-Österreichisch-Schweizerische Unfalltagung Berlin 11/87. Hefte Unfallheilkd 387:389–390
7. Delany HM, Jason RS (1981) Abdominal trauma. Springer Berlin Heidelberg New York, pp 153–172
8. Feifel G, Hildebrandt U (1983) Verletzungen von Pankreas und Duodenum. 4. Deutsch-Österreichisch-Schweizerische Unfalltagung Lausanne 6/83. Hefte Unfallheilkd 163:50–57
9. Frame SB, Ridgeway A, Rice JC, McSwain NE, Kerstein MD (1989) Penetratin injuries to the colon: Analysis by anatomic region of injury. South Med J 82/9:1099–1102

10. George SM, Fabian TC, Voeller GR, Kudsk KA, Mangiante EC, Britt LG (1989) Primary repair of colon wounds – A prospective trial in nonselected patients. Ann Surg 209/6:728–733

11. Glinz W, Stoffel D, Zellweger G, Largiader (1986) Leberverletzungen. Schweiz Med Wochenschr 116/17:555–559

12. Goldberger JH, Bernstein DM, Rodman GH, Suarez CA (1982) Selection of patients with abdominal stab wounds for laparotomie. J Trauma 22/6:476–479

13. Grüssner R, Mentges B, Düber C, Rückert K, Rothmund M (1989) Sonographie versus peritoneal lavage in blunt abdominal trauma. J Trauma 29/2:242–244

14. Harder F, Allgöwer M (1981) Spezielle chirurgische Prinzipien in der Behandlung des traumatisierten Abdomen. In: Allgöwer M, Harder F, Hollender LF, Peipfer HJ, Siewert JR (Hrsg) Chirurgische Gastroenterologie. Springer, Berlin Heidelberg New York, S 229–242

15. Harder F, Herkert F, Steenblock U, Allgöwer M (1979) Abdominalverletzungen. 3. Deutsch-Österreichisch-Schweizerische Unfalltagung Wien 10/79. Hefte Unfallheilkd 148:201–208

16. Inderbitzi R, Ruckert R, Laube I, Schwarz H (1990) Die Kolonperforation nach stumpfem Bauchtrauma. Schweiz Med Wochenschr 120:105–108

17. Ittner G, Galle P, Kroitzsch U (1983) Analyse von Fehlindikationen zur Laparotomie beim stumpfen Bauchtrauma. 4. Deutsch-Österreichisch-Schweizerische Unfalltagung Lausanne 6/83. Hefte Unfallheilkd 163:100–101

18. Kern E (1988) Über die Wertigkeit der Peritoneallavage. Langenbecks Arch Chir 373:201

19. Klausner JM, Merhav A, Lelcuck S, Skornick Y, Rozin RR (1986) Intramural haematoma of the duodenum following blunt abdominal injury – the place for conservativ treatment. Injury 17/2:131–132

20. Kropshofer H (1984) Ästhetische und funktionelle Gesichtspunkte bei der Laparotomie von Schwerverletzten. 22 Jahrestagung der Deutschen Gesellschaft für Plastische und Wiederherstellungschirurgie 10/84, Hamburg. In: Pfeiffer G (Hrsg) Die Aesthetik von Form und Funktion in der Plastischen und Wiederherstellungschirurgie. Springer, Berlin Heidelberg New York

21. Kunz R, Roscher R (1988) Isolierte Duodenalruptur durch stumpfes Bauchtrauma. Unfallchirurg 91:333–335

22. Levison MA, Thomas DD, Wiencek RG, Wilson RF (1990) Management of the injured colon: Evolving practice at an urban trauma center. J Trauma 30/3:247–251

23. Lüdtke-Handjery A (1983) Die retroperitoneale Duodenalruptur nach stumpfem Bauchtrauma. Chirurg 54:341–344

24. McIntyre R, Auld CD, Cuschieri RJ, Taggert I, McKay AJ (1989) Penetrating abdominal stab wound: a plea for a more conservative policy. Injury 20:355–358

25. Müller G, Mayer R, Kistler D, Haspel J (1983) Häufigkeit und Verlauf des Abdominaltraumas beim polytraumatisierten Patienten. 4. Deutsch-Österreichisch-Schweizerische Unfalltagung Lausanne 6/83. Hefte Unfallheilkd 163:101

26. Nagel GA (1981) Chemotherapie. In: Allgöwer M, Harder F, Hollender LF, Peipfer HJ, Siewert JR (Hrsg) Chirurgische Gastroenterologie. Springer, Berlin Heidelberg New York

27. Nelken N, Lewis F (1989) The influence of injury severity on complication rates after primary closure or colostomy for penetrating colon trauma. Ann Surg 209/4:439–447

28. Orsay CP, Merlotti G, Abcarian H, Pearl RK, Nanda M, Barrett J (1989) Colorectal trauma. Dis Colon Rectum 32/3:188–190

29. Poos RJ (1987) Kolonperforation In: Berger HG, Kern E (Hrsg) Akutes Abdomen. Springer, Berlin Heidelberg New York Tokyo, S 272–277

30. Robin AP, Andrews JR, Lange DA, Roberts RR, Moskal M, Barrett J (1989) Selectiv management of anterior abdominal stab wounds. J Trauma 29/12:1684–1689

31. Rouse C, Collin J, Daar A (1984) Isolated injury to the intestine from blunt abdominal injury. Injury 16:131–133

32. Rudolph H, Jungbluth KH (1978) Klinische und Therapeutische Gesichtspunkte bei Schußverletzungen. 42. Jahrestagung der Deutschen Gesellschaft für Unfallheilkd 138:351–353

33. Rüedi T (1983) Verletzungen des Magen-Darm-Traktes. 4. Deutsch-Österreichisch-Schweizerische Unfalltagung Lausanne 6/83. Hefte Unfallheilkd 163:46–50
34. Schenk WG, Lonchyna V, Moylan JA (1983) Perforation of the jejunum from blunt abdominal trauma. J Trauma 23/1:54–56
35. Schnetzer J, Buchinger W, Matuschka H (1983) Retroperitoneale Duodenalverletzung bei geschlossenen und penetrierenden Abdominaltraumen. 4. Deutsch-Österreichisch-Schweizerische Unfalltagung Lausanne 6/83. Hefte Unfallheilkd 163:92–93
36. Siewert JR, Peitsch W (1981) Prinzipien der Frührelaparotomie. In: Allgöwer M, Harder F, Hollender LF, Peipfer HJ, Siewert JR (Hrsg) Chirurgische Gastroenterologie. Springer, Berlin Heidelberg New York, S 243–252
37. Strickner M, Schmid L, Spängler H (1983) Die perforierende und penetrierende Bauchverletzung. 4. Deutsch-Österreichisch-Schweizerische Unfalltagung Lausanne 6/83. Hefte Unfallheilkd 163:93–94
38. Strittmatter B, Lausen M, Salm R, Kohlberger E (1988) Die Wertigkeit der Ultraschalldiagnostik beim stumpfen Bauch und Thoraxtrauma. Langenbecks Arch Chir 373:202–205
39. Strittmatter B, Kirchner R, Haring R, Farthmann EH (1989) Dünn- und Dickdarmverletzungen nach stumpfem Bauchtrauma. Helv Chir Acta 56:777–786
40. Tremmel K, Pflugfelder H (1986) Zum Bild der Duodenalruptur nach stumpfem Bauchtrauma. Radiologe 26:35–37

Die Versorgung der Darmverletzung im Rahmen des Abdominaltraumas

O. Kwasny, R. Maier, G.R. Barisani und R. Weinstabl

I. Universitätsklinik für Unfallchirurgie (Suppl. Vorstand: Doz. Dr. W. Scharf), Alser Straße 4, A-1090 Wien

Einleitung

Dünn- und Dickdarmverletzungen stehen in der Häufigkeit intraabdomineller Läsionen nach den Rupturen von Milz und Leber an dritter Stelle [10]. Beim stumpfen Abdominaltrauma, das im europäischen Raum die Hauptursache für Darmverletzungen ausmacht, machen Dünn- und Dickdarmrupturen etwa 13% der Organläsionen aus. Beim perforierenden Abdominaltrauma steht die Darmverletzung vor der Leberverletzung sogar an erster Stelle [3, 5].

Die Prognose der Darmverletzung ist wesentlich vom Zeitpunkt der operativen Sanierung abhängig. Es darf daher sowohl bei der perforierenden, als auch bei der stumpfen Abdominalverletzung bei Verdacht auf Darmruptur mit der Explorativlaparotomie nicht lange gezögert werden [2, 4, 8, 11].

Zur Versorgung der Darmverletzung stehen folgende Verfahren zu Verfügung [1, 6, 9]:

1. Die direkte Naht mit oder ohne Kolostomieschutz.
2. Die primäre Resektion mit und ohne Kolostomie.

Hefte zu „Der Unfallchirurg", Heft 239
W. Buchinger (Hrsg.)
© Springer-Verlag Berlin Heidelberg 1994

3. Die Vorverlagerung und
4. die Operation nach „Hartmann" bei Verletzungen im Rektumbereich.

Anhand des Patientengutes der I. Univ.-Klinik für Unfallchirurgie in Wien soll das chirurgisch-therapeutische Vorgehen bei Darmruptur erörtert werden.

Patientengut

In den Jahren 1985–1989 wurden an der I. Univ.-Klinik für Unfallchirurgie 135 Patienten mit Abdominaltrauma operiert. Es handelt sich hierbei um 61 perforierende und 74 stumpfe Abdominalverletzungen, die aufgrund des verschiedenen Verletzungsmechanismus und der unterschiedlichen chirurgischen Taktik getrennt behandelt werden sollen.

Perforierende Abdominalverletzungen

Wie auf Abb. 1 zu sehen, stellt bei den perforierenden Abdominalverletzungen die Verletzung des Dünn- und Dickdarms die häufigste Läsion dar. 19 der 61 Patienten haben eine Darmverletzung erlitten. Ursache war 13mal eine Stichverletzung, 4mal eine Schußverletzung und 2mal eine Pfählungsverletzung. Aufgrund der häufig vorliegenden Aggressionsverletzungen, überwiegen die Männer mit 18:1 deutlich. Das Durchschnittsalter der Patienten lag bei 27 Jahren (20-49 Jahren). Abbildung 2 zeigt die Frequenz und die Lokalisation der Darmverletzungen. Der Dünndarm war 15mal betroffen, gefolgt von den 4 Kolontransversumverletzungen. In 9 Fällen lagen isolierte Dünndarm-, in 3 Fällen isolierte Dickdarmverletzungen und 6mal Verletzungen von Dünn- und Dickdarm vor. An Zusatzverletzungen fanden sich einmal eine Milzverletzung, einmal eine Leber- und Gallenblasenverletzung, einmal eine Nierenverletzung sowie einmal eine Verletzung von Magen und Leber. 13 Verletzte waren einfach

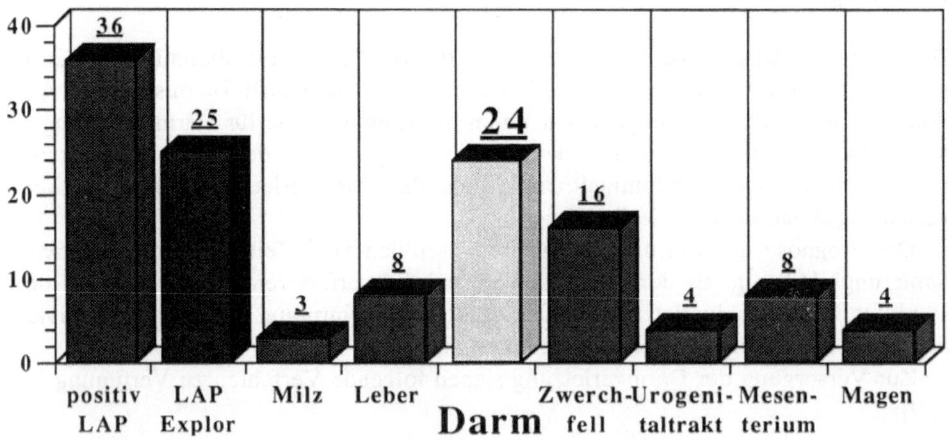

Abb. 1. Verteilungsmuster der Organläsionen bei 61 perforierenden Abdominaltraumen (1985–1989)

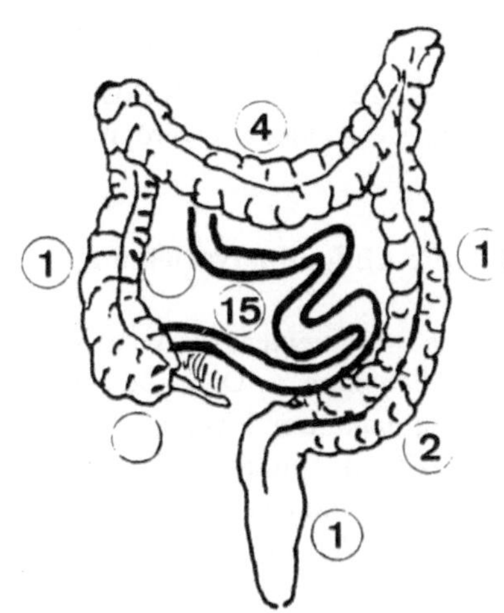

Abb. 2. Zahl und Lokalisation der Darmverletzungen bei 19 Patienten mit perforierendem Abdominaltrauma (Mehrfachverletzungen eines markierten Darmabschnittes nur einfach angeführt)

zung sowie einmal eine Verletzung von Magen und Leber. 13 Verletzte waren einfach verletzt, 5mal lagen thorakoabdominelle Verletzungen vor. Nur ein Patient war polytraumatisiert.

Therapie

Die 15 Verletzungen des Dünndarms wurden 10mal mit Übernähung und 5mal mit primärer Resektion ohne Kolostomie behandelt. Bei den 9 Dickdarmverletzungen erfolgte 6mal die primäre Übernähung, 2mal die Übernähung mit Kolostomieschutz und einmal eine Resektion mit primärer Anastomose unter Kolostomieschutz. Die Kolostomien wurden jeweils bei Verletzungen des linken Kolons angelegt. Bei Vorliegen einer perforierenden Verletzung erfolgte in allen Fällen die Laparatomie innerhalb der ersten 2 1/2 h. Alle Patienten erhielten, nachdem die Eröffnung des Darmlumens erkannt wurde, prophylaktisch eine Antibiotika-„Therapie" über mindestens 3 Tage.

Komplikationen

Von den 19 Patienten ist ein Patient nach mehrfachen Revisionen an einer Pankreatitis gestorben. Bei einem Patienten ist es nach Schußverletzung des Colon transversum und der Milz mit Übernähung und Splenektomie zu einer Schwanzpankreatitis gekommen, die nach Revision und Drainage beherrscht werden konnte. Die Anastomose war dicht. Bei einem Patienten mit Schußverletzung wurde wegen septischen Zustandbildes eine Second-look-Operation durchgeführt. Es zeigten sich aber alle Anastomosen intakt. Der Patient hat dann ohne weitere Komplikationen überlebt. Einmal ist es zu einem oberflächlichen Bauchdeckeninfekt gekommen.

Wir haben also bei allen unseren Patienten weder eine Naht- oder Anastomosendehiszenz gesehen. Die Kolostomie konnte in allen Fällen nach 2–6 Monaten ohne Probleme verschlossen werden.

Stumpfe Abdominalverletzungen

Bei den 74 Patienten, die wegen stumpfen Verletzungen laparotomiert wurden, ist es bei 13 Patienten zu Dick- oder Dünndarmverletzungen gekommen (Abb. 3). Es handelt sich dabei um 5 Männer und 8 Frauen mit einem Durchschnittsalter von 33 Jahren (17–75 a). Unfallursache war 10mal ein Verkehrsunfall, 2mal ein Sturz und 1mal ein Bagatelltrauma. In diesem Patientengut waren nur 2 Patienten einfach verletzt, 6mal lagen Mehrfachverletzungen und 5mal Polytraumen vor.

Abbildung 4 zeigt die Lokalisation der bei den 13 Patienten vorliegenden Darmrupturen. Es handelt sich hierbei 7mal um eine isolierte Dünndarm-, 4mal um eine isolierte Dickdarmruptur (davon 3mal in völlig getrennten Darmabschnitten), einmal um eine kombinierte Dünn- und Dickdarmruptur sowie einmal um eine Duodenalruptur. An Zusatzverletzungen ist es zweimal zu Milzrupturen, einmal zu einer Nieren-, einmal zu einer Blasen- und einmal zu einer Leberruptur gekommen.

Therapie

Bei den stumpfen Abdominalverletzungen ist die Indikation zur Laparotomie bei fehlendem Zeichen einer Massenblutung wesentlich schwieriger zu stellen. Dies zeigt sich bei der Analyse des Operationszeitpunktes. Von den 13 Patienten wurden 7 innerhalb der ersten 2 h operiert, davon 4 Patienten mit Zusatzverletzungen parenchymatöser Organe. 5 Patienten wurden zwischen 3 und 8 h nach dem Trauma wegen

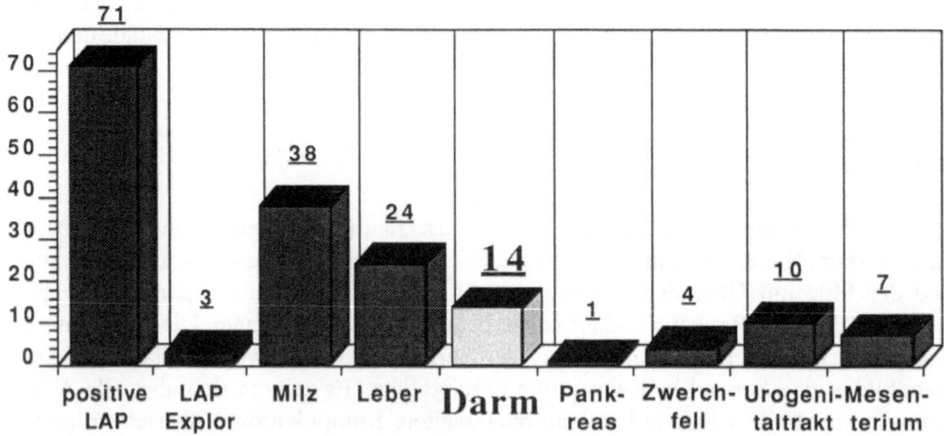

Abb. 3. Verteilungsmuster der Organläsionen bei 74 stumpfen Abdominaltraumen (1985–1989)

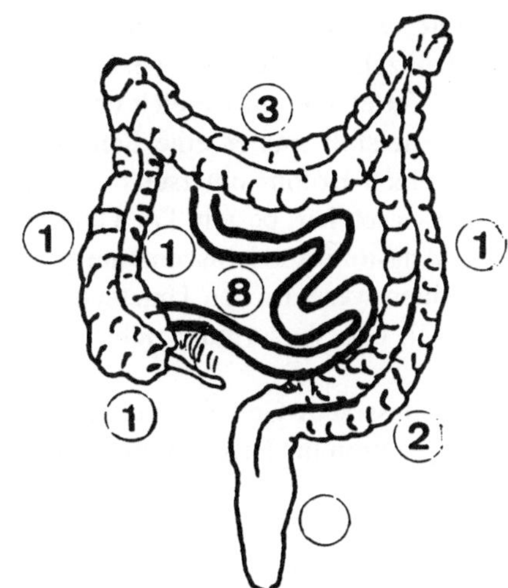

Abb. 4. Verteilungsmuster der Organläsionen bei 13 Patienten mit Mehrfachverletzungen (Mehrfachverletzungen eines markierten Darmabschnittes nur einfach angeführt)

akuten Abdomens operiert, nur bei einer polytraumatisierten Patientin erfolgte die Operation erst nach 48 h, wegen Peritonitis. Die 8 innerhalb der ersten Stunden operierten Dünndarmverletzungen wurden 4mal übernäht, 4mal erfolgte die Resektion wegen Deserosierung und fraglicher Vitalität des Darmes mit primärer Anastomose. Die 4 frühoperierten Dickdarmverletzungen wurden ebenso alle 4 übernäht, wobei einmal im Bereich einer Verletzung im Sigmabereich eine zusätzliche Schutzkolostomie erfolgte. Bei jener Patientin, bei der die Operation erst 48 h später erfolgte, wurde ein Ileostomie angelegt und die Sigmaverletzung nach „Hartmann" versorgt.

Komplikationen

Von den 13 Patienten verstarb eine polytraumatisierte Patientin am 3. Tag an den Folgen eines Schädel-Hirn-Traumas. Bei jener Patientin, die erst 48 h bei schon bestehender Peritonitis operiert wurde, konnte das Abdomen erst nach mehrmaligen Revisionen und nach einem einmonatigen Intensivstationsaufenthalt saniert werden. Bei einer Patientin ist es zu einem Bauchdeckeninfekt gekommen. Einmal wurde eine Second-look-Operation wegen fraglicher Darmvitalität durchgeführt. Hierbei zeigten sich alle Anastomosen intakt. Es wurde nur eine Lavage durchgeführt. Naht- oder Anastomosendehiszenz ist keine aufgetreten.

Diskussion und Zusammenfassung

Zusammenfassend kann man also sagen, daß die frühzeitige Versorgung von Darmrupturen im Rahmen des Abdominaltraumas gute Ergebnisse liefert. Die Versorgung „Resektion bzw. Übernähung" ist von der Darmvitalität abhängig. Durch frühzeitige Operation lassen sich die Ergebnisse sicherlich verbessern. Bei der stumpfen Abdominalverletzung ist die Diagnose der Darmruptur wesentlich schwieriger zu stellen.

Es sollte im Zweifelsfall, insbesondere beim polytraumatisierten Patienten, nicht mit einer frühzeitigen Revision gezögert werden.

Bei Verletzung im Bereich des Colon descendens, des Sigmas und Rektums sollte im Zweifelsfall immer eine Schutzkolostomie angelegt werden, da im Bereich des linksseitigen Kolons einerseits eine erhöhte Bakterienkonzentration, wie sie Hawley nachgewiesen hat, besteht [7]. Daher wird für das linksseitige Kolon eine deutlich erhöhte Anastomosendehiszenzrate postuliert. Demgegenüber fand allerdings Thompson keinen wesentlichen Unterschied in der Versorgung des linken und rechten Kolons [12]. Die Versorgung richtet sich aber sicherlich primär nach der Darmvitalität [11].

Bei massivem Gewebetrauma mit fraglicher Vitalität ist evtl. auch eine Second-look-Operation ins Behandlungskonzept aufzunehmen.

Literatur

1. Adkins BR, Zirkle PK, Waterhouse G (1984) Penetrating Colon trauma. Trauma 24:491
2. Bauer J, Wischhöfer Krueger P, Schweiberer L (1986) Die Indikation zur Laparatomie bei Patienten mit Messerstich- und Schußverletzungen des Abdomens. Unfallchirurg 89:220
3. Blaisdell F, Trunkey DD (1982) Trauma management, vol I: Abdominal trauma. Thieme, Stuttgart New York
4. Donaldson LA, Findlay JG, Smith A (1981) A prospective review of 89 stab wounds to the abdomen and chest. Br J Surg 68:793
5. Glinz W (1988) Entstehungsmechanismus, Verletzungsmuster und allgemeine klinische Symptomatik beim schweren Abdominal-Trauma. Hefte Unfallheilkd 200:325
6. Gordon-Taylor G (1942) The abdominal surgery of „total war". Br J Surg 30:89
7. Hawley PR, Page Faulk W, Hunt TK, Dunphy JE (1970) Collagenase activity in the gastro-intenstinal tract. Br J Surg 57:896
8. Höckerstedt K, Airo J, Karaharja E, Sundin A (1982) Abdominal trauma and laparatomy in 158 patients. Acta Chir Scand 148:9
9. Levision MA, Thomas DD, Wiencek RG, Wilson RF (1990) Management of the injured colon: Evolving practice at an urban trauma center. J Trauma 30:247
10. Muhr G, op den Winkel R (1988) Diagnostik, Taktik und Technik bei der Behandlung von Darmverletzungen. Hefte Unfallheilkd 200:376
11. Op den Winkel R (1987) Primäre Dickdarmanastomosen bei Peritonitis. Eine Kontraindikation? Hefte Unfallheilkd 188
12. Thompson JS, Morre EE, Moore JB (1981) Comparison of penetrating injuries of the right and left colon. Ann Surg 193:414

Die isolierte Dünndarmruptur beim stumpfen Bauchtrauma

G. Kaltenecker, R. Maier und R. Schabus

I. Universitätsklinik für Unfallchirurgie (Suppl. Vorstand: Doz. Dr. Scharf), Alser Straße 4, A-1090 Wien

Einleitung

Die stetige Zunahme des Straßenverkehrs, das gesteigerte Aggressionsverhalten der Bevölkerung insbesondere in den Ballungszentren, aber auch das vermehrte Angebot an Freizeit zeichnet verantwortlich für eine ständige Zunahme von stumpfen Abdominaltraumen.

Treten beim stumpfen Bauchtrauma intraabdominelle Verletzungen auf, so betreffen diese vorwiegend parenchymatöse Organe. An erster Stelle stehen Milz und Leber. Die Mitbeteiligung des Dünndarmes wird in der Literatur mit 10–20% beschrieben [1, 2]. Noch niedriger wird der Prozentsatz für die isolierte Dünndarmruptur angegeben. In der rezenten Literatur findet man Raten zwischen 5–10% [3, 6].

Pathomechanismus

Der Dünndarm wird ventralseitig lediglich durch die Bauchdecke geschützt. Durch die breitflächige Aufhängung am Mesenterium besteht für den Dünndarm eine gute Möglichkeit zum Ausweichen bei stumpfer Gewalteinwirkung von außen. Es ist nur von geringer Bedeutung, ob die äußere Gewalt flächenhaft, direkt oder tangential einwirkt. Abhängig vom Kontraktionszustand bzw. vom Füllungsgrad des Darmes resultiert eine Abscher- oder Berstungsverletzung.

Eine primäre Ruptur ergibt sich bei praller Füllung des Darmes und bei Unvermögen des Darminhaltes, infolge einer Abknickung nach distal oder proximal auzuweichen.

Eine plötzliche Druckerhöhung im Abdomen durch Kompression kann zu Serosarissen, Hämatomen und zur sekundären Perforation infolge lokaler Durchblutungsstörungen führen. Sehr häufig kommt es bei traumatischer Gewalteinwirkung auf den Dünndarm zu einem Längsriß an der Seite des Mesenterialansatzes.

Die Verletzung des Dünndarmes respektive seiner Mesenterien beruht somit auf drei Hauptmechanismen, die einerseits durch die anatomischen Gegebenheiten, andererseits durch das Vorliegen etwaiger pathomorphologischer Veränderungen geprägt sind:

1. Zerreißung durch das Auftreten von Scherkräften an den den Dünndarm relativ fixierenden Regionen, wie sie im Duodenalbereich, der Flexura duodenojejunalis und am terminalen Ileum vorliegen.
2. Der Aufprall des Dünndarmes an der Abdomenhinterwand und hier im besonderen an der in der Mittellinie prominierenden Wirbelsäule.
3. Die Ruptur des Dünndarms durch plötzlichen intraluminären Druckanstieg, be-

Hefte zu „Der Unfallchirurg", Heft 239
W. Buchinger (Hrsg.)
© Springer-Verlag Berlin Heidelberg 1994

sonders dann, wenn der Dünndarm an peritonealen Falten fixiert ist, Adhäsionen bzw. äußere oder innere Hernien vorliegen.

Diagnostik

Neben der raschen Analyse des Unfallmechanismus sowie der exakten klinischen Exploration bedient sich der Chirurg bei der Abklärung eines stumpfen Bauchtraumas verschiedener diagnostischer Hilfsmittel

Dazu zählen das Abdomen leer Röntgen, die Ultraschalluntersuchung, die Blutanalyse, der Gastrografintest, die Peritoneallavage und die Computertomographie.

Im umgehend angefertigten Übersichtsröntgen des Abdomens kann das sichere Perforationzeichen, das Vorliegen von freier Luft fehlen, da im Regelfall der Dünndarm im Unterschied zum Dickdarm keine Luft enthält [4]. Der Gastrografintest kann hier als adjuvantes Diagnostikum für eine Perforation speziell im oberen gastrointestinalen Trakt den wichtigsten Hinweis liefern [9].

Liegt eine isolierte Dünndarmruptur vor, so finden sich auch in den Laborparametern in den ersten Stunden keine massiven Veränderungen.

In den meisten Fällen sind Patienten mit stumpfen Abdominaltraumen nicht nüchtern. Diese Tatsache erschwert selbst für den erfahrenen Untersucher die sonographische Exploration des Abdomens erheblich und bedeutet somit für die isolierte Dünndarmruptur im Falle eines negativen Befundes keinen Ausschluß [5].

Die Peritoneallavage, von vielen Autoren als Standarddiagnostikum angegeben [8, 10], weist im Falle eines positiven Befundes auf Läsionen im Peritoneum hin, bleibt man auf den Darm bezogen. Natürlich wird man die Untersuchung des Effluates auf Amylase, Leukozyten und Bakterien bei nur schwach positiven Befunden folgen lassen. Trotzdem kann man auch bei dieser Untersuchung einen falsch-negativen Befund erhalten, speziell bei Perforationen im Duodenalbereich bzw. im Abschnitt des terminalen Ileums, wo Verwachsungen nach vorangegangenen Operationen bzw. abgelaufenen Entzündungen die Perforation abdecken [7].

Somit bleibt neben der beschriebenen diagnostischen Palette die wiederholte klinische Kontrolle des erfahrenen Untersuchers und dessen Gespür für den rechtzeitig einzuleitenden therapeutischen Schritt das wichtigste Diagnostikum, um speziell bei isolierten Dünndarmrupturen Morbiditäts- und Letalitätsraten nicht ins Uferlose wachsen zu lassen.

Die diagnostische Vorgangsweise sowie das therapeutische Management sollen anhand unseres Patientengutes dargestellt werden.

Patientengut

Im Krankengut der I. Univ. Klinik für Unfallchirurgie Wien, finden sich in den letzten 10 Jahren (1980–1989) 7 isolierte Dünndarmrupturen, die im Rahmen eines stumpfen Bauchtraumas aufgetreten sind.

Es handelt sich dabei um 2 Duodenalrupturen, 3 Jejunumrupturen, 2 Ileumrupturen.

Auffällig ist, daß in diesem kleinen Kollektiv die weiblichen Patienten überwiegen (6:1). Das Durchschnittsalter lag bei 39 Jahren (17–70 Jahren).

Als Unfallursache fand sich bei 5 Patienten ein Verkehrsunfall. Bei 2 Patienten war ein einfacher Sturz auf das Gesäß die Ursache für eine Dünndarmruptur.

5 Patienten hatten Mehrfachverletzungen, 2 davon waren als polytraumatisiert zu werten. Bei 5 Patienten wurden Abdomenübersichtsröntgen angefertigt. Eines war positiv (retroperitoneale Luft nach Duodenalruptur), 4 waren negativ.

Bei allen Patienten wurde eine Sonographie des Abdomens durchgeführt. Bei 4 Patienten fand sich als pathologisches Substrat eine kleine Flüssigkeitslamelle. 3 Patienten hatten einen negativen Schallbefund.

Die durchschnittliche Zeit von der Einlieferung bis zur Operation lag bei 6 Patienten bei 4,5 h (1,5–9 h). Ein Patient wurde erst nach 37 h operiert.

Als pathologischer Befund zeigte sich bei 2 Patienten eine Ruptur an der Pars descendens des Duodenums. 3 Patienten zeigten eine Ruptur des Jejunums nahe der Flexura duodenujejunalis (15 cm, 60 cm, 80 cm). Bei 2 Patienten lag die Rupturstelle im terminalen Ileum. Beide Patienten waren ältere Damen mit Verwachsungen im Unterbauch. Beide nach einfachem Sturz auf das Gesäß.

Als chirurgische Maßnahme wurde 4mal die Rupturstelle übernäht, 2mal eine Dünndarmresektion durchgeführt, einmal ein Ileostoma angelegt (Rückoperation nach 3 Monaten).

Der durchschnittliche stationäre Aufenthalt lag bei 19,7 Tagen (6–35 Tage, bedingt durch Zusatzverletzungen).

Als Frühkomplikationen traten bei 2 Patienten Wundheilungsstörungen der Laparotomiewunde auf. Ohne zusätzliche chirurgische Maßnahmen konnten die Wunden zur Ausheilung gebracht werden. Alle Patienten konnten in einem guten Allgemeinzustand entlassen werden.

Diskussion

Die isolierte Dünndarmruptur nach stumpfem Bauchtrauma ist selten (5–10% in der Literatur [3, 6]). Wie in unserem kleinen Krankengut ersichtlich, werden an den behandelnden Chirurgen hohe Anforderungen an das diagnostische Geschick gestellt. Speziell dann, wenn neben verschiedenen Zusatzverletzungen eine unklare Bauchsymptomatik vorliegt. Die Mehrzahl unserer Patienten wurden alleine auf die auffällige klinische Symptomatik hin laparotomiert. Dadurch ist auch die durchschnittlich längere Zeit bis zur Operation erklärbar (4,5 h).

Die erhebliche Problematik in der Diagnostik der gedeckten isolierten Dünndarmruptur zeigt sich bei der einen Patientin, welche erst nach 37 h operiert wurde. Trotz mehrfacher Explorationen von erfahrenen Chirurgen wurde der Ernst der Lage nicht sofort erkannt. Sämtliche in unserem Hause gebräuchlichen diagnostischen Hilfsmittel brachten keine klare Aussage.

Obwohl wir in diesem Patientengut keinen Patienten verloren haben, sollten wir unser diagnostisches Management wiederum überdenken.

Die Frühdiagnose einer isolierten Darmruptur ist und bleibt der Schlüssel zum Erfolg.

Literatur

1. Belgerden S, Emre A, Batur E, Demirkol K (1982) Stumpfe Bauchverletzungen. Retrospektive anhand von 697 Fällen. Zentralbl Chir 107:843–846
2. Corley RD, Schoemaker WC, Sproat R, State D (1980) Determinants of morbidity and mortality in blunt abdominal trauma. Resusciation 8:115–119
3. Davis JJ, Cohn I, Nance FC (1976) Diagnosis and management of blunt abdominal trauma. Ann Surg 183:672–676
4. Halbfass HJ, Farthmann EH (1982) Das stumpfe Bauchtrauma. Radiologe 22:99–101
5. Hoffmann R, Pohlemann T, Wippermann B, Reimer P, Milbradt H, Tscherne H (1989) Management der Sonographie bei stumpfem Bauchtrauma. Unfallchirurg 92:471–476
6. Kunz R, Roscher R (1988) Isolierte Duodenalruptur durch stumpfes Bauchtrauma. Unfallchirurg 91:333–335
7. Largiader J, Glinz W, Uhlschmidt G (1982) Dünndarmperforation bei stumpfem Bagatelltrauma. Helv Chir Acta 49:829–831
8. Muhr G, op den Winkel R (1988) Diagnostik, Taktik und Technik bei der Behandlung von Darmverletzungen. Hefte Unfallheilkd 200:376–379
9. Riedl P, Dinstl K, Kemminger K, Lechner G, Schiessel R (1976) Klinisch-radiologische Untersuchung über die Treffsicherheit des Diatrizoat-(Gastrografin-) Testes zum Nachweis von Anastomosendehiszenzen und Perforationen des Gastrointestinaltraktes. Fortschr Röntgenstr 124/1:48–51
10. Thompson DC, Pearce WJ, Longerbeam JK (1985) Analytical diagnostic peritoneal lavage in the diagnosis of intra-abdominal injury. J Trauma 25:400–404

Zur retroperitonealen Duodenalruptur nach stumpfem Bauchtrauma

A. Haid, R. de Meijer, P. Hollenstein und G. Zimmermann

Abteilung für Chirurgie des Landeskrankenhauses Feldkirch
(Leiter: Prof. Dr. G. Zimmermann)
Zentrales Röntgeninstitut des Landeskrankenhauses Feldkirch (Leiter: Prim. Dr. W. Oser),
Carinagasse 47, A-6807 Feldkirch-Tisis

Duodenalverletzungen werden bei Patienten nach einem stumpfen Bauchtrauma selten beobachtet. Bezogen auf die Gesamtzahl aller intra- und retroperitonealen Verletzungen beträgt ihr Anteil in größeren Sammelstatistiken etwa 1% [1].

Auf die besondere Problematik der retroperitonealen Duodenalruptur hinsichtlich der Schwierigkeit der Diagnosestellung und einer operativen Mortalität von über 70% bei deren Nichterkennen wurde 1964 von Cocke u. Meyer [2] anhand einer Literaturzusammenstellung bereits hingewiesen.

Die frühzeitige Diagnose einer Dünndarmruptur kann bekanntlich nur durch die engmaschige klinische Beobachtung und Untersuchung des Patienten gestellt werden, da die Symptomatik weniger durch die Ruptur selbst, als vielmehr durch die durch austretenden Darminhalt entstehende und fortschreitende Peritonitis hervorgerufen

Hefte zu „Der Unfallchirurg", Heft 239
W. Buchinger (Hrsg.)

Tabelle 1. Relative Inzidenz einzelner Organverletzungen nach stumpfem Bauchtrauma (nach Blaisdell [1])

Milz	25%	Dickdarm	4%
Leber	15%	Pankreas	3%
Retroperitoneum	13%	Urethra	2%
Niere	12%	Diaphragma	2%
Dünndarm	9%	Gefäße	2%
Blase	6%	Magen	1%
Mesenterium	5%	Duodenum	1%

wird. Dies gilt in verstärktem Maße für retroperitoneale Darmverletzungen, im gegebenen Fall für Duodenalrupturen. Ein peritonealer Reizzustand bis zum Vollbild der Peritonitis tritt durch die von retroperitoneal sich ausbreitende Entzündung verzögert zutage.

Kasuistik

In den vergangenen 10 Jahren konnten wir bei 2 Patienten nach einem stumpfen Bauchtrauma eine retroperitoneale Duodenalruptur beobachten. Beide zogen sich diese Verletzung durch einen Sturz beim Skifahren zu.

Fall 1: Fünfjähriges Mädchen, zunehmender peritonealer Reizzustand, Fieber und sich verschlechternder AZ innerhalb von 3 Tagen nach dem Sturz. Explorative Laparotomie wegen Verdacht auf gedeckte Dünndarmruptur. Erst die genaue Exploration mit Eröffnung des paraduodenalen ödematös aufgetriebenen Peritoneums zeigt eine 1,5 cm breite querverlaufende Ruptur der Pars descendens duodeni. Zweischichtiger Verschluß, Drainage. Bis auf eine geringfügige p.s.-Heilung der Bauchdeckenwunde ungestörter postoperativer Verlauf.

Fall 2: 28jähriger Urlauber, durch den Sturz umschriebene Gewalteinwirkung im rechten Oberbauch – rechten Lendenbereich. Aufnahme an der Urologischen Abteilung wegen Makrohämaturie. In den nächsten 2 Tagen zunehmende Schmerzen im rechten Oberbauch mit Peritonismus und Fieber. Im Abdomenleerbild als auch im CT Nachweis von retroperitonealer Luft im rechten oberen Quadranten. Die Laparotomie bestätigt die radiologische Verdachtsdiagnose: es zeigt sich eine 2,5 cm lange Ruptur in der Pars descendens duodeni. Zweischichtige Übernähung, retroperitoneale und subhepatische äußere sowie innere Drainage. Zunächst ungestörter postoperativer Verlauf, p.p. Heilung der Wunde. Entfernung der Drainagen nach 10 und 14 Tagen nach Sistieren der putriden Sekretion.

Eine Woche nach der Entlassung bei uns Aufnahme im Heimatkrankenhaus wegen eines Senkungsabszesses im Bereich der rechten Flanke und des rechten Unterbauches. Drainage durch Inzision, Entlassung 1 Monat später in saniertem Zustand.

Besprechung

Aufgrund der Seltenheit und der verzögert auftretenden, klinisch nur schwer einzu-
ordnenden Symptomatik dieser Verletzung wird einerseits nach der Häufigkeitsregel
auch selten an eine solche Verletzung gedacht. Andererseits hängt aber die Prognose
dieser Patienten ganz entscheidend von einer frühzeitigen Diagnostik und entsprechenden Therapie ab [3]. Die Letalität dieser lebensbedrohlichen Verletzung wird –
wenn nicht oder zu spät diagnostiziert – derzeit in der Literatur mit 20% angegeben
[4].

Pathomechanismus: Zur Ruptur dieses Organs kann es nach Webb et al. [5], dann
kommen, wenn das Duodenum durch senkrecht einwirkende Gewalt komprimiert und
die Entleerung einerseits durch einen verschlossenen Pylorus, andererseits ein ange-
spanntes Treitz-Band verhindert wird.

Ein weiterer Pathomechanismus stellt sicherlich die Quetschung des Duodenums
gegen die Wirbelsäule sowie die Einwirkung von Scherkräften zwischen mobilem
und fixiertem Anteil des Duodenums dar.

Schweregrade von Verletzungen: Nach einem stumpfen Trauma im rechten Oberbauch werden unterschiedliche Verletzungsmuster am Duodenum sowie an dessen
benachbarten Strukturen beobachtet: mehr oder weniger ausgeprägte Duodenalwandhämatome mit konsekutiver bis zu kompletter Lumenverlegung, partielle bis semizir-
kuläre, fast immer retroperitoneale Rupturen, zirkuläre Darmab- und ausrisse, Nekrosen der gesamten Pars descendens sowie zusätzliche leichte und schwere Verletzungen des Pankreaskopfes und des Gallenwegssystems.

Nach Lucas et al. werden 4 Schweregrade unterschieden:

– Schweregrad I: Intramurales Wandhämatom
– Schweregrad II: Perforation des Duodenums
– Schweregrad III: Duodenumverletzung in Kombination mit leichter Pankreas-
                           verletzung
– Schweregrad IV: Duodenumverletzung in Kombination mit schwerer Pankreas-
                           verletzung

Diagnostik: Neben der obligat erforderlichen engmaschigen klinischen Überwachung
eines polytraumatisierten Patienten und dem wiederholten Einsatz bildgebender Verfahren wie Abdomenleerbild im Liegen oder Stehen, sonographischer Untersuchung,
evtl. einer Magen-Darm-Passage mit wäßrigem Kontrastmittel sowie Computertomographie, beschleunigt das bloße Darandenken an eine solche Verletzung die Diagnosestellung und damit die Prognose des Patienten ganz wesentlich [3].

Bei Durchsicht der Literatur ist es geradezu auffallend, daß bei all jenen Patienten,
bei denen die Diagnose frühzeitig, oft bereits wenige Stunden nach dem Trauma gestellt wurde, eine Abdomenleeraufnahme im Liegen oder Stehen angefertigt wurde.
Vom Radiologen kann die Diagnose durch den Nachweis von Luft im rechten oberen
Retroperitoneum rasch, sicher und mit geringem Aufwand gestellt werden.

Aufgrund der speziellen Faszienverhältnisse und Unterteilung des Retroperitonealraumes in einen anterioren Pararenalraum, einen von der Fascia Gerota umschlossenen Perirenalraum und einen posterioren Pararenalraum, und durch die einzig mögliche Kommunikation des vorderen und hinteren Pararenalraumes ipsilateral und nach kontralateral unter Umgehung der Fascia lateroconalis an deren inferiorem Ende ist der Luftnachweis im rechten oberen Retroperitoneum nahezu beweisend für eine Duodenalruptur [10].

Wenn die retroperitoneale Duodenalruptur auch eine seltene Verletzung ist, so erscheint uns die Empfehlung zu generellen Durchführung einer Abdomenleerbildaufnahme bei allen polytraumatisierten Patienten sowie bei unklarem Befund insbesondere im rechten Oberbauch nach stumpfem Trauma angesichts der Tragweite der genannten Verletzung nicht übertrieben.

Retroperitoneale Luft kann des weiteren auch – entsprechende Erfahrung vorausgesetzt – im Ultraschall und besonders gut im CT erkannt werden.

Was die Exploration des Abdomens durch den Chirurgen betrifft, so besteht Übereinstimmung, daß bei jedem Polytraumatisierten immer die gesamte Pars descendens duodeni evtl. unter Lösung der rechten Kolonflexur mobilisiert werden soll. Bei Unterlassung dieses Manövers können sonst nach Schäfer u. van Lessen [6] bis zu 30% dieser Läsionen übersehen werden. Sehr hilfreich und empfehlenswert ist hier auch die intraoperative Duodenoskopie, insbesondere zum Nachweis oder Ausschluß der nicht selten mehrfach vorliegenden Rupturen.

Therapie: Die Therapie der Wahl bei traumatischer Ruptur des Duodenums stellt die Operation dar. Wenn auch Schwamberger et al. [11] über die erfolgreiche konservative Therapie bei mehreren Patienten nach ausgedehnter endoskopischer Papillotomie mit Eröffnung des Retroperitoneums berichteten, so ist dieses Vorgehen nach traumatischer Ruptur und praktisch immer anzunehmender Kontusion und Traumatisierung der Duodenalwand nicht vertretbar.

Duodenalwandhämatome sollen nach Möglichkeit ohne Lumeneröffnung abgesaugt werden.

Rupturen werden ein- oder mehrreihig übernäht, bei vollständiger Transsektion erfolgt nach Anfrischen der Wundränder eine End-zu-End-Anastomose. Ist dies aufgrund erhöhter Nahtspannung nicht vertretbar oder mußte ein Anteil des Duodenums distal der Papilla Vateri reseziert werden, kann der proximale Stumpf des Duodenums – nachdem der distale blind verschlossen wurde – mit einer nach Y-Roux ausgeschalteten Jejunumschlinge End-zu-End anastomosiert werden.

Gesichert wird die Naht oder Anastomose am Duodenum durch retro- und intraperitoneale Drainagen nach außen und von innen durch eine ins Duodenum reichende Verweilsonde und mehrtägige Nahrungskarenz.

Bei Schweregraden III und IV werden weitere Operationsverfahren, welche die Ausschaltung des Zwölffingerdarmes bezwecken, empfohlen. Dazu gehören die temporäre Ausschaltung des Duodenums durch Nahtverschluß des Pylorus über eine Gastrostomie – der Verschluß soll sich nach 3 Wochen wieder spontan öffnen – und eine Gastrojejunostomie.

Die Divertikulation nach Berne wurde unter der Vorstellung entwickelt, daß laterale Fisteln bei bestehender Duodenalpassage schlechter abheilen als eine Duodenalstumpffistel. Sie beinhaltet eine Antrektomie mit oder ohne Vagotomie, eine Gastrojejunostomie und einen Verschluß der Duodenalläsion sowie – je nach gegebenen Umständen – eine Ableitung der Galle über ein T-Rohr.

Wenn auch mehrere Autoren die ungenügende Resektion traumatisierten Gewebes für postoperative Komplikationen verantwortlich machen, ist die komplette Entfernung von Duodenum und traumatisiertem Pankreaskopf durch eine Whipple-Operation, deren Letalität bei diesem Patientengut im Schrifttum mit bis zu 36% angegeben wird, nur Einzelfällen mit zusätzlichen Verletzungen des Pankreasganges und Ductus choledochus vorbehalten.

An Komplikationen nach Operationen wegen Duodenalverletzungen werden in der Literatur am häufigsten Duodenalfisteln (bis 7%), ein Duodenalverschluß (bis 1,7%), intraabdominelle Abszesse (bis 18%) sowie rezidivierende Pankreatitiden (in bis zu 15%) angegeben [12, 13].

Zusammenfassung

Die meist retroperitonealen Duodenalrupturen stellen mit 1% aller Verletzungen im Bauchraum nach stumpfem Bauchtrauma ein seltenes Ereignis dar. Durch klinische Überwachung, Miteinbeziehung dieser Verletzungsmöglichkeit in die differentialdiagnostischen Überlegungen – d.h. „daran denken" – und den Einsatz bildgebender Verfahren wie Nativröntgenaufnahmen, Ultraschalluntersuchungen und CT ist eine frühzeitige Diagnose und – bei entspechender chirurgischer Therapie – auch eine Heilung dieser lebensgefährlichen Verletzung in einem hohen Prozentsatz möglich.

Literatur

1. Blaisdell FW (1986) Allgemeine Untersuchung, Reanimation und Exploration beim penetrierenden und stumpfen Bauchtrauma. In: Encke A, Kremer K (Hrsg) Praktische Chirurgie, Bd 100: Bauchtrauma. Enke, Stuttgart
2. Cocke WM jr, Meyer KK (1964) Retroperitoneal duodenal rupture proposed mechanism: Reviews of literature and report of case. Am J Surg 108:834–839
3. Husslein P, Meissner K (1979) Zur retroperitonealen Duodenalruptur. Daran zu denken kann Frühdiagnose, Frühdiagnose kann Heilung bedeuten. Acta Chir Austr 11/2:25–27
4. Lüdtke-Handjery A (1983) Die retroperitoneale Duodenalruptur nach stumpfem Bauchtrauma. Chirurg 54:341–344
5. Webb HW, Woward JM, Jorgon GF, Vowle KD (1958) Surgical experience in the treatment of duodenal injuries. Surg Gynecol Obstet 106:105
6. Schäfer JH, van Lessen HG (1976) Duodenalverletzungen bei stumpfem Oberbauchtrauma. MMW 118:1353
7. Lucas CE, Ledgerwood AM (1975) Factors influencing outcome after blunt duodenal injury. J Trauma 15:839–849
8. Schwarz N, Lodder JV (1985) Nekrose des Duodenum nach stumpfem Bauchtrauma. Akt Chir 20:105–106
9. Langfeldt S, Pedersen PR, Nepper-Rasmussen J (1989) Diagnostik von retroperitonealer Luft mittels Ultraschall und Radiologie bei Duodenalruptur nach stumpfem Bauchtrauma. Röntgen-Bl 42:478–479
10. Tremmel K, Pflugfelder H (1986) Zum Bild der Duodenalruptur nach stumpfem Bauchtrauma. Radiologe 26:35–37

11. Schwamberger K, Papp Ch, Bodner E (1977) Zur retroperitonealen Duodenalruptur. Unfallheilkunde 80:313
12. Snyder WH et al.(1980) The surgical management of duodenal trauma. Arch Surg 115:422
13. Stone HH, Fabian TC (1979) Management of duodenal wounds. J Trauma 19:334–339

Sepsisprophylaxe beim Polytraumatisierten durch orthograde Darmspülung. Gilt dieses Konzept auch für Verletzte mit Abdominaltrauma?

A. Ekkernkamp, J. Brand und G. Muhr

Chirurgische Universitätsklinik Bergmannsheil, Berufsgenossenschaftliche Krankenanstalten Bochum (Direktor: Prof. Dr. G. Muhr), Gilsingstraße 14, D-44789 Bochum

Pathophysiologie

Verschiedene Arbeitsgruppen haben in den vergangenen 10 Jahren die Pathophysiologie des MOF aufhellen können. Mitverantwortlich für die septische Entgleisung wird ein ischämiebedingter Defekt der Mukosabarriere gemacht. Durch den traumatischen Schock kommt es zu einer Reduktion des mesenterialen Blutflusses, zu einer Mukosaperfusion auf nur 15–20% der Norm, auf eine Mukosadysfunktion bis hin zur Geschwürsbildung. Hieraus resultiert eine Bakterientranslokation, Endotoxineinschwemmung und schließlich die systemisch septische Reaktion mit ihrem Circulus vitiosus.

Kann diese vermehrte Bakterientranslokation durch Reduzierung der Keimzahl, Schutz der physiologischen Flora, durch frühzeitig adäquate Ernährung der Mukosazelle und durch Vermeidung antibiotika-induzierter Resistenzen und Keimspektrumverschiebungen beeinflußt werden? Ist eine „Sepsisprophylaxe" durch Protektion der Mukosabarriere denkbar?

Prophylaxekonzept

Das Konzept des Bergmannsheil Bochum zielt auf die nichtselektive Darmdekontamination (NSDD) polytraumatisierter Patienten ab. Es erfolgt die orthograde Darmspülung – wie sie aus der elektiven Darmchirurgie bekannt ist – unmittelbar nach Kreislaufstabilisierung. Dieses Konzept gilt ausdrücklich auch für bauchtraumatisierte Patienten im Rahmen der Mehrfachverletzung.

Angestrebt wird eine einschleichend frühzeitige enterale Ernährung mit niederosmolaren Substanzen, etwa 48 h nach dem Eingriff.

Hefte zu „Der Unfallchirurg", Heft 239
W. Buchinger (Hrsg.)
© Springer-Verlag Berlin Heidelberg 1994

Tabelle 1. Ergebnisse retrospektive Untersuchung 1985–1988 ohne NSDD

Polytrauma	156
Alter	6–8 (x = 36 Jahre)
♂	107 (68%)
♀	49 (32%)
Gesamtletalität	29 (18%)
Sepsis	19 (12%)
Manifestation	Tag 3–6 (x = 4,1)

Die Spülung erfolgt über eine Magen-, besser Duodenalsonde. Verwendung findet eine vorgefertigte Darmspüllösung mit dem Kunstnamen „Golytely", welche auch von anderen Arbeitsgruppen mit gutem Erfolg verabreicht wird. Gespült wird mit 3–5 l Flüssigkeit; bei klarer Flüssigkeitsabgabe aus dem Enddarm kann die Spülung sistiert werden.

Unerwünschte Nebenwirkungen wie Kreislaufdepressionen, relevante Elektrolytverschiebungen oder gar ein Lungenödem nach Spülung sahen wir nicht.

Bei resezierenden Bauchoperationen kann der Darm intraoperativ gespült werden. In Sonderfällen mit Anlage eines Zökostoma kann über Magensonde bis zum Ausgang und über den Anus praeter der aborale Darmanteil gespült werden.

Bei erfolgter Laparotomie sollte eine Feinnadelkatheterjejunostomie eingelegt werden, über die anfänglich gespült, später früh-enteral ernährt werden kann.

Retrospektive Ergebnisse

Im Jahre 1989 wurden 28 polytraumatisierte Patienten auf die beschriebene Weise gespült. Diese Gruppe wurde mit 156 Patienten der Jahre 1985–1988 ohne Spülung verglichen. Die Letalität in beiden Kollektiven war mit etwa 18% gleich, hingegen unterschied sich die Sepsisrate der nicht gespülten Gruppe mit 12% deutlich von derjenigen der gespülten Gruppe mit 7,1% (Tabelle 1, 2).

Prospektive Studie

Die Ergebnisse der retrospektiven Untersuchung veranlaßten uns zur Durchführung einer prospektiven Studie. Die Studienbedingungen sind der Tabelle 3 zu entnehmen. Vorgelegt werden kann eine Zwischenbilanz dieser prospektiven Untersuchung mit

Tabelle 2. Ergebnisse retrospektive Untersuchung 1989 mit NSDD

Letalität	5	(17,8%)
Sepsis „ohne Fokus"	2	(7,1%)
sept. MOV	1	(3,6%)
Komplikationen durch „NSDD"	ø	
Spülung ineffektiv	3	(10,7%)

Tabelle 3. Studienbedingungen

● Polytrauma	I SS ≥ 24
● Alter	15–65
● Unfall	< 6 h vor Klinikaufnahme
● Kein SHT	
● Kein septischer Fokus	

bisher 36 Patienten. Die Gruppen sind homogen. Das Durchschnittsalter der gespülten Gruppe beträgt 32,4 Jahre, das der Kontrollgruppe 29,9 Jahre. Der Injury-Severity-Score betrug in der mit NSDD 30,9, in der Kontrollgruppe 29,3 im Durchschnitt.

Während sich in der Gruppe des Jahres 1989 8 Patienten mit Abdominaltrauma im Rahmen einer Polytraumatisierung befanden, gingen bisher 6 Patienten mit Bauchtrauma in die prospektive Untersuchung ein.

Untersucht werden die folgenden Parameter: Temperatur, Leukozyten, Thrombozyten, CRP, Elastase, Katecholaminbedarf, 24-h-Bilanz, MOF-Score nach Marshall.

Bei Betrachtung der Durchschnittstemperaturkurven ist nur eine tendenzielle Verbesserung in der gespülten Gruppe erkennbar. Bei Betrachtung des C-reaktiven Proteins bestätigt sich die positive Tendenz, eine Signifikanz ist noch nicht feststellbar. Auffällig ist ein Kurvenanstieg in der Kontrollgruppe (ohne Spülung) zwischen dem 6. und 10. posttraumatischen Tag, ein für das Einsetzen des septischen Multiorganversagens typischer Zeitpunkt.

Ein Ansteigen der Elastasewerte war eng mit dem Auftreten septischer Komplikationen korreliert. Hier verläuft die Kurve der Kontrollgruppe auf deutlich höherem Niveau als die der Versuchsgruppe (Abb. 1).

Die anfänglich hohen Werte in beiden Gruppen bei Betrachtung des MOF-Scores sind auf die primär posttraumatische Bewußtseinstörung, auf anfängliche Kreislaufin-

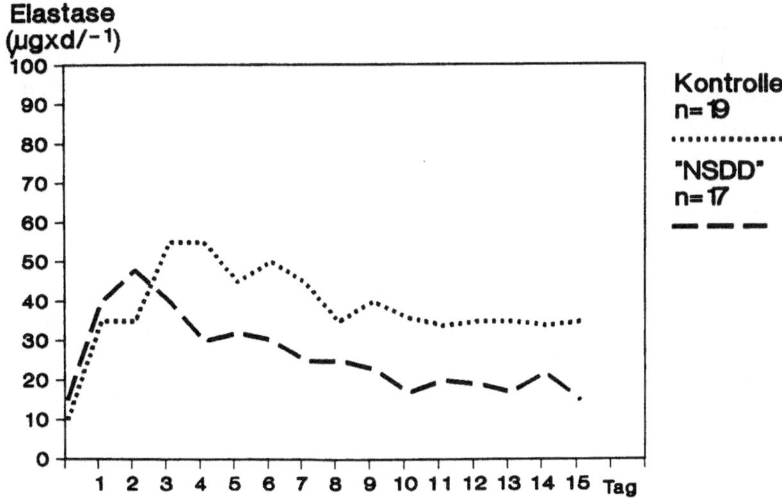

Abb. 1. Verlauf Elastase, Kontrollgruppe und NSDD

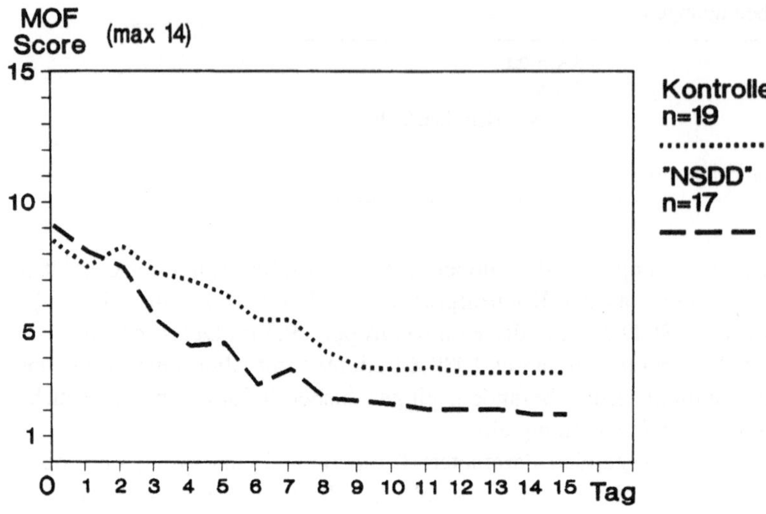

Abb. 2. Verlauf MOF-Score

stabilitäten und erniedrigte Blutplättchenzahlen zurückzuführen. In der Versuchsgruppe erfolgt dann ein schnellerer Abfall hin zu Normalwerten als in der Kontrollgruppe (Abb. 2).

Ergebnis

Unter den 36 Patienten der prospektiven Studie kam es in der Kontrollgruppe zu 4
Todesfällen, in der gespülten Gruppe zu 3 Todesfällen. Als Todesursache fand sich
dreimal das septische Multiorganversagen in der Kontrollgruppe, einmal in der gespülten Gruppe.

Auffällig ist die Senkung septischer Komplikationen von 6 Patienten oder 31,5%
in der Kontrollgruppe auf 4 Patienten oder 23,5% in der mit NSDD behandelten
Gruppe. Dieses bedeutet ein Absenken der Rate septischer Probleme um 1/3.

Schlußfolgerungen

Therapeutische Ansätze zur Prophylaxe des septischen Multiorganversagens Polytraumatisierter sind bisher nur wenig bekannt. Die orthograde Darmspülung in der
posttraumatischen Frühphase hat keine Nebenwirkungen, führt zu keiner Resistenz-
entwicklung und verursacht nur geringe Kosten. Sie ist problemlos auch bei bauch-
traumatisierten Patienten anwendbar.

Die klinische Effektivität läßt sich anhand der bisherigen Daten noch nicht beweisen. Die bisherigen Ergebnisse stimmen uns optimistisch und veranlassen uns zur
Fortsetzung der prospektiven Studie.

Diskussion

Priesching, Wien: Die Katheterzirkostomie ist zweifellos eine Alternative. Man muß ein bißchen ein besseres Gewissen haben, wenn man die Katheterzirkostomie anlegt, man muß ein entsprechendes Rohr haben, das doch zumindest etwa 39 Charier dick sein sollte. Stelzner verwendet ein 2 cm dickes im Durchmesser haltendes Rohr. Das hat dann schon fast die Fähigkeit einer Kolostomie. Man kann spülen, man kann eine Gasentleerung machen und es ist sicher eine zweckmäßige Methode.

Darf ich hier eine Frage an Herrn Kwasny einschalten. Warum wird das Kolostoma in Ihren Fällen zwischen 3 und 9 Monaten erst geschlossen?

Kwasny, Wien: Es handelt sich um 2 Kolostomien. Die eine Patientin war polytraumatisiert. Von der gesamten Stabilisierung usw. war das erst nach 9 Monaten möglich. Sicher ist es prinzipiell früher möglich.

Priesching, Wien: Was ich sagen wollte ist, wenn man gezwungen ist, das Kolostoma so lange zu lassen – da hat es eine Peritonitis gegeben, etliche Abszesse, da wird man es so lange lassen. Wenn das aber nicht vorhanden ist, können Sie nach 2 Wochen schon verschließen und das ist für die Betroffenen doch etwas Gutes.

Wenn ich Herrn Rudolph fragen darf, ganz banal: Quere Laparotomie, so ein bißchen von unten nach oben und von oben nach unten auf der anderen Seite. Frage: Wenn ich das mache, da muß ich doch wissen, ob ich mehr im Oberbauch oder mehr im Unterbauch zu tun habe. Wenn ich das nicht weiß, würde ich vom Processus xiphoideus bis hinunter in die Mediane laparotomieren. Deshalb, weil doch manchmal noch im Arbeitsverhältnis stehende Leute, junge Leute durch die quer gebogene Laparotomie mehrere Segmentalnerven auf beiden Seiten verlieren und das ist natürlich ein Nachteil. Wie halten Sie das?

Rudolph, Rotenburg/Wümme: Als wir das zum ersten Mal gesehen haben, das war Trede. Der hat in Heidelberg seinerzeit diesen Schnitt zum ersten Mal angewandt und das war für uns ja alles nahezu eine Gotteslästerung. Wir waren erstaunt zu sehen, daß man, ich habe das vorhin schon sagte, man kann bis in das kleine Becken hinunter. Wir haben diesen Schnitt dann einfach mehr und mehr übernommen und als ich mich dann mehr vor allem den Gefäßen zugewandt habe, haben wir den Schnitt einfach deswegen genommen, weil wir nie einen Platzbauch gesehen haben. Die Patienten haben sich nicht beschwert, er ist kosmetisch besser, man kommt besser in die Spaltlinien der Haut hinein und er hat noch einen großen Vorteil. Wenn man grob orientierend, und wir reden jetzt ja vom Bauchtrauma, den Eindruck hat, es könnte die Milz sein, dann fängt man eben bescheiden an der linken Seite an. Man kann ohne weiteres den Schnitt, nicht wie Sie eben gezeigt haben, er ist nicht so stark gewölbt, aber er ist natürlich auch nicht quer, er ist ganz leicht konkav. Diesen Schnitt kann man mühelos bis weit nach hinten ziehen, entweder einseitig, oder doppelseitig, beim schweren Trauma mit Verletzung der parenchymatösen Organe und des Darmes und, ich muß es immer wieder sagen, wir haben nie Komplikationen gehabt im Sinne eines

Hefte zu „Der Unfallchirurg", Heft 239
W. Buchinger (Hrsg.)
© Springer-Verlag Berlin Heidelberg 1994

Platzbauches, im Sinne von Narbenhernien und auch diese von Ihnen geschilderten Beschwerden der Patienten über Nervendurchtrennungen, das hat keine Rolle gespielt. Also wir sind hell begeisterte Anhänger dieses Schnittes, ich glaube seit fast 20 Jahren. Aber ich will damit nicht sagen, wer das nicht so macht, das sei verkehrt. Aber wir haben nur gutes gesehen, auch kosmetisch.

Priesching, Wien: Gut. Die Durchtrennung der Segmentalnerven bleibt und das war eine Erklärung, die man akzeptieren kann, bis auf die kosmetische Situation, da kann man vielleicht darüber streiten.

Beck, Innsbruck: Nun zum Vortrag 93.

Priesching, Wien: Es war eine Studie, die hier sehr überzeugend geboten wurde. Ich frage Sie: Ist es Randomisation, wenn Sie am geraden Tag das eine und an ungeraden Tagen das andere machen? Nein.

Sie haben Scores angeführt und Sie haben von den Scores die Standardabweichungen angegeben. Beides würde ich, soweit ich das einmal gelernt habe, als nicht gangbar erachten. Warum machen sie das?

Ekkernkamp, Bochum: Zur Randomisierung – Antwort klar: Nein, es war der untaugliche Versuch einer Randomisierung unter dem Gesichtspunkt Statistik, unter dem Gesichtspunkt Klinik und Relevanz und welche Konsequenzen zu ziehen waren, wenn wir ein anderes Verfahren benutzen, müssen wir sagen, liegen wir sicherlich nicht falsch damit. Es wird kein Patient in irgend einer Form anders behandelt, nur weil wir im vorhinein schon absehen können, ob gespült wird oder nicht. Das andere – wir haben nicht gesprochen von Signifikanz, sondern von Tendenz und Trend. Die Aussage ist die, daß wir weitermachen und berichten werden, wenn es signifikant wird.

VII. Verletzungen der Milz

Indikation und Grenzen der konservativen Therapie beim stumpfen Bauchtrauma unter Sonographiekontrolle

J. Obrist, H.P. Huber und F. Genelin

Unfallkrankenhaus Salzburg der Allgemeinen Unfallversicherungsanstalt (Ärztlicher Leiter: Prim. Prof. Dr. H. Hertz), Dr. Franz Rehrlplatz 5, A-5010 Salzburg

Die Sonographie hat mit gutem Grund die früher obligat durchgeführte Peritoneallavage in der Diagnostik des stumpfen Bauchtraumas weitgehend verdrängt.

Vorteile der Sonographie gegenüber den anderen Untersuchungstechniken sind:

1. nicht invasive und schmerzlose Untersuchung
2. kostengünstige Untersuchung
3. jederzeit wiederholbar
4. keine Strahlenbelastung

Die Indikation zur Ultraschalluntersuchung kann demnach großzügig gestellt werden, bei jeder Bauchkontusion, prinzipiell aber, wenn es sich um einen polytraumatisierten oder relaxierten beatmeten Patienten handelt, bei dem eine klinisch abdominelle Untersuchung bzw. Anamnese nicht erhebbar ist. In diesem Fall muß generell eine Bauchsonographie erfolgen.

Bei der Akutsonographie legen wir keinen speziellen Wert auf eine exzessive Organdiagnostik, vor allem beim mehrfachverletzten Patienten bedeutet dies eine nicht gewünschte Verzögerung des therapeutischen Managements, sondern es hat sich eine standardisierte Untersuchungstechnik bewährt, ausgehend vom Morrisons Pouch über den lienorenalen Winkel und als letzter Punkt den Douglas-Raum, wobei die Auffüllung der Blase zur Abgrenzung der freien Flüssigkeit perivesikulär bei nicht gefüllter Blase mit ca. 250–300 ml Ringer-Lösung empfehlenswert ist.

Die *Kriterien*, nach welchen schlußendlich die Indikation zur operativen oder konservativen Therapie gestellt wird, sind:

1. Lokalisation der freien Flüssigkeit
2. Blutungsdynamik
3. Kreislaufparameter (Schockindex)

Der sonographische Nachweis von freier Flüssigkeit im Abdomen als Ausdruck einer intraperitonalen Verletzung, sei es eine mesententeriale Blutung oder eine Blutung eines parenchymatösen Organes, erfordert ein differentes Management in Bezug auf die konsekutiven therapeutischen Maßnahmen.

Wir haben daher zur verbesserten Orientierung ein Bewertungsschema entwickelt.

Als Bezugspunkte werden der Morrison Pouch, der lienorenale Winkel, Douglas-Raum und die Kreislaufparameter mit Schockindex herangezogen.

Hefte zu „Der Unfallchirurg", Heft 239
W. Buchinger (Hrsg.)
© Springer-Verlag Berlin Heidelberg 1994

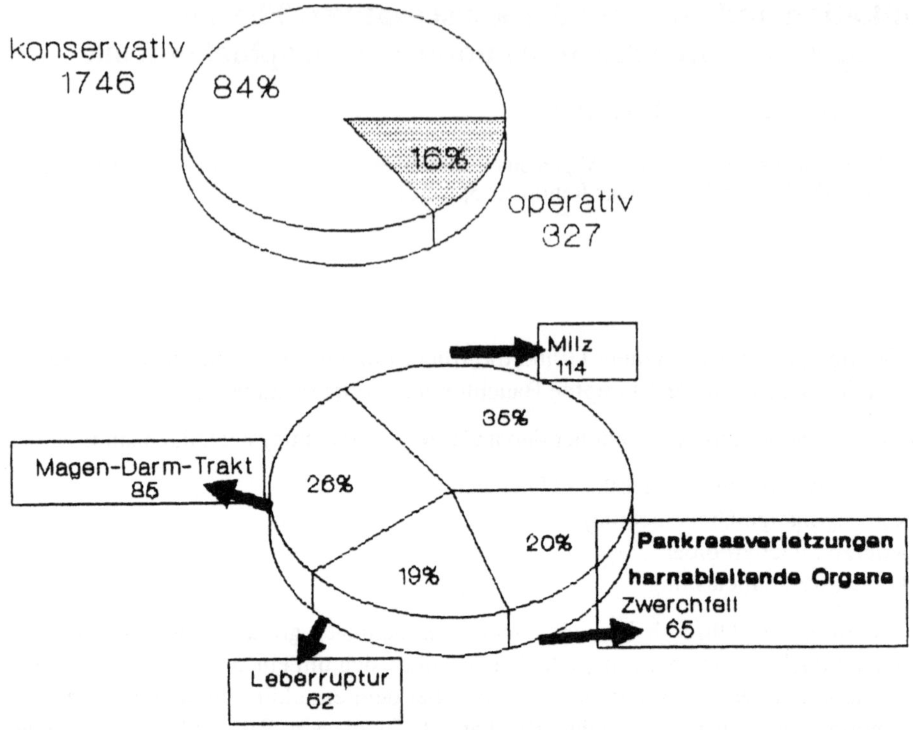

Abb. 1 a, b. Bauchtraumen 1981–1989, Verletzungsmuster. **a** Stumpfes Bauchtrauma (N = 2073), **b** Verletzung innerer Organe (N = 327)

Die Bewertung erfolgt von 0–2 Punkten:

0 = keine freie Flüssigkeit – Kreislauf konstant
1 = freie Flüssigkeit vorhanden – Kreislauf kompensiert
2 = Zunahme der freien Flüssigkeit – Kreislaufparameter instabil

Das therapeutische Vorgehen orientiert sich anhand des Gesamtscores, allerdings wird der Operationszeitpunkt ganz wesentlich von der Kreislaufsituation mitbestimmt:

Bei einem Score von

0–2 Punkte: konservatives Vorgehen, eine Kontrollsonographie wird obligat 1 Tag später durchgeführt
2–4 Punkte: primär konservatives Vorgehen, allerdings sind kurzfristig Sonographiekontrollen erforderlich
4–6 Punkte: permanente Überwachung mit Operationsbereitschaft
6–8 Punkte: sofortige Indikation zur Laparotomie

Um dieses vorgestellte Management beim stumpfen Bauchtrauma überhaupt durchführen zu können, müssen natürlich die entsprechenden Voraussetzungen gegeben sein, nämlich ein rund um die Uhr verfügbares Team mit operativer und sonographischer Erfahrung.

Wenn auch die Inzidenz der fulminaten Postplenektomiesepsis beim Erwachsenen relativ niedrig ist, beim Kind und Jugendlichen liegt sie den Literaturangaben zufolge um das 7fache höher, nicht zu vergessen die möglichen Komplikationen durch die Adhäsionen, bedeutet dies, daß die Indikation zur Laparotomie und Milzexstirpation trotzdem mit äußerster Zurückhaltung gestellt werden sollte.

Unter den vorher angeführten Bedingungen können subkapsuläre Milz- und Leberhämatome, aber auch Milzeinrisse konservativ behandelt werden.

Von 1981–1989 haben wir am Unfallkrankenhaus Salzburg insgesamt 2073 stumpfe Bauchtraumen stationär behandelt, davon wurden 327 laparotomiert, allein 131 im Rahmen eines Polytraumas (Abb. 1).

Von den parenchymatösen Organen war die Milz mit 35% am häufigsten verletzt, in 19% lag ein Lebertrauma vor, der Magen-Darm-Trakt wies in 26% eine Verletzung auf, die restlichen 20% verteilen sich auf Läsionen des Pankreas, des Zwerchfells und der harnableitenden Organe.

Seit 1983 werden die stumpfen Bauchtrauma an unserer Abteilung nur mehr sonographisch abgeklärt und ggf. durch eine CT-Untersuchung ergänzt.

Das vorgestellte diagnostische und therapeutische Management ist an unserer Abteilung deshalb möglich, weil entsprechend ausgebildete Kollegen jederzeit abrufbereit sind, um sowohl das sonographische als auch das chirurgische Procedere zu entscheiden.

Diskussion

Havemann, Kiel: Ich finde, daß die Erarbeitung eines Indikationsscores sicherlich eine sehr hilfreiche Angelegenheit in der manchmal schwierigen Entscheidung zur Frage des Zeitpunktes der Laparotomie oder des Vermeidens der Laparotomie ist.

Jungbluth, Hamburg: Mir erscheint dieser Score ein bißchen ungewichtig. Ich glaube, daß der sonographische Nachweis ja doch sehr weit von Flüssigkeit, von Lagerung, von Zufälligkeit abhängt. Demgegenüber erscheint mir die Blutungsdynamik doch etwas wenig bewertet. Glauben Sie wirklich, daß er ausgewogen ist? Denn, ob jetzt im Douglas-Raum Blut ist, oder nur oben linear, hängt natürlich von verschiedenen Faktoren ab.

Obrist, Salzburg: Es wird ja berücksichtigt, wenn die Blutungsdynamik in den einzelnen Abschnitten steigt. Die kann man ja sehr schön kontrollieren.

Hefte zu „Der Unfallchirurg“, Heft 239
W. Buchinger (Hrsg.)
© Springer-Verlag Berlin Heidelberg 1994

Organerhaltende Therapie der Milzverletzungen

S. Uranüs

Universitätsklinik für Chirurgie (Vorstand: Prof. Dr. J. Kraft-Kinz), Auenbruggerplatz 15, A-8036 Graz

Entsprechend der Zunahme der Zahl penetrierender und stumpfer Abdominaltraumen durch Unfälle im Straßenverkehr sind die Verletzungen der Milz in den letzten Jahren deutlich gestiegen. Mit etwa 60% ist die Milz das am häufigsten verletzte Bauchorgan [4].

Nach den heutigen Erkenntnissen hat die Milz neben hämatologischen Funktionen auch immunologische Aufgaben, so daß sie bei Verletzungen nach Möglichkeit erhalten werden sollte.

Die Entscheidung zur Splenektomie oder zur Organerhaltung ist in hohem Maße vom klinischen Bild, von den bestehenden Begleitverletzungen, aber auch von der Erfahrung des Operateurs in der reparativen Milzchirurgie und nicht zuletzt von der apparativen Ausstattung des jeweiligen Krankenhauses abhängig. Grundsätzlich sollte die Organerhaltung bei traumabedingten Eingriffen keine wesentlich längere Zeit in Anspruch nehmen als die Splenektomie selbst. Die Entscheidung zur optimalsten Therapieform hängt vom Traumatisierungsgrad der Milz ab und kann erst intraoperativ getroffen werden. Die vollständige Mobilisation und das Hervorluxieren der Milz sind grundlegende Bedingungen für einen organerhaltenden Eingriff [5].

Die Milzrupturen teilen wir in 5 Schweregrade ein (Tabelle 1). Schweregrad 0 bedarf keiner primär-operativen Therapie. Die Patienten werden etwa 10 Tage einer intensiven Überwachung zugeführt.

Während erstgradig verletzte Milzen bei geringer Blutungsintensität ebenfalls konservativ behandelt werden können, müssen die zweit-, dritt- und viertgradigen Verletzungen immer operativ versorgt werden.

Zur orthotopen Milzerhaltung stehen durch die neuen technischen Entwicklungen folgende Methoden zur Verfügung:

Handnaht: Sie hat eine kapsel- und nur teilweise parenchymadaptierende Wirkung und wird bei erst- und zweitgradigen Rupturen eingesetzt. Eine vorherige Blutstillung mittels Umstechungen, Hämostyptika oder Koagulation ist meistens notwendig.

Tabelle 1. Einteilung der Milzruptur

Grad 0	Subkapsuläres Hämatom
Grad I	Kapselriß
Grad II	Oberflächliche Parenchymrupturen ohne Hilusbeteiligung
Grad III	Tiefe, teilweise bis zum Hilus reichende Parenchymrupturen mit Beteiligung der Segmentarterien; massive Fragmentation eines Poles
Grad IV	Massiver Fragmentation des gesamten Organes und/oder totaler Hilusabriß

Hefte zu „Der Unfallchirurg", Heft 239
W. Buchinger (Hrsg.)
© Springer-Verlag Berlin Heidelberg 1994

Selbst atraumatisches Nahtmaterial und behutsames Vorgehen beinhalten die Gefahr zusätzlicher Verletzungen.

Zu den Vorteilen dieser Technik zählen die gute Anwendbarkeit bei kleinen oberflächlichen Verletzungen und die sofortige Beurteilbarkeit des Ergebnisses. Es bedarf keiner besonderen apparativen Ausstattung. Hingegen ist diese Technik aufwendig und zeitraubend, für schwere Verletzungen nicht geeignet und wird somit nur bei etwa 5% aller traumatischen Rupturen verwendet werden [6].

Omentum-majus-Patch: Die Kompression eines Omentumzipfels als additive Kompressionsmaßnahme bei der Handnaht kann bei isolierten oberflächlichen Rupturen eine bessere Blutstillung erzielen lassen. Nur sehr selten reicht sie als alleinige Maßnahme zur sicheren und dauerhaften Blutstillung aus. Ihre Anwendbarkeit ist nicht zuletzt auch wegen der häufig notwendigen Mobilisation des Omentum majus nur selten möglich.

Koagulation: Während die Elektrokoagulation an der Milz stark eingeschränkt Anwendung findet, sind Infrarot- und Laserkoagulation sehr verbreitet. Diese Koagulatoren führen durch Umwandlung des vom Parenchym in Hitze umgewandelten Lichtimpulses zur Blutstillung. Eine Alternative stellt der wesentlich billigere Heißluftkoagulator dar, der mit einem sterilisierbaren Gebläse Heißluftstrom von 500 Grad Celsius auf die blutende Parenchymläsion richtet und durch oberflächliche Koagulationsnekrosen zur Blutstillung führt.

Zu den Vorteilen der Koagulationstechnik zählen ihre auch bei starken Blutungen gute blutstillende Wirkung und die relativ geringe Nachblutungsgefahr.

Von Nachteil sind die unvermeidbaren, teilweise tiefen Koagulationsnekrosen, die Notwendigkeit mehrmaliger Applikation bei starken Blutungen, die starke Hitzeentwicklung der Sonden bei längerem Betrieb und die teilweise hohen Anschaffungskosten.

Gewebeklebung: Verschiedene Klebeverfahren mit Fibrin und lokal wirksamen Hämostyptika ergeben gute Ergebnisse bei erst- und zweitgradigen Rupturen. Bei Resektionen und stark blutenden Parenchymflächen ist diese Technik nur in Kombination mit anderen Verfahren zu empfehlen.

Zu den besonderen Vorteilen dieser Technik gehören neben der Kombinationsmöglichkeit mit allen anderen Methoden auch die einfache Handhabung und die gute blutstillende Wirkung bei oberflächlichen Rupturen. Die etwa 20minütige Beobachtungszeit nach erfolgter Applikation kann sich insbesondere bei polytraumatisierten Patienten nachteilig auswirken. Nicht zuletzt sollte auch der hohe Preis der Klebestoffe nicht unerwähnt bleiben.

Splenorrhaphie: Die Methode der Kunststoffnetzkompression eignet sich besonders gut zur Versorgung der drittgradigen zentralen Berstungsrupturen. Solche Verletzungen verursachen durch segmentüberschreitende Längsrisse starke Blutungen. Sie sind sowohl an der Konvexität als auch an der Konkavität des Organs anzutreffen. Bei Versorgung solcher Verletzungen versagen meist die Koagulations- und Klebemethoden. Hier wird ein resorbierbares, aus Polyglactin 910 bestehendes Netz, welches der jeweiligen Milzgröße entsprechend mit einem zirkulär angelegten, resorbierbaren Faden (Stärke 0) versehen ist, um die Milz gelegt. Der Faden wird hiluswärts zugezogen, so daß eine gewisse Kompression auf der Milzoberfläche entsteht, die Blutzufuhr jedoch unbehindert aufrecht erhalten bleibt. Die geringgradige Restblutung aus den Netzmaschen kann durch die Applikation von Fibrin und Kollagen gestillt werden.

Der wichtigste Vorteil dieser Methode ist die gute Blutstillung bei tiefen Berstungsrupturen. Sie stellt somit die einzige Möglichkeit dar, um eine so schwer verletzte Milz noch orthotop zu erhalten. Diese Methode ist technisch einfach und nicht aufwendig.

Als Nachteil muß jedoch das Einbringen eines körperfremden Kunststoffes erwähnt werden, welches die Gefahr einer Infektion in sich bergen kann.

Teilresektion: Bei isolierten tiefen Polverletzungen wird der entsprechende Milzteil nach isolierter Ligatur der zugehörigen Pol- bzw. Segmentarterie entfernt. Die Blutungen werden umstochen und die Resektionsfläche mit U-, Matratzen- oder Widerlagernähten, unter Umständen mit Omentum-majus-Patch in Kombination mit Fibrin und Kollagen verschlossen. Die Blutungsfreiheit an der Resektionsfläche kann aber auch mit den oben genannten Koagulationstechniken erreicht werden.

Seit neuestem kann die Milzteilresektion auch mit Hilfe eines *TA-Klammernahtgerätes* durchgeführt werden. Dazu wird je nach Organbreite TA-55 mit absorbierbaren Polysorbklammern oder TA-90 mit nichtresorbierbaren Stahlklammern verwendet. Zur Anlegung des Staplers wird das Milzparenchym an der geplanten Resektionslinie digital komprimiert und nach Legen der Klammerreihe die Resektion bei liegendem Stapler mit dem Skalpell durchgeführt. Der Resektionsrand kann mit Fibrin und Kollagen zusätzlich abgesichert werden.

Die Vorteile dieser Methode sind neben der guten Blutstillung am Resektionsrand auch die einfache Handhabung, der geringe technische Aufwand und die Beschleunigung des Operationsverlaufes.

Heterotope Autotransplantation: Diese Methode wird nach erfolgter Splenektomie durch Einbringen von etwa 3 mm dicken Scheiben ins Omentum majus oder durch möglichst dünnes Verstreichen des geraspelten Milzparenchyms auf das ausgebreitete große Netz durchgeführt. Die Scheiben bzw. das gerollte Omentum werden mit Einzelknopfnähten fixiert.

Die Indikation für diese Methode liegt bei viertgradigen Rupturen, wenn sogar eine subtotale Hemisplenektomie unter Belassung des oberen Poles bei günstigem frühen Abgang der oberen Polarterie nicht mehr möglich ist.

Diese Verfahren stellt jedoch in keiner Weise eine Alternative zur orthotopen Milzerhaltung dar. Die immunologische Wertigkeit der autotransplantierten Milzregenerate ist umstritten [2].

Die Bakterienclearance erfolgt wegen fehlender regelrechter Durchblutung nur verzögert. Es gibt immer wieder Berichte über postoperative Komplikationen wie Abszesse oder Ileus [1, 3].

Wir haben zwischen 01.05.1987 und 31.12.1989 43 organerhaltende Eingriffe an der Milz durchgeführt. 27 davon waren traumatische Rupturen (Tabelle 2).

Tabelle 2. Charakterisierung der organerhaltenden Eingriffe

Diagnose	n	(%)	Konservativ	Klebung	Koagulation	Netz	Stapler	Sekundäre Splenektomie
Traumatische Ruptur	27	63	2	3	2	17	3	2 (7%)
Akzidentelle Ruptur	12	28		8	1		3	
Therapeutische Resektion	3	7					3	
Diagnostische Resektion	1	2					1	
Gesamt	43	100	2 (5%)	11 (25%)	3 (7%)	17 (39%)	10 (23%9)	

01.05.1987–31.12.1989, Univ.-Klinik für Chirurgie.

Wir haben die drittgradigen Rupturen mittels Kompressionsnetz, die zweitgradigen Rupturen durch Staplerresektion und Koagulation und die erstgradigen Rupturen durch Applikation von Klebe- und hämostyptischen Substanzen behandelt. Zwei Grad-0-Verletzungen wurden konservativ behandelt.

Die Begleitverletzungen dieser Patienten waren 18mal weitere intraabdominelle Organverletzungen, wobei meistens die Leber betroffen war. 17mal Schädel-Hirn-Trauma, bei 18 Patienten waren Thoraxtraumen und bei 21 Patienten waren zusätzliche Extremitätenverletzungen zu finden.

Im selben Zeitraum wurden 8 posttraumatische Splenektomien durchgeführt. Es handelte sich dabei ausschließlich um viertgradige Verletzungen. Bei 2 Patienten mußten wir nach primär erfolgreicher orthotoper Organerhaltung 24 h später bzw. nach 7 Tagen eine sekundäre Splenektomie durchführen. Nachblutung war dabei nur einmal die Ursache für die sekundäre Splenektomie.

Zusammenfassung

Die Kontraindikationen für die Milzerhaltung sind viertgradige Verletzungen, Antikoagulantientherapie, Gerinnungsstörung, infektiöse Auflockerung und kollagenarme zerreißliche Milzen bei Steroid- bzw. Antirheumatikatherapie.

Die Milz stellt das wichtigste periphere Immunorgan dar und soll bei Verletzungen nach Möglichkeit erhalten werden. Die Organerhaltung darf jedoch keine wesentlich längere Zeit in Anspruch nehmen als die Splenektomie. Während subkapsuläre Hämatome und Grad-I-Verletzungen mit geringer Blutungsintensität konservativ behandelt werden, müssen stärker blutende Grad-I- und alle Grad-II-bis-IV-Verletzungen operiert werden. Handnaht mit oder ohne Omentum-majus-Patch, Koagulation und Gewebeklebung führen bei erst- und zweitgradigen Verletzungen fast immer zu einer erfolgreichen orthotopen Organerhaltung. Die ist bei drittgradigen Rupturen fast ausschließlich nur durch Splenorrhaphie mit einem Kunststoffnetz möglich. Polresektionen mit einem Klammernahtgerät stellen die neueste Entwicklung in der Milzchirurgie dar und führen zu einer bedeutenden Beschleunigung des Operationsverlaufes.

Literatur

1. Bergmann J, Gerometta P (1985) Schwerer Ileus und Ikterus nach heterologer Autotransplantation der Milz. Chirurg 56:123
2. Hohenberger W (1987) Postsplenektomie-Infektionen. Springer, Berlin Heidelberg New York Tokyo London Paris (Hefte zur Unfallheilkunde, Bd 187)
3. Schmitz R, Rietzler G (1984) Reimplantatinduzierter Ileus als Frühkomplikation nach Implantation autologen Milzgewebes ins Omentum majus. Chirurg 55:482
4. Seufert RM (1983) Chirurgie der Milz. Enke, Stuttgart
5. Uranüs S, Kronberger L, Pinter H, Stenzl W (1990) Klinischer Einsatz neuer organerhaltender Techniken in der Milzchirurgie. Chirurg 61:116
6. Uranüs S (1990) Die Milz und ihre aktuelle Chirurgie. Zuckschwerdt, München Bern Wien San Francisco (in Druck)

Die milzerhaltende Operation

M. Schulz

Unfallabteilung des A. ö. Krankenhauses St. Pölten (Vorstand: Prim. MR. Dr. H. Hackstock),
Probst-Führer-Straße 4, A-3100 St. Pölten

Vor noch rund 20–25 Jahren wurde bei Verletzungen der Milz diese ohne Bedenken
entfernt. In den letzten 10 Jahren ist nun vermehrt ein Umdenken eingetreten. Durch
entsprechende Untersuchungstechniken – einschließlich szintigraphischen, histoche-
mischen und immunologischen Techniken – konnten zahlreiche Funktionen der Milz
erkannt und Einblick in die außerordentlich komplizierten immunologischen Mecha-
nismen gewonnen werden.

So fungiert die Milz:

—   Als Filter für molekulare Substanzen und alte Erythrozyten
—   Sie ist Produktionsstelle der Opsonine Tuftsin und Properdin
—   Sie produziert Immunglobuline
—   Sie reguliert T- und B-Lymphozyten
—   Sie bewirkt die Hämatopoese in utero.

Dies sind nur gröbste Teileinblicke.

Weiter wissen wir heute, daß der Verlust der Milz eine wesentliche Beeinträchtigung biologischer Potenzen bedeutet, insbesondere aber der primären und sekundären
Infektabwehr, was unter bestimmten Voraussetzungen sogar den Tod zur Folge haben
kann.

Erhaltung eines ausreichend großen Organteils muß daher bei der Behandlung einer Milzverletzung angestrebt werden.

Die konservative Behandlung der Milzruptur

Unter bestimmten Voraussetzungen kann auch bei Milzrissen unter strenger klinischer Überwachung der konservative Weg beschritten werden.

Die Voraussetzungen:

—   stabile Kreislaufverhältnisse,
—   keine wesentlichen intraabdominellen oder zerebralen Begleitverletzungen,
—   rund um die Uhr klinische apparative Überwachung,
—   die Möglichkeit, jederzeit operativ intervenieren zu können.

Die operative Behandlung der Milzruptur

Aus dem Gesagten geht hervor, daß unser Bestreben also dahin gehen muß, die Milz
ganz oder zumindest zum großen Teil zu erhalten.

Hefte zu „Der Unfallchirurg", Heft 239
W. Buchinger (Hrsg.)
© Springer-Verlag Berlin Heidelberg 1994

Wie dies zu geschehen hat, wird abhängen:

- von der lokalen Situation, das heißt vom Verletzungsgrad der Milz,
- vom operativen Geschick und der Erfahrung des Chirurgen,
- von der apparativen bzw. Materialausstattung des Operationssaales.

Die Möglichkeiten der Milzerhaltung in Schlagworten ohne Anspruch auf Vollständigkeit sind:

- Parenchymnaht
- Ligatur von Gefäßen
- Vicrylnetz
- Fibrinklebung
- Collagenvlies
- Infrarotkoagulation, Laserkoagulation
- Teilresektion
- die Kombination der angeführten Verfahren

Ist nun die Milz technisch weder total noch zum Teil zu erhalten, kommt als nächster Schritt die Autotransplantation der Milz in Frage. Dabei wird Milzpulpa in kleinen Teilen in das Omentum majus, welches dicht verschlossen wird und als Transplantationsbett dient, eingebracht.

Unbestritten ist diese Methode kein adäquater Milzersatz, doch scheint dies, zumindest bei Kindern, unter entsprechender Indikationsstellung der kompletten Milzexstirpation überlegen zu sein.

Wie immer es auch sein mag, das Risiko der Milzerhaltung darf das Risiko der Milzentfernung nicht übersteigen.

Eigene Fälle

Von 217 Laparotomien bei Abdominalverletzungen zwischen 1984 und 1990 war 70mal die Milz allein oder in Kombination mit anderen intraabdominellen Organen betroffen.

Routinemäßig versuchen wir erst seit 1986, die Milz zu erhalten.

In 18 Fällen konnten wir dies durchführen (nicht eingeschlossen die Replantation).

Erfahrungen haben wir dabei gesammelt mit der Parenchymnaht, der Infrarotkoagulation, dem Collagenvlies und der Teilresektion der Milz.

Abschließend eine schlagwortartige Aufhellung über die gutachterliche Bewertung des Milzverlustes: Zu diskutieren ist die Aussage: Der Zustand nach Milzverlust für sich allein ohne weitere Komplikationen hat aus gutachterlicher Sicht keine meßbare MdE auf Dauer zur Folge.

Selbstverständlich wird es aber auch Fälle geben, die eine MdE nach sich ziehen, z.B. bei Beschwerden durch Verwachsungen oder bei Funktionseinbuße, die in der Folge dann eine gehäufte Infektanfälligkeit nach sich zieht. Diese Infektanfälligkeit muß aber bewiesen werden.

Zusammenfassung

Durch zunehmende Kenntnis der Anatomie und der komplexen Funktion der Milz kann bei Verletzung dieses Organes die kritiklose Entfernung der Milz nicht mehr vertreten werden. Das oberste Ziel muß die Erhaltung, zumindest die Teilerhaltung der Milz sein.

Als Alternative, vor allem bei Kindern, kommt die autologe Milztransplantation in Frage, wobei uns bewußt ist, daß diese Methode nur eine unvollständige Milzfunktion in der Folge bringen wird. Auf keinen Fall soll eine Milzerhaltung unter allen Umständen erzwungen werden.

Splenorrhaphie mit resorbierbarem Kunststoffnetz und konservative Therapie bei traumatischer Milzruptur

J. Mayr, H. Neugebauer und R. Stauber

Chirurgische Abteilung, Landeskrankenhaus Steyr (Vorstand:
Prim. Prof. Wirkl. HofR Dr. R. Stauber), Sierninger Straße 170, A-4400 Steyr

Die Milz stellt in unserem Krankengut bei intraabdominellen Verletzungen das am häufigsten betroffene Organ dar. Wir haben im Zeitraum von 1979 bis 1989 58 Fälle von traumatischen Milzrupturen versorgt, davon 7 mit konservativer Therapie und 43 Fälle mittels Splenektomie.

Nach Einführung der Splenorrhaphie im Jahr 1986 wurden 8 Splenorrhaphien mit resorbierbaren Kunststoffnetzen durchgeführt. Die Milzrupturen betrafen in 17% der Fälle Kinder unter 15 Jahren, in 25% der Fälle Jugendliche zwischen 15 und 20 Jahren, und in 58% der Fälle Erwachsene. Es zeigte sich ein Überwiegen des männlichen Geschlechts gegenüber dem weiblichen im Verhältnis 6:1. Das durchschnittliche Zeitinterval zwischen Aufnahme und Operationsbeginn lag im Kindesalter bei $12,7 \pm 13$ h, bei Jugendlichen bei 27 h ± 53 h und bei Erwachsenen bei 46 ± 98 h. In unserem Krankengut fand sich eine zweizeitige Milzruptur bei einem 15jährigen Knaben 3 Wochen nach einem Verkehrsunfall.

Therapiekonzepte

Konservative Therapie

Die konservative Therapie erfordert Intensivüberwachung. Solange stabile Kreislaufverhältnisse aufrecht erhalten werden können und eine Blutsubstitutionsmenge von ca. 20–40 ml/kg KG nicht überschritten wird, kann zugewartet werden. Die Ergeb-

Hefte zu „Der Unfallchirurg", Heft 239
W. Buchinger (Hrsg.)

nisse der konservativ behandelten Milzrupturen zeigen eine niedrigere Komplikationsrate als die operativen Verfahren. In unserem Krankengut konnten während der letzten 10 Jahre 23% der traumatischen Milzrupturen im Kindesalter und 25% der Milzrupturen Jugendlicher konservativ, komplikationsfrei behandelt werden. Es handelt sich um szintigraphisch gesicherte Rupturen, und der Beobachtungszeitraum im Krankenhaus lag durchschnittlich bei 3 Wochen, um die Gefahr einer zweizeitigen Ruptur möglichst gering zu halten. Eine Blutsubstitution war in diesen Fällen nicht erforderlich.

Splenorrhaphie

Der Transfusionsbedarf betrug bei diesen 8 milzerhaltenden Operationen durchschnittlich 0,8 Blutkonserveneinheiten. Das durchschnittliche Alter der Patienten lag bei 20 Jahren, verglichen damit betrug das durchschnittliche Alter der splenektomierten Patienten 38 Jahre, und deren Blutkonservenverbrauch lag ohne schwere Begleitverletzungen bei durchschnittlich 2,8 Einheiten. Zur Splenorrhaphie wurden resorbierbare Vicrylnetze verwendet, wobei die Netze bereits vorgelegte Tabaksbeutelnähte aufweisen. Falls nach dem Anlegen des Netzes und Verknüpfen der Tabaksbeutelnähte unter mäßiger Spannung noch Blutungen im Rupturbereich bestanden, wurden resorbierbare Vicrylnetzraffnähte gesetzt. Vor dem Anlegen des Netzes wurden beide Milzpole und der hintere Milzrand freipräpariert und die Milz mobilisiert. Lediglich grenzwertig durchblutete Polbereiche bei Milzrupturen Grad IV wurden nur sparsam präpariert, um die Durchblutung nicht weiter zu vermindern. Subkapsuläre Hämatome, Koagel und devitales Milzgewebe wurden möglichst entfernt und blutig imbibierte, vergrößerte Milzen durch manuelle Kompression verkleinert, so daß das Anlegen des Netzes möglich wurde.

Es wurden traumatische Milzrupturen der Schweregrade II–IV behandelt, das durchschnittliche Intervall zwischen Aufnahme und Operation lag bei 4,8 h. Zwischen den Operationszeiten bei Splenorrhaphie und Splenektomie zeigten sich keine signifikanten Unterschiede.

Postoperativ wurde für maximal 2 Tage eine geschlossene linksseitige subphrenische Drainage zu Blutungskontrolle und eine Antibiotikaprophylaxe verwendet. Postoperativ traten 3 Tage lang Temperaturen bis 38 Grad Celcius auf, und die Thrombozytenwerte waren bei keiner Kontrolle erhöht. Seit Einführung dieser Methode im Jahr 1986 wurde keine traumatisierte kindliche Milz entfernt, eine Milzruptur Grad V mit kompletter Devaskularisation der Milz wurde in diesem Zeitraum im Kindesalter nicht beobachtet.

Komplikationen nach Splenorrhaphie wurden im Unterschied zur Splenektomie nicht beobachtet.

Diskussion

Kuderna, Wien: Wenn ich Sie richtig verstanden habe, dann hatten Sie beide mit dieser Methode keinen Todesfall. Herr Uranüs, Sie haben uns den Rat gegeben, daß die Verletzungen Grad IV nicht milzerhaltend behandelt werden sollten, aber Sie haben 8 Fälle trotzdem erfolgreich milzerhaltend auf diese Art und Weise behandelt.

Uranüs, Graz: Wir haben 17 Fälle drittgradige Rupturen primär organerhaltend mit Splenorrhaphie behandelt. Ein Patient hatte 24 h später eine Nachblutung, da mußten wir sekundär splenektomieren. Die Ursache lag an der falschen Anwendung von einem nicht erfahrenen Chirurgen. Der zweite Fall war ein Polytraumatisierter mit septischem Geschehen. Wir haben Verdacht auf intraabdominelle Sepsis gehabt, nach 7 Tagen laparotomiert, keine Ursache gefunden und wir waren uns nicht sicher, ob die Milz nekrotisch ist oder nicht. Das war in der Anfangsphase unserer Erfahrungen und zur Sicherheit haben wir die Milz entfernt. Retrospektiv hat sich herausgestellt, daß keine Milznekrose vorgelegen ist. Das sind die zwei Fälle, die wir sekundär splenektomiert haben, nachdem wir primär Splenorrhaphie angewendet haben.

Kuderna, Wien: Todesfälle hatten Sie keine?

Uranüs, Graz: Hatten wir keinen.

Kuderna, Wien: Es wurde nämlich gestern in den Raum gestellt, daß von 3 Milzerhaltungen 2 verstorben wären. Ich glaubte nämlich auch, daß das ein Zufall sein muß.

Passl, Graz: Wir machen ja auch die Milzerhaltung, aber man muß das Risiko abschätzen. Es gibt ja auch schon Publikationen, vor allem aus dem amerikanischen Bereich, über die Komplikationen zum Beispiel der Autotransplantation und auch der Milzerhaltung. Man muß wissen, ob man das kann und ob die Situation dazu geeignet ist, daß man das macht. Natürlich entfernt man nicht ein so wertvolles Organ wie die Milz, ohne daß man einen Erhaltungsversuch macht. Aber diese 3 Fälle sind ja publiziert. Vor 3 Jahren, beim Chirurgenkongreß in Linz, ist ein Chirurg aufgestanden und hat gesagt, daß die Splenektomie ein Kunstfehler ist. Da muß man die Dinge ein bißchen zurechtrücken. Daher habe ich mir die Mühe gemacht, diese Literaturübersichten zusammenzustellen.

Jungbluth, Hamburg: Herr Uranüs, können Sie sagen, wieviele dieser erhaltenden Operationen bei Kindern oder bei Jugendlichen durchgeführt wurden? Es ist ja doch eine ganz andere Indikation als beim Erwachsenen. Diese Ergänzung wäre wichtig.

Uranüs, Graz: Unser Patientengut besteht ausschließlich aus erwachsenen Patienten. Ich weiß aber, daß auf der Kinderchirurgie etwa 60% aller Milzrupturen erfolgreich konservativ behandelt worden sind. Alleine aus der Tatsache, daß die kindlichen Milzen eine andere Konsistenz aufweisen und leichter zur konservativen Therapie ge-

Hefte zu „Der Unfallchirurg", Heft 239
W. Buchinger (Hrsg.)
© Springer-Verlag Berlin Heidelberg 1994

eignet sind. Zur heterotopen Autotransplantation – das ist eine umstrittene Methode, die wir nicht durchführen und die auch nicht allgemein empfohlen werden kann. Diese hohe Letalität aufgrund der Milzerhaltung – von 3 Patienten sind 2 verstorben – ist an und für sich in keiner Weise zu erklären. Ich kann mir nur vorstellen, daß diese Chirurgen in den Techniken der reparativen Milzchirurgie nicht erfahren waren. Aber allgemein, weltweit, gibt die Literatur andere Zahlen an. Die Milz sollte nach Möglichkeit erhalten werden. Auch nach der internationalen Meinung ist eine primäre Splenektomie ohne Versuch einer Organerhaltung ein Kunstfehler – beim Erwachsenen.

Jungbluth, Hamburg: Nun, die Chirurgie ist ja sehr stark gebunden an die Technik. Einmal Schnittführung, zum zweiten, suchen Sie den Milzhilus auf bzw. die Arterie, die Lienalis, um so vorher abzuklemmen, oder wie führen Sie es technisch durch?

Uranüs, Graz: Bei traumatischer Ruptur machen wir ausschließlich mediane Oberbauch-, Mittelbauch-, Unterbauchlaparotomie, weil wir nicht wissen, welche Verletzungen noch vorliegen werden. Prinzipiell bei einer traumatischen Milzruptur stellen wir den Milzhilus nicht dar. Wir komprimieren vorsichtig digital. Während die Exploration des Abdomens durchgeführt wird, wird von der Assistenz die Naht vorgelegt. Wir nehmen die vorbereiteten Netze nicht, weil diese eine größere Maschengröße haben und es kommt zu vermehrten Diffusionsblutungen. Das haben wir auch beim Tierexperiment gesehen. Deshalb nehmen wir das feinmaschige Netz.

Jungbluth, Hamburg: Was ist das für ein Material?

Uranüs, Graz: Polyglykolsäure. Bei gezielten Milzoperationen wie Zystenresektionen machen wir einen subkostalen Schnitt in Halbseitenlagerung. Wir stellen die Arterie isoliert dar und schlingen an. Bei traumatischen Versorgungen nicht.

Milzautotransplantation – ja oder nein?

T. Braunsteiner, P. Šimko und J. Latal

Unfallchirurgische Klinik Bratislava (Vorstand: Doz. Dr. J. Latal), Derer-Krankenhaus, Limbova 5, CS-83305 Bratislava, CSFR

Die Milzautotransplantation betrachtet man als eine sinnvolle Alternative zur Exstirpation der beschädigten Milz. Sie gewann an Beliebtheit wegen ihrer Einfachheit und zeitsparenden Ausführung. Die milzerhaltenden Eingriffe werden mit der Mannigfaltigkeit der Milzfunktionen auf hämatologischem und immunologischem Gebiet gerechtfertigt, von denen, unseren Kenntnissen nach, einige nur in der Milz stattfinden.

Hefte zu „Der Unfallchirurg", Heft 239
W. Buchinger (Hrsg.)
© Springer-Verlag Berlin Heidelberg 1994

Hierzu gehört die Opsonisation und der Anschluß der Milz an die portale Zirkulation, über die die markierten Bakterien zur Phagozytose der Leber zugeführt werden. Als Folgen der Splenektomie werden hauptsächlich Störungen der Immunität angegeben. Die folgenschwerste Komplikation ist das OPSI, das im Durchschnitt nach Splenektomie in 2,5% und in einer Zeitspanne von bis zu 42 Jahren auftreten kann [3].

An unserer Klinik haben wir die Autotransplantation von Milzgewebe nach Splenektomie bei 10 Patienten ausgeführt. Die Laboruntersuchungen haben wir im Einklang mit Patel et al. [2] gemacht, wobei wir noch die Immunelektrophorese zugefügt haben. Wir wollten die Wertigkeit des IgM-Spiegels als Marker der Funktionstüchtigkeit der Implantate überprüfen. Die immunologischen Funktionen haben wir 18–24 Monate postoperativ nachuntersucht.

Die Autotransplantation nahmen wir immer am Ende der Operation vor, nachdem schon alle Bauchhöhlenverletzungen versorgt waren. Die Implantationszeit betrug im Durchschnitt 7 min. Wir implantierten ca. 2–3 mm dünne Plättchen von Milzgewebe in das Omentum majus und fixierten es in situ mit resorbierbarer Naht. Wie aus Tierexperimenten bekannt [1], kommt es zur Implantatresorption, wie wir es bei einem Patienten nach 18 Tagen fanden, wo nur eine dünne Zellschicht entlang der Milzkapsel verblieb. Diese dient als germinative Zone und Grundlage zur Regeneration. Nach 1 Jahr fanden wir bei einem anderen Patienten nur kleine Implantate, fast nur Fragmente, in sehr starken Verwachsungen. Histologisch hatte das regenierte Milzgewebe eine normale Struktur, nur im Elektronenmikroskopiebild war noch die Phagozytose von Gewebedetritus zu beobachten.

Ergebnisse

Bei den Laborwerten in der Akutphase fanden wir die typischen Veränderungen nach Splenektomie: Thrombozytose, Lymphozytose, geringe Blutgerinnungsstörungen. Die IgM-Werte normalisierten sich schneller, als das der experimentell beobachteten Implantatregeneration entsprach. Deshalb betrachten wir die IgM-Werte als *nicht zuverlässige Indikatoren* der Implantatfunktion. Die IgM-Produktion wird wahrscheinlich von anderen Komponenten des Immunsystems übernommen. Die 18–24 Monate postoperativ vorgenommene immunologische Untersuchung deckte schon wesentliche Störungen der Immunität auf. In erster Linie fanden wir Störungen der zellulären Immunität, der Opsonisation und der nachfolgenden Phagozytose, wie auch erhöhte IgA- und IgG-Werte. Die IgM-Werte waren zu diesem Zeitpunkt im Normbereich. Wenn man bedenkt, daß nach Splenektomie und Implantation die funktionelle Durchblutung der Milz nur durch eine nutritive über eingewachsene Kapillaren, und der direkte Transport opsonisierter Bakterien in die Leber mit einer minderwertigen Zirkulation im Omentum majus ersetzt werden, sind diese Ergebnisse verständlich.

Deshalb untersuchten wir im Tierexperiment die Möglichkeit und Wertigkeit der Unterbindung der Milzarterie. Dabei fanden wir eine gute Heilung der künstlichen Milzläsionen mit keiner Abweichung des histologischen Befundes von der Norm. Ermutigt durch die Literatur nahmen wir bis jetzt (August 1990) bei 2 Patienten die Unterbindung der lienalis mit ausgezeichneten Resultaten vor. Wir sind der Meinung, daß die Unterbindung der Milzarterie in der Reihe der organerhaltenden Eingriffe vor die Milzautotransplantation zu setzen ist.

Literatur

1. Pabst R, Hafke R, Hillebrand J (1985) Enhenced regeneration of transplanted splenic tissue by increased work to the splenic compartments. J Trauma 25/4:326–328
2. Patel J, et al. (1981) Preservation of splenic function by autotransplantation of traumatized spleen in man. Surgery 90/4:683–688
3. Wyck DB van, et al. (1983) Overhelming postsplenectomy infection (OPSI): The clinical syndrome. Lymphology 16/2:107–114

Diskussion

Havemann, Kiel: Fragen an Herrn Braunsteiner?

Poigenfürst, Wien: Das ist eine sehr interessante Untersuchung. Wir haben eine ähnliche Studie vor 4 Jahren gemacht, und zwar hat Vogt damals, von meinem Krankenhaus, gemeinsam mit Frau Eibl und Herrn Höfer unsere Patienten, bei denen eine Milzretransplantation gemacht wurde, nachuntersucht, sowohl szintigraphisch als auch immunologisch. Wir haben nicht so schöne szintigraphische Befunde gesehen, wie sie Frau Schulz gezeigt hat. Es waren kaum Reste dieser Milz szintigraphisch nachzuweisen. Immunologisch haben sich diese Replantate in unseren Befunden in keiner Weise bewährt. Nachdem in der Diskussion dann Schweiberer berichtet hat, daß er in München nach Replantationen eine besonders große Zahl von Komplikationen gesehen hat – Ileus und alles mögliche andere –, haben wir diese Technik komplett aufgegeben. Ich bin sehr interessiert an dem, was Sie über die Milzarterienligatur gesagt haben. Es wurde von skandinavischen Autoren vor 3 oder 4 Jahren diese Technik publiziert. Die haben dann auch noch nach längerer Zeit nachweisen können, daß dieses Organ dann doch rekapillarisiert wird und erhalten bleibt. Wir haben damit keine Erfahrung, aber ich glaube, das ist ein gangbarer Weg für Fälle, die man nicht anders erhalten kann.

Havemann, Kiel: Herr Braunsteiner, haben Sie histologische Präparate gewinnen können? Wie sahen die aus?

Braunsteiner, Bratislava: Histologische Präparate konnten wir nach Unterbindung der Milzarterie nur von Tieren gewinnen, aber die waren vollkommen normal. Man darf nicht Angst haben, wenn man die Arterie unterbindet, denn nach einer kurzen Zeit nach der Unterbindung, ändert sich die Verfärbung der Milz auf ganz dunkel. Sie

Hefte zu „Der Unfallchirurg", Heft 239
W. Buchinger (Hrsg.)
© Springer-Verlag Berlin Heidelberg 1994

sieht vollkommen ischämisch aus, aber wenn man bei der Unterbindung die Milz nicht mobilisiert, sondern in situ läßt, dann ist die Zirkulation so, daß die Milz genügend Sauerstoff bekommt, um zu überleben. In den Tieren war die Milz nach 2 Monaten vollkommen normal, auch die Verfärbung und auch histologisch.

Jungbluth, Hamburg: Haben Sie das Herz-Zeit-Volumen dieser neuen Milz gemessen?

Braunsteiner, Bratislava: Nein, dazu hatten wir nicht die Möglichkeit.

Jungbluth, Hamburg: Das wäre interessant im Hinblick auf die Filterfunktion.

Braunsteiner, Bratislava: Es gibt eine andere Studie, die nicht bei uns gemacht wurde, sondern in Kosice, wo man mit einer Sonde die Durchblutung der Milz nach der Unterbindung der Arterie gemessen hat, wo man sehr schön sehen konnte, daß der Sauerstoffgradient sehr stark absinkt, aber später dann ist die Milz, die überlebt, und der histologische Befund vollkommen normal. Bei den beiden Patienten – ein Erwachsener und ein Kind – hatten wir keine Schwierigkeiten.

Kuderna, Wien: Präparieren Sie die Arterie und ligieren Sie wirklich nur die Arterie oder machen Sie eine Massenligatur, weil Sie gesagt haben, die Milz verfärbt sich dunkel.

Braunsteiner, Bratislava: Wir präparieren im Hilus nur die Arterie und die wird mit einer resorbierbaren Catgutnaht unterbunden, und zwar wird die Ligatur nur so weit angezogen, bis wir sehen, daß die Blutung aufhört. Also nicht eine vollkommen komplette Ligatur, sondern eine Partialligatur vielleicht. Wenn man dann die Milz nach 5 oder 10 min beobachtet, weil man doch noch Angst hat, den Bauchraum zu schließen, dann sieht man, daß die Blutung vollkommen aufgehört hat.

Jungbluth, Hamburg: Haben sie dieses Experiment auch in die Klinik übertragen?

Braunsteiner, Bratislava: Ja, wir haben 2 Patienten schon so versorgt und hatten keine Probleme.

Jungbluth, Hamburg: Und die Blutung stand sofort ausreichend?

Braunsteiner, Bratislava: Ja. Die Blutung steht sofort oder minimalisiert sich so, daß man das lassen kann. Das ist dann schon so wie bei der konservativen Therapie.

Tockner, Bad Mitterndorf: Wie weit darf die Milz rupturiert sein, daß man noch mit dieser Methode arbeiten kann? Ich stelle mir vor, wenn die Milz sehr stark rupturiert ist, daß man dann mit der Methode nicht mehr zurecht kommt.

Braunsteiner, Bratislava: Das waren drittgradige Rupturen, also eigentlich sehr tiefe Rupturen. Nicht eine vollkommene Fragmentation des Organes, sondern sehr tiefe

Rupturen und die haben wir deshalb so versorgt, weil uns andere Möglichkeiten der Milzerhaltung nicht adäquat erschienen. Die Netzversorgung haben wir nicht. Wir haben uns dafür entschieden.

Jungbluth, Hamburg: Besten Dank für diesen wirklich interessanten Beitrag. Wir müssen alle noch Erfahrungen weiterhin damit gewinnen, um zu sehen, welchen Stellenwert dies wirklich hat.

Die Therapie der Milzruptur

J. Prinčič, I. Jošt, I. Štraus

Traumatologische Universitätsklinik Ljubljana (Vorstand: Prof. Dr. J. Princic), Klinicni Center, YU-61000 Ljubljana

Die Verletzung der Milz ist die häufigste Ursache einer intraabdominellen Blutung beim stumpfen Bauchtrauma. Durch die Zunahme der Verkehrsunfälle ist die Zahl der Bauchverletzungen in den letzten Jahren stark gestiegen. Bis vor wenigen Jahren galt die Splenektomie als Therapie der Wahl. Auf Grund der heutigen Erkenntnisse auf dem Gebiet der Immunokompetenz der Milz und ihrer Rolle in der Körperabwehr besteht nunmehr kein Zweifel über die Notwendigkeit für den Erhalt dieses Organes. Es gibt also Hinweise auf eine Postsplenektomieabwehrschwäche, das Ausmaß der Gefährdung ist jedoch umgekehrt proportional dem Lebensalter. Daher gilt insbesondere für das Kindesalter die Forderung nach einer milzerhaltenden Therapie bei der Ruptur dieses Organs. Die Indizien reichen jedoch aus, dafür zu plädieren, nicht nur beim Kind, sondern auch beim Erwachsenen die Splenektomie wenn möglich zu umgehen. Auch wir haben in unserem Krankengut die Einstellung zur Splenektomie geändert. In den letzten Jahren haben wir zunehmend versucht, die Milz in ihrer Funktion zu erhalten. Die Zahlen dieses Krankengutes sind jedoch noch klein.

An der Traumatologischen Universitätsklinik Ljubljna wurden im Zeitraum von 1987–1989 460 Patienten wegen eines Bauchtraumas hospitalisiert, davon mit Milzverletzungen 104, 20 Kinder (19,2%) und 84 Erwachsene (80,8%).

Im Vordergrund der Diagnostik des Abdominaltraumas steht an unserer Klinik nach wie vor die wiederholte klinische Untersuchung und Verlaufsbeobachtung. Die Indikation zur notfallmäßigen Laparotomie wurde bei unseren 75 (72%) splenektomierten Patienten anhand des klinischen Zustandsbildes und Lavage (73x) gestellt. Bei zweifelhaftem Befund, sowie bei bewußtlosen, bzw. intubierten Patienten kamen die Sonographie oder CT in der Regel zur Anwendung. Mit der Peritoneallavage und der in den letzten Jahren ständig weiterentwickelten Ultraschalluntersuchung haben wir unsere Patienten möglichst ohne Zeitverlust der erforderlichen Laparotomie zuge-

Hefte zu „Der Unfallchirurg", Heft 239
W. Buchinger (Hrsg.)
© Springer-Verlag Berlin Heidelberg 1994

führt, andererseits ihnen jedoch die nicht zwingend notwendige Eröffnung des Abdomens erspart.

In den vergangenen 3 Jahren fanden wir bei 104 Patienten mit Milzruptur (MR) nur 42mal isolierte Milzverletzung. 29mal war eine Milzruptur assoziiert mit Polytrauma. Bei 33 Patienten (31,7%), wurden verschiedene Begleitverletzungen festgestellt (23 Leberrupturen, 7 Zwerchfellrupturen, 6 Mesenterialverletzungen, 5 Darmrupturen). In unserem Krankengut hatten MR assoziiert mit Polytrauma 11 Patienten eine Letalität von 37,9%. Nicht jeder Verletzte mit einer MR muß operiert werden. Bei stabilen Kreislaufverhältnissen ist eine konservative Behandlung grundsätzlich möglich. Da das Ausmaß der Gefährdung durch eine möglicherweise tödliche Postsplenektomiesepsis umgekehrt proportional dem Lebensalter ist, gilt insbesondere für das Kindesalter die Forderung nach einer milzerhaltenden Therapie bei Ruptur dieses Organs. Ist die Diagnose einer isolierten MR gesichert, wird beim kreislaufstabilen Kind zunächst konservativ behandelt (Magensonde, parenterale Flüssigkeits- und evtl. auch Blutzufuhr). Die Patienten werden für 2–3 Tage auf der Intensivstation überwacht und bleiben 3 Wochen hospitalisiert (Abb. 1). Mit Hilfe von Sonographie langfristige Kontrolle zu Erkennung einer posttraumatischen Milzpseudozyste. Bei Zeichen einer stärkeren Blutung wird laparotomiert. Durch ein oder eine Kombination der oben angegebenen Verfahren wird eine Wiederherstellung der Milz angestrebt. So haben wir 10 Patienten mit MR konservativ behandelt, bei 17 Patienten Parenchymnaht und bei 5 Patienten Klebung mit Tissucol durchgeführt. 75 Patienten haben wir splenektomiert, und dabei 6x nach der Splenektomie eine Replantation des Organs in das große Netz durchgeführt.

Auf einen Versuch der Milzerhaltung sollte man verzichten, wenn bereits präoperativ ein hämorrhagischer Schock eingetreten ist, wenn eine provisorische Blutstillung nicht möglich erscheint oder wenn sonstige lebensbedrohliche Verletzungen

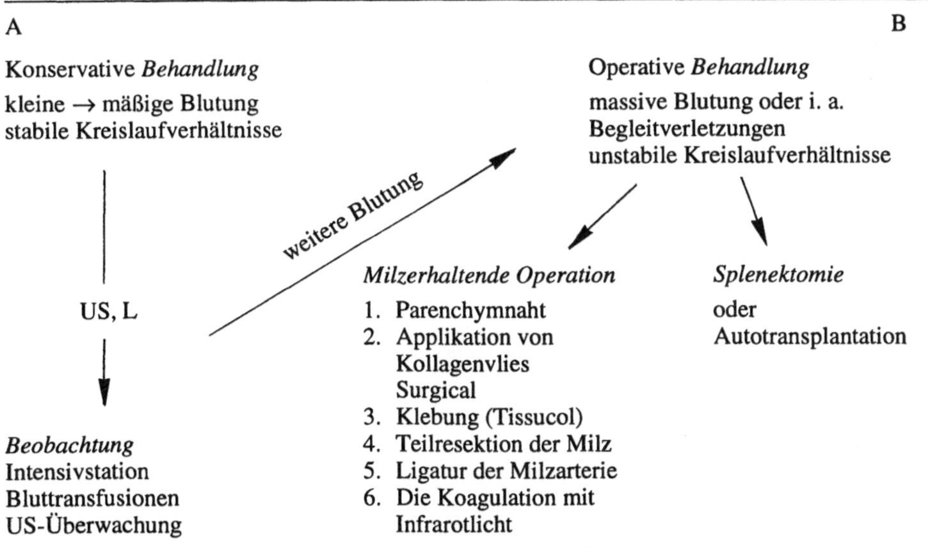

Abb. 1. Therapeutisches Vorgehen bei Milzruptur

vorliegen, die einer sofortigen Diagnostik und Therapie bedürfen (z.B. intrakranielle Blutung).

Die Milzerhaltung ist immer dann möglich, wenn eine provisorische Blutstillung durch Tamponade möglich ist und wenn keine dringlichen Begleitverletzungen vorliegen.

Wichtige Entscheidungskriterien sind hierbei der Schweregrad der Milzverletzung, der Schweregrad der Gesamtverletzung sowie die Erfahrung des Operateurs.

Literatur

1. Schlenhkoff D (1981) Das stumpfe Bauchtrauma. Dissertation, Universität Homburg/Saar
2. Trede M, Kerstig KH (1978) Abdominalverletzungen beim Polytraumatisierten. Chirurg 49:672
3. Eraklis AJ, Filler RM (1972) Splenectomy in childhood: A review of 1,413 cases. J Pediatr Surg 4:382
4. Goldthorn JF, Schwartz AD, Swift AJ, Winkelstein JA (1978) Protective effect of residual splenic tissue after subtotal splenectomy. J Pediatr Surg 13:586–590
5. Guthy E (1981) Die Behandlung der verletzten Milz. Langenbecks Arch Chir 354:173
6. Oakes DD (1981) Splenic trauma. Curr Probl Surg 18:1–40
7. Rice HM, James PD (1980) Ectopic splenic tissue failed to prevent fatal pneumoccal septicaemia after splenectomy for trauma. Lancet I:565
8. Robinette CD, Fraumeni JF Jr (1977) Splenectomy and subsequent mortality in veterans of the 1939–45 war. Lancet II:127
9. Klapp F, Dambe LT, Schweiberer L (1978) Ergebnisstatistik von 564 polytraumatisierten Patienten. Unfallheilkunde 81:459
10. Klaue P, Kern E (1976) Diagnostik beim stumpfen Bauchtrauma. Unfallheilkunde 79:333

VIII. Verletzungen des Urogenitaltraktes

Diagnostik und Therapie von Verletzungen der Niere und der Harnleiter

M. Marberger

Urologische Universitätsklinik Wien (Vorstand: Prof. Dr. M. Marberger), Alser Straße 4, A-1090 Wien

Es freut mich, daß wir Urologen vor Ihnen über ein Problem sprechen können, daß uns häufig gemeinsam beschäftigt – das Trauma des oberen Harntraktes.

Grundsätzlich handelt es sich dabei in unseren Breitengraden fast ausschließlich um das stumpfe Bauchtrauma. Die Nierenverletzung, die 95% dieser Läsionen liefert, ist meistens eine direkte Anprallverletzung von der Seite, von vorne, von hinten oder, seltener, durch Sturz aus größerer Höhe. Da dabei gewaltige Kräfte einwirken, tritt die schwere Nierenverletzung in der Regel vor allem im Rahmen der Mehrfachorganverletzung auf. Zirka 1/3 aller Patienten mit durch Computertomographie erfaßten Nierenverletzungen haben zum Teil schwerste Nebenverletzungen. Nur ungefähr 1/10 dieser Patienten werden dabei aus urologischer Sicht operationsbedürftig. Die Nephrektomierate liegt unter 5%. Damit wird ersichtlich, daß bei der schweren Nierenverletzung meistens die Nebenverletzung das Geschehen diktiert. In fast allen großen Krankenserien sind tödliche Verläufe nicht auf die Harntraktverletzung zurückzuführen, sondern auf assoziierte Verletzungen im Bereich der Bauchorgane oder des Kopfes.

Bei der typischen Nierenverletzung kommt es zu einer mehr oder weniger breiten Eröffnung des Harntraktes und damit zum Hauptsymptom Makrohämaturie. Es gibt allerdings Schleudertraumen, bei denen es durch eine ruckartige Bewegung der Nieren mit dem Anprallen des Körpers auf ein Hindernis zu einem plötzlichen Anspannen der Stielgefäße kommt. Das kann zu einem völligen Ausreißen des Stieles führen oder, häufiger, wenngleich insgesamt sehr selten, zum Einreißen der Intima der Nierenarterie. Die Intima disseziert, und es kommt sekundär zur Thrombose des Gefäßes und zur ischämischen Infarzierung der Niere. In dieser Situation kann die Makrohämaturie fehlen. In diesen Fällen ist aber immer ein Schockgeschehen nachweisbar.

Eine prospektiv randomisierte Studie aus San Francisco zeigte deutlich, daß Makro- oder Mikrohämaturie und Schock in 1/3 der Fälle mit einer schweren Verletzung des oberen Harntraktes einhergingen. Bestand hingegen nur eine Mikrohämaturie ohne Schock, konnte auch bei sorgfältigster Abklärung keine signifikante Harntraktverletzung nachgewiesen werden.

Im Klartext kann man damit die urologische Abklärung nach stumpfem Bauchtrauma vereinfachen: Flanken- und Bauchtrauma mit Makrohämaturie oder Mikrohämaturie erfordert immer eine genaue Abklärung, wobei dem Ausscheidungsurogramm nach wie vor die zentrale Rolle zukommt, allerdings im zunehmenden Maße ergänzt durch die Computertomographie. Die Sonographie leistet nur orientierende

Hefte zu „Der Unfallchirurg", Heft 239
W. Buchinger (Hrsg.)
© Springer-Verlag Berlin Heidelberg 1994

Hilfestellung und kommt vor allem zur Verlaufskontrolle zum Einsatz. Die Arteriographie der Niere ist nunmehr beim berechtigten Verdacht auf eine Intimaläsion (im i.v.P./CT stumme Niere ohne Extravasat oder Stauung) indiziert. Natürlich sind anatomisch-pathologisch vorveränderte Organe besonders für Verletzungen prädisponiert. Bei diesen Organen, z.B. einer kongenitalen Hydronephrose, genügt manchmal ein Bagatelltrauma für die Ruptur. Abnorme Nieren, wie z.B. Hufeisennieren oder tumortragende Nieren, ruptunieren dabei besonders leicht an präformierten Stellen.

Wie wird am rationellsten abgeklärt? Wie bei allen Verletzungen hängt dieses vor allem von der Kreislaufstabilität ab. Bei stabiler Kreislaufsituation steht die Ausscheidungsurographie im Mittelpunkt der Untersuchung. Eine operationsbedürftige massive Läsion kann in der Regel bereits dadurch abgeklärt werden. Meistens wird aber heute auch ein Computertomogramm angestrebt, weil damit eine wesentlich exaktere Differenzierung des Verletzungsausmaßes möglich ist und daher über die konservativen und minimal-invasiven Therapiemaßnahmen besser entschieden werden kann. Zirka 92% aller stumpfen Nierenverletzungen sind heute Domäne dieser konservativen Therapie.

Anders ist natürlich die Situation bei instabiler Kreislaufsituation. Hier, und das muß ausdrücklich betont werden, steht vor jeder Exploration das Ausscheidungsurogramm. Das Ausscheidungsurogramm kann durch Kurzinfusion oder Bolusinfusion mit einem nicht-ionischen Kontrastmittel innerhalb von 5 min durchgeführt werden, notfalls sogar auf dem Operationstisch. Durch die Osmolarität bei extrem niederer Nebenwirkungsrate unterstützen die Kontrastmittel die Schockbekämpfung. Vor allem ermöglicht das Urogramm aber unter diesen Verhältnissen immer auch eine Aussage über die kontralaterale Niere. Ist bei instabiler Kreislaufsituation eine massive Nierenverletzung erkennbar, oder kann die Situation nicht ganz geklärt werden, wird natürlich sofort exploriert. Liegt aber keine massive Verletzung der Niere vor, und das kann in der Regel 5 min nach Kontrastmittelapplikation entschieden werden, dann ist die Nierenverletzung nicht Ursache der Kreislaufinstabilität. In typischen Fällen ist schon am Leerbild durch die massive Weichteilverschattung, das Verdrängen der Darmgase und durch das Verschwinden des Psoasschattens das retroperitoneale Hämatom erkennbar. Erst die Kontrastmittelextravasation und schwere Abgrenzbarkeit der Niere bestätigt aber die Massivität der Verletzung.

Genauso wichtig wie die Beurteilung der verletzten Niere ist die Beurteilung der Gegenniere, die natürlich in die Operationsentscheidung einfließen muß. Grundsätzlich, und ich kann das nicht leugnen, ist eine Nephrektomie ohne eindeutigen Funktionsnachweis der Gegenniere ein Kunstfehler. Ein Beispiel: ein Patient mit Makrohämaturie nach stumpfem Bauchtrauma, bei dem die CT eine massive Urin- und offensichtlich auch Blutextravasation um die rechte Niere zeigt. Dieser Befund wirkt zwar sehr eindrucksvoll, ist aber vor allem eine Kontrastmittelextravasation und somit eher harmlos. Das Problem liegt bei der linken Niere, die als Folge einer Intimaläsion mit Thrombose der Nierenarterie stumm ist. Dieses Geschehen wäre z.B. durch Sonographie allein nie aufgedeckt worden. Hier ist auch die Angiographie indiziert, die eine typische Intimaläsion 1–2 cm distal des Abganges der linken Nierenarterie von der Aorta mit völligem Verschluß des Gefäßes, aufdeckt. Bei komplettem Verschluß der Nierenarterie toleriert die Niere die Ischämiebelastung maximal 1–2 h; gelegentlich ist der Verschluß jedoch partiell, so daß auch nach 12 h die Niere gerettet werden kann. Der Zeitfaktor ist aber in diesen Fällen immer von entscheidender Bedeutung, so daß die Abklärung der im Ausscheidungsurogramm stummen Niere sofort zu erfolgen hat.

Nun zur Versorgung der massiven Nierenverletzung. Im Gegensatz zu den Intraabdominalverletzungen liegt die Niere in einem Fasziencompartiment, das der Ausdehnung eines Hämatoms Widerstand entgegensetzt und die meisten Blutungen durch Tamponadewirkung zum Stillstand bringt. Auch bei den wenigen Verletzungen, bei denen dieses nicht erfolgt und sofort interveniert werden muß, dehnt sich das Hämatom vor allem in diesem perirenalen Faszienraum aus. Wird die Nierenarterie primär vor ihrem Eintritt in dieses Compartiment dargestellt, das heißt transperitoneal und durch das Treitz-Band, so ist die Blutung unter Kontrolle, bevor der perirenale Faszienraum mit dem Hämatom überhaupt eröffnet wird.

Bei den weitaus meisten Verletzungen tamponiert sich die Blutung von selbst, sobald das perirenale Fasziencompartiment prall gefüllt ist. Daher hat sich heute in zunehmendem Maße die Tendenz ausgebildet, daß bei stabilen Kreislaufverhältnissen interventionsbedürftige Verletzungen mit verzögerter Dringlichkeit operiert werden. Dies geschieht nach 2–3 Tagen, wenn der Schock beherrscht wird und nachdem das Hämatom oder die frische Blutung zum Stillstand gekommen ist. Es ist dann wesentlich einfacher, die evaskularisierten Parenchymabschnitte zu entfernen, Rupturen zu übernähen und das Hämatom zu drainieren. Die Parenchymdurchblutung läßt sich dann verläßlich mit nicht-invasiven nuklearmedizinischen Methoden beurteilen, ggf. sogar wiederholen. Die Angiographie ist wesentlich unverläßlicher, da akzessorische Arterien häufig Nierenrupturen und Perfusionsstörungen vortäuschen.

Wie sieht es mit der Versorgung des stumpfen, nicht dramatischen Nierentraumas aus, also z.B. Verletzungen mit nur einer Parenchymruptur oder evtl. einem Abriß des Poles? Hier haben wir in den letzten 10 Jahren durch die extrakorporale Nierensteinzertrümmerung ein ideales Modell zum Studium des natürlichen Krankheitverlaufes erhalten. Bei der Nierensteinzertrümmerung wird nichts anderes als ein stumpfer Schlag wiederholt auf die Niere ausgelöst, wobei in Abhängigkeit von dem Gerät in einem Bereich von 0,5–9 cm Durchmesser Drücke bis 1000 bar erreicht werden. Bei ausreichend hoher Dosierung von Impulsen und Druck kommt es zu subkapsulären oder sogar kompletten Nierenrupturen, die in manchen Serien bis zu 3% aller Patienten betreffen können. Wir haben aus Erfahrung gelernt, daß diese Rupturen in der Regel harmlos sind. Man kann sie sonographisch sehr gut erfassen und verfolgen. Kleine subkapsuläre Hämatome verschwinden innerhalb von Tagen, aber auch riesige perirenale Hämatome können ohne weitere Folgen schon nach 3 Monaten meistens nicht mehr nachgewiesen werden. Es ist inzwischen eindeutig geklärt, daß es dadurch weder zu einer höheren Inzidenz an Hochdruck, noch zu einer höheren Spätnephrektomierate kommt. Konservatives Abwarten ist daher in der Regel die Therapie der Wahl. Es gibt zwar Fälle, bei denen das Hämatom auch nach der Behandlung zunimmt, aber es kann dann meistens gezielt durch perkutanes Einlegen eines subkapsulären Drains drainiert werden. Die operative Exploration führt fast immer zu schlechteren Ergebnissen.

Die Funktion wird durch wiederholte dynamische und statische Nierenszintigraphie (J-131 Hippuran oder 99-Tc^m DMSA) überprüft. Im Bild das gefürchtete Beispiel einer nicht funktionierenden oder schlecht funktionierenden sehr großen Niere mit großem subkapsulären Hämatom. Die Perfusionsstudie zeigt im Gegensatz zum i.v.P. eine gute Perfusion und somit, daß kein ischämischer Schaden vorliegt; es genügt hier, zuzuwarten und die Untersuchung kurzfristig zu wiederholen. Schon nach 14 Tagen hat sich die Situation auch im Ausscheidungsurogramm normalisiert. Daraus ergibt sich als Therapie der Wahl des stumpfen Nierentraumas mit mittelgradiger bis starker Läsion, aber ohne Schocksymptomatik, das konservative Zuwarten mit genauer Verlaufskontrolle. Das gleiche betrifft die Urinextravasation. Durch unsere Erfahrung mit der perkutanen Nierenchirurgie haben wir jede Angst vor der Urinextravasation verloren. Sie sehen hier ein typisches postoperatives Ergebnis nach perkutaner Lithotripsie mit ausgedehnter Extravasation. Die Voraussetzung der Beherrschung dieses Problems ist nur die Drainage und diese wird durch perkutane Nephrostomie oder versenktem Harnleitersplint sicher gewährleistet. Es gibt heute keine Indikation zur offen-chirurgischen operativen Intervention wegen einer Urinextravasation mehr. Nur als Beispiel hier eine Nierenverletzung mit recht ausgeprägter Parenchymruptur. Sie sehen hier die Einrisse, aber, und das ist die wichtigste Aussage dieses Bildes, eine Perfusion in allen vorhandenen Parenchymabschnitten und dazu eine entsprechende Urinextravasation durch den Einriß des Hohlsystems. Hier genügt es, vom Hämatom bzw. der Parenchymläsion her zuzuwarten und wegen des Extravasates eine versenkte innere Schiene einzulegen. Innerhalb von 14 Tagen hat sich das Bild normalisiert. Trotzdem, und das muß betont werden, müssen diese Fälle nachbeobachtet werden, weil u.U. ein Urinom auftreten kann, daß dann perkutan aspiriert werden muß. Das wesentliche ist die Drainage.

Wie schaut es mit der perforierenden Nierenverletzung aus? Inzidenz und Ursache derselben variieren natürlich geographisch ganz beachtlich. In einer Statistik aus San Francisco hatten 139 Patienten Schuß- und Stichverletzungen. Bei uns sind Schußverletzungen Raritäten, Stichverletzungen selten und weitaus die größte Zahl aller perforierenden Verletzungen iatrogene Verletzungen. Die perkutane Nierenchirurgie liefert die meisten Fälle. Verletzungen großer Venen, selbst der Nierenhauptvene, sind in der Regel kein Problem, da sich das Hämatom selbst tamponiert. Gefährlicher sind natürlich arterielle Läsionen, wie ein Pseudoaneurysma nach einer schlecht plazierten perkutanen Nierenbiopsie. Therapie der Wahl ist hier die supraselektive Embolisation des verletzten Gefäßes, wodurch die Situation fast immer organerhaltend beherrscht werden kann. Bei der offen-chirurgischen Exploration solcher Verletzungen läßt sich das intrarenal verletzte Gefäß meist nicht identifizieren, so daß der Eingriff häufig mit der Nephrektomie endet.

Wie schaut es mit dem Harnleiter aus? Der Ureter ist lediglich durch die Waldeyer-Scheide und Trigonummuskulatur an der Blase und an seinem oberen Ende relativ locker an die Nierenkapsel und das Nierenparenchym fixiert und damit insgesamt sehr beweglich. Dementsprechend sind Verletzungen durch ein stumpfes Trauma außerordentlich selten. Aber auch bei langsam eindringenden Fremdkörpern, wie z.B. bei Pfählungsverletzungen, weicht der Harnleiter in der Regel aus und wird dadurch nicht verletzt. Iatrogene Verletzungen stellen heute ebenfalls die weitaus überwiegende Zahl der Harnleiterverletzungen. Ein typisches Beispiel: Bei einer Notsectio massive Blutung und vorübergehender Schock, Relaparotomie, postoperativ Anurie. Sonographisch zeigten sich bds. unauffällige Nierenbefunde. Die retrograde Pyelographie, die in dieser Situation immer erforderlich ist, zeigte links normale Verhältnisse – der schockbedingte Blutdruckabfall hatte tatsächlich zu einem renalen Nierenversagen durch Tubulusnekrose geführt – aber rechts einen kompletten Stop im distalen Harnleiter. Erst die antegrade Darstellung bestätigte dann die Ligatur am Harnleiter. Von 85 Patienten mit Problemen dieser Art, die wir in den letzten 10 Jahren behandelten, hatten nur 2 Verletzungen des Harnleiters oberhalb des Beckenkammes. Bei allen anderen war das distale Harnleiterdrittel betroffen, das mit der sog. Psoas-Hitch-Technik problemlos durch Lagerung der Blasenkuppe über die Beckengefäße hinaus überbrückbar ist. Bei bilateralen Läsionen kann ein Harnleiter in den kontralateralen implantiert werden und dieser wiederum mittels Psoas-Hitch-Plastik in die Harnblase. Probleme ergeben sich eigentlich nur bei Verletzungen des Harnleiters im oberen und mittleren Drittel. Diese Läsionen treten eigentlich nur bei Schußverletzungen mit Hochrasanzprojektilen auf und sind daher bei uns außerordentlich selten. Durch die Kavitationsprozesse entlang des Schußkanals kommt es zu ausgeprägten Gewebezerstörungen. Das Problem, das sich dabei für den Harnleiter ergibt, sind wiederum die ausgedehnten Gewebezerstörungen und devitalisierten Abschnitte. Am häufigsten wird der Harnleiterdefekt durch End-zu-End-Anastomose überbrückt. Ich will auf die Technik hier nicht näher eingehen, aber betonen, daß sie in mindestens 50% der Fälle mißlingt, meistens weil zu große Defekte überbrückt werden und dadurch zuviel Spannung auf der Anastomose lastet. Bei hohen Läsionen ist es sinnvoller, eine Nierenbeckenplastik durchzuführen und die Niere durch Mobilisation tiefer zu verlagern. Tiefere Harnleiterverletzungen können meistens noch durch eine Kombination eines Boarilappens mit einem hohen Psoas hitch überbrückt werden. Bei glatten Verletzungen ohne Kontinuitätsunterbrechung genügt die einfache Harnableitung durch perkutane Nephrostomie und, falls möglich, eine innere Schiene.

Ich erlaube mir, zusammenzufassen: Nieren- und Harnleiterverletzungen sind häufige Begleiterscheinungen von schweren Kombinationstraumen. Die Makrohämaturie, nach der man bei diesen Verletzungen immer suchen muß, aber auch die Mikrohämaturie mit Schock erzwingen die sorgfältige und vollständige radiologische Abklärung des Harntraktes. Hier ist vor allem das Ausscheidungsurogramm unentbehrlich. Eine Nephrektomie ohne Ausscheidungsurogramm ist ein Kunstfehler. Die konservative oder minimal-invasive Therapie ist heute die Therapie der Wahl bei weit über 90% aller Nierenverletzungen. Falls eine Rekonstruktion aber doch notwendig wird, bemühen wir uns, sie 3–6 Tage zu verzögern, da dann bessere Wundbedingungen vorliegen. Falls die sofortige Revision notwendig ist, ist die primäre Nierenstielkontrolle durch einen transperitonealen Zugang von vorne essentiell. Natürlich müssen diese Patienten vor allem auch im Hinblick auf eine spätere Hochdruckentwicklung unter Langzeitkontrolle bleiben.

Diskussion

Pachucky, Wien: Wie denken Sie über die Dekapsulierung? Wir haben das bei uns im Haus öfter gesehen, daß zwar nicht häufig bei kombinierten Traumen, wo laparotomiert wurde und dann retroperitoneal auch die Niere exploriert wurde, eine Dekapsulierung durchgeführt wurde. Können Sie dazu Stellung nehmen?

Marberger, Wien: Die Dekapsulierung der Niere ist im Grunde genommen, ich möchte nicht sagen eine Katastrophe, aber sie ist zumindest, wo immer es geht, zu vermeiden. Es kommt bei den Parenchymrupturen wesentlich darauf an, vor allem wenn es frische Rupturen sind, daß sie gedeckt werden können mit irgend einem dekkenden Material. Das Ideal ist die Kapsel. Das ist das Problem. Wenn wir ein frisches Trauma akut revidieren, dann kommt es sehr häufig zu dieser Dekapsulierung und dann wird die Stillung der zahlreichen Nephrotomien im Grunde genommen außerordentlich schwierig. Man kann das zum Teil mit dem Vicrylnetz überwinden, aber es fehlt Ihnen aber auch dann die dichtende, flächenhafte Matrix. Auch Kollagenvlies ist hier nicht sehr befriedigend. Das ist eigentlich der Hauptgrund und deswegen ist es ein sehr wichtiger Punkt, warum wir, wenn wir durch die Kreislaufsituation gezwungen werden, zuwarten. Wenn wir revidieren wollen, dann revidieren wir am liebsten nach 4 bis 5 Tagen. Dann genügt es in der Regel, überhaupt nur die Koagula abzusaugen. Es blutet von der Fläche nicht mehr. Man kann die eröffneten Anteile des Hohlsystems versorgen und damit hat es sich. Man kann auf die Versuche, die Nephrotomie selbst zu versorgen, verzichten.

Poigenfürst, Wien: Das würde aber doch bedeuten, daß man doch manchmal bei einer Verletzung der Nierenarterie oder einer Endothelläsion und einer folgenden Thrombose zu spät kommt?

Marberger, Wien: Die Endothelläsion können Sie intraoperativ nicht feststellen. Die können Sie nur durch die Diagnostik erkennen. Daher ist es natürlich essentiell, daß die Diagnostik sofort beginnt. Wenn Sie eine stumme Niere haben, dann müssen wir entweder arteriographieren oder eine Perfusionsszintigraphie durchführen, um zu klären, ob die Niere durchblutet ist. Wenn Sie einen Verschluß feststellen, muß natürlich sofort interveniert werden. Ich muß allerdings aus Erfahrung sagen, daß in der Regel die Niere bereits kaputt ist, weil einfach die Ischämietoleranz maximal 3, 4 h beträgt. Je nachdem, ob es ein vollständiger Verschluß ist oder nicht. Die Diagnostik erfolgt nicht verzögert, es erfolgt lediglich die Therapie verzögert.

Poigenfürst, Wien: Das wäre die Konsequenz, daß man, wenn die IVP auf einer Seite eine stumme Niere ergibt und ein Trauma vorliegt, eigentlich die Angiographie der nächste Schritt sein sollte.

Hefte zu „Der Unfallchirurg", Heft 239
W. Buchinger (Hrsg.)
© Springer-Verlag Berlin Heidelberg 1994

Marberger, Wien: Ich würde sogar sagen, daß das die einzige Indikation ist, die die Angiographie als Notfallangiographie heute nocht hat, wobei man das heute in großen Häusern mit der digitalen venösen Substraktionsangiographie sehr schnell bekommt.

Horak, Wien: Zur Kreislaufsituation. Sie haben gesagt, beim isolierten Nierentrauma, wenn er stabil ist, warten. Wonach richten Sie sich beim Polytrauma, das nicht kreislaufstabil ist, weil retroperitoneal nachschauen, wäre schon der erste Fehler?

Marberger, Wien: Wie ich schon in meinem ersten Bild gezeigt habe, ist das Problem des Polytraumas in der Regel nicht das Nierentrauma, sondern die Multiorganverletzung und die diktiert das Vorgehen. In der Regel ist die Niere dabei nicht so wichtig. Es ist natürlich klar, wenn Sie schon explorieren, schaut man sich auch die Niere an, obwohl ich sagen muß, wenn im Ausscheidungsurogramm keine wesentliche Extravasation nachweisbar ist und die Niere funktioniert, nach meiner Meinung keine Intervention oder z.B. keine Drainage eines retroperitonealen Hämatoms erforderlich ist. Das ist eben dann die primäre Versorgung der anderen Verletzungen. Die Niere tritt demgegenüber in den Hintergrund. Wenn Sie eine massive Leberverletzung haben, werden Sie natürlich beides in einer Sitzung versorgen. Aber da ist es essentiell, um unnütze Nephrektomien zu vermeiden, daß Sie primär den Stiel kontrollieren.

Kuderna, Wien: Ich möchte noch einmal auf das subkapsuläre Hämatom zurückkommen. Sie haben ja qualitativ sehr schöne CT-Bilder gezeigt, auch mit Kontrastmittelfüllungen. meinen Sie nicht, daß man, wenn ich eine IVP mache und habe dort eine stumme Niere, daß man in dem Fall nicht doch eine CT als vielleicht einfacher diagnostische Methode durchführen könnte anstelle einer Angiographie. Wenn Sie nun, und das ist meine zweite Frage, so ein subkapsuläres Hämatom finden, sollte man dieses nicht unbedingt ausräumen. Es kommt doch dann die Niere unter einen höheren Druck und ein Hämatom tut ja an vielen anderen Stellen des Organismus auch nicht dem Organ gut.

Marberger, Wien: Zur ersten Frage. Man muß unterscheiden zwischen stummer Niere und nephrographischem Effekt. Das Bild, das ich gezeigt habe, war eine Niere mit nephrographischem Effekt. Das dauert manchmal 10, 15 min bis die da ist, aber wenn die da ist, ist die Niere perfundiert. Dann muß man dringlich an eine Gefäßläsion denken, wobei natürlich schon auch ein Hinweis – z.B. minimale Hämaturie, schokkierter Patient, das paßt alles dazu. Der nephrographische Effekt allein ist keine Indikation, um eine Angiographie durchzuführen. Da gebe ich Ihnen völlig recht. Natürlich ist die Computertomographie die Therapie der Wahl.
Das mit den subkapsulären Hämatom haben wir bis vor 10 Jahren auch gedacht. Seit wir aber diese subkapsulären Hämatome, ich möchte fast sagen, tagtäglich sehen, und sehen vor allem, daß die sogenannte „page kidney" fast nie vorhanden ist, das heißt, daß die Niere sehr wohl diesen Druck toleriert, und daß das sogar die ideale Blutstillung darstellt und daß sich diese Hämatome ohne Spätfolgen in weitaus, in der überwiegenden Zahl – ich kann keine genauen Zahlen angeben, aber ich würde sie auf mindestens 95% schätzen – haben wir gelernt, daß die konservative Therapie die Therapie der Wahl ist. Aber man muß zuwarten. Wenn das größer wird, läßt sich das sehr

schön perkutan abpunktieren. Aber nicht explorieren, denn dann haben wir wieder das Problem mit der abgelösten Kapsel.

Schedl, Klagenfurt: Sie sind sehr restriktiv, was die Angiographie anlangt. Wenn Sie eine Niere haben, wie z.B. eine Hufeisenniere, wo Sie annehmen müssen, daß besondere anatomische Verhältnisse auch bei den Gefäßen vorliegen, würden Sie dann auch eine Angiographie machen?

Marberger, Wien: Nein. Ich habe zwar ein Bild davon gezeigt, aber das ist halt 10 Jahre her. Seit wir die Computertomographie haben, können wir die Aussage, die wir wissen wollen – von der Angiographie wollen wir im Grunde genommen nur den Gefäßstatus erkennen in Bezug auf Hauptarterie. Wenn es nur darum geht, ob das Parenchym perfundiert ist, dann genügt durchaus die Computertomographie. Ich weiß gar nicht, ob man eine Verletzung dieser Art unter allen Umständen heute noch operativ versorgen muß.

Beck, Innsbruck: Ich habe eine Frage: Ein junger Mann stürzt mit dem Snowboard, Flankenkontusion, kommt ohne Mikrohämaturie, ist sonographiert worden. Tage später plötzlich hohes Fieber, abgeklärt Nierenstielthrombose. Eine Ausscheidungsurographie wäre wahrscheinlich auch normal gewesen, wenn er nur eine Intimaläsion hat. Kann man das in irgend einer Form prognostizieren oder verhindern?

Marberger, Wien: Ich glaube schon, und zwar mit der Ausscheidungsurographie. Wenn er eine Intimaläsion hatte – die Intimaläsion führt innerhalb von Minuten zur Thrombose und zum Verschluß des Gefäßes, dann hat er eine stumme Niere. Auch wenn er kein Extravasat hat. Die Sonographie ist als orientierende Untersuchung, als einzige Untersuchung absolut insuffizient. Sie sagt nichts über die Funktion des Organs aus. Diese Gefäßläsionen sind selten, aber sie treten auf. Gerade das Fieber ist das typische Zeichen des ischämischen Organs und der Schmerz, den er wahrscheinlich auch hatte.

Poigenfürst, Wien: Es ist ganz klar, daß man sich vor einer Nephrektomie über den Zustand der anderen Niere informieren muß. Ich kann mich an frühere Zeiten erinnern, wo es nicht möglich war, im OP eine IVP zu machen und wir haben dann in einigen Fällen, in denen sich die Notwendigkeit ergeben hat, den Ureter der verletzten Niere abgeklemmt und blau gespritzt und dann gewartet, ob es bei dem Harnblasenkatheter wieder blau herausgekommen ist.

Marberger, Wien: Der Patient ist schockiert. Deswegen wird er ja notfallmäßig laparotomiert. In der Regel ist der Druck unten und dann ist die Niere auch nicht perfundiert und dann kann das blau kommen. Ich glaube, das war sicher damals gerechtfertigt. Heute kann man eigentlich in jedem Operationssaal eine große Platte unter den Patienten schieben, man spritzt ihm 3–4 Ampullen Jopamiro oder ein ähnliches Präparat und innerhalb von 5 min hat man mit dem normalen fahrbaren Thoraxröntgengerät eine Aufnahme, die etwas aussagt. Ich meine, es klingt ein bißchen nach „Herumreiterei auf Punkten", aber ich kann nur aus meiner gutachterlichen Tätigkeit sagen, das ist ein typisches Problem, das immer wieder auftritt. Es gibt keine notfallmäßige Indikation zur sofortigen Nephrektomie, ohne daß man diese Untersuchung durchführt. Wenn es blutet, können Sie ja ohne weiteres den Nierenstiel freilegen und die Nierenarterie, aus der es blutet, abklemmen und dann das Ausscheidungsurogramm machen. Es geht nur darum, was auf der anderen Seite los ist.

Poigenfürst, Wien: Und das Ausscheidungsurogramm geht auch dann, wenn der Patient schockiert ist?

Marberger, Wien: Ja, Sie brauchen nur einen zentralen Druck von ungefähr 70–80 mm Hg. Im Gegenteil, diese Kontrastmittel sind wegen ihrer hohen Osmolarität hervorragende Schockbekämpfungsmittel.

Beck, Innsbruck: Das heißt mit anderen Worten, bei jeder Flankenkontusion, auch ohne Mikrohämaturie, muß dann, um eine Nierenstielverletzung auszuschließen, ein Ausscheidungsurogramm gemacht werden.

Marberger, Wien: Mikrohämaturie plus Schocksymptomatik.

Beck, Innsbruck: Der Patient ist ambulant gekommen, hat nur Flankenschmerzen gehabt, keine Mikrohämaturie.

Marberger, Wien: Dann nicht. Ich meine, diese Serie, die ich gezeigt habe, waren ca. 250 Fälle, die randomisiert abgeklärt wurden und da wurde bei keinem einzigen Patienten etwas festgestellt. Nur, irgendwann, wenn es zu einem verletzten Gefäß kommt, der akute Gefäßverschluß, die Ischämie einer ganzen Niere, ist ein so dramatisches Geschehen, die Patienten haben solche gewaltigen Schmerzen, sind fast immer schwerstschockiert, irgendwann muß ein akutes Geschehen eingetreten sein. Es kommt nicht, wenn es tatsächlich eine Ischämie war, zu so schleichenden Sachen. Es gibt wohl eine Möglichkeit, daß es zu einer Urinextravasation gekommen ist und dadurch zu einer septischen Komplikation. Die sieht man aber im Ultraschall.

Beck, Innsbruck: Das Fieber ist erst Tage später aufgetreten.

Marberger, Wien: Vielleicht ist das erst zu dem Zeitpunkt aufgetreten, aber da muß eine akute Symptomatik dagewesen sein.

Povacz, Wels: Ich habe noch eine Frage zur stummen Niere. Wenn man eine solche feststellt und man macht dann eine Angiographie und stellt einen Nierenarterienverschluß fest, wie lange hat es dann einen Sinn, einen Lyseversuch der Nierenarterie später noch durchzuführen?

Marberger, Wien: Der Lyseversuch müßte so schnell wie möglich erfolgen. Das Problem ist die Ischämietoleranz der Niere. Wenn Sie einen kompletten Verschluß haben, ist sie spätestens nach 2 h kaputt. Das sind nicht immer ganz komplette Verschlüsse und manchmal geht es auch noch nach 4–6 h. Das Problem ist nur eher mit der Lyse, Sie werden kaum jemanden finden, der Ihnen die Lyse beim Traumapatienten macht. Das ist an und für sich eine klare Kontraindikation.

Povacz, Wels: Und später?

Marberger, Wien: Später? Sie können das Gefäß aufmachen, aber die Niere ist kaputt.

Rudolph, Rotenburg: Das bedeutet doch nicht mehr und nicht weniger, wenn wir uns das alles genau anhören, daß bei jedem stumpfen Bauchtrauma, wie wir es eigentlich bei uns auch machen, eine IVP gemacht zu werden hat. Was anderes geht ja nicht. Sie kommen mit allen anderen Maßnahmen sonst zu spät. Es gibt ja Fälle, wir haben auch selbst einen gesehen, ohne Hämaturie, ohne jegliche Labordiagnostik im Urin, mit einem isoliert abgerissenen Ureter. Gut, das sind seltene Fälle, aber andererseits, bei jedem stumpfen Bauchtrauma würde ich dann schon meinen, muß man ein IVP machen.

Marberger, Wien: Das kann ich insofern richtigstellen, bei jedem stumpfen Bauchtrauma mit Makrohämaturie oder Mikrohämaturie und Schocksymptomatik. Die Mikrohämaturie allein oder der blande Harnbefund und die fehlende Schocksymptomatik rechtfertigen die IVP nicht. Das waren 240 Patienten, die untersucht wurden, und bei keinem einzigen wurde eine Verletzung festgestellt. Bei der anderen Gruppe war es bei 1/3 der Patienten.

Rudolph, Rotenburg: Sie sitzen in einer großen Klinik. Wir reden aber nicht nur für die großen Kliniken. Was soll in den kleineren Häusern gemacht werden? Ich meine schon, daß man die Empfehlung geben sollte, im Zweifelsfall, wenn der erfahrene Kliniker untersucht hat, dann lieber eine IVP.

Marberger, Wien: Im Zweifelsfall immer. Es gibt gar keinen Zweifel daß zu wenig und nicht zu viele IVP gemacht werden. Ich glaube nur, und ich muß eben auch wieder ein bißchen darauf sistieren, bei der Makrohämaturie muß es gemacht werden, zwingend, und es muß zwingend gemacht werden, wenn der Patient eine Mikrohämaturie hat und im Schock ist. Ob bei den anderen – da kann man es natürlich machen und im Zweifelsfall soll man es sicher machen. Die wichtige Aussage meines Referates soll sein: Sie kommen um das Ausscheidungsurogramm nicht herum, wenn nicht mit absoluter Sicherheit eine Verletzung der Niere ausgeschlossen werden kann.

Poigenfürst, Wien: Das bedeutet aber außerdem, daß man das Ausscheidungsurogramm innerhalb 1 h machen muß.

Marberger, Wien: Ja, das wäre theoretisch der Fall. Ich kann nur sagen, es gibt inzwischen Sammelstatistiken aus der Weltliteratur über traumatische Nierenstielabrisse und das sind so 200–300 Fälle, und davon sind halt 2–5, bis 10 Fälle gerettet worden. Ich würde sagen, da ist schon fast schicksalshaft die Niere wahrscheinlich verloren. Sicher aus der Situation, daß es nicht gelingt, das so schnell zu machen. Nur anzustreben ist diese Abklärung so rasch wie möglich.

Matuschka, Wien: Ich habe eine Frage zum Ureter. Ist es möglich, einen rupturierten Ureter mit Dehiszenz durch ein Interponat zu rekonstruieren? Sei es ein autologes Veneninterponat oder Arterieninterponat. Gibt es das?

Marberger, Wien: Nein, das kann man ganz einfach beantworten. Der Harnleiter ist, wenn er glatt durchtrennt ist, wenn die Kontinuität erhalten bleibt, und es muß nicht sehr viel sein, dann kann er noch so einen großen Riß haben, dann ist er am besten bedient, wenn Sie ihn nicht angreifen und nur schienen und eine Harnableitung machen. Alle Versuche, den Harnleiter zusammenzunähen, haben in der Regel eine Nekrose und damit eine Verschlechterung zur Folge. Das Problem, die einzigen wirklichen traumatischen Harnleiterverletzungen, die ich bisher je gesehen habe, das waren ganz wenige, waren entweder Stichverletzungen oder Schußverletzungen. Bei den Schußverletzungen entstehen in der Regel so große Defekte, daß das einfach nicht geht. Bei den Stichverletzungen muß ich sagen, wenn die Kontinuität da ist, soll man nicht an dem herummachen. Wenn er durchtrennt ist, und das ist in der distalen Hälfte, mache ich eine Neueinpflanzung in die Blase. Wenn er im oberen oder mittleren Drittel ist, dann wird es natürlich sehr problematisch, dann mache ich schon eine End-zu-End-Anastomose. Ich mache das aber mit Lupenbrille und mit 6, 7.0. Das ist eine relativ heikle Angelegenheit und trotzdem haben wir Mißerfolge in mindestens 30%.

Poigenfürst, Wien: Die Harnleiterrupturen kommen auch bei Beckenverletzungen vor. Ich habe 3 gesehen bei massiven Verschiebungen, und zwar reißt es dann oberhalb des Darmbeinkammes. Aber es ist keine dieser Verletzungen am Unfallstag diagnostiziert worden.

Marberger, Wien: Ich möchte vielleicht auch noch hinzufügen – die Nierenverletzung kann eine lebensbedrohliche Verletzung sein, die eine sofortige Intervention erfordert. Die Harnleiterverletzung macht schlimmstenfalls ein Urinom und das kann zu einer septischen Komplikation führen, aber das kann man in der Regel in den ersten 24 h schon durch eine einfache perkutane Nephrotomie als Notfallmaßnahme überbrücken. Dann ist die Niere drainiert, dann kann man das auch ohne weiteres verzögert unter optimalen Voraussetzungen rekonstruieren.

Diagnostik und Therapie der Harnblasenrupturen

H. Kuderna

Unfallkrankenhaus Meidling der Allgemeinen Unfallversicherungsanstalt, (Ärztlicher Leiter: Prim. Doz. Dr. H. Kuderna), Kundratstraße 37, A-1120 Wien

Einleitung

Die Harnblasenverletzung ist heute immer noch mit einer erschreckend hohen Letalität verbunden, allerdings aus anderen Ursachen als früher. Waren es einst Urinphlegmonen und Peritonitiden vorwiegend nicht oder zu spät erkannter traumatischer Blasenrupturen, die zum Tod geführt haben, sind es heute in der Folge eines Wandels der Verletzungsmuster schwerste andere Verletzungen, insbesondere auch Beckenfrakturen mit ihren oft ganz erheblichen Blutverlusten, die in Kombination mit traumatischen Harnblasenrupturen zum Tod führen.

1974 habe ich gemeinsam mit Floth im Krankengut der beiden Wiener Unfallkrankenhäuser immerhin noch 50% der Harnblasenrupturen als nicht im Rahmen eines Polytraumas entstanden registrieren können. Bei Durchsicht der Urogenitalverletzungen, die in den letzten 5 Jahren im Unfallkrankenhaus Meidling zur Aufnahme gelangt sind, war unter 17 Harnblasenverletzungen nur eine einzige, die nicht im Rahmen eines Polytraumas entstanden war. Bei Harnblasenverletzungen ohne begleitende Beckenverletzung fand sich in 3 Fällen, bei solchen in Kombination mit einer Beckenverletzung in 10 Fällen, der Schock als primäre Nebendiagnose. Dementsprechend betrug die Letalität 47% gegenüber 37% in der gemeinsam mit Floth nachuntersuchten Serie.

Voraussetzung für eine zielführende Diagnostik der Harnblasenverletzung ist angesichts dieser Entwicklung mehr denn je die Kenntnis der Verletzungspathologie.

Verletzungspathologie

Harnblasenverletzungen durch Beckenfrakturen bzw. Beckenringsprengungen

Im Rahmen von Beckenfrakturen entstehen Harnblasenverletzungen auf *direktem* Wege infolge Anspießung durch ein Bruchfragment, vor allem bei Schambeinastbrüchen, bei denen Risse in der seitlichen Harnblasenwand ganz unterschiedlicher Form und Ausdehnung hervorgerufen werden können, aber auch durch Acetabulumbrüche, von denen vorwiegend die hohen Querbrüche gelegentlich zu kurzstreckigen Anspießungen der Blasenwand führen.

Daneben gibt es aber auch Harnblasenverletzungen auf *indirektem* Wege durch ruckartigen Zug am Aufhängeapparat der Harnblase, den Ligg. pubovesicalia oder den Ligg. puboprostatica, vorwiegend im Rahmen massiver Beckenringsprengungen, aber auch bei isolierten Symphysenrupturen. Über Zug an den Ligg. pubovesicalia reißt entweder die seitliche Blasenwand ein, oder es reißt die Urethra aus der Harn-

Hefte zu „Der Unfallchirurg", Heft 239
W. Buchinger (Hrsg.)

blase aus, wobei es oft auch noch zu Einrissen der Blasenwand kommt. Durch ruckartigen Zug an den Ligg. puboprostatica wird die Harnröhre abgeschert, und zwar entweder über dem Diaphragma urogenitale oder zusammen mit einem Einriß des Diaphragmas.

Harnblasenverletzungen durch stumpfe Bauchtraumen

Trifft ein Stoß die Bauchdecke bei gefüllter Harnblase von vorn, kommt es durch die Druckwelle zur *intraperitonealen* Ruptur am Blasenscheitel, und zwar meist in Längsrichtung, weil die oberflächlichen Detrusorfasern längsgerichtet sind. Bei nur teilweise gefüllter Harnblase wirkt sich die Druckwelle eher nach unten zu aus und es kommt zur *extraperitonealen* Ruptur unterhalb der Peritonealduplikatur.

Harnblasenverletzungen durch penetrierende Traumen

Die seltenste Art der Harnblasenverletzung ist das direkte penetrierende Trauma durch Stich, Pfählung oder Schuß. Diese Verletzungen legen stets eine zweifache Perforation der Blasenwand mit Ein- und Austritt des penetrierenden Fremdkörpers nahe, weshalb stets nach einer zweiten Perforationsstelle gesucht werden muß.

Diagnostik der Harnblasenverletzung

Der wichtigste Teil der Diagnostik ist, an die Möglichkeit einer Harnblasenverletzung im Zusammenhang mit der Verletzungspathologie zu denken!

Die klinische Diagnostik

Die *Schmerzsymtomatik* läßt uns beim schockierten Patienten von vornherein im Stich, ist aber auch beim nicht Schockierten äußerst uncharakteristisch. Leichte Schmerzen in der Harnblasengegend gehen insbesondere bei Nebenverletzungen unter, weil die durch diese verursachten Schmerzen meist dominieren. Lediglich bei intraperitonealen Rupturen stellen sich mit der peritonealen Symptomatik alsbald zunehmende Schmerzen ein.

Die *Spontanmiktion* ist oft nicht erzielbar, kann jedoch möglich sein, wobei meist eine *Hämaturie* besteht, die aber so geringfügig sein kann, daß sie makroskopisch nicht zu erkennen ist.

Die Zystographie

Meines Erachtens hat die Zystographie immer noch einen wesentlichen Stellenwert in der Diagnostik der Harnblasenruptur, jedoch unter der strikten Vorbedingung, daß eine Urethraverletzung mit Sicherheit zuvor ausgeschlossen bzw. abgeklärt worden ist. Durch einen scheinbar oder tatsächlich gelungenen Blasenkatheterismus ist diese Vorbedingung *nicht* erfüllt.

Die Urethraverletzung zeichnet sich oft schon durch eine deutlichere klinische Symptomatik ab, durch Miktionsunfähigkeit und durch Blut in der Harnröhre, das spätestens beim Katheterismusversuch sichtbar wird. Besteht auch nur der geringste Verdacht auf eine Urethraverletzung, muß vor der Katheterisierung der Harnblase eine Urethrographie mit einer ganz geringen Kontrastmittelmenge und Röntgenaufnahmen in 2 Ebenen durchgeführt werden. Erst dann darf eine Zystographie über einen Harnblasenkatheter angeschlossen werden.

Verwendet werden zur Zystographie wasserlösliche Kontrastmittel in Verdünnung mit Ringer-Lösung, wobei eine 10–20%ige Konzentration meist genügt. Die Füllmenge sollte je nach Art der vermuteten Ruptur mindestens 50 ml, jedoch nie mehr als 200 ml betragen. Dem Füllungsbild ist stets auch eine Entleerungsbild anzuschließen, um Extravasate darzustellen, die im Füllungsbild evtl. vom Füllungsschatten verdeckt waren. Röntgenaufnahmen in 2 Ebenen erleichtern die Lokalisierung vor allem bei extraperitonealen Rupturen der Blasenhinterwand und am Blasenboden.

Während die Art des Kontrastmittelaustrittes bei Harnblasenverletzungen durch Beckenfrakturen oft schwierig zu deuten ist, zumal die Blase durch das Begleithämatom erheblich verlagert sein kann, ist sie beim stumpfen Bauchtrauma derart charakteristisch, daß sie auf das stumpfe Bauchtrauma selbst dann schließen läßt, wenn dieses mit einer Beckenfraktur kombiniert ist. Bei der intraperitonealen Ruptur ergießt sich das Kontrastmittel am Blasenscheitel in die Bauchhöhle hinein und verliert sich zwischen den Darmschlingen, bei der extraperitonealen Ruptur ist das Extravasat durch die Umschlagfalte des Peritoneums nach kranial zu glatt begrenzt.

Die intravenöse Pyelozystographie

Prinzipiell gewährt die IVPZ einen umfassenderen Überblick als die „retrograde" Zystographie, weil sie auch die Situation der Nieren, der Nierenkelche und der Ureteren zur Darstellung bringt. Das Zystogramm ist zwar mit Verzögerung, dann aber in gleicher Weise verwertbar, wie oben beschrieben. Für das Zustandekommen eines Füllungsbildes darf auf das Klemmen des Katheters während der Untersuchung nicht vergessen werden. Dem Füllungsbild ist wieder ein Entleerungsbild anzuschließen. Beide sind hinsichtlich einer Blasenverletzung erst nach Ende der Kontrastmittelausscheidung durch die Niere beurteilbar. Während der Ausscheidung kann es zu Fehldeutungen kommen.

Voraussetzung für eine aussagekräftige IVPZ ist allerdings eine ungestörte Nierenfunktion, daher ist sie im Schock nicht anwendbar.

Die Computertomographie

Wo die Computertomographie akut zur Verfügung steht, vermag sie bei der Lokalisierung einer Blasenverletzung gute Dienste zu leisten, kommt aber auch nicht ohne

Röntgenkontrastmittel aus. Eine Kontrastmittelverabreichung darf jedoch nicht vorangegangen sein, sondern erfolgt während der Untersuchung. Für intravenös zugeführte Kontrastmittel gelten dieselben Voraussetzungen wie für die IVPZ.

Die chirurgische Versorgung der Harnblasenverletzung

Ist die Harnblasenverletzung mit einer Beckenfraktur kombiniert, eröffnet man beim chirurgischen Zugang oft ganz erhebliche Hämatome. Durch Wegfall einer eventuellen spontanen Tamponade kann es dabei neuerdings zu ganz profusen Blutungen kommen, auf die man durch Bereitstellung eines entsprechenden Ersatzes (Plasma, Erythrozytenkonzentrate, Cell-Saver) vorbereitet sein muß. Durch vorherige Reposition der Beckenfraktur und provisorische Stabilisierung zumindest mit der Beckenzwinge sollte zumindest der Versuch unternommen werden, die zu erwartende Blutung zu verringern. Sofern es der Zustand des Patienten erlaubt, ist eine Osteosynthese der zur Blasenverletzung führenden Fraktur anzustreben.

Die chirurgische Versorgung der Blasenruptur selbst geschieht dann auch nicht in der für andere Blasenoperationen üblichen Weise, indem bei halb gefüllter Blase das Peritoneum zunächst vom Blasenscheitel abgeschoben wird, weil die Blase infolge der Ruptur nicht ausreichend gefüllt werden kann. Sie wird vielmehr oberhalb der Symphyse aufgesucht, extraperitoneal angeschlungen und hervorgezogen. Sofern der Riß nicht ganz eindeutig auf das extraperitoneal darstellbare Areal begrenzt ist, soll man sich nicht scheuen, das Peritoneum zu eröffnen und die Blase intraperitoneal zu explorieren, auch wenn die Diagnostik nicht für eine intraperitoneale Verletzung sprach. Zur Darstellung und Versorgung von Verletzungen der Blasenhinterwand oder des Blasenbodens muß die Blase durch eine Sectio alta eröffnet werden, um einen ausreichenden Überblick und Zugang zu erlangen. Das Peritoneum muß dazu nicht unbedingt vom Blasenscheitel abpräpariert werden, wenn dadurch die Gefahr einer weiteren Schwächung der beschädigten Blasenwand heraufbeschworen würde. Zur beim Abschluß der Operation notwendigen Extraperitonealisierung kann das Peritoneum auch umschnitten werden, es ist ausreichend mobil, daß die dadurch entstehende Lücke abschließend durch direkte Naht wieder verschlossen werden kann.

Die Naht der Blasenwand erfolgt einschichtig. Liegt die Rißstelle nahe der Einmündung eines der Ureteren, ist darauf zu achten, diese nicht durch die Naht einzuengen. Ließe sich das offenkundig nicht vermeiden, ist es besser, den Ureter unter Tunnelierung der Blasenmuskulatur weiter kranial einzupflanzen bzw. eine Muff-Plastik nach Moari durchzuführen, um einen sicheren Abfluß zu gewährleisten.

Nach Naht des Peritoneums und Extraperitonealisierung der Blase wird durch die vordere Blasenwand ein suprapubischer Katheter eingelegt, wobei es sich empfiehlt, die Blasenvorderwand mit resorbierbarer Naht zu beiden Seiten der Symphyse an das Periost der Schambeinäste zu heften, um einen unbeabsichtigten Zug an der Blase mittels des suprapubischen Katheters zu vermeiden. Der perivesikale Raum wird für 48 h ausreichend (mit mindestens 2 Drains) und ohne Hochvakuum (Überlaufdrains) drainiert.

Die Nachbehandlung

Die suprapubische Harnableitung wird 2 Wochen belassen, durch unter aseptischen Kautelen durchgeführte Blasenspülungen mit geringen Mengen von Spülflüssigkeit wird einer Inkrustierung des Katheters vorgebeugt. Als Spülflüssigkeit verwenden wir 1:20 verdünnte PVP-Jodlösung. Nach 8–10 Tagen beginnen wir, den Katheter zunächst kurzzeitig intermittierend zu klemmen und mit dem Patienten die Miktion zu trainieren.

Tritt in der Nachbehandlungsphase der Verdacht auf, daß die Blasennaht undicht geworden sein könnte, was bei stark beschädigten Rändern des Blasenrisses gelegentlich der Fall sein kann, wird neuerdings eine Zystographie durchgeführt und bei positivem Ergebnis die Blasennaht revidiert. In diesem Fall sollten dann die perivesikalen Drains für mehrere Tage belassen werden, bis die Blasenverletzung mit Sicherheit wasserdicht abgeheilt ist.

Der Wert einer postoperativen Infektionsprophylaxe mit einem gut nierengängigen Antibiotikum ist umstritten. Zum Abschluß der Nachbehandlung ist jedoch in jedem Falle durch Urikult sicherzustellen, daß kein Harninfekt vorliegt.

Diagnostik und Therapie der Harnröhrenläsion

W. Hübner

Urologische Abteilung, Krankenhaus der Stadt Wien-Lainz, (Vorstand: Prof. Dr. H. Pflüger), Wolkersbergenstraße 1, A-1130 Wien

Harnröhrenverletzungen verschiedener Schweregrade können zu gefürchteten Spätkomplikationen wie Inkontinenz, Impotenz, Abszessen, Fistelbildungen und rezidivierenden Strikturen führen. So formulierte Turner Warwick: „It is the urologist who will have to share the burden of the ultimate disability with the patient when the thoracic, and abdominal and even the orthopedic aspect are probably long forgotten." Die optimale Erstversorgung von Harnröhrenläsionen hat dabei entscheidenen Einfluß auf den langfristigen Verlauf.

Die Art der Versorgung von Harnröhrenläsionen hängt von Lage und Schweregrad der Verletzung sowie dem Allgemeinzustand des in vielen Fällen polytraumatisierten Patienten ab. In der Folge werden die wichtigsten Fragestellungen der Diagnostik, Erstversorgung und definitiven Behandlung von Harnröhrenverletzungen besprochen. Dabei wird berücksichtigt, daß nicht an allen unfallchirurgisch tätigen Abteilungen permanent ein Urologe mit Erfahrung in der Harnröhrenchirurgie zur Verfügung steht.

Hefte zu „Der Unfallchirug", Heft 239
W. Buchinger (Hrsg.)
© Springer-Verlag Berlin Heidelberg 1994

Stumpfe Verletzungsmechanismen

Hintere Harnröhre: Verschieben sich die beiden Fixationspunkte der hinteren Harnröhre (puboprostat. Bänder/Diaphragma Urogenitale) gegeneinander (Beckenfraktur), kommt es zum Einriß bzw. Abriß im Bereich der membranösen Harnröhre.

Bulbäre Harnröhre: Die häufigste Verletzungsart der bulbären Harnröhre ist das „straddle Trauma", wie es beim Sturz auf das Perineum auftritt (z.B. Sturz auf eine Fahrradstange). Die bulbäre Harnröhre wird dabei gegen die Symphyse gequetscht.

Penile Harnröhre: Im Rahmen des Geschlechtsverkehrs kann es beim eregierten Penis zu Harnröhreneinrissen kommen, häufig in Kombination mit Penisfraktur.

Perforierende Verletzungen

Hintere und bulbäre Harnröhre: Schuß-, Stich- und Pfählungsverletzungen.

Penile Harnröhre: Sog. Rasenmäherverletzungen, ggf. mit vollständiger Abtrennung des Penis; transurethrale Verletzungen im Rahmen erotischer Manipulationen.

Verdachtsdiagnose

Besteht der Verdacht auf eine Harnröhrenläsion, muß dieselbe ausgeschlossen werden. Die wichtigsten Hinweise auf eine Harnröhrenverletzung sind der *Blutstropfen* am Meatus Urethrae Externum sowie bei schweren Läsionen bzw. Abrissen die *Harnretention.* Weitere Verdachtsmomente sind: Verletzungsmarken im Bereich des Penis, des Perineums sowie perineale oder suprapubische *Hämatome.* Bei jeder *Beckenfraktur* muß mit einem Harnröhrenabriß (oder -einriß) gerechnet werden. Die Inzidenz von Harnröhrenläsionen bei Beckenfraktur beträgt 3% (einseitige Beckenringfraktur) bis 23% (bilaterale vordere Beckenringfraktur). Besonders bei der Kombination von 2 oder mehr angeführten Verdachtsmomenten muß mit großer Sicherheit eine Harnröhrenläsion angenommen werden.

Diagnostik

Die Art der Verletzungsmarken sowie die Ausbreitung eventueller Hämatome können bereits Aufschluß auf die Lokalisation einer Harnröhrenläsion geben (Abb. 1). Der zentrale diagnostische Schritt zur Feststellung von Lokalisation und Ausdehnung einer Harnröhrenläsion ist die Durchführung eines *Urethrozystogrammes.* Dazu wird ein Ballonkatheter wenige cm in die Harnröhre eingeführt und der Ballon in der Fossa navicularis mit 1,5–2 cm^3 NaCl geblockt. In der Folge wird vorsichtig unter Durchleuchtungskontrolle wasserlösliches Kontrastmittel eingebracht. Dieser diagnostische Schritt erlaubt üblicherweise die Unterscheidung zwischen partieller Läsion (Extra-

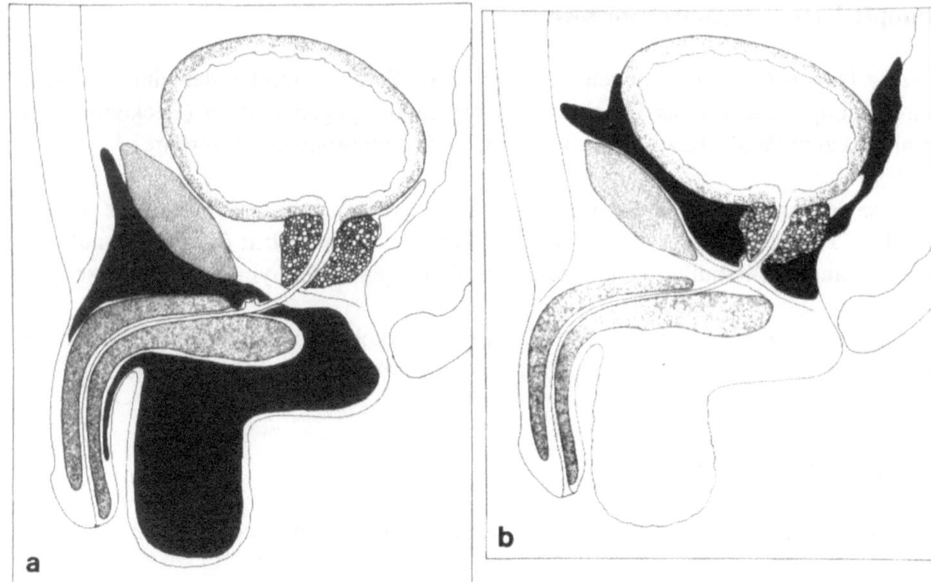

Abb. 1. a, b. Ausbreitung des Hämatoms bei Harnröhrenläsionen: **a** Infradiaphragmale Harnröhrenläsion, **b** supradiaphragmale Harnröhrenläsion

vasat, aber Darstellung der Blasenkontur) und kompletter Ruptur (Extravasat, keine Füllung der Blase). Kommt es zu keiner Füllung der Blase, sollte ergänzend ein IV-Urogramm mit Blasenbild angefertigt werden. Computertomographie und MR können genauen Aufschluß über die Situation bei Harnröhrenläsionen geben, sie sind in erster Linie vor geplanten rekonstruktiven Eingriffen relevant. Der Ultraschall des kleinen Beckens ist im Rahmen von Harnröhrenverletzungen zur Sicherung einer vollen Blase vor suprapubischer Harnableitung nötig. Die Beurteilung kann durch ausgeprägte Hämatome oder simultane Blasenruptur erschwert sein.

Als wichtige diagnostische Maßnahme ist auch die *rektale Palpation* unbedingt zu nennen. Der Befund eines teigig weichen Hämatoms und einer hochsitzenden bzw. nicht erreichbaren Prostata sichert die Diagnose hinterer Harnröhrenabriß (Abb. 2).

Besteht der Verdacht einer Penisfraktur, sollte auch ein Kavernosogramm durchgeführt werden. Dazu wird eine Braunüle in eines der beiden Corpora cavernosa eingestochen und ca. 50 ml verdünntes Kontrastmittel injiziert.

Das blinde Einführen eines Dauerkatheters ohne Durchführung eines Urethrogrammes bei bestehendem Verdacht einer Harnröhrenläsion ist sowohl als diagnostische als auch therapeutische Maßnahme kontraindiziert.

Erstversorgung

In den letzten Jahren setzt sich zunehmend die Meinung durch, daß eine sofortige chirurgische Sanierung durch Schienen bzw. Naht der Läsion nur in besonderen Aus-

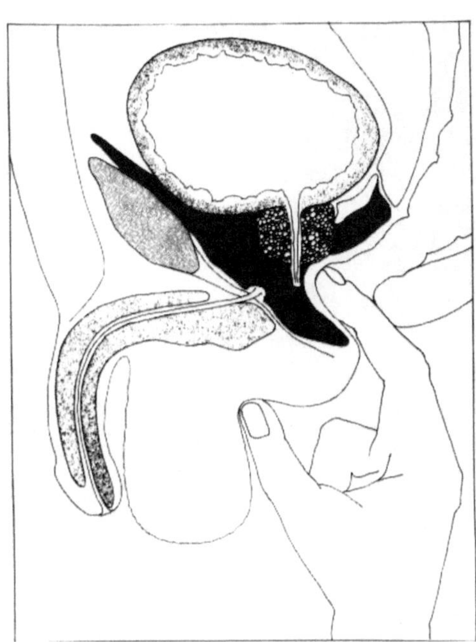

Abb. 2. Situation bei komplettem hinteren Harnröhrenabriß mit Dislokation der Prostata

nahmesituationen versucht werden soll. In der überwiegenden Mehrzahl der Fälle ist eine *suprapubische Punktionszystostomie* die sicherste Erstmaßnahme, vorausgesetzt, es besteht ein kompetenter (kontinenter) Blasenhals, der die Urinextravasation in die umliegenden Gewebe verhindert. Sie läßt alle Möglichkeiten zur späteren Versorgung offen. Wegen der Möglichkeit von gleichzeitig bestehenden Blasenverletzungen sollte die suprapubische Harnableitung beim traumatisierten Patienten nur unter sonographischer oder röntgenologischer (IVU mit Blasenbild) Kontrolle oder *ggf. offen chirurgisch* vorgenommen werden (Abb. 3). Je nach Art und Schweregrad der Harnröhrenverletzung kann nun eine weitere chirurgische Versorgung innerhalb von Stunden (Eintreffen des Urologen), 5–8 Tagen („delayed urgency") oder Monaten (Spätversorgung) erfolgen. Eine Breitbandantibiose sollte zugleich mit der suprapubischen Harnableitung begonnen werden.

Definitive operative Therapie

Frühzeitige chirurgische Versorgung

Ein frühzeitiger chirurgischer Eingriff kann in seltenen Einzelfällen indiziert sein: bei Blasenhalsverletzung (frühzeitige Rekonstruktion zur Erhaltung der Kontinenz), bei schweren persistierenden Blutungen, bei gleichzeitigen Rektumverletzungen, im Rahmen der Wundrevision, bei penetrierenden Verletzungen, weiter kann bei interdisziplinären OP-Indikationen (operative Versorgung einer Beckenfraktur, operative Versorgung anderer Weichteilverletzungen etc.) als minimale Maßnahme die Schienung der Harnröhre, ggf. mit Annäherung der Stümpfe zur Erleichterung späterer

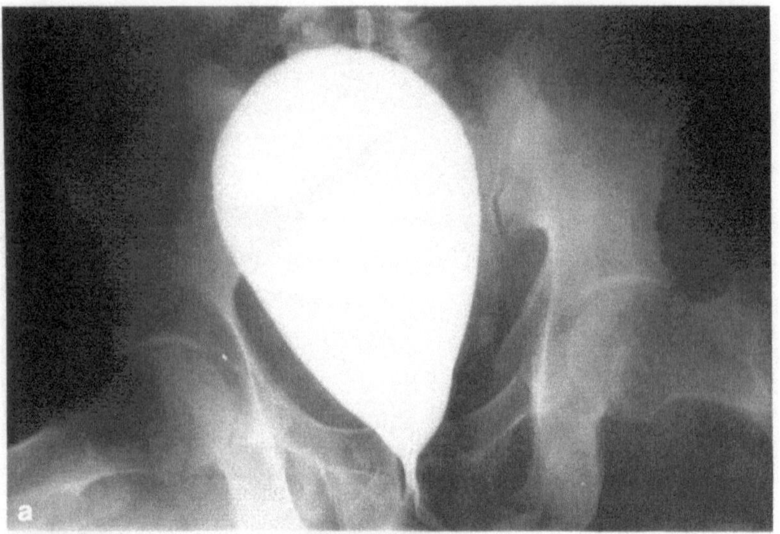

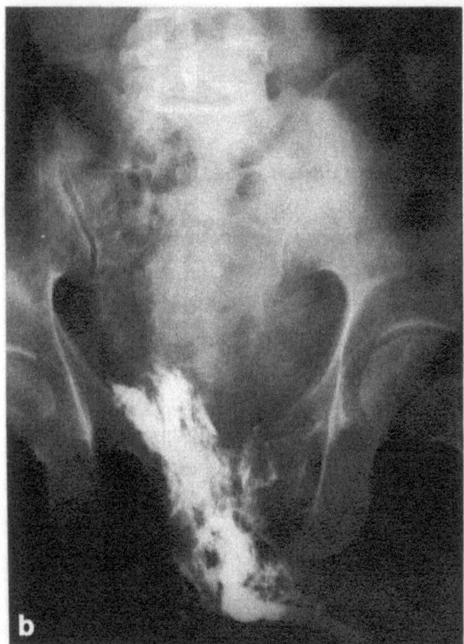

Abb. 3 a, b. Zustand nach Beckenfraktur mit hinterem Harnröhreneinriß. Es wurde unter sonographischer Kontrolle ein Cystofix gesetzt, die Kontrastmittelfüllung zeigt kein Extravasat am Blasenhals, minimale Anfärbung der proximalen Harnröhre. Procedere: operative Korrektur in 5–8 Tagen. **b** UCG zum obigen Fall

Eingriffe, in Erwägung gezogen werden. Aufwendige Präparation im apikalen Prostatabereich ist wegen der zumeist unübersichtlichen Verhältnisse in dieser Situation zu vermeiden. Es besteht die Gefahr, das neurovaskuläre Bündel zu verletzen, was zu späterer erektiler Impotenz führen kann. Eine besonders gefährliche Komplikation ist die massive Blutung, zumeist aus Knochendefekten, die sowohl im kleinen Becken als auch perineal auftreten können. Die Indikation zum jeweiligen Vorgehen muß im Einzelfall vom zugezogenen Urologen gestellt werden.

„Delayed urgency"

Nach 5–8 Tagen ist der Patient zumeist stabilisiert und eventuelle Blutungen im kleinen Becken sind durch Tamponade zum Stillstand gekommen. Für einen chirurgischen Eingriff sind die Schichten zu diesem Zeitpunkt durch die Blutung gleichsam vorpräpariert, so daß in der Regel relativ übersichtliche Verhältnisse herrschen. In folgenden Fällen kann nach dieser Taktik vorgegangen werden:

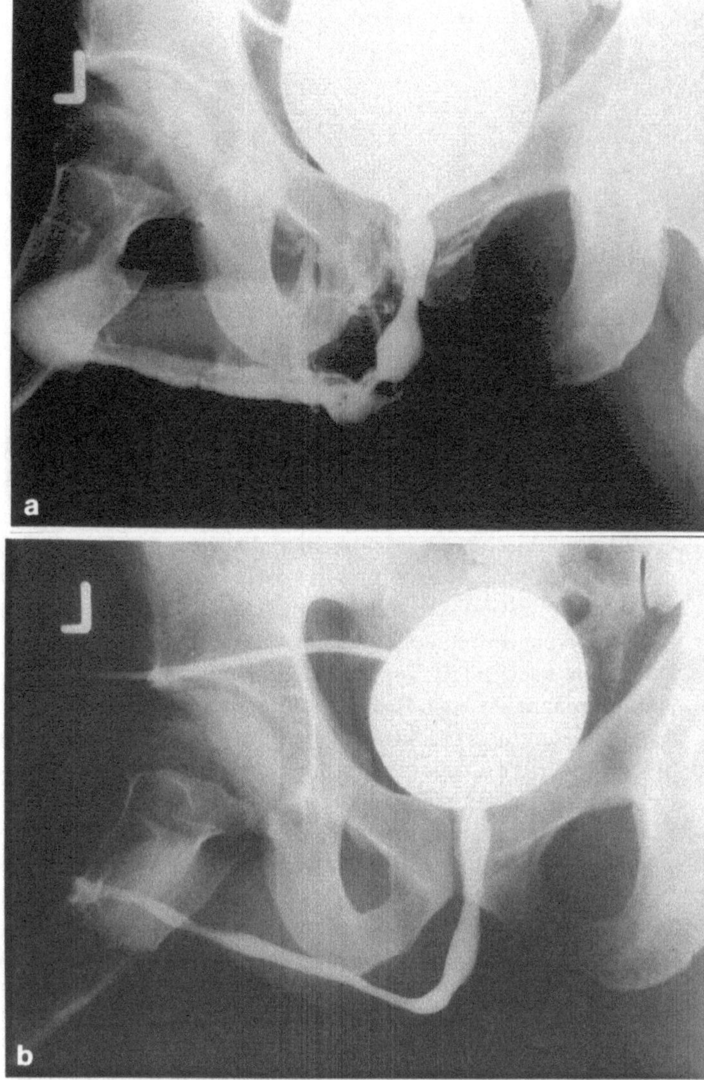

Abb. 4. a Läsion der infradiaphragmalen Harnröhre nach sexueller Manipulation. Im Urethrogramm Extravasation und Anfärbung des Corpus spongiosum. **b** Miktionsurethrogramm 12 Tage nach suprapubischer Harnableitung: unauffällige Harnröhre

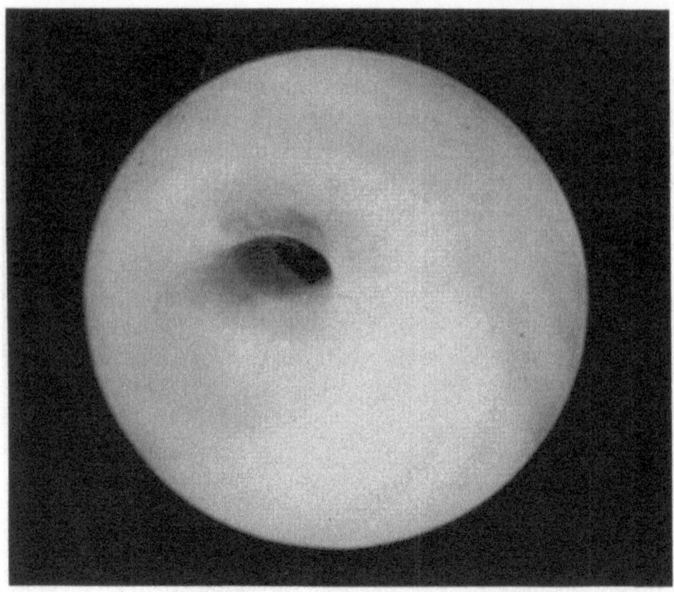

Abb 5. Endoskopisches Bild einer kurzstreckigen Harnröhrenstriktur: Domäne der endoskopischen Uretrotomie nach Sachse

- Kompletter hinterer (supradiaphragmaler) Harnröhrenabriß mit Prostatadislokation weit nach kranial; Eingriff: Hämatomausräumung, Annäherung und evtl. Adaptierung der Harnröhrenstümpfe, Schienung. Maßnahmen wie simultan perineal/suprapubisches Operieren oder Anlegen eines Fadenzuges an der Prostata nach perineal zur Annäherung der Wundränder können mehrere Stunden in Anspruch nehmen und setzen daher einen kreislaufstabilen Patienten voraus.
- Bei vorderen (infradiaphragmalen) Harnröhrenläsionen kann im Rahmen einer Operation nach 5–10 Tagen die Hämatomausräumung mit Exzision verletzter Harnröhrenanteile und Reanastomose durchgeführt werden. Dabei können Defekte bis 5 cm überbrückt werden. Gegebenenfalls müssen dazu die Prostata mobilisiert oder die Corpora cavernosa gespalten werden. Auch dieses Vorgehen erfordert häufig einen mehrstündigen Eingriff.
- Bei minimalen Läsionen kommt es in der Regel nach der Zystostomie zur vollständigen Ausheilung ohne Notwendigkeit zu weiteren Maßnahmen (Abb. 4). Eventuell entstandene kurzstreckige Stenosen, die in der Regel keine fibrotischen Veränderungen am Corpus spongiosum mit sich ziehen, werden in einem minimal invasiven Eingriff mittels Urethrotomia interna endoskopisch versorgt (Abb. 5).

Spätversorgung

Bei besonders komplexen Fällen (langstreckige Defekte, schwerste Defekte im Bereich der membranösen Harnröhre, frühzeitige Operation aus Gründen des schlechten

Allgemeinzustandes des Patienten nicht möglich) erfolgt die endgültige Versorgung der Harnröhrenläsion nach 3–6 Monaten. Üblicherweise ist zu diesem Zeitpunkt eine ausgeprägte Harnröhrenstriktur entstanden. Zur Sanierung kommen plastisch-rekonstruktive Eingriffe mit Verwendung von gestielten Vorhaut- oder Penisschafthautlappen, freien Hautlappen oder die zweizeitige Meshgraftplastik nach Schreiter in Frage. In weniger schwerwiegenden Fällen kann eine endoskopische Schlitzung der Striktur (Urethrotomia interna) ausreichen. Häufig ist eine Kombination der verschiedenen Methoden nötig. Die endoskopische Versorgung auch langstreckiger Stenosen unter simultaner Anwendung eines von suprapubisch eingeführten flexiblen Zystoskops und gleichzeitig transurethral durchgeführter Urethrotomie wird an manchen Zentren erfolgreich eingesetzt.

Zur Versorgung von Harnröhrenläsionen existieren verschiedene Lehrmeinungen. Während in der Vergangenheit vielfach frühzeitig zumindest eine Harnröhrenschienung (Durchzug) angelegt wurde, wird heute fast ausschließlich eine verzögerte (5–8 Tage) oder in Ausnahmefällen späte (3–6 Monate) chirurgische Versorgung bevorzugt. Für diese Taktik sprechen der zum Zeitpunkt des Eingriffes stabile Patient, kontrollierte Verhältnisse durch die Möglichkeit ausgedehnter präoperativer Diagnostik, sorgfältig geplantes Vorgehen bei rekonstruktiven Eingriffen. Im Hinblick auf Spätkomplikationen spricht die Literatur auch für verzögertes Operieren.

Als Vorteil für frühzeitiges Vorgehen wurde früher in erster Linie die kürzere Rekonvaleszenz angeführt. Allerdings besteht bei dieser Taktik die Gefahr von schwer stillbaren intraoperativen Blutungen durch Dekompression von Hämatomen im kleinen Becken, die Langzeitergebnisse hinsichtlich Kontinenz und erektiler Potenz sind denen des verzögerten Vorgehens unterlegen.

Sonderfälle

Harnröhrenverletzungen der Frau

Harnröhrenverletzungen bei Frauen sind eine extreme Seltenheit. Sie treten fast ausschließlich als penetrierende Verletzungen mit der Notwendigkeit einer frühzeitigen chirurgischen Versorgung auf. Sie sind häufig mit Verletzungen des Blasenhalses vergesellschaftet und müssen auch aus diesem Grund frühzeitig saniert werden. Die Rekonstruktion des Blasenhalses ist namentliche bei der Frau für die Erhaltung der Kontinenz von zentraler Bedeutung.

Penisfraktur

Penisfrakturen sind in ca. 30% der Fälle mit einer Läsion der penilen Harnröhre verbunden. Die Versorgung der Fraktur erfolgt frühzeitig über einen parainguino-skrotalen Zugang. Die Harnröhrenläsion ist üblicherweise von geringem Ausmaß, so daß in der Regel lediglich eine temporäre suprapubische Zystostomie als Therapie ausreicht.

Penisamputation

Penisamputationen kommen im Rahmen von Rasenmäherverletzungen oder bei psychischen Verwirrtheitszuständen als Selbstverstümmelung vor. Die Rekonstruktion sollte immer an Zentren mit Erfahrung in der mikrochirurgischen Gefäßrekonstruktion erfolgen. Als Erstmaßnahme vor dem Transport erfolgt die Blutstillung am Penisstumpf mittels Tourniquet, der abgetrennte Teil wird in gekühlter NaCl-Lösung konserviert. Ist eine Versorgung an einem geeigneten Zentrum innerhalb von 8–12 h aus logistischen Gründen nicht möglich, kann die Rekonstruktion lupenchirurgisch erfolgen. Dabei sollten die Corpora cavernosa zuerst adaptiert und rekonstruiert werden. Diese Maßnahme gewährleistet die primäre Blutstillung und bietet gleichsam eine stabile Basis („work bench") für die Anastomosierung der weiteren Strukturen.

Zusammenfassung

Wichtigste diagnostische Maßnahmen: UCG, Rektaluntersuchung, ggf. IVP mit Blasenbild. Therapeutische Erstmaßnahme: suprapubische Harnableitung unter Ultraschallkontrolle oder Röntgenkontrolle, ggf. offen chirurgisch. Retrograder Katheterismus ohne UCG – sowohl diagnostisch als auch therapeutisch kontraindiziert. Die Entscheidung über das weitere Vorgehen muß im Einzelfall vom zugezogenen Urologen getroffen werden.

Literatur

1. Cohen JK, Berg G, Carl GH, Diamond DD (1991) Primary endoscopic realignment following posterior urethral disruption. J Urol 146:1548
2. Dixon CM, Hricak H, McAninch JW (1992) Magnetic resonance imagin of traumatic posterior urethral defects and pelvic crush injuries. J Urol 148:1162
3. Duckett JW (1981) The island flap technique for hypospadias repair. Urol Clin North Am 8:3
4. Gonzales R, Chiou RK, Hekmat K, Fraley EE (1983) Endoscopic reestablishment of urethral continuity after traumatic disruption of the membranous urethra. J Urol 130:785
5. Hand JR (1970) Surgery of the penis and urethra. In Campell MF, Harrison JH (eds) Urology, 3rd edn. Saunders, Philadelphia p 2592
6. Holmes SAV, Kirby RS (1993) Functional reconstruction of the urethra. Curr Op Urol 3:172
7. Jakse G, Marberger M, Paulini K, Simonis HJ (1981) Urethrography in urethral trauma: tissue reaction to extravasation of contrast dye and iatrogenic infection. Eur Urol 7:178
8. Jakse G, Marberger H (1986) Excisional repair of urethral stricture. Urology 27:233
9. Johannson B (1953) Reconstructive of the male urethra in strictures: application of the buried intact epithelium technic. Acta Chir Scand (Suppl) 176:3
10. Lee JY Cass AS (1993) Lower urinary and genital tract trauma. Curr Op Urol 3:194
11. Marshall FF, Chang R, Gearhart JP (1987) Endoscopic reconstruction of traumatic membranous urethral transaction. J Urol 138:306
12. Melekos MD, Pantazakos A, Daouaher H, Papatsoris G (1992) Primary endourologic reestablishment of urethral continuity after disruption of prostatomembranous urethra. Urology 39:135

13. Morehouse DD, MacKinnon KJ (1977) Posterior urethral injury: etiology, diagnosis, initial management. Urol Clin North Am 4:69
14. Quartey JKM (1983) One-stage penile/preputial cutaneous island flap urethroplasty for urethral stricture: a preliminary report. J Urol 129:284
15. Sachse H (1978) Die Sichturethrotomie mit scharfem Schnitt: Indikation – Technik – Ergebnisse. Urology 17:177
16. Sandler CM, Philips JM, Harris JD (1981) Radiology of the bladder and urethra in blunt pelvic trauma. Radiol Clin North Am 19:195
17. Sandler CM, Harris JH, Corriere JN (1981) Posterior urethral injuries after pelvic fracture. Am J Radiol 137:1233
18. Schreiter F (1984) Meshgraft-Urethroplastik. 7 Jahre Erfahrung mit einem neuen Operationsverfahren. Akt Urol 15:173
19. Tsang T, Demby AM (1992) Penile fracture with urethral injury. J Urol 147:466
20. Turner-Warwick RT (1989) Prevention of complications resulting from pelvic fracture urethral injuries – and from their management. Urol Clin North Am 16:335
21. Turner-Warwick RT (1977) A personal view of the management of traumatic posterior urethral strictures. Urol Clin North Am 4:111
22. Turner-Warwick RT (1975) Urethral stricture. In: Glenn JF (ed) Urologic S surgery, 2nd edn. Harper & Row, Hagerstown, p 697
23. Waterhouse K, Laungani G, Patel U (1980) The surgical repair of membranous urethral strictures: experience with 105 consecutive cases. J Urol 123:500
24. Waterhouse K, Abrams HG, Hacket R E (1973) The transpublic approach to the lower urinary tract. J Urol 109:486
25. Webster GD, Mathes GL, Selli C (1985) Prostatomembranous urethral injuries: a review of the literature and a rational approach to their management. J Urol 130:898
26. Webster GD (1989) Perineal repair of membranous urethral stricture. Urol Clin North Am 16:303
27. Webster GD, Robertson CN (1985) The vascularized skin island urethroplasty: its role and results in urethral stricture management. J Urol 133:31

Diskussion

Marberger, Wien: Ich bitte um Fragen zur Blasenruptur. keine Fragen? Sie haben offensichtlich alle Fragen befriedigt. Ich darf vielleicht als Urologe einen Punkt noch einmal herausstreichen, der aber auch schon sehr schön aufgezeigt wurde. Das Entscheidende bei der Blasenruptur und letztendlich auch das Entscheidende für die Versorgung der Blasenruptur bleibt die verläßliche Harnableitung. Die ideale Harnableitung ist ein relativ großlumiger Katheter, das sind altmodische Geräte, die in den wenigsten Krankenhäusern heute mehr vorhanden sind, oder ein Ballonkatheter von mindestens 16 bis 18 Charriere Durchmesser, der durch den Fundus der Blase herausgeleitet wird, das ist ganz wichtig, daß es ganz oben ist. Wenn der zu weit vorne oder zu weit hinten liegt, dann gibt es Blasentenesmen und die verursachen Blasenkrämpfe und Extravasate. Die meisten Versager nach der Versorgung sind auf eine ungenügende Blasenabteilung zurückzuführen.

Hefte zu „Der Unfallchirurg", Heft 239
W. Buchinger (Hrsg.)
© Springer-Verlag Berlin Heidelberg 1994

Man muß auch darauf achten, und das hat Herr Kuderna sehr schön gezeigt, daß der Übergang zur Blasenhals- und Harnröhrenverletzung fließend ist und daß daher auch die Diagnostik gemeinsam gesehen werden muß. Wie Herr Hübner sehr deutlich gezeigt hat, ist der erste Schritt die Urethrographie. Wenn bei der Urethrographie nichts herauskommt und Sie die Blasenverletzung nicht ausschließen können, dann erfolgt erst der Katheterismus und dann erst das Zystogramm, wobei beim Zystogramm – manche dieser Anspießungen bei Harnblasen haben einen Ventilmechanismus und es kommt erst bei einer Voll- oder Prallfüllung der Blase und einem anschließendem Ablassen zum Extravasat.

Poigenfürst, Wien: Mit wieviel muß man die Blase auffüllen, um diesen Ventilmechanismus zu überwinden?

Marberger, Wien: Im Grunde genommen sollte man es möglichst unter Durchleuchtungskontrolle machen. Man kann bei einer normalen Blase durchaus 100 ml oder 150 ml hineinrinnen lassen. Wenn man die Extravasation am Bildschirm sieht, hört man einfach auf. Wenn man keine Extravasation sieht und der Patient ansprechbar ist, dann läßt man so lange vollaufen, bis er sagt, daß er es spürt. Dann hört man auf und läßt ihn urinieren, wenn er kann. Wenn er nicht kann, dann genügt es in der Regel, alles abzulassen, und wenn dann kein Extravasat da ist, dann ist die Wahrscheinlichkeit einer Verletzung sehr gering. Sie kann nicht ganz ausgeschlossen werden.

Kuderna, Wien: Wir haben es uns früher zur Regel gemacht, daß wir nach 50 ml eine Aufnahme machten und wenn man da kein Extravasat sieht, dann mehr anfüllen, bis 400 ml, und dann noch einmal eine Aufnahme gemacht. Das reicht dann fast immer aus, daß man das Extravasat sieht.

Marberger, Wien: Die Traumatologien sind ja alle hervorragend mit bildgebenden Verfahren ausgestattet und es geht heute gerade die Abklärung des Harntraktes in einer Notfallsituation hervorragend. Wir halten es in der Regel so, daß der Patient sein Infusionsurogramm, zum Beispiel seine Flasche, angehängt bekommt, im Schuß fließt das rein, 250 ml von irgendeinem nichtionischen Kontrastmittel und gleichzeitig oder parallel dazu wird die Harnröhrenfüllung gemacht und das ganze unter dem Bildwandler mit 1–2 Dokumentationsaufnahmen. So haben Sie eine sehr gute und sehr rasche übersichtliche Abklärung des gesamten Harntraktes. Die gesamte Diagnostik inklusive Zystogramm kann notfalls unter dem Bildwandler in 10 min abgeschlossen sein.

Schüller, Wien: Ich möchte die Urologen fragen. Es wurde fast so nebenbei die Zystostomie erwähnt bei den Urethraverletzungen. Die ist ja sicher schwierig, weil die Blase kollabiert ist. Die Frage: Wird diese gedeckt durchgeführt oder offen?

Marberger, Wien: Die Blase ist, das müßte man eigentlich richtig stellen, häufig nicht kollabiert. Ich habe vor einer Woche einen kompletten Abriß des Blasenhalses gesehen und die Blase hat 500 ml enthalten. Die Muskulatur kontrahiert sich um den Riß sehr häufig und sie ist nicht entleert. Wir machen es in der Regel perkutan. Also durch eine Punktionszystostomie. Das geht in der Regel problemlos unter Ultraschallkontrolle. Es ist fast immer so viel da. Und sonst kann man sie notfalls unter Röntgenkontrolle machen. Die offene Revision, und das hat ja Herr Kuderna sehr deutlich gezeigt, ist immer behaftet mit dem Problem, daß Sie große Hämatome entleeren – unabsichtlich – und es damit zu einem großen Eingriff wird. Die Notfallsituation bei der Verletzung des unteren Harntraktes ist primär die Drainage des Harntraktes und mit der Zystostomie haben Sie die wichtigste Problematik gelöst. Wenn Sie jetzt eine Zerreißung oder grobe Verletzung der Blasen haben, müssen Sie natürlich operativ revidieren. Aber wenn Sie zum Beispiel eine Harnröhrenverletzung haben, genügt es durchaus, eine Zystostomie zu legen, wenn die Situation sonst nichts anderes erfordert.

Sind noch Fragen zur Harnröhrenverletzung? Herr Hübner hat ja eines sehr deutlich herausgebracht, daß das eine Verletzung mit hoher Morbidität ist. In der Regel sind die Patienten dann lebenslang beim Urologen. Es ist selbst in der Urologie nicht ganz geklärt, wie man es am besten behandelt. Aber, wie gesagt, das Entscheidende ist die Zystostomie zur Harnableitung und die Erkennung der Verletzung. Offensichtlich sind auch hier alle Fragen beantwortet worden?

Kuderna, Wien: Herr Hübner hat es schon angesprochen, daß man diese Verletzungen, vor allem der Urethra, vor allem bei der Frau extrem selten findet. Bei den Blasenverletzungen ist es nicht ganz so. Sind Sie da auch der Ansicht, daß man unbedingt eine suprapubische Ableitung machen sollte oder kann man da eher einen Katheter einlegen?

Marberger, Wien: Eine perforierende Verletzung der Harnblasen oder eine Zerreißung der Blase sollte meiner Meinung nach primär versorgt werden, weil einfach die Morbidität am geringsten ist. Wenn nur ein bißchen Extravasat da ist, zum Beispiel nach einer Anspießung, kann man eine Zystostomie einlegen. Der Katheter allein ist in der Regel insuffizient. Aber bei der formellen Zerreißung der Blase würde ich die operative Revision empfehlen.

Ich möchte nur noch ergänzen – das sind sehr seltene Verletzungen, aber es gibt bei gewissen Beckenverletzungen der Frau, bei Beckenfrakturen, Harnröhrenabrisse unter dem Blasenhals und was dabei immer mit abgerissenen oder eingerissen ist, ist die Vagina. Und das sind sehr unangenehme Verletzungen, weil die Frauen dann Vesikovaginalfisteln bekommen und diese sind sehr schwer zu behandeln. Aber es ist eine sehr seltene Verletzung.

Jonas, Bad Häring: Ich darf nur darauf hinweisen, weil Sie die lebenslange Morbidität angesprochen haben, wir haben in der Rehabilitation häufig auch bei nicht diagnostizierten Harnröhrenverletzungen dann die Untersuchung gemacht und Stenosen gefunden. Wir sahen es beispielsweise bei stark dislozierten, wieder reponierten Symphysenrupturen, daß durch Narben Verengungen der Harnröhre eintreten können. Man sollte diese Leute auch dem Urologen vorstellen im Zuge der Nachbehandlung, weil wir eben im Rahmen der Rehabilitation einige Strikturen und einige Verengungen schon gesehen haben, die leicht behebbar sind.

Marberger, Wien: Man muß allerdings in diesem Zusammenhang auch darauf hinweisen, daß beim Intensivstationspatienten als Spätfolge Harnröhrenstrikturen außerordentlich häufig sind. Das Problem liegt beim Dauerkatheter. Man sollte den Dauerkatheter nicht leichtfertig einlegen. Wenn ein bewußtloser Patient einen Katheter für länger als 48 h braucht, ist die Ableitung der Wahl die Zystostomie.

IX. Das Bauchtrauma beim Kind

Bauchverletzungen bei Kindern

J. Bauer jun., M. Hyža und J. Bauer sen.

Klinik für Unfallchirurgie des Fakultätskrankenhauses Kosice (Leiter:
Doz. MUDr. O. Brandebur), Rastislavova 43, CS-04190 Kosice, CSFR

An der Klinik für Unfallchirurgie des Fakultätskrankenhauses in Košice waren in den Jahren 1980–1989 214 Kinder mit einer Bauchverletzung hospitalisiert. 202mal handelte es sich um eine stumpfe und 12mal um eine penetrierende Bauchverletzung. Bei 8 Kindern handelte es sich um eine Abdominalverletzung im Rahmen eines Polytraumas.

In Tabelle 1 und 2 sind die Verletzungsarten dargestellt.

Bei der Diagnose stützten wir uns auf die klinische Observation bzw. auf das Resultat der Abdominozenthese mit folgender Lavage nach Bedarf. Wegen schlechter Zugänglichkeit zur Sonographie und zum CT konnten wir diese Apparaturen nur selten ausnützen. Von der Angiographie machen wir wegen des bekannten Risikos von Komplikationen nur ausnahmsweise Gebrauch.

Die angewandten Operationsverfahren bei den stumpfen und bei den penetrierenden Verletzungen sind den Tabellen 3 und 4 zu entnehmen.

In 2 Fällen von subkapsulärem Hämatom der Milz haben wir uns zur konservativen Therapie unter szintigraphischer Kontrolle entschlossen.

Tabelle 1. Verletzungen beim stumpfen Bauchtrauma

Ruptura lienis	22x
Ruptura lienis subcapsularis	3x
Dilaceratio hepatis	5x
Contusio et haematoma subcapsulare hepatis	3x
Contusio pancreatis	4x
Contusio renis	2x
Dilaceratio renis	4x
Ruptura duodeni	2x
Ruptura vesicae urinariae	1x

Tabelle 2. Verletzungen beim penetrierenden Bauchtrauma

Vulnus punctum parietis abdominis	9x
Vulnus sclopetarium parietis abdominis	1x
Perforatio jejuni	1x
Vulnus punctum hepatis	1x
Perforatio recti	2x

Hefte zu „Der Unfallchirurg", Heft 239
W. Buchinger (Hrsg.)
© Springer-Verlag Berlin Heidelberg 1994

Tabelle 3. Eingriffe beim stumpfen Bauchtrauma

Laparotomia explorativa	7x
Splenectomia	19x
Reimplantatio lienis	5x
Sutura lienis	3x
Sutura hepatis	4x
Resectio lobi hepatis	2x
Ligatura ramus dx. a. hepaticae	1x
Tamponada hepatis sec. Mikulicz	2x
Rekonstruktionseingriffe an den Gallenwegen	4x
Cholecystostomia	1x
Sutura duodeni	2x
Diverticulisatio duodeni	1x
Nephrectomia	4x
Sutura vesicae urinariae	2x

Tabelle 4. Eingriffe beim penetrierenden Bauchtrauma

Sutura hepatis	1x
Sutura jejuni	2x
Sutura recti et colostomia	2x

Komplikationen

Von den verletzten Kindern starb eines an den Folgen eines hämorrhagischen Schocks nach verspätetem Transport ins Krankenhaus. Bei einem Kind mit einer zentralen Verletzung der Leber hat sich der Verlauf mit einer Hämobilie und einer Tamponade der Gallenblase kompliziert. Wir führten eine Cholezystostomie aus, nach diesem Eingriff hat sich die Hämobilie nicht wiederholt. Ein weiterer Patient mit ausgedehnter Leberlazeration mußte – wegen der mehrfachen Gallenwegsverletzungen – wiederholt operiert werden. Ein Patient mit einer Duodenumhinterwandruptur mußte auch wegen Abszeß und Dehiszenz der Sutur wiederholt operiert werden (Tabelle 5).

Alle anderen 209 Patienten haben wir in gutem Allgemeinzustand nach Hause entlassen. Bei der Kontrolle ausgewählter Patienten ging es den Kindern gut.

Tabelle 5. Komplikationen

Haemobilia et tamponada cholecystae	1x
Necrosis lobi dx. hepatis	1x
Fistula biliaria	2x
Abscessus subphrenicus	3x
Dehiscentia suturae duodeni	2x
Laesio ductus pancreatici	1x
Ileus e strangulatione	1x
Exitus	1x

Zusammenfassung

Bauchverletzungen im Kindesalter stellen oft ein ernstes Problem dar. Die Diagnostik ist schwer und benötigt einen erfahrenen Chirurgen. Bei den gegebenen Verhältnissen – die Ausweitung der sonographischen- und der CT-Diagnostik ist problematisch – müssen wir uns auf die klinische kontinuierliche Observation des Kindes bzw. auf die Abdominozenthese mit der Lavage verbunden, verlassen. Wir stellen fest, daß wir auch bei den erwähnten notfallmäßigen Verhältnissen gute Endergebnisse erzielen konnten.

Langzeitverlauf nach Polytrauma im Kindesalter – Bedeutung der Extremitätenverletzungen im Gegensatz zu abdominellen Verletzungen

R. Kasperk und O. Paar

Chirurgische Klinik, RWTH Aachen (Direktor: Prof. Dr. V. Schumpelick), Pauwelsstraße, D-52074 Aachen

In den vergangenen Jahrzehnten wurden zahlreiche Klassifikationssysteme entwickelt, die eine Einteilung polytraumatisierter Patienten hinsichtlich ihres Verletzungsschweregrades und damit auch ihrer Prognose ermöglichen. Alle diese Klassifikationen oder Scores befaßten sich jedoch mit der Akut- bzw. Frühphase nach einem Polytrauma. Langzeitbeobachtungen nach Polytrauma, die sich über einen Zeitraum von Monaten und Jahren erstrecken, existieren bislang so gut wie nicht.

Patienten und Methode

Wir analysierten den Langzeitverlauf nach Polytrauma von insgesamt 104 Patienten. Unter diesen fanden sich 21 Patienten die zum Zeitpunkt jünger als 16 Jahre waren. Das Durchschnittsalter zum Unfallzeitpunkt betrug 8,7 Jahre und zum Nachuntersuchungszeitpunkt 13 Jahre, woraus sich ein mittleres Nachuntersuchungsintervall von ca. 4 Jahren ergibt. Die Beurteilung des Langzeitverlaufs erfolgte nach einem selbst entwickelten Score-System. Diesem liegt die Beurteilung der jeweiligen Einschränkung in den drei Bereichen Beruf/Schule, tägliche Verrichtungen und Sport/Hobby/Freizeit zugrunde. Es errechnet sich eine Gesamtpunktzahl, die die Einordnung der Patienten in 6 Kategorien ermöglicht. Die Kategorie 1 bedeutet dabei vollständige Wiederherstellung des Patienten ohne nennenswerte Einschränkung. Kategorie 6 bedeutet schwerste Beeinträchtigung mit ständigem Angewiesensein auf äußere Hilfeleistung.

Hefte zu „Der Unfallchirurg", Heft 239
W. Buchinger (Hrsg.)
© Springer-Verlag Berlin Heidelberg 1994

Ergebnisse

Hinsichtlich der Geschlechtsverteilung fand sich ein Überwiegen des männlichen Geschlechtes im Verhältnis 2:1. Bei der Altersverteilung ergab sich der bekannte Sachverhalt, daß die Altersgruppen der ca. 8- und der ca. 15jährigen erhöht unfallgefährdet sind. In der Beurteilung der Verletzungsschwere des Polytraumas nach dem Hannoveraner Traumaschlüssel ergab sich zwischen Erwachsenen und Kindern eine weitgehend ähnliche Verteilung. In beiden Gruppen befanden sich die weitaus meisten Patienten in der PTS-Kategorie 2. Allerdings mußte im Kindesalter kein Patient in die höchste Schädigungskategorie 4 eingeordnet werden. Das Verletzungsmuster nach kindlichem Polytrauma war gekennzeichnet durch ein starkes Überwiegen der Extremitätenverletzungen mit 95%, gefolgt vom Schädel-Hirn-Trauma mit 90%. Dagegen fielen die Thoraxverletzung mit 33, die Beckenverletzung mit 24 und schließlich die abdominellen Verletzungen mit 14% weit zurück.

Hinsichtlich des von uns entwickelten Outcome-Scores ergab sich bei den Erwachsenen ein Überwiegen der Scorekategorien 3–5. Ganz unterschiedlich dagegen im Kindesalter befand sich die Mehrzahl in der Kategorie 1 und lediglich 3 Kinder in der Kategorie 3. Kein Kind in der Kategorie 4–6. Von den 19 extremitätenverletzten Kindern waren 12 der Outcomekategorie 1, 6 der Outcomekategorie 2, und 3 der Kategorie 3 zuzuordnen. Von den 5 Kindern mit wesentlichen Abdominalverletzungen (3 Milzrupturen, 1 Mesoeinriß, 1 Dünndarmruptur) befanden sich 4 in der Kategorie 1 und lediglich 1 Kind in der Kategorie 2.

Diskussion

Der Verletzungsschweregrad der von uns im Langzeitverlauf nachuntersuchten Patienten zeigt – beurteilt nach dem Hannoveraner Polytraumaschlüssel – keine wesentlichen Unterschiede zwischen Erwachsenen- und Kindesalter. Im Verletzungsmuster des Kindesalters überwiegen die Extremitätenverletzungen bei weitem, während wesentliche abdominelle Verletzungen relativ selten sind. Das Langzeitergebnis beurteilt nach dem eigenen Outcome-Score zeigt zwischen Erwachsenen- und Kindesalter gravierende Unterschiede. Erfreulich ist, daß die Langzeitergebnisse im Kindesalter insgesamt wesentlich besser sind. Nur in einem geringen Prozentsatz finden sich nennenswerte Einschränkungen. Diese Einschränkungen sind fast ausnahmslos auf Verletzungen im Bereich des Bewegungsapparates oder des Kopfes zurückzuführen. Dagegen sind Verletzungen intraabdomineller Organe langfristig so gut wie bedeutungslos. Unter den genannten langfristigen Beschwerden dominierten neben Kopfschmerz und Visusminderung vor allem Bewegungs- und Belastungseinschränkungen der oberen und unteren Extremität sowie Rückenschmerzen.

Wir folgern, daß im Langzeitverlauf nach Polytrauma im Kindesalter das Gesamtergebnis zumeist gut ist. Nennenswerte Einschränkungen sind fast ausnahmslos auf die erlittenen Verletzungen des Bewegungsapparates zurückzuführen.

Stumpfe Bauchverletzungen beim Polytrauma im Kindesalter. Erfahrungen in der Diagnostik und Sofortversorgung

M. Ihász und A. Salamon

Unfallchirurgische Abteilung des Markusovszky Krankenhauses (Chefarzt: Prof. Dr. A. Salamon), Haman K. Str., 9700 Szombathely/Ungarn

Der Spruch eines berühmten Kinderarztes, B. Schick, wird heute in der Literatur öfter zitiert: „Children are not microadults, but they have their own special problems". Das Kind ist wirklich kein Miniaturerwachsener. Diese Feststellung ist besonders für die polytraumatisierten Kinder gültig. Sie zeigen im allgemeinen unterschiedliche pathologische Reaktionen im Vergleich zum Erwachsenen. Diese charakteristischen Reaktionen sind in Tabelle 1 dargestellt.

Die vorstehenden Feststellungen stehen auch in der Frühdiagnostik und Therapie der polytraumatisierten Kinder mit Bauchbeteiligung im Vordergrund. Die Sofortversorgung muß also wegen der erwähnten Faktoren schnell und gut organisiert werden. Nur die enge Zusammenarbeit von Unfallchirurgen, Kinderchirurgen, Kinderärzten und Intensivmedizinern kann das Leben der Schwerverletzten retten. Wegen der Lebensgefahr geht die klinische Untersuchung parallel mit der Diagnostik und Therapie, um die Vitalfunktionen zu sichern. Neben physikalischen, Labor- und Röntgenuntersuchungen müssen öfter weitere Untersuchungsmethoden wie Sonographie, Peritoneallavage und CT verwendet werden.

Auf Grund des Behandlungsplanes von Tscherne und Trentz ist die Sicherstellung einer entsprechenden O_2-Versorgung in der Reanimationsphase eine sehr wichtige Aufgabe. In der ersten Operationsphase kommen die dringlichen, lebensrettenden Operationen wegen intrathorakaler, intraabdomineller Verletzungen oder wegen intrakranieller Hämatome in Frage. Die Diagnostik kann in der Stabilisierungsphase weiter ergänzt und die noch nötige Therapie fortgesetzt werden.

Die Frühversorgung der polytraumatisierten Kinder mit Bauchbeteiligung wurde von uns möglichst nach den erwähnten Prinzipien durchgeführt.

Von 1978 bis 1989 wurden insgesamt 50 Kinder in der Unfallchirurgischen und Kinderabteilung und auf der Intensivstation mit stumpfem Bauchtrauma behandelt,

Tabelle 1. Einige unterschiedliche pathologische Reaktionen beim polytraumatisierten Kind im Vergleich zum Erwachsenen

1. Gute Kompensationsmechanismen
2. Langsames Absinken des Blutdruckes – erhöhte Pulsfrequenz
3. Blutdruckabfall – Schock – Kreislaufzusammenbruch
4. Mehr Flüssigkeit, dominierender Extrazellularraum, Empfindlichkeit gegen Wasser – Salzbilanzstörungen
5. Erhöhte Wahrscheinlichkeit der Schädigung mancher Bauchorgane (z.B. Nieren, Milz, Leber)
6. Gute Regenerationsfähigkeit

Hefte zu „Der Unfallchirurg", Heft 239
W. Buchinger (Hrsg.)
© Springer-Verlag Berlin Heidelberg 1994

Tabelle 2. Häufigkeit der gleichzeitigen SH-,T- und S-Verletzungen

SH	20
T	5
S	15

darunter waren 25 polytraumatisierte Fälle. Die Gesamtzahl der polytraumatisierten Kinder im selben Zeitraum betrug 53.

Die Indikation zur Laparotomie wurde bei den polytraumatisierten Kindern in 17 Fällen auf Grund von Druckempfindlichkeit, Abwehrspannung, hämorrhagischem Schock, in 3 Fällen nach Verwendung der Sonographie, bei 2 Kindern nach Anwendung der Peritoneallavage mit positiven Werten gestellt. Die Laparotomie wurde als Sofortoperation in der ersten Operationsphase bei 15 Kindern, in 6 Fällen innerhalb von einigen Stunden durchgeführt. 1 Kind wurde am zweiten Tag wegen zweizeitiger Milzruptur operiert.

Die Kombinationen der gleichzeitigen Schädel-Hirn-Thorax- und Skelettverletzungen sind in Tabelle 2 dargestellt.

Auffällig ist die Häufigkeit der Schädel-Hirn-Verletzungen, die bewußtlosen Kinder verursachten öfter diagnostische Probleme. In 2 Fällen wurde simultan mit der Laparotomie ein intrakranielles Hämatom operiert.

Die relative Inzidenz der einzelnen Bauchorgane beim Polytrauma ist in Tabelle 3 zu sehen. In den meisten Fällen wurde wegen einer schweren Milzverletzung eine Splenektomie durchgeführt, Leberrisse sind vernäht worden. In einem Fall bestand eine Zertrümmerung der Niere, wobei eine Nephrektomie durchgeführt werden mußte.

Von den polytraumatisierten Kindern mit Bauchbeteiligung überlebten 23, 2 Patienten verstarben – im Gegensatz zu den Erwachsenen, mit einer Letalität von 34%.

Der durchschnittliche ISS-Wert der Überlebenden war 34,4, der Wert der Verstorbenen: 45,5.

Tabelle 3. Relative Inzidenz der einzelnen Bauchorgane beim Polytrauma

Milzruptur	18
Leberriß	8
Nierenkontusion	4
Nierenriß	3
Retroperitoneum/Hämatom/	2
Harnblasenverletzung	1
Mesenteriumverletzung	1
Omentumverletzung	1

Verletzungskombination der Bauchorgane

1x	2x	3x
14	9	2

In Kenntnis der oben erwähnten Eigenschaften von Kindern können mit zeitgemäßer Versorgung gute Ergebnisse erreicht werden.

Die Therapie der kindlichen Milzruptur.
Eine multizentrische Studie[*]

L. Bartalsky[1], A. Kmen[2] und P. Rankl[2]

[1] Unfallabteilung des Landeskrankenhauses Mödling (Vorstand: Prim. Dr. A. Pühringer)
[2] Zentralröntgen des Landeskrankenhauses Mödling (Vorstand: Prim. Dr. P. Korn),
Weyprechtgasse 12, A-2340 Mödling

Seit dem Altertum erweckt dieses beim Erwachsenen 150–200 g schwere, im linken Hypochondrium gelegene Organ Interesse. Plinius hielt die Milz für den Sitz von Frohsinn und Lachen. Galen bezeichnete sie als ein „Organon plenum mysterii". 1919 wurde von Morris und Bullock bei splenektomierten Ratten eine erhöhte Empfänglichkeit für Infektionen festgestellt. 1983 stellen Schreiber und Winkler fest: Die Milz, jahrzehntelang eher lästiges, weil verletzungsanfälliges und scheinbar bedenkenlos eliminierbares Organ, beginnt vage chirurgisches Interesse zu beanspruchen.

Die Milz übt vier wichtige Funktionen aus:

1. Reifestätte für Retikulozyten,
2. Clearancefunktion,
3. peripheres Immunorgan,
4. Speicherorgan (Makrophagen, Thrombozyten, Gerinnungsfaktor VIII, Eisen).

Durch Verlust dieses Organes tritt eine Reihe von Symptomen auf, die unter dem Begriff des Postsplenektomiesyndroms zusammengefaßt werden:

1. Thrombozytose (< 800 000 / qmm) zwischen dem 4. und 14. p.o. Tag.
2. Granulozytose (< 10 000 / qmm), Normalisierung nach 2 bis 3 Wochen.
3. Störung der Abwehrfunktion, Abfall von IgM, Störung der Opsonierung, Störung der Phagozytose (Mangel an Tuftsin-Peptid).
4. Jolly-Körperchen in den Erythrozyten.
5. Infektionsgefährdung, Risiko schwerer bakterieller Infektionen, Sepsis, OPSI (= overwhelming postsplenectomy infection). 50% Pneumokokken, Meningokokken, Haemophilus influenza.
6. Gehäuftes Auftreten von subphrenischen Abszessen.

---

[*] Unter Mitarbeit von: W. Buchinger (Horn), W. Hasenrath, H. Schulz (St. Pölten), E. Kutscha-Lissberg (Neunkirchen), G. Straub (Mistelbach).

Hefte zu „Der Unfallchirurg", Heft 239
W. Buchinger (Hrsg.)
© Springer-Verlag Berlin Heidelberg 1994

Während die Funktion der Blutbildung und des Blutabbaues von anderen Organen des RES übernommen werden kann, gilt dies nicht für die Infektabwehr. Die gefürchtete „overwhelming postsplenectomy infection" tritt vor allem bei Kindern, durchaus jedoch auch beim Erwachsenen auf (Begemann).

Da es keine kausale Therapie für die Postsplenektomieinfektion gibt und in manchen Fällen innerhalb von 24 h bis längstens 72 h mit dem Tod gerechnet werden muß, ist die beste Prophylaxe die Erhaltung der Milz.

Ist eine Erhaltung der Milz, da das Leben des Patienten wegen einer unstillbaren Blutung gefährdet wäre, nicht möglich, kann eine Replantation von Milzpartikelchen, Vakzination mit Impfstoffen gegen relevante Erreger, sowie eine Langzeitantibiotikaprophylaxe durchgeführt werden. Diese Therapien werden jedoch kontrovers beurteilt.

Milzerhaltende Verfahren

A. Konservativ, zuwartend
B. Konservativ, operativ
   1. Naht von Milzgewebe und Kapsel
   2. Milztamponade (Splenorrhaphie)
   3. Partielle Splenektomie

Ad A. Bei intensiver Überwachung der Kreislaufparameter und regelmäßiger Ultraschallkontrolle kann die Spontanabheilung einer Milzruptur abgewartet werden. Der maximale Blutbedarf soll jedoch nicht 40 ml Blut/kg KG überschreiten (Abb. 1, 2).

Es gilt die Regel: Probelaparotomie lieber früher als zu spät!

Ad B 1. Naht von Milzgewebe und Kapsel, vorgelegte Nähte werden über einem zu einer Rolle geformten Kollagenstreifen gefühlvoll verknotet. Statt Kollagenstreifen können auch großes Netz oder Teflonstreifen verwendet werden (Abb. 3–5).

Ad B 2. Milztamponade (Splenorrhaphie) bei multiplen Verletzungen mit resorbierbarem Kunststoffnetz (Dexon).

Ad B 3. Partielle Splenektomie. Dieses Verfahren wurde an keiner der an dieser Untersuchung beteiligten Abteilungen durchgeführt.

Abb. 2 a, b. Kontrolle nach 10 Tagen zeigt 3 Zysten im unteren Milzpol nach Resorption

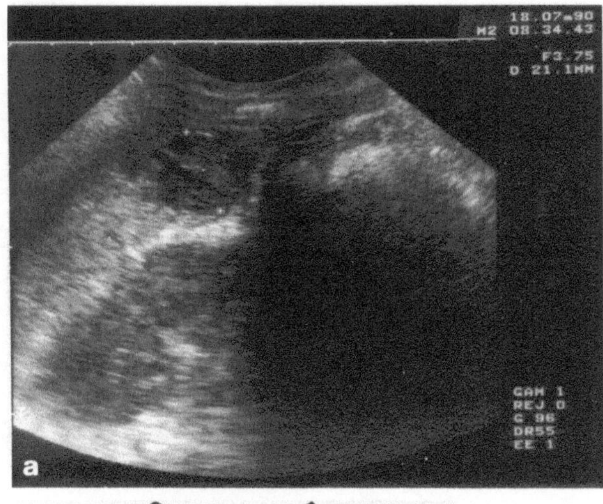

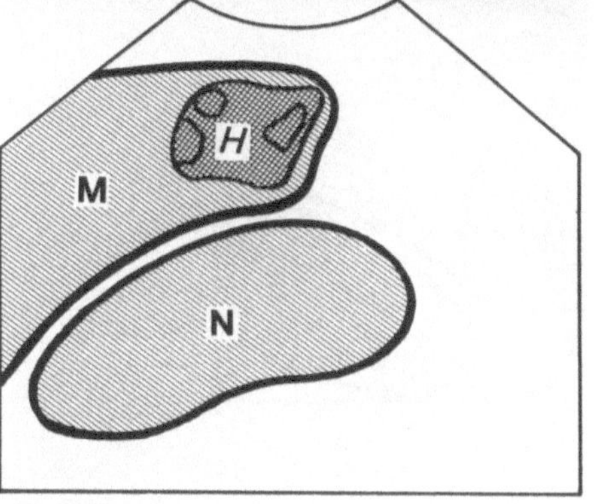

Abb. 1 a, b. Milzruptur bei einem 10jährigen Knaben, die sonographische Untersuchung einige Tage nach dem Unfall zeigt ein ausgedehntes Hämatom

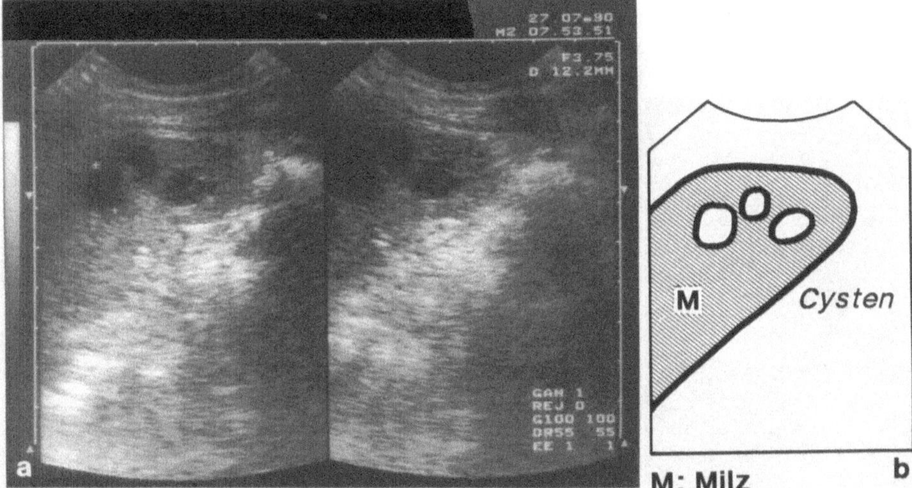

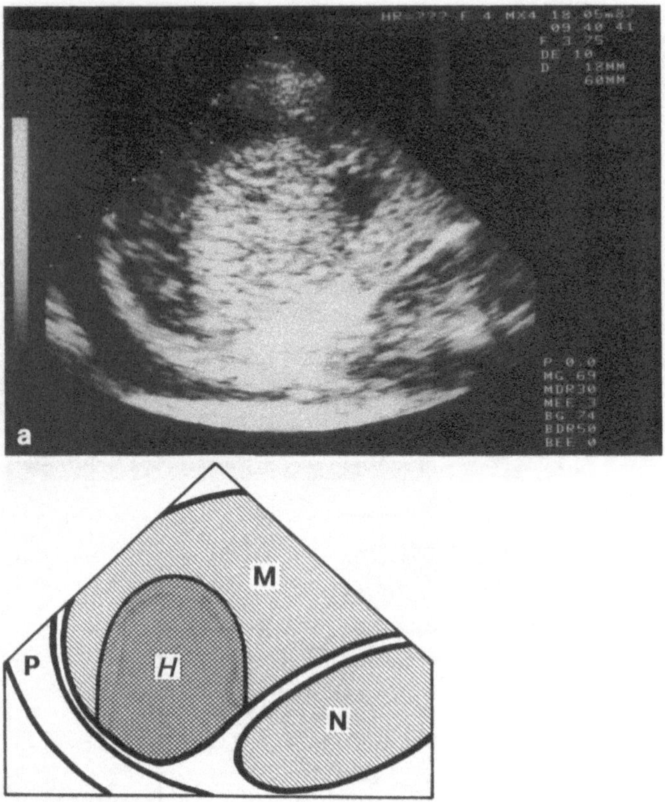

Abb. 3 a, b. Milzruptur bei einem 13jährigen Mädchen nach Sturz vom Pferd. Die Sonographie zeigt ein ausgedehntes Hämatom im oberen Milzpol

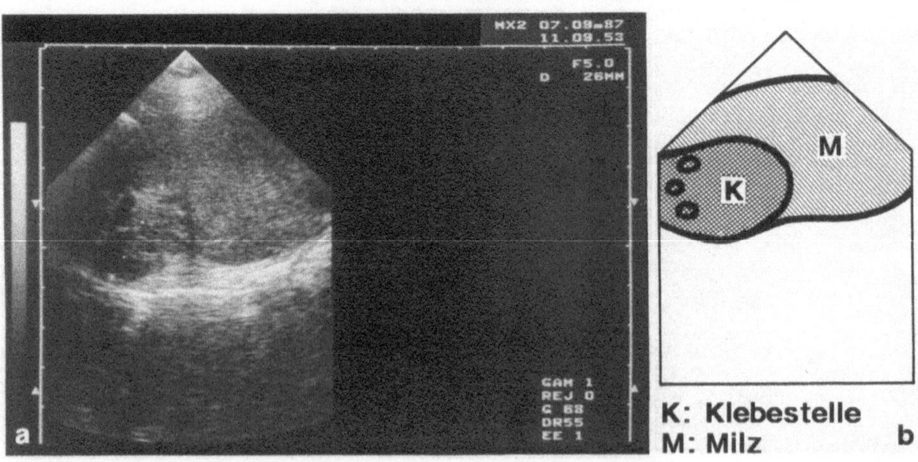

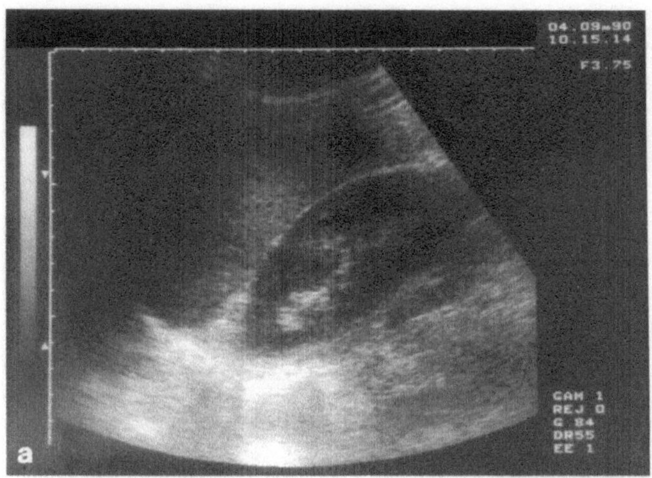

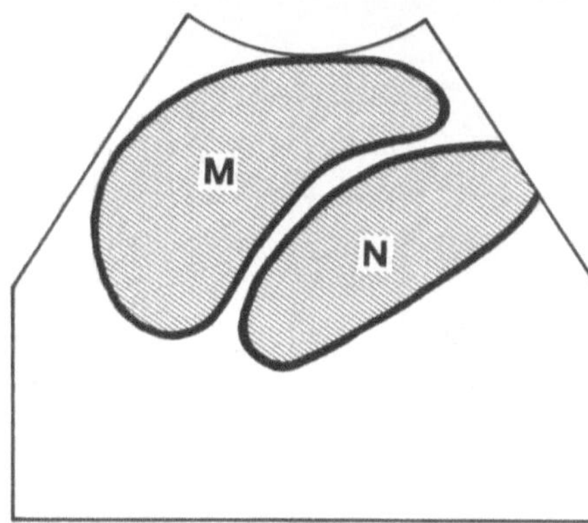

Abb. 5 a, b. Kontrolle nach 3 Jahren: Völlig normale Milz, Restitutio ad integrum, die Zysten sind sonographisch nicht mehr nachweisbar

Abb. 4 a, b. Die Kontrolle 3 Monate postoperativ zeigt 3 kleine Zysten, sowie die Naht- und Klebestelle

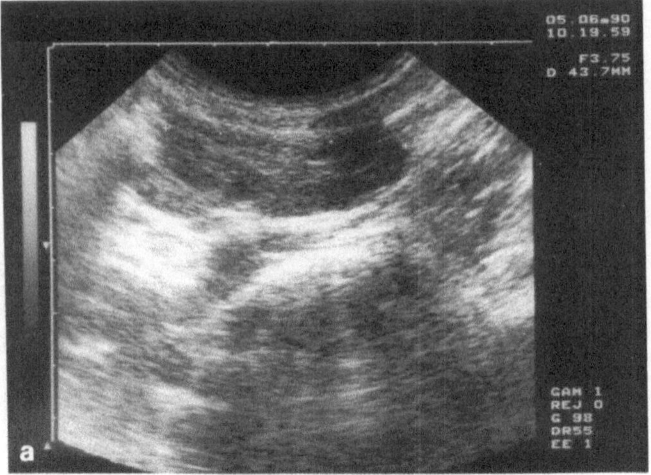

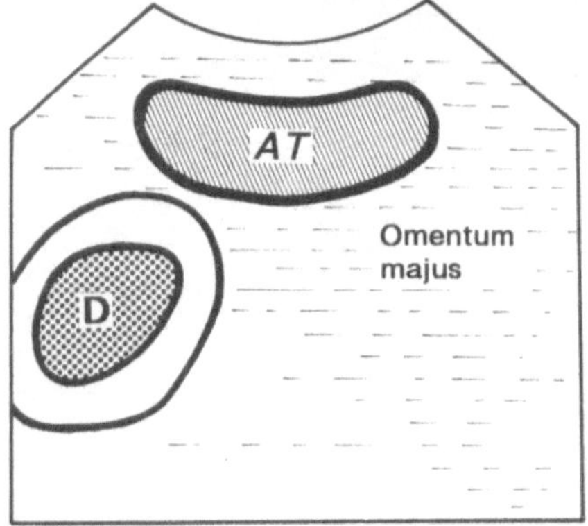

AT: Autotransplantat
D: Darm
b

Abb. 6 a, b. Ausgedehntes walzenförmiges Milzregenerat im großen Netz nach Autotransplantation vor 8 Jahren. Der Patient war zum Zeitpunkt des Unfallgeschehens 4 Jahre alt

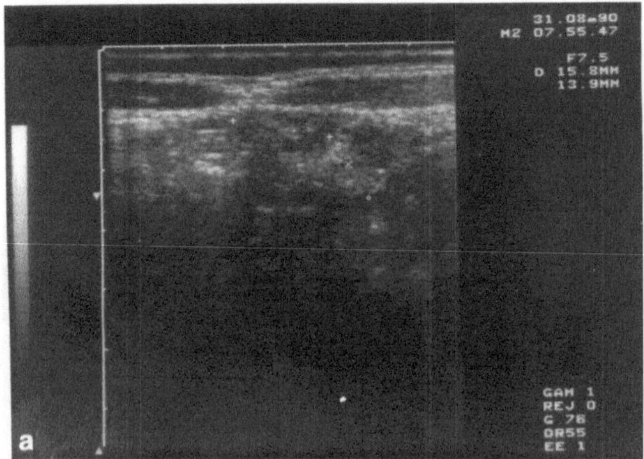

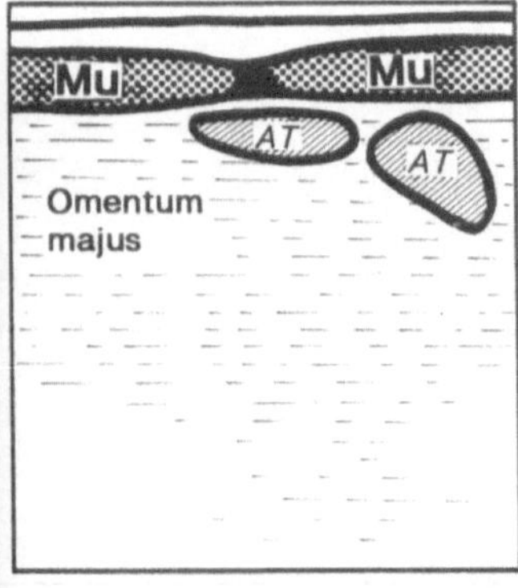

AT: Autotransplantat
Mu: Muskel
b

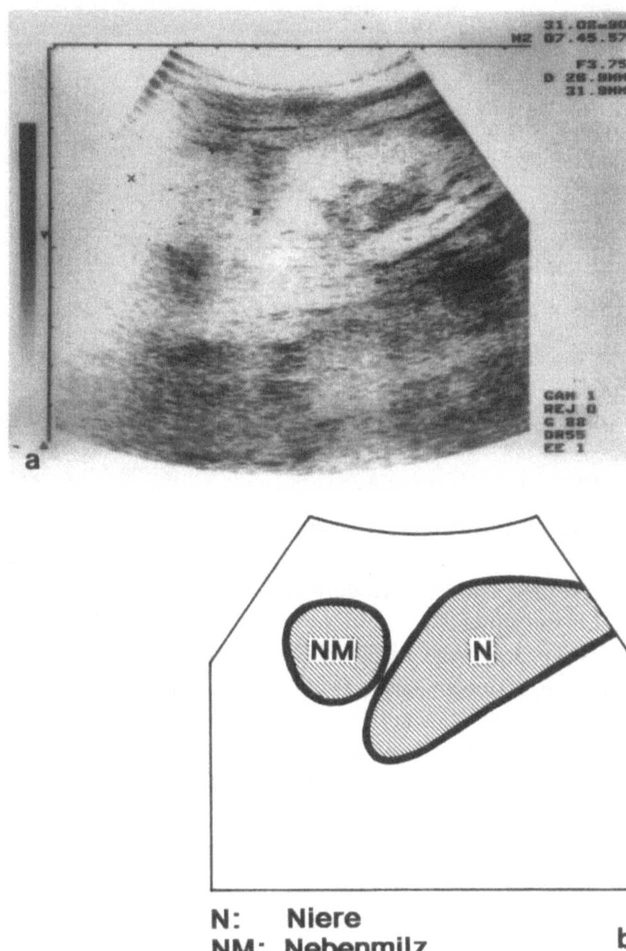

Abb. 8 a, b. Bei der Kontrollsonographie findet sich außerdem eine 26,9 x 31,9 mm große Nebenmilz

Replantation von Milzpartikelchen

Es handelt sich um eine iatrogene Splenose. Es darf jedoch die Autotransplantation der Milz nicht als Alternative für milzerhaltende Eingriffe angesehen werden. Van Wyck et al. (1980) stellten fest, daß erst ab einer Restmilz von 1/3 und mehr ein ausreichender Schutz vor Infektionen besteht (Abb. 6–8).

Abb. 7 a, b. Autotransplantation bei 4jährigem Mädchen nach Verkehrsunfall. Die Sonographie nach 8 Jahren zeigt 2 Milzregenerate

Tabelle 1. Unfallursachen

	Fälle	%
Verkehrsunfälle	23	46
Sportunfälle	8	16
Stürze	7	14
Schulunfälle	4	8
andere Ursachen	8	16

Vakzination mit Impfstoffen gegen relevante Erreger

Aktive Immunisierung mit Pneumovax R (enthält Vakzine von 14 Pneumokokkentypen).

Langzeitantibiotikaprophylaxe

Seufert empfiehlt bei Kindern unter 2 Jahren 2 x 200 000 I.E. bis zur Erreichung des 10. Lebensjahres.

Es wurden insgesamt 50 Fragebogen über 21 Mädchen und 29 Knaben mit Milzverletzungen ausgewertet. Das Durchschnittsalter betrug 9,4 Jahre (1a–15a) zum Zeitpunkt des Unfallgeschehens.

Die Verletzungsursachen waren in 23 Fällen Verkehrsunfälle, in 8 Fällen Sportunfälle, in 7 Fällen Stürze, in 4 Fällen Schulunfälle und in 8 Fällen andere Ursachen (Tabelle 1).

Bei 29 Patienten war nur die Milz verletzt, bei 21 Patienten handelte es sich um ein Polytrauma.

Zur Diagnose führte neben der klinischen Untersuchung und den Laborbefunden in 11 Fällen die Sonographie, in 16 Fällen die Peritoneallavage und nur in einem Fall die Computertomographie.

Bei 32 Kindern wurde die Milz entfernt, 10mal wurde Milzgewebe im großen Netz replantiert. Bei 13 Kindern konnte die Milz genäht, geklebt und/oder mittels Dexonnetz im Sinne einer Splenorrhaphie versorgt werden. 5mal wurde rein konservativ vorgegangen, eine Splenektomie zu einem späteren Zeitpunkt war in keinem Fall erforderlich (Tabelle 2).

Postoperativ entwickelten sich folgende Komplikationen: Ein subphrenischer Abszeß, ein Bauchdeckenabszeß und einmal mußte wegen einer Nachblutung nach Milznaht bei einer Second-look-Laparotomie die Milz entfernt werden. Bei einem Patien-

Tabelle 2. Vorgehen bei 50 kindlichen Milzrupturen

Splenektomie	32
Replantation von Milzgewebe	10
Chirurgisch konservativ	13
Verlaufskontrolle (kons.)	5

Tabelle 3. Postoperative Komplikationen

Subphrenischer Abszeß	1 Fall
Bauchdeckenabszeß	1 "
Wegen Nachblutung Splenektomie	1 "
Ileus p.o.	1 "
Pneumonie	3 Fälle
Pleuraerguß	5 "

ten machte ein Ileus eine Relaparotomie erforderlich. In 3 Fällen wurde eine Pneumonie, in 5 Fällen ein linksseitiger Pleuraerguß postoperativ diagnostiziert (Tabelle 3). Von den 50 Kindern verstarb eines an zusätzlichen inneren Verletzungen. Über eine tödlich verlaufende Postsplenektomiesepsis wurde nicht berichtet, die meisten Kinder waren beschwerdefrei. 1 Fall von Mykoplasmenpneumonie wurde bekannt. 5 Kinder litten an gehäuften Infektionserkrankungen. 7 Kinder wurden 3 Wochen nach der Splenektomie mit einem polyvalenten Pneumokokkenantigen geimpft.

Zusammenfassung

Obwohl der Operateur, vor allem bei schwerverletzten Kindern, unter besonderem Streß steht, sollte nicht der für den Augenblick einfachste Eingriff, die Splenektomie, durchgeführt werden, sondern zur Vermeidung von Spätkomplikationen ein milzerhaltendes Verfahren gewählt werden. Es wurde zwar kein Fall von OPSI bekannt, es beunruhigt jedoch der Gedanke, daß vielleicht der eine oder andere der nicht zur Nachuntersuchung erschienenen Patienten dies nicht mehr konnte, da er einer tödlich verlaufenden Pneumokokkensepsis erlegen ist.

Zur konservativen Behandlung von Milzverletzungen bei Kindern

J. Hager und G. Menardi

Abteilung für Kinderchirurgie der I. Universitätsklinik für Chirurgie Innsbruck (Vorstand: Prof. Dr. F. Gschnitzer), Anichstraße 35, A-6020 Innsbruck

Einleitung

1952 berichteten King u. Shumacker erstmals über foudroyant verlaufende Septikämien bei splenektomierten Kindern [14]. Obwohl diese Beobachtung in der Folge von verschiedenen Autoren bestätigt und dieses Krankheitsbild als „overwhelming

Hefte zu „Der Unfallchirurg", Heft 239
W. Buchinger (Hrsg.)
© Springer-Verlag Berlin Heidelberg 1994

postsplenectomy infection syndrome" gleichsam legalisiert wurde [2, 5, 16, 20], wird die Erhaltung einer verletzten Milz erst seit etwa 15 Jahren vermehrt angestrebt [3, 5, 8, 9, 15, 17, 18]. Mitentscheidend für die Änderung des therapeutischen Vorgehens war – neben den Warnungen vor dem erhöhten Infektionsrisiko nach Milzentfernung und den zunehmenden Mitteilungen über die diversen Funktionen des Organs – die Erkenntnis, daß eine traumatisierte Milz „behandelbar" ist [3, 6, 9, 13, 17, 18]. Eine lädierte Milz kann, wenn sie nicht vollständig zertrümmert oder vom Gefäßstiel abgerissen ist, auf zwei Arten erhalten werden, und zwar chirurgisch-reparativ oder beobachtend-abwartend, also ohne chirurgische Intervention [6, 8–10, 12, 13, 15, 17, 18]. Im folgenden werden anhand des eigenen Krankengutes die Kriterien für eine rein konservative Therapie vorgestellt und die möglichen Probleme bei dieser Behandlungsform diskutiert.

Patientengut

Während des Zeitraumes vom 1.1.1974 bis zum 1.9.1990 wurden an der Abteilung für Kinderchirurgie der I. Universitätsklinik für Chirurgie in Innsbruck 54 Kinder im Alter zwischen 11 Monaten und 14 Jahren (38 Knaben und 16 Mädchen) wegen einer Milzverletzung behandelt. 22 der 54 Kinder waren polytraumatisiert, 5 davon verstarben. Die Diagnostik umfaßte bis anfangs 1980 neben der klinischen Untersuchung und den Laborbefunden bei Verdacht auf eine intraperitoneale Organläsion eine Peritoneallavage. Ab 1980 – sporadisch bereits 1979 angewendet – wurde an Stelle der Peritoneallavage eine Sonographie des Abdomens als unterstützende Untersuchungsmaßnahme durchgeführt.

Das therapeutische Vorgehen bei unseren Patienten ist in Tabelle 1 ausgewiesen: Insgesamt 11 der 54 Kinder wurden ausschließlich konservativ behandelt. 8 davon hatten eine sonographisch diagnostizierte Milzruptur, 3 ein subkapsuläres Milzhämatom; bei einem dieser 3 Kinder kam es nach 2tägiger Beobachtungszeit zu einer Kapselruptur, ohne daß aber eine chirurgische Intervention notwendig geworden wäre.

Bei diesen 11 Patienten (7 Knaben und 4 Mädchen im Alter zwischen 9 und 14 Jahren) wurde wegen des undramatischen posttraumatischen Verlaufes und nach sonographischem Ausschluß einer behandlungsbedürftigen intra- bzw. retroperitonealen

Tabelle 1. Analyse des therapeutischen Vorgehens bei Milzverletzungen (n = 54) (1.1.1974–1.9.1990) (I. Universitätsklinik für Chirurgie in Innsbruck, Abteilung für Kinderchirurgie

● Splenektomie	26	●
Replantation von Milzgewebe	4	
● Chirurgische Milzerhaltung	17	●
Defektübernähung	8	
Milzteilresektion + Defektübernähung + Fibrinklebung	7[a]	
Kompressionsnetz	2	
● Konservative Milzerhaltung	11	●

[a] Bei 3 Kindern kamen zusätzlich der Heißluft- und der Infrarotkontaktkoagulator zur Anwendung.

Begleitverletzung ein beobachtend-abwartendes Verhalten indiziert. Während der ersten 36 h wurden die 11 Kinder intensivmedizinisch betreut und alle 4–6 h labormäßig und sonographisch überwacht. 5 der 11 Patienten erhielten während dieser Phase Blutkonserven, in keinem Fall aber mehr als 40 cm^3 Vollblut oder Erythrozytenkonzentrat/kg Körpergewicht. Nach den ersten 36 h erfolgten die angeführten Untersuchungen während der nächsten 3 Tage 2mal/die. Erst dann wurde die strenge Überwachung gelockert. Bis vor etwa 3 Jahren wurden die betroffenen Kinder zur sicheren Durchführung dieses Regimes an der Aufwachabteilung gepflegt; seither werden sie, weil wir nun auch die Möglichkeiten und das Personal für diese Form der Behandlung haben, an unserer Abteilung versorgt. Alle 11 Patienten wurden abhängig vom Verletzungsausmaß und vom klinischen Verlauf für 4–6 Tage ausschließlich parenteral ernährt; unbedingte Bettruhe hatten sie für 7–9 Tage einzuhalten. Der stationäre Aufenthalt betrug zwischen 12 und 22 Tagen (Abb. 1, 2). Bei keinem dieser Kinder traten Komplikationen auf, d.h. weder eine zweizeitige Milzruptur noch eine Pseudozystenbildung.

Bei 2 nicht zu den 11 Patienten dazu gerechneten Kindern mußte das beobachtend-abwartende Verhalten nach 9- bzw. 24stündiger Überwachung aufgegeben und operiert werden. Das erste Kind klagte etwa 5 h nach der Aufnahme über zunehmende Schmerzen im Bereich des linken Oberbauches, die auch gegen die Schulter hin ausstrahlten. Da der Knabe immer unruhiger wurde, entschlossen wir uns zu einer Exploration, obwohl das Blutbild konstant geblieben und auch der sonographische Befund kaum verändert war. Der Situs zeigte dann allerdings, daß die Revision nicht notwendig gewesen wäre.

Beim zweiten Kind, einem 9jährigen Knaben, traten – ohne Prodromi – nach 24stündiger Beobachtungszeit plötzlich starke Schmerzen im Bereich der linken Flanke auf, außerdem verfiel es zusehends. Das sofort angefertigte Blutbild wies einen Hämoglobinabfall von über 3 g% aus, sonographisch war reichlich Blut im linken Hypochondrium bzw. in der freien Bauchhöhle festzustellen. Bei der Operation wurden an der Milz mehrere kleine Risse an den Rändern und ein weit in den Hilus reichender Defekt gefunden, aus dem es stark blutete. Das Organ konnte aber erhalten werden.

Diskussion

Aufgrund zunehmender Erkenntnisse über die zahlreichen Funktionen der Milz und über die nachteiligen Konsequenzen bei ihrem Verlust wurde während der letzten 15 Jahre der Behandlungsmodus von Milzverletzungen geändert: Anstelle der Splenektomie wurde und wird mehr und mehr die Milzerhaltung proklamiert [3, 5, 6, 8, 9, 15, 17]. Eine verletzte Milz kann auf zwei Arten erhalten werden – chirurgisch-reparativ oder beobachtend-abwartend. Eine – gleichsam obligate – Voraussetzung für ein rein konservatives Vorgehen ist das Phänomen, daß bei Kindern selbst ausgedehntere Blutungen nach Parenchymläsionen spontan sistieren können und daß gleichzeitig die Heilungstendenz des Gewebes sehr gut ist [1, 4, 5, 9, 10]. Eine zweite – nicht minder wichtige – Voraussetzung sind die modernen Screeningverfahren zur Diagnostik beim

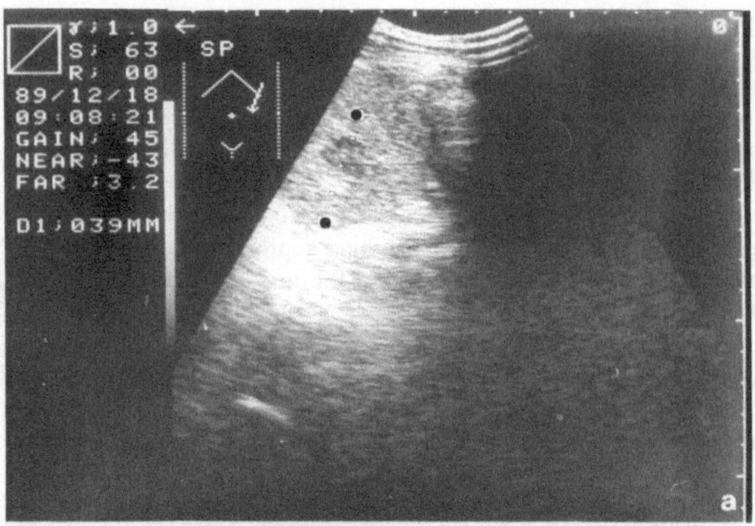

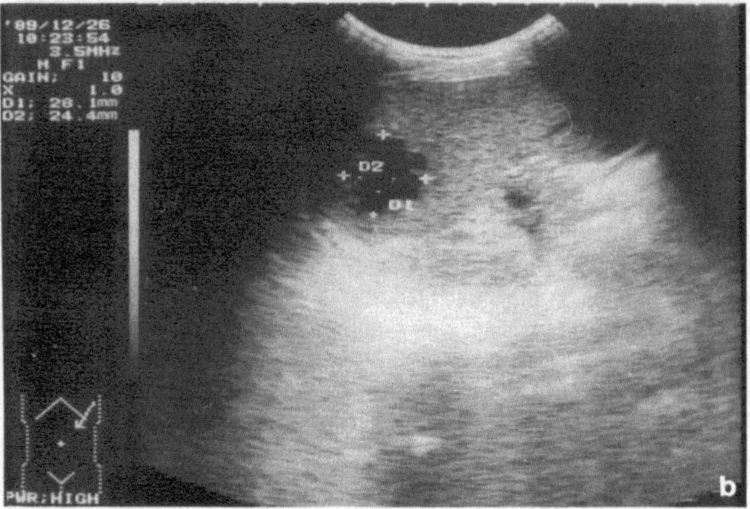

Abb. 1 a–d. Milzruptur bei einem 11jährigen Knaben nach einem Rodelunfall. **a** Sonographisches Untersuchungsergebnis nach dem Trauma: Ausgedehnte Parenchymläsion im Bereich des oberen Milzpoles (●) ohne sichere Kapselverletzung. **b** Kontrollsonographie nach 8 Tagen: „Zystische Umwandlung" des destruierten Areals (+). **c** Kontrollsonographie nach 2 Monaten: Deutliche Größenabnahme des polyzyklisch konfigurierten, zystenartigen Herdes in der Milz. **d** Kontrollsonographie nach 4 Monaten: Vollständige Resorption des zystischen Gebildes, sonographisch unauffällige Milz

stumpfen Bauchtrauma: Von den diversen Untersuchungsmethoden wie Angiographie, Peritoneallavage, Szintigraphie, Laparoskopie, Computertomographie, Sonographie und Magnetresonanzuntersuchung hat sich nach unserer Meinung die Sonographie gerade für Milzdiagnostik besonders bewährt [9]. Sie ist jederzeit und praktisch überall – also auch im Schockraum – durchführbar, unbegrenzt wiederholbar

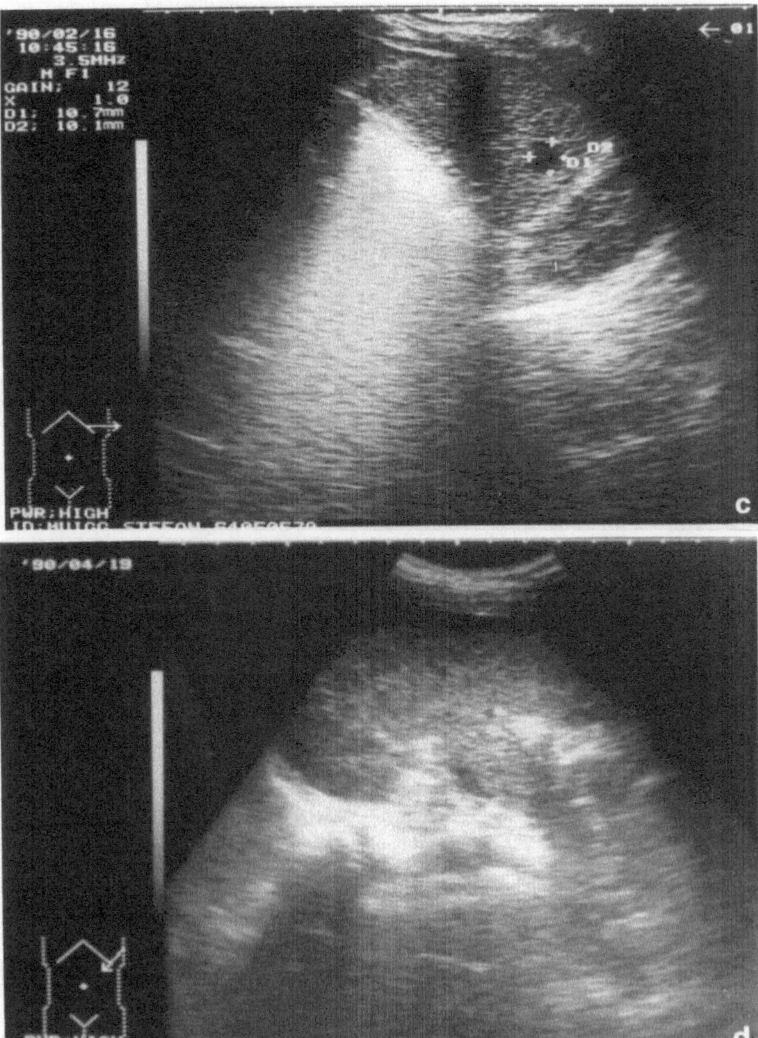

Abb. 1 c–d

und belastet zudem den Patienten kaum, d.h. sie kann als Akutdiagnostikum und, was genauso wichtig ist, auch zur Verlaufskontrolle im Falle einer Milzläsion verwendet werden. Eine Sicherung der Diagnose „Milzruptur" mit einem anderen Verfahren halten wir für nicht notwendig, da mit der Sonographie bei den Patienten, bei denen ein beobachtend-abwartendes Verhalten möglich ist, zumeist die Organläsion selbst darstellbar ist [9, 13, 18].

Unter welchen Kautelen darf eine Milzruptur ohne chirurgische Intervention behandelt werden?

Prämissen für diese Form der Therapie sind stabile Kreislaufverhältnisse bzw. fehlende Symptome einer schweren Blutung sowie regrediente abdominelle Be-

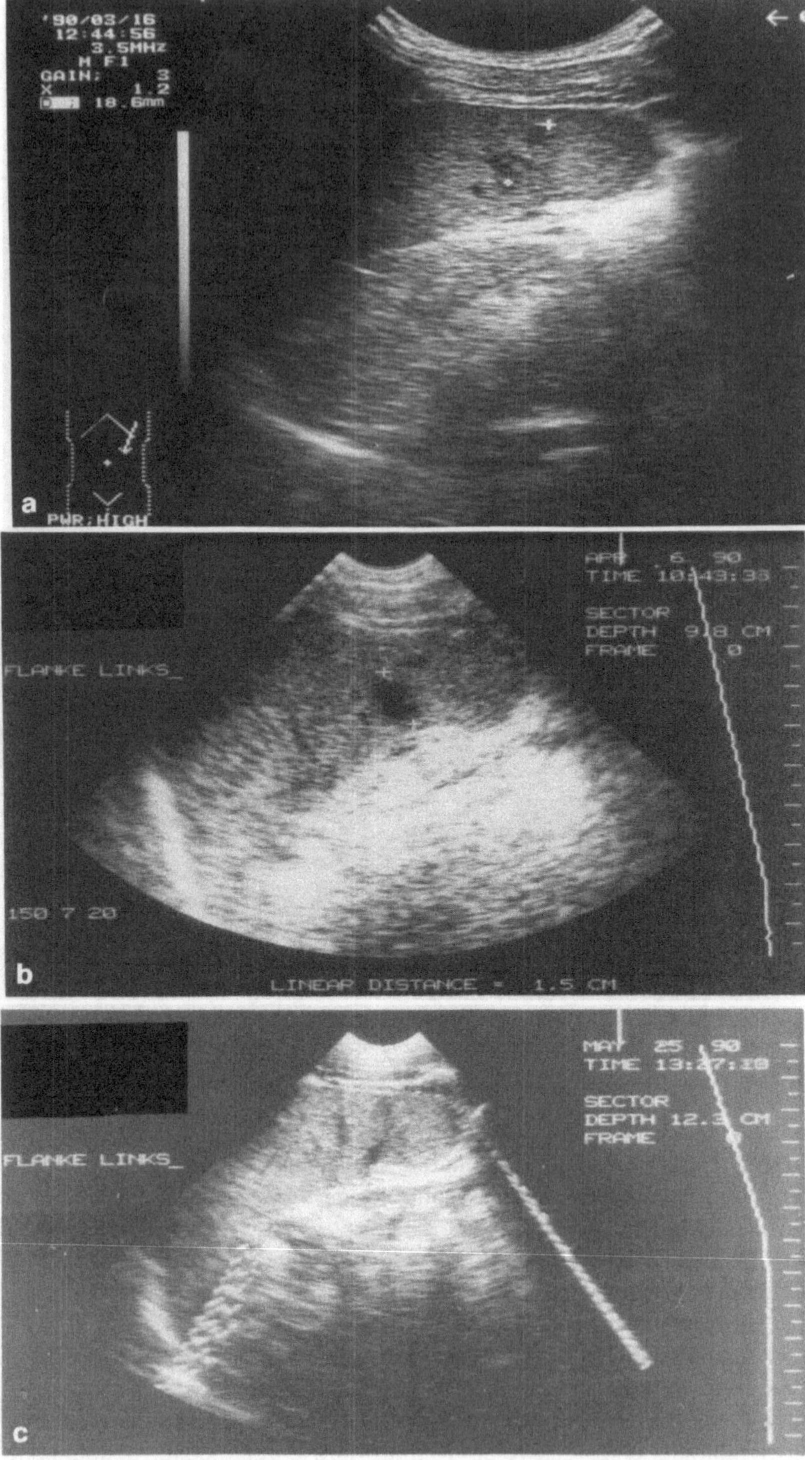

schwerden bei sicherem Ausschluß einer versorgungsbedürftigen Begleitverletzung in abdomine [5, 9, 13, 15, 17, 18, 22]. Wenn von diesen Kriterien her ein beobachtend-abwartendes Verhalten möglich ist, so muß in weiterer Folge neben einer kontinuierlichen klinischen und labormäßigen Kontrolle des betroffenen Kindes auch eine kurzfristige sonographische Überwachung gewährleistet sein: Während der ersten 36 h sollte dieses Regime etwa alle 4–6 h durchgeführt werden, wobei eine intensiv-medizinische Betreuung wünschenswert, unsere Meinung nach aber nicht obligat ist. Wichtig ist auch während dieser ersten Phase, daß jederzeit ein Operationsteam zur Verfügung steht. Während dieser Zeit, und darin besteht Einhelligkeit unter den Autoren, sollte der Patient nicht mehr als etwa 35–40 cm^3 Vollblut oder Erythrozytenkonzentrat/kg Körpergewicht benötigen [5, 9, 11, 19, 22]

Nach den ersten 36 h kann diese Form der Überwachung, vorausgesetzt, der Patient bleibt stabil, reduziert werden, d.h. es reicht, wie unsere Erfahrung zeigt, eine zweimal pro Tag durchgeführte klinische und sonographische Kontrolle während der nächsten 3–4 Tage aus. Daß in den ersten kritischen Tagen strenge Bettruhe – ohne Applikation eines Sedativums – eingehalten und parenteral ernährt werden muß, sei ebenfalls erwähnt [9, 12]. Wir beginnen mit oraler Ernährung etwa ab dem 5. Tag nach dem Trauma und mit der Mobilisation etwa ab dem 8. Tag. Der stationäre Aufenthalt dauert etwa 16–18 Tage [5, 9, 15, 17].

Nach diesem Schema behandelten wir insgesamt 13 Kinder; bei 11 davon gab es keine Probleme, bei 2 dagegen schon: Während bei einem die chirurgische Intervention nur aufgrund des klinischen Bildes und der damit verbundenen Unsicherheit trotz konstanter Laborparameter und eines unveränderten sonographischen Befundes – letztlich umsonst – durchgeführt wurde, basierte die „Notoperation" beim zweiten Kind auf einer typischen Gefahr beim rein konservativen Verhalten – das Ausmaß der Läsion kann durch Koagelbildung verschleiert und dadurch, trotz sorgfältiger Überwachung, eine zweizeitige Milzruptur möglich werden [9]. Ein solches Geschehen kann sich aber auch nach zu früher körperlicher Belastung einstellen; wir empfehlen daher den Eltern unserer Patienten darauf zu achten, daß sich die Kinder für einen Zeitraum von etwa 3 Monaten schonen, denn erst dann ist damit zu rechnen, daß die Verletzung vollständig abgeheilt ist. Eine zweite Gefahr beim beobachtend-abwartenden Vorgehen liegt in der Möglichkeit der Ausbildung einer Milzpseudozyste im Rahmen der Reparationsvorgänge, insbesondere bei subkapsulären Hämatomen. Wir begegnen diesem Problem durch relativ engmaschige sonographische Kontrolluntersuchungen, d.h. wir führen zunächst 6 Wochen nach dem Trauma und dann nach weiteren 6 Wochen eine Sonographie der Milz durch; anschließend erfolgen die nächsten 3 Kontrollen in einem 3monatigen Abstand und die letzten beiden in einem halbjährlichen Intervall [9, 15, 17].

Abb. 2 a–c. Milzläsion bei einem 14jährigen Knaben nach einem Skate-board-Unfall. **a** Akutsonographie: Echodichtes Areal im unteren Milzpolbereich (etwa 2 cm im Durchmesser) ohne Anhalt für eine Kapselläsion; um die Milz etwas freie Flüssigkeit. **b** Kontrollsonographie nach 4 Wochen: Das ursprünglich echodichte Areal nunmehr kleiner und zystisch verändert (+). **c** Kontrollsonographie nach 10 Wochen: Vollständige Rückbildung des zystischen Gebildes, die Milz wieder normal strukturiert

Die nichtchirurgische Behandlung einer Milzruptur sollte, trotz zahlreicher positiver und nur weniger – zu weniger? – negativer Erfahrungen mit dieser Therapieform, unserer Meinung nach ausgewählten Fällen vorbehalten bleiben. Es handelt sich sicher dabei nicht um die Methode schlechthin, als die sie – auch bei „krankem" Organ – von einigen Autoren angesehen wird [5, 7, 9, 13, 21]. Denn bei einem Gutteil der Fälle von stumpfem Bauchtrauma mit Milzläsion werden die angeführten Prämissen nicht gegeben sein, man wird also operieren müssen. Und die letzte Sicherheit, vor allem bei unklaren Befunden, bietet immer noch die direkte Inspektion. Wenn aber die geforderten Voraussetzungen für eine rein konservative Behandlung einer Milzverletzung bestehen, so ist dieses Vorgehen – unter dem „Schutz" der Sonographie – sicher die optimale Therapieform zur Milzerhaltung – gerade bei Kindern.

Zusammenfassung

Eine verletzte Milz kann, wenn sie nicht vollständig zertrümmert oder vom Gefäßstiel abgerissen ist, auf zwei Arten erhalten werden: chirurgisch-reparativ oder beobachtend-abwartend.

Das ausschließlich konservative Vorgehen basiert auf der Tatsache, daß bei Kindern auch ausgedehntere Blutungen aus dem Parenchym spontan sistieren können. Voraussetzungen für ein beobachtend-abwartendes Verhalten sind stabile Kreislaufverhältnisse, regrediente abdominelle Beschwerden bei sicherem Ausschluß einer versorgungsbedürftigen Begleitverletzung in abdomine und die Möglichkeit einer intensiven Überwachung, inkludierend kurzfristige sonographische Kontrollen des Läsionsgebietes. Außerdem muß jederzeit ein Operationsteam zur Verfügung stehen, sollte sich doch eine chirurgische Intervention als notwendig erweisen.

Anhand von 13 Kindern, die während der letzten 12 Jahre einer beobachtend-abwartenden Therapie unterzogen wurden, wird das eigene Behandlungsschema vorgestellt, die dabei aufgetretenen Probleme (bei 2 Kindern mußte das konservative Vorgehen nach 9- bzw. 24stündiger Beobachtungszeit aufgegeben werden) werden diskutiert. Akzentuiert wird die Auffassung, daß die nichtchirurgische Behandlung einer Milzruptur ausgewählten Fällen vorbehalten bleiben sollte.

Literatur

1. Aronson DZ, Scherz AW, Einhorn AH, Becker JM, Schneider KM (1977) Nonoperative management of splenic trauma in children: a report of six consecutive cases. Pediatrics 60:482–485
2. Balfanz JR, Nesbit ME, Jarvis G, Krivit W (1976) Overwhelming sepsis following splenectomy for trauma. J Pediatr. 88:458–460
3. Cooney DR, Michalak WA, Michalak DM, Fisher JE (1981) Comparative methods of splenic preservation. J Pediatr Surg 16:327–337
4. Douglas GJ, Simpson JS (1971) The conservative management of splenic trauma. J Pediatr Surg 6:565–570
5. End A, Strahberger E (1989) Organerhaltende Milzchirurgie. Acta Chir Austr 21:18–24
6. Eraklis AJ, Filler RM (1972) Splenectomy in childhood: a review of 1413 cases. J Pediatr Surg 7:382–388

 7. Gauderer MWL, Stellato TA, Hutton MC (1989) Splenic injury: nonoperative management in three patients with infectious mononucleosis. J Pediatr Surg 24:118–120
 8. Ghosh S, Symes JM, Walsh TH (1988) Splenic repair for trauma. Br J Surg 75:1139–1140
 9. Hager J, Menardi G (1989) Behandlung der traumatischen Milzruptur im Kindesalter. Wien Klin Wochenschr 101:728–733
10. Höllwarth M, Breisach G (1980) Beitrag zur konservativen Behandlung von Milzverletzungen. Monatsschr Kinderheilkd 128:487–489
11. Howman-Giles R, Gilday DL, Venugopal S, Shandling B, Ash JM (1978) Splenic trauma – nonoperative management and long-term follow-up by scintiscan. J Pediatr Surg 13:121–126
12. Joseph TP, Wyllie GG, Savage JP (1977) The non-operative management of splenic trauma. Aust NZ J Surg 47:179–182
13. King DR, Lobe TE, Haase GM, Boles ET (1981) Selective management of injured spleen. Surgery 90:677–682
14. King H, Shumacker HB (1952) Splenic studies: I. Susceptibility to infection after splenectomy performed in infancy. Ann Surg 136:239–242
15. Klaue P (1985) Die Behandlung der Milzruptur. Chirurg 56:680–687
16. Krivit W, Scott Giebink G, Leonard A (1979) Overwhelming postplenectomy infection. Surg Clin North Am 59:223–233
17. Lambrecht W, Albrecht S, Stern M (1985) Organerhaltende Milzchirurgie im Kindesalter. Langenbecks Arch Chir 363:261–272
18. Mucha P, Daly RC, Farnell MB (1986) Selective management of blunt splenic trauma. J Trauma 26:970–980
19. Pearl RH, Wesson DE, Spence LJ, Filler RM, Ein SH, Shandling B, Superina RA (1989) Splenic injury: a 5-year update with improved results and changing criteria for conservative management. J Pediatr Surg 24:121–125
20. Upadhyaya P, Simpson JS (1968) Splenic trauma in children. Surg Gynecol Obstet 126:781–790
21. Vitello J (1988) Spontaneous rupture of the spleen in infectious mononucleosis: a failed attempt at nonoperative therapy. J Pediatr Surg 23:1043–1044
22. Wesson DE, Filler RM, Ein SH, Shandling B, Simpson JS, Stephens CA (1981) Ruptures spleen – when to operate? J Pediatr Surg 16:324–326

Diskussion

Reschauer, Linz: Gibt es Bemerkungen zum Vortrag von Herrn Bauer?

Passl, Graz: Herr Bauer, ist die hohe Splenektomierate dadurch bedingt, daß Sie über keine Sonographie verfügen?

Bauer, Kosice: Ich weiß, daß die Splenektomierate sehr hoch war, aber das ist nicht wegen der Diagnostik, sondern deswegen, weil wir nicht so gut ausgestattet sind wie hier. Wir haben keine Netze, mit denen man die Milz versorgen kann. In den meisten Fällen waren es solch große Verletzungen der Milz, daß wir sie nicht erhalten konnten.

Hefte zu „Der Unfallchirurg", Heft 239
W. Buchinger (Hrsg.)
© Springer-Verlag Berlin Heidelberg 1994

Reschauer, Linz: Sie haben über die penetrierenden Verletzungen gesprochen. Wie gehen Sie da vor? Ist es bei Ihnen Gesetz, daß alle penetrierenden Verletzungen laparotomiert werden.

Bauer, Kosice: Ja.

Reschauer, Linz: Sie kontrollieren szintigraphisch den Verlauf. Welches Isotop nehmen Sie, wie lange kontrollieren Sie und welche Parameter sind da für Sie maßgebend?

Bauer, Kosice: Wir nehmen die markierten Erythrozyten, ich glaube, es ist Technetium, und wir kontrollieren nach 3 Wochen.

Reschauer, Linz: Einmal nach 3 Wochen. Es ist also keine Verlaufskontrolle, das ist eine Standortbestimmung.

Bauer, Kosice: Nein. Sie meinen bei der Replantation oder bei der konservativen Therapie?

Reschauer, Linz: Bei der konservativen Therapie?

Bauer, Kosice: Nach einer Woche, nach 3 Wochen, nach 3 Monaten und dann nach Bedarf.

Reschauer, Linz: Bestimmen Sie da auch den relativen Speicherfaktor, um die Aktivitätsabnahme oder -zunahme zu quantifizieren?

Bauer, Kosice: Ja, haben wir auch kontrolliert und haben dieselben Ergebnisse gesehen, daß die IgM niedriger sind und die IgG höher sind.

Reschauer, Linz: Gibt es Anfragen zum Vortrag von Herrn Benedetto?

Passl, Graz: Das ist prinzipiell zu den milzerhaltenden Eingriffen – wir haben jetzt die Spezialisten hier – bei Kindern. Diese 12 Erhaltungen, die Sie gemacht haben, das sind nur operative Erhaltungen?

Benedetto, Innsbruck: Das sind operative Erhaltungen.

Passl, Graz: Also die konservativen sind nicht dabei.

Benedetto, Innsbruck: Die konservativen sind nicht dabei, weil wir grundsätzlich bei polytraumatisierten Patienten und bei polytraumatisierten Kindern mit schwerem Schädel-Hirn-Trauma uns eigentlich nie getraut haben, eine konservative Milzerhaltung durchzuführen.

Passl, Graz: Ist eine Quote von 50% Milzerhaltungen beim Kind akzeptabel im rein operativen Bereich, oder glauben Sie, daß man das noch steigern kann.

Benedetto, Innsbruck: Wenn man diese Statistik anschaut von diesen 23 Fällen der Milzruptur, ist das an sich ein Zeitraum von 15 Jahren, wo eine Reihe von Chirurgen involviert waren, wo sich natürlich auch das Prozedere und die Technik geändert hat und daß man heute sicher mehr Milzerhaltung anstrebt, als das vor 15 Jahren gewesen ist. Da ist natürlich eine gewisse Diskrepanz, daß es 50% sind. Man muß eben auch sehen, das ist ein Zeitraum von 15 Jahren. Wenn man den Zeitraum der letzten 5 Jahre analysieren und vergleichen würde mit dem Zeitraum 1975 bis 1985, würde das Verhältnis ganz anders aussehen, zugunsten natürlich der Milzerhaltung.

Passl, Graz: Es gibt aber doch diese Aussage von der Klinik Brandesky, daß sie in den letzten 10 Jahren keine Milzoperationen mehr durchgeführt haben, sondern alles konservativ behandelt haben.

Benedetto, Innsbruck: Dann muß ich auch die Frage stellen, ob das alles Kinder waren, die schwer polytraumatisiert waren, mit vier- oder fünffachen Organverletzungen. Das ist natürlich auch sehr entscheidend. Wenn man Kinder dabei hat, die von einem LKW überrollt werden, wo also ein massives Bauch- und Thoraxtrauma vorherrscht und die Milz komplett zerquetscht ist, ist es natürlich etwas anderes. Man kann ein selektives Krankengut mit einem polytraumatisierten Krankengut nicht vergleichen.

Pühringer, Mödling: Natürlich, die letzten Jahre sind immer konservativer geworden. In den früheren Jahren hat man sich gefürchtet, die Milz zu erhalten und heute wissen wir, daß wir warten können, weil wir die Sonographiekontrolle haben usw. Aber ich möchte Herrn Benedetto etwas anderes fragen. Ein tief bewußtloses polytraumatisches Kind – welche Maßnahmen ergreifen Sie, daß Sie keine Bauchverletzungen übersehen?

Benedetto, Innsbruck: Grundsätzlich kommt jedes Kind, welches eingeliefert wird, in den Schockraum. Wenn es bewußtlos ist, wird es an sich automatisch intubiert, es werden die ganzen Laborparameter abgenommen und es wird noch im Schockraum akut eine Sonographie durchgeführt. Dann wird grundsätzlich bei allen bewußtlosen Patienten ein Standardröntgen gemacht – Schädel, Thorax, Becken und die Wirbelsäule. Wenn keine Beckenverletzung vorliegt, wird ein Katheterharn genommen. Ist der Katheterharn positiv, erfolgt noch ein Urogramm. Wir gehen nicht her und laparotomieren polytraumatisierte Kinder beziehungsweise Kinder mit einem schweren Schädel-Hirn-Trauma nur wegen des Verdachts auf Darmruptur, sondern es wird grundsätzlich zugewartet.

Bartalsky, Mödling: Wir machen aber doch meistens dann bei Bewußtlosen die Peritoneallavage, was sicherlich ein wesentlich größerer Eingriff ist.

Pühringer, Mödling: Man kann beim tief bewußtlosen, polytraumatisierten Kind mit keinem bildgebenden Verfahren 100%ig eine Dick- oder Dünndarmverletzung feststellen. Das ist die einzige Schwierigkeit und da gibt die Peritoneallavage dann doch eine gewisse Auskunft.

Reschauer, Linz: Und wenn wir mit der Lavage keine Auskunft bekommen, dann kann man, glaube ich immer noch, an die Laparotomie denken. Ich habe eine weitere Frage an Herrn Benedetto. Sie sagten, daß die kindlichen Polytraumen sehr stark angestiegen sind. Haben Sie das auch bei den Erwachsenen gesehen? Sie haben ja die Erwachsenen mitbeurteilt und glauben Sie, daß vielleicht jetzt Polytraumen Ihre Klinik erreicht haben, durch die aggressiven Rettungsmittel, die vorher vielleicht nicht die Klinik lebend erreicht haben?

Benedetto, Innsbruck: Ja, es ist sicher so, daß das Einzugsgebiet der polytraumatisierten Patienten größer wurde, seit wir den Notarzthubschrauber haben und alles nach Innsbruck geflogen wird. Aber das, was in unserer Serie schon eklatant war, ist hinsichtlich der polytraumatisierten Kinder die Zunahme der Verletzungen beim Sport, vor allem beim Schisport.

Reschauer, Linz: Haben Sie da entsprechende Prophylaxen empfohlen oder sind Sie dabei, solche Strategien zu entwickeln?

Benedetto, Innsbruck: Es ist relativ schwer, Prophylaxe zu machen. Das Problem ist – es ist wenig Schnee, die Leute haben den Urlaub gebucht und sie gehen und wollen einfach, wenn sie da sind, schifahren. Die Pisten sind überfüllt und die Kollisionsverletzungen nehmen permanent zu. Wir haben an sich darüber in der Presse mehrfach berichtet, aber es ist einfach schwierig, die Leute im alpinen Schisport auf ein vernünftiges Maß zu reduzieren.

Reschauer, Linz: Wie stehen Sie zur Organerhaltung der Milz? Auch beim Polytrauma, oder nur bei der isolierten Verletzung?

Benedetto, Innsbruck: An sich auch beim Polytrauma, wobei, wie gesagt, bei uns ist das so, daß die abdominelle Verletzung dann immer in Kombination beziehungsweise nach Möglichkeit von den Kinderchirurgen behandelt wird.

Reschauer, Linz: Haben Sie retroperitoneale Hämatome auch gefunden?

Benedetto, Innsbruck: Ja, wir haben bei diesen kindlichen Bauchtraumen 6 Fälle mit Verletzungen des Urogenitalsystems dabei gehabt.

Reschauer, Linz: Gibt es zu den Vorträgen von Herrn Melichar und Herrn Kasperk Fragen?

Passl, Graz: Zum Vortrag von Herrn Kasperk möchte ich eine Bemerkung machen. 4 Jahre sind natürlich bei der Nachsplenektomie keine Langzeitergebnisse. Es ist zwar bekannt, daß eine schwere Postsplenektomiesepsis bei Kindern früher auftritt als beim Erwachsenen, trotzdem würde ich also nur auf die Splenektomie bezogen behaupten, daß man hier nicht von einer Restitutio ad integrum sprechen kann.

Reschauer, Linz: Zu Herrn Melichar hätte ich doch eine Frage. Sie haben gesagt, daß Ihnen aufgefallen ist, daß der Unfallzeitpunkt nachmittags einen Peak erreicht und im August und September. Worauf führen Sie das zurück?

Melichar, Brno: Nachmittags spielen die Kinder, sie haben Freizeit, und im August und September sind Ferien.

Reschauer, Linz: Setzen Sie die Laparoskopie routinemäßig ein? Sie haben darauf hingewiesen, daß die Laparoskopie bei Ihnen ein integraler Bestandteil der Primärdiagnostik ist. Habe ich das richtig verstanden?

Melichar, Brno: Nein, Laparoskopie machen wir nur in wenigen Fällen.

Reschauer, Linz: Herr Salamon, Sie legen noch sehr großen Wert auf die physikalische Untersuchung, wenn ich das richtig verstand, und 50% Ihrer Polytraumas hatten Bauchverletzungen. Ist das richtig?

Salamon, Szombathely: Bei den Kindern hatten wir meistens die klinischen Zeichen. Bei den Erwachsenen haben wir viel mehr andere diagnostische Untersuchungen durchgeführt.

Reschauer, Linz: Bei Ihnen ist eigentlich hauptsächlich die Indikation zur Laparotomie der klinische Befund. Sie verlassen sich vorwiegend auf die Klinik. Sie haben sehr viele Schädelverletzungen. Worauf führen Sie das zurück?

Salamon, Szombathely: Ja, das war wirklich sehr interessant, wenn man überhaupt bei den polytraumatisierten Kindern eine typische Verletzungskombination sagen kann, dann war das in unserem Material eine zweifache Kombination – Schädel-Hirn- und Bauchtrauma. Davon an erster Stelle natürlich Milzverletzungen. Inzwischen haben wir sehr schwere Gehirnkontusionen, die bei Kindern meist einen guten Verlauf zeigen. Darum haben wir relativ gute Ergebnisse. Aber es können natürlich auch andere Verletzungskombinationen sein. Man muß aufpassen mit dem Vergleich von anderen Kombinationen. In unserem Material war das wirklich im Vordergrund – Schädel-Hirn-Trauma und Abdominaltrauma.

Reschauer, Linz: Nun vom Vortrag von Herrn Bartalsky.

N.N.: Ist die Autotransplantation der Milz bei Kindern, wenn man die Milz entfernen muß, obligat oder nicht? Soll man die anstreben?

Bartalsky, Mödling: Wir glauben schon, wir wissen nichts besseres. Wir haben keine Komplikationen. Es war wohl einer, der mit dem postoperativen Ileus, aber nicht durch das Autotransplantat, sondern das war ein Bridenileus, der durchaus so auch auftreten könnte.

Reschauer, Linz: Gibt es Erfahrungen mit der heterotopen Transplantation?

Bartalsky, Mödling: Das ist es ja praktisch. In das große Netz.

Reschauer, Linz: Ich meine jetzt nicht autolog, sondern homolog. Ich habe mich vielleicht schlecht ausgedrückt.

Passl, Graz: Herr Bartalsky, Sie haben gesagt, daß die Blutbildung dann ein anderes Organ übernimmt. Es findet in der Milz keine Blutbildung statt. Das ist nur im fetalen Leben, sonst kommt das nicht mehr vor.

Bartalsky, Mödling: Ja, aber die Phagozyten- und Lymphozytenbildung teilweise.

Passl, Graz: Die ist nicht in der Milz, sondern nur die Reifung, aber das war nur eine Nebenbemerkung. Ich möchte prinzipiell fragen, weil das ein Problem ist, das mich beschäftigt, und das betrifft Sie und auch den Herrn Hager, die konservative Behandlung. Wir haben zwar einen geringen Prozentsatz von begleitenden Darmverletzungen bei der kindlichen Milz, aber er ist doch vorhanden. Ganz ehrlich gesagt, ist das irgendwann einmal vorgekommen, daß man eine Milz konservativ behandelt und dann im Verlauf dieser Therapie doch die Darmruptur im Vordergrund gestanden ist?

Bartalsky, Mödling: Haben wir nicht gesehen. Ich glaube, wenn eine Darmverletzung vorliegt, ist das meistens ein gröberes Trauma mit auch einer stärkeren Blutung von seiten der Milz, so daß wir laparotomieren mußten. Bei vermeintlichen isolierten Milzrupturen haben wir das nicht gesehen.

Hager, Innsbruck: Wir auch nicht.

Passl, Graz: Also, an und für sich kein Problem. Man kann bei Ihren aufgestellten Richtlinien eine konservative Therapie wagen, also wirklich versuchen, ohne daß man Gefahr läuft, etwas anderes zu übersehen.

Hager, Innsbruck: Wobei ich sagen muß, daß bei uns vor allem die Röntgenologen die Sonographie machen und ich glaube, die würden freie Gase sofort feststellen. Ich glaube auch, daß man da doch eine gewisse Sicherheit hat.

Baur, Linz: Darf ich dazu vielleicht feststellen, gerade die Darmverletzung beim Kind ist ein echtes Problem, sehr häufig, weil sie gedeckt ist durch Mesenterium oder durch andere Darmabschnitte. Wir haben Darmverletzungen gesehen, die sich vom freien Gas her erst nach 2 Tagen gezeigt haben. Das Problem, vor allem mit der Sonographie, würde ich sehr bezweifeln, zumal die Sonographie ohnedies ein Problem ist bei sehr vergastem Darm, wenn ich das so sagen darf. Wie Sie wissen, ist gerade die Magenatonie, die Atonie verschiedener Schlingen durch die stumpfe Verletzung ein Problem. Das heißt also, darauf würde ich mich nicht verlassen, sondern da nur rein auf die Klinik. Aber das kann beim Kind ein Problem sein. Wir haben nur das Glück gehabt, bisher so einen Fall nicht zu haben. Die Darmverletzungen, die wir hatten, waren alle im Rahmen eines Polytraumas, so daß wir ohnedies laparotomiert haben. Aber die Meinung, daß man beim offenen Darm, zum Beispiel Rektumzerreißung oder ähnliches, die Milz auf chirurgisch reparative Weise nicht erhalten könnte, das ist durchaus nicht so, wie das auch immer wieder gesagt wird, selbst wenn Stuhl oder Darminhalt im Bauch herumschwimmt. Das ist durchaus machbar. Aber vielleicht darf ich noch eine Anmerkung machen. Sie haben das Problem der Nebenmilz erwähnt. Die Nebenmilz wird sicher überschätzt. Wir haben in unserem Krankengut Patienten, wo der Chirurg schreibt: Da eine Nebenmilz da ist, habe ich mich entschlossen, die Milz zu entfernen. Das ist ein Trugschluß. Die Nebenmilz hat von ihrer Architektonik nicht den Aufbau wie die Milz, kann also nur partiell funktionieren. Wir haben das nachuntersucht bei Patienten, wo wir wußten, daß eine Nebenmilz da ist, die eben splenektomiert wurden. Man sieht eine Hypertrophie dieser Nebenmilz, aber durchaus auf immunologischem Sektor nicht die Werte, wie man sie eben bei der intakten Milz findet.

Passl, Graz: Ja, das ist ja auch das Problem der Autotransplantation. Es ist ja so, bei der Sepsis, es ist die fehlende Clearancefunktion, und die kann von den Autotransplantaten nicht übernommen werden. Es heißt also, man muß abschätzen – ich habe keine Erfahrung mit der Autotransplantation –, man muß die Leute fragen. Sie, Herr Bartalsky haben gesagt, daß Sie keine Komplikationen haben. Es sind aber natürlich, vor allem im amerikanischen Schrifttum, Komplikationen, vor allem der postoperative Ileus, die Abszeßbildung beschrieben, so daß es fraglich ist und wir keine Empfehlung abgeben können.

Hager, Innsbruck: Es wurde deshalb von kinderchirurgischer Seite empfohlen, das große Netz zu teilen und einen Teil des replantierten Gewebes einzuschlagen und in das ehemalige Milzbett hinaufzuverlagern. Ob das des Rätsels Lösung ist, ist die Frage, denn vor allem, wie Sie ja gesagt haben, die Abszeßbildung ist ein echtes Problem, wobei ja die Gewebe hier durch Nekrose wieder in normales Gewebe zurückkommen. Das zeigt die Histologie, inwieweit da also die Position gut ist, daß nämlich quasi wie ein dickes Paket Milzgewebe da drinnen liegt, ist eine zweite Frage, denn die Oberfläche sollte ja groß sein und das ist wieder da nicht gegeben.

Reschauer, Linz: Danke.

Bauer, Kosice: Ich wollte auf diese Frage antworten. Wir haben diese 5 Replantate ins große Netz szintigraphisch nachkontrolliert. 3 von ihnen waren nach einem halben Jahr schon stumm, also konnte man sie szintigraphisch nicht nachweisen und die 2 anderen waren schon bei dieser halbjährigen Kontrolle im Vergleich mit einer normalen Milz in ihrer Aktivität viel schwächer und nach einer zweijährigen Kontrolle war dieses Transplantat schon nicht nachweisbar.

Reschauer, Linz: Herr Hager, Sie sagen, es ist kinderchirurgischer Standard, daß die Überwachung nach der ersten Phase auf der Akutstation erfolgt. Haben Sie diesbezüglich nie Nachteile gesehen? Beziehungsweise Herr Minadi hat das angesprochen.

Hager, Innsbruck: Würden Sie bitte die Frage noch einmal formulieren?

Reschauer, Linz: Sie haben gesagt, Sie verlegen den Patienten dann von der Intensivstation auf die Akutstation und Ihrer Meinung nach ist die engmaschige Überwachung auch dort gewährleistet.

Hager, Innsbruck: Das ist sicherlich ein Mißverständnis. Wir haben bis vor 4 Jahren die Kinder auf der Aufwachstation bzw. sogar unter Umständen auf der Intensivstation gehabt. Seit 4 Jahren haben wir das nicht mehr. Wir haben die Kinder jetzt auf unserer Abteilung, auf einer ganz normalen Abteilung, wo alle Kranken liegen und führen die engmaschigen Untersuchungen dort durch, nachdem sich gezeigt hat, daß, auch der eine Fall nach 24 h, der dann geblutet hat, das durchaus auf der Station mit dem entsprechenden Personal machbar ist. Das ist der internationale Trend. Wenn man die Zentren anschaut, zum Beispiel gerade Toronto ist beispielgebend, die machen das schon seit 8 Jahren so. Wir haben das nicht riskiert, aber in der Zwischenzeit machen wir das ähnlich wie die. Die Situation, wie sie international beschrieben wird, gerade eben Toronto schreibt das, die sind sehr damit befaßt, daß sie den Trend nur noch zur konservativen Erhaltung haben. Das heißt, einen hohen Prozentsatz konservativ erhalten, zum einen, und zum anderen, daß sie den Kindern kein Blut mehr geben. Sie sind weggekommen von etwa 50% auf knapp 30% der Patienten, die Blut bekommen. Das ist zumindest zu überlegen, was sie da angeben, denn im eigenen Krankengut können wir das nicht so verfolgen. Es ist durchaus nicht so, daß alle nur gute Ergebnisse haben. Das heißt also, konservative Erhaltung funktioniert immer. Auch das ist sicher sehr problematisch, wenn solche Dinge bekanntgemacht werden, denn die Realität zeigt etwas anderes. Wir haben das im eigenen Krankengut ja auch sehen müssen.

Reschauer, Linz: Danke für das klare Statement.

X. Das Bauchtrauma im Rahmen des Polytraumas

Rang- und Reihenfolge in der Beurteilung und Versorgung des Bauchtraumas beim Polytraumatisierten

A. Bettermann und H. Ecke

Unfallchirurgische Klinik der Justus Liebig Universität Gießen
(Leitender Arzt: Prof. Dr. H. Ecke), Klinikstraße 29, D-35392 Gießen

Die primäre Diagnostik des zumeist stumpf verletzten Bauchraumes muß sich am Unfallort zunächst auf die Palpation zur Erhebung eines Erst- und Ausgangsbefundes beschränken. Schon die exakte analytische Betrachtung des vorgefundenen Unfallgeschehens kann dem Notarzt Klarheit über die Qualität und Quantität des möglicherweise eingetretenen intraabdominalen Schadens bringen. Hierbei muß vor allem beachtet werden, daß der Bauchraum auch eine Rückseite – gebildet durch das beiderseitige Retroperitoneum und die Wirbelsäule – hat. 43% des eigenen Krankengutes der polytraumatisierten Patienten mußten als solche klassifiziert werden, weil zur Mehrfachverletzung das Bauchtrauma als lebensbedrohender Faktor hinzu kam. Potentiell lebensbedrohlich sind alle, auch die durch stumpfe Gewalteinwirkung eintretenden intraabdominellen Verletzungen, da entweder septische oder Blutungskomplikationen befürchtet werden müssen. Trotz der mannigfaltigen Verletzungsmöglichkeiten gibt es in der Akutdiagnostik nur eine wesentliche Fragestellung: Die nach der freien intraabdominellen Flüssigkeit oder Luft. Diese Frage kann heute durch die Ultraschalldiagnostik mit an Sicherheit grenzender Wahrscheinlichkeit beantwortet werden. Als noninvasive und darüber hinaus kinematographische bildgebende Methode hat die Sonographie vor allem den großen Vorteil der allzeitigen Wiederholbarkeit und ermöglicht ferner die spezifische Organdiagnostik auf der Suche nach der Ursache für die „freie Flüssigkeit". Wer kann mit Sicherheit ausschließen, daß nicht durch die Lavage eine bei initial guter Gerinnung konsolidierte Milzruptur bei der durch die Spülflüssigkeit verursachten intraabdominellen Druck- und Milieuverschiebung zu einer zweizeitigen Milzruptur wird. Daher muß die sonographische Untersuchung als Ausgangsbefund schnellstmögliche Menge und Lokalisation der intraabdominellen Flüssigkeitsansammlung beschreiben und dokumentieren, damit rasch die Entscheidung fallen kann, ob für eine computertomographische Untersuchung Zeit bleibt oder das sofortige chirurgische Handeln unumgänglich ist. Beim polytraumatisierten bewußtlosen Patienten rangiert lediglich die Akutdiagnostik des Schädels und des Brustraumes noch vor der Eröffnung der Leibeshöhle bei entsprechender Indikation nach kontrolliertem Sonographiebefund.

Die Notwendigkeit der sonographischen Verlaufsbeobachtung läßt es überlegenswert erscheinen, dieses diagnostische Verfahren auch schon am Unfallsort einzusetzen, was neben der medizinischen natürlich auch eine technische und organisatorische Herausforderung darstellt. Sonographische Verlaufsbeobachtung und klinisches Bild machen es darüber hinaus möglich, Spontanheilungen bei eindeutigem Nachweis freier intraabdomineller Flüssigkeit abzuwarten, die bei positiver Lavage zweifelsfrei

Hefte zu „Der Unfallchirurg", Heft 239
W. Buchinger (Hrsg.)
© Springer-Verlag Berlin Heidelberg 1994

zur Laparotomie und möglicherweise zum Organverlust geführt hätten. Vier eigene Fälle kindlicher Milzrupturen nach Sportunfällen haben dies bestätigt. Selbst während der operativen Versorgung anderer Verletzungen dieser polytraumatisierten Kinder konnten Verlaufskontrollen der Ultraschalldiagnostik durchgeführt werden, die zusammen mit den erhobenen Laborparametern die Konsolidierung der Verhältnisse im Bauchraum sicherstellten. Hierbei sollten Hb-Werte einer strengen Kontrolle bei großzügiger Interpretation unterzogen werden, um möglichst auch die Gabe von Fremdblut zu vermeiden.

Lebensbedrohende Kopfverletzungen müssen selbstverständlich parallel zur Laparotomie bei dekompensiertem Bauchtrauma versorgt werden. Die Erstversorgung des Thoraxtraumas in Form von Drainagen muß bei strenger Indikationsstellung am Unfallort oder auf dem Weg in die Klinik erfolgen. Weitere operative intrathorakale Interventionen können dann im Zuge der Bauchraumversorgung durchgeführt werden. Bei Gewalteinwirkung von dorsal muß neben der Wirbelsäule stets auch an die retroperitonealen Organe (Duodenum!) gedacht werden, zu denen auch die großen Gefäße gehören. Ist für das Urogenitalsystem der Blasenkatheter neben der Sonographie der wichtigste diagnostische Schritt, ist für die großen Gefäße die Ultraschalluntersuchung als grobe Screeningmethode sinnvoll. Hier muß der Verdacht dringend entweder durch die Computertomographie erhärtet, oder dann durch die Angiographie näher lokalisiert werden. Zwei Fälle, in denen die intraabdominelle Flüssigkeitsansammlung lediglich ausgetretener Darminhalt war, wurden initial nicht als solche erkannt, da das Gesamtbild des Polytraumas andere Verdächtigungen näher legte. Beide wurden dann aber durch die sonographische Verlaufsbeobachtung der explorativen Laparotomie zugeführt und – wie der postoperative Verlauf bewies – somit zeitgerecht versorgt.

Literatur

1. Lorenz R (1987) Rationeller Einsatz bildgebender Verfahren. Hippokrates, Stuttgart
2. Bartels H (1981) Leistungsfähigkeit und Wertigkeit der Sonographie im Bereich der Urologie. Ultraschall 2:114
3. Beyer D, Mödder U (1985) Diagnostik des Akuten Abdomens mit bildgebenden Verfahren. Springer, Berlin Heidelberg New York
4. Friedmann G, Bücheler E (1983) Dringliche Röntgendiagnostik. Traumatologie und akute Erkrankungen. Thieme, Stuttgart
5. Newton Th, Potts DG (1983) Computed tomography of the spine and spinal cord. Clavadel
6. Strittmatter B, Lausen M, Salm R, Kohlberger E (1988) Die Wertigkeit der Ultraschalldiagnostik beim stumpfen Bauch- und Thoraxtrauma. Langenbecks Arch Chir 373:202

Beeinträchtigen Zusatzverletzungen die Diagnosestellung beim stumpfen Bauchtrauma?

R. Jaskulka, Th. Harm und R. Schedl

II. Universitätsklinik für Unfallchirurgie Wien (Vorstand: Prof. Dr. P. Fasol), Spitalgasse 23, A-1090 Wien

Einleitung

Fehler im Management von Abdominalverletzungen zählen seit jeher zu den Hauptursachen vermeidbarer Todesfälle bei Polytraumatisierten. Die Ursache dafür ist in der Regel ein verspätetes Erkennen einer verdeckten intraabdominellen Blutung bei schweren Zusatzverletzungen wie Schädel-Hirn-Traumen, Querschnittsläsionen oder auch multiple Extremitätenverletzungen. Die Patienten sind bei Klinikaufnahme meist nicht ansprechbar, intubiert und sediert. Insbesondere beim begleitenden SHT lassen fehlende Schmerzangaben und abgeschwächte oder fehlende peritoneale Schmerzreflexe nur bedingt eine palpatorische Beurteilung zu. Andererseits erschweren Begleitverletzungen wie Beckenfrakturen oder Brüche der unteren Rippen die klinische Diagnostik und können so zur Ursache einer verzögerten Therapie werden.

Zur Überprüfung des eigenen Vorgehens wurden aus dem Zeitraum 1982 bis 1989 56 Patienten mit stumpfem Bauchtrauma einer retrospektiven Analyse unterzogen. Unter Berücksichtigung der Zusatzverletzungen konnten dabei 3 Gruppen gebildet werden:

Isoliert stumpfe Bauchtraumen und solche mit leichten Begleitverletzungen (TS: 14.53, ISS:18.8) fanden wir in 15 Fällen (Gruppe I).

18mal lag ein stumpfes Bauchtrauma mit schweren Begleitverletzungen, aber ohne Schädel-Hirn-Trauma vor (TS: 12.3, ISS: 29.5) (Gruppe II).

Bei 23 Patienten fanden wir neben schweren Begleitverletzungen ein zusätzliches Schädel-Hirn-Trauma (TS: 11.2, ISS: 31.4) (Gruppe III).

Diagnostik

Beim isolierten Abdominaltrauma bereitete die Diagnosestellung in der Regel keine Probleme. Sowohl Anamnese wie auch klinischer Befund wiesen zumeist auf die Verletzungslokalisation hin. Die durchschnittliche Dauer von der Einlieferung bis zum Operationsbeginn betrug 96 min. Die Diagnosestellung selbst erfolgte in 3 Fällen mittels diagnostischer Peritoneallavage und in 10 Fällen mittels Sonographie. 3mal wurde mittels selektiver Angiographie eine genaue Abklärung betrieben. In einem Fall eines fraglichen Hämatoms in der Milzloge wurde zusätzlich eine Computertomographie durchgeführt, eine Untersuchung, die wir sonst nur selten in der primären Diagnostik des Bauchtraumas benötigen.

Beim Mehrfachverletzten hatte die Basisdiagnostik von Schädel, Thorax und Abdomen absolute Priorität. Bezüglich des Abdomens bedeutet dies für uns bei jedem

Hefte zu „Der Unfallchirurg", Heft 239
W. Buchinger (Hrsg.)
© Springer-Verlag Berlin Heidelberg 1994

Polytraumatisierten den Ausschluß einer Massenblutung noch in der unmittelbaren Phase der lebensrettenden Sofortmaßnahmen. An unserer Klinik hat dabei seit 1985 – nach einer Übergangszeit von etwa 1 Jahr – die Sonographie die diagnostische Peritoneallavage nahezu vollständig abgelöst. Zeigte der sonographische Befund freie Flüssigkeit im Abdomen bei gleichzeitigen instabilen Kreislaufverhältnissen – wobei andere Blutungsquellen ausgeschlossen wurden – ist die Indikation zur „Sofortlaparotomie" gegeben. Bei negativem oder unsicherem Sonographiebefund wurden engmaschige Befundkontrollen durchgeführt. Erst wenn eine Massenblutung ausgeschlossen und eine primäre Stabilisierung der Vitalfunktionen erreicht war, schlossen sich Spezialuntersuchungen wie selektive Angiographie oder CT an.

Bei den Polytraumatisierten ohne Schädel-Hirn-Trauma betrug die Zeitspanne zwischen Einlieferung und Diagnosestellung bzw. Operationsbeginn durchschnittlich 98 min, bei zusätzlicher Schädel-Hirn-Verletzung 92 min. Die Diagnosestellung erfolgte hier 18mal mittels diagnostischer Peritoneallavage und 17mal mittels Sonographie. Bei 2 Patienten mit instabilen Beckenfrakturen wurde im Rahmen einer angiographischen Embolisierung im Stromgebiet der A. iliaca interna eine diagnostische selektive Angiographie der Abdominalorgane angeschlossen.

Bei je 2 Patienten mit und ohne Schädel-Hirn-Verletzungen erfolgte die Diagnosestellung verspätet. In allen Fällen handelte es sich dabei um zweizeitige Milzrupturen, welche im Rahmen von Kontrollsonographien (2mal) bzw. Computertomographien (2mal) diagnostiziert wurden.

Zusammenfassung

Insgesamt kann die eingangs gestellte Frage- ob Zusatzverletzungen die Diagnosestellung des stumpfen Bauchtraumas verzögern – für das hier dargestellte Krankengut verneint werden. Das Vorliegen von schweren Zusatzverletzungen beeinträchtigte die Diagnosestellung einer operationspflichtigen stumpfen Bauchverletzung nicht. Wir führen dies vor allem auf die Tatsache zurück, daß bei Polytraumatisierten – insbesonders bei zusätzlichem Schädel-Hirn-Trauma – meist noch vor dem Vorliegen einer klinisch sicher faßbaren Symptomatik durch eine aktive, offensive Diagnostik nach einer intraabdominellen Verletzung gefahndet wurde. Das Hauptgewicht trägt hierbei die routinemäßig eingesetzte Sonographie. Die diagnostische Peritoneallavage dagegen hat an unserer Klinik in den letzten Jahren wesentlich an Bedeutung verloren.

Sonographie versus Peritoneallavage in der Abdomendiagnostik bei Polytraumatisierten

Ch. Waydhas, D. Nast-Kolb, U. Blahs, K. J. Pfeifer und L. Schweiberer

Chirurgische Klinik Innenstadt und Chirurgische Poliklinik der Ludwig-Maximilian-Universität München (Direktor: Prof. Dr. L. Schweiberer), Nußbaumstraße 20, D-80336 München

Patienten und Methoden

Die Effizienz und Zuverlässigkeit von abdomineller Ultraschalluntesuchung und Peritoneallavage zur Schockraumdiagnostik von Bauchverletzungen bei polytraumatisierten Patienten wurde im Rahmen einer prospektiven Studie untersucht. Dem leitenden Chirurgen war dabei die Verfahrenswahl (Sonographie, Peritoneallavage oder beides) überlassen. Die Ultraschalluntersuchung wurde vom diensthabenden Radiologen durchgeführt, welcher in der Notfall- und Routinesonographie erfahren ist. Die Lavage erfolgte durch den 1. oder 2. chirurgischen Dienst und wurde immer nach der Sonographie durchgeführt. Zur Auswertung wurde nur die jeweils erste Sonographie oder Lavage, jedoch keine (routinemäßige) Kontrolluntersuchung herangezogen.

106 konsekutive polytraumatisierte Patienten mit 1) wertigen Verletzungen von mindestens 2 Regionen (Schädel, Thorax, Abdomen, Bewegungs- und Halteapparat) oder mindestens 3 Frakturen langer Röhrenknochen und des Beckens sowie 2) einem ISS $\geq$ 18 Punkten wurden untersucht. Der mittlere ISS betrug 40 Punkte (18–75), der mittlere PTS war 39 Punkte (13–89).

41 der 106 Patienten (38,7%) erlitten intraabdominelle Verletzungen, wobei 12 Nierenläsionen (5mal mit und 7mal ohne abdominelle Begleitverletzungen) in der vorliegenden Analyse nicht berücksichtigt sind. Bei den Verletzungen handelte es sich um 25 Milz- und 19 Leberrupturen, 8 Mesenterialeinrisse, 3 Pankreas-, 3 Magen-Darm- und 1 Blasenruptur.

Ergebnisse

Insgesamt wurden 64 Sonographien und 82 Peritoneallavagen durchgeführt. 45mal kamen beide Verfahren zum Einsatz, 19mal nur die Sonographie, 37mal nur die Peritoneallavage und bei 5 Patienten wurde keine der beiden Methoden angewandt. Die Validierung erfolgte durch Laparotomie, Autopsie oder serielle Sonographie mit Verlaufsbeobachtung.

Die Treffergenauigkeit der Peritoneallavage ist in Tabelle 1 dargestellt. Bei dem falsch-positiven Befund bestand ein großes retroperitoneales Hämatom. Die 3 falsch-negativen Befunde fanden sich bei einem Patienten mit Leber- und Milzruptur, einem Patienten mit Pankreasruptur und einem Verletzten mit einem subkapsulären Leberhämatom, welches nicht operativ behandelt werden mußte.

Die Ergebnisse für die abdominelle Sonographie sind ebenfalls aus Tabelle 1 zu ersehen. Die 3 (unter der chirurgischen Fragestellung) falsch-positiven Resultate ba-

Hefte zu „Der Unfallchirurg", Heft 239
W. Buchinger (Hrsg.)
© Springer-Verlag Berlin Heidelberg 1994

Tabelle 1. Ergebnisse

	Peritoneallavage	Sonographie
Richtig-positiv	32	16
Falsch-positiv	1	3
Richtig-negativ	43	39
Falsch-negativ	3	6
Fraglich positiv	3	–

sierten 2mal auf dem Nachweis freier Flüssigkeit (einmal lag hepatogener Aszites vor, einmal bestand eine Zwerchfellruptur bei Thoraxtrauma) und einmal auf der Diagnose einer Milzruptur, welche sich intraoperativ nicht bestätigte. In diesem Fall bestand jedoch ein retroperitoneales Hämatom. Falsch-negativ bewertet wurden 6 Patienten mit: 1) Leberruptur und Mesenterialeinrissen, 2) Leberruptur, 3) Milzruptur, 4) Mesenterialeinrissen, 5) Pankreas- und Duodenalruptur, 6) intraperitonealer Blasenruptur.

In Tabelle 2 sind die Genauigkeiten beider Verfahren zusammengefaßt. Die Genauigkeit (= Anteil der richtig-positiven und richtig-negativen am Gesamtkollektiv) der Peritoneallavage ist mit 95% deutlich besser als die der Sonographie mit 85%. Die Kombination beider Verfahren ergibt eine Genauigkeit von 98%. Nur bei einem von 45 Patienten waren beide Methoden gleichzeitig falsch (Tabelle 3).

Tabelle 2. Genauigkeit der beiden Methoden

	Peritoneallavage	Sonographie
Sensitivität	91%	73%
Spezifität	98%	93%
Pos. präd. Wert	97%	84%
Neg. präd. Wert	93%	87%

Tabelle 3. Vergleich beider Methoden bei 45 Patienten, bei denen sowohl die Sonographie als auch die Lavage durchgeführt worden ist

Beide Verfahren richtig :	35	
Lavage falsch (neg.) :	2	> Sonographie 2 x rp
Lavage fraglich :	2	> Sonographie 2 x rn
Sonographie falsch		
(4 x neg., 1 x pos.) :	5	> Lavage 4 x rp, 1 x rn
Beide Verfahren falsch :	1	

rp richtig positiv, *rn* richtig negativ

Diskussion

Die Genauigkeit der Peritoneallavage ist an großen Patientenkollektiven untersucht und beträgt ca. 98,5% [2]. Die Trefferquote in unserer Untersuchung ist mit 95% annähernd gleich.

Als alternatives Verfahren steht die sonographische Untersuchung des Abdomens zur Verfügung. In einer retrospektiven Analyse an 70 Patienten wurde eine Sensitivität von 100% angegeben [1], in der prospektiven Untersuchung von Peiper [4] bestand eine Sensitivität von 87,7%, im letzten Jahr der 8 Jahre laufenden Studie betrug die Sensitivität jedoch 96%. Eine weitere prospektive Studie an 103 Patienten [7] ergab eine Sensitivität von 95%. Die Prävalenz von abdominellen Organverletzungen betrug in den beiden letzteren Untersuchungen jedoch lediglich 16 bwz. 17%.

Die Genauigkeit der Sonographie in unserer Studie war mit 85% deutlich niedriger. In 3 prospektiven Untersuchungen [3, 5, 6] lag die Genauigkeit der Sonographie mit 86,88 und 90% in einem ähnlichen Bereich jeweils mindestens 10% unter derjenigen der Lavage. Bei den falschen Befunden der Sonographie fällt insbesondere die relative hohe Zahl der falsch-negativen, also übersehenen Diagnosen ins Gewicht.

Unter diesem Aspekt erscheint eine Rate von 10–15% falschen Befunden bei Patienten mit schweren Mehrfachverletzungen zu hoch. Die Sonographie ist als alleiniges Diagnostikverfahren bei dieser Patientengruppe nicht ausreichend. Sie kann die Peritoneallavage nicht ersetzen. Durch eine Kombination beider Verfahren kann die Trefferausbeute bis auf 98% verbessert werden. Der Einsatz der Sonographie als primäres Diagnostikum von abdominellen Verletzungen ist sicherlich gerechtfertigt. In allen Zweifelsfällen, insbesondere bei negativem Befund, sollte nach wie vor eine Peritoneallavage angeschlossen werden.

Literatur

1. Dock W, Grabenwöger F, Pinterits F, Ittner G (1988) Sonographie des Abdomens beim Polytraumatisierten. Unfallchirurg 91:185–188
2. Fischer RP, Beverlin BC, Engrav LH, Benjamin CI, Perry JF (1978) Diagnostic peritoneal lavage. Fourteen years and 2586 patients later. Am J Surg 136:701–704
3. Grüssner R, Mentges B, Düber Ch, Rückert K, Rothmund M (1989) Sonography versus peritoneal lavage in blunt abdominal trauma. J Trauma 29:242–244
4. Peiper HJ, Schmid A, Steffens H, Tiling Th (1987) Ultraschalldiagnostik beim akuten Abdomen und stumpfen Bauchtrauma. Chirurg 58:189–198
5. Rückert K, Starker M, Schreyer T, Kümmerle F (1984) Ultraschall und Peritoneallavage in der Diagnostik des stumpfen Bauchtraumas. Hefte Unfallheilkd 163:80
6. Stierli P, Fartab M, Tillmann U, Aeberhard P (1985) Prospektive Vergleichsstudie zwischen Ultraschall und Peritoneallavage beim stumpfen Bauchtrauma. Helv Chir Acta 52:43–45
7. Strittmatter B, Lausen M, Salm R, Kohlberger E (1988) Die Wertigkeit der Ultraschalldiagnostik beim stumpfen Bauch- und Thoraxtrauma. Langenbecks Arch Chir 373:202–205

Diagnostisches Management des stumpfen Bauchtraumas beim polytraumatisierten Patienten

R. Hoffmann[1], B. W. Wippermann[1], T. Pohlemann[1], P. Reimer[2] und H. Tscherne[1]

[1] Unfallchirurgische Klinik, Medizinische Hochschule Hannover (Vorstand:
Prof. Dr. H. Tscherne)
[2] Abteilung diagnostische Radiologie I, Medizinische Hochschule Hannover,
Konstanty-Gutschow-Straße 8, D-30625 Hannover

Die Versorgung schwerverletzter Patienten stellt an alle Beteiligten höchste Anforderungen. In einem Wettlauf mit der Zeit muß die bestmögliche Versorgung des Patienten in einem geeigneten Traumazentrum sichergestellt werden. Ein solches Traumazentrum muß über eine entsprechend vorbereitete Infrastruktur verfügen, um alle diagnostisch und therapeutisch erforderlichen Maßnahmen jederzeit und unverzüglich durchführen zu können.

Dies gilt besonders auch für das im Rahmen eines Polytraumas häufig begleitende stumpfe Bauchtrauma, das, bei entsprechendem Schweregrad, den Ablauf des weiteren Managements besonders im Rahmen der Primärversorgung wegweisend bestimmen kann. Bei der Primärdiagnostik spielt hier neben dem ersten klinischen Check up zunehmend die Sonographie eine zentrale Rolle vor CT, Lavage oder anderen invasiven Diagnostikmethoden. Die erste Ultraschalluntersuchung des Abdomens erfolgt unverzüglich nach Eintreffen des Patienten im Schockraum simultan zur weiteren Diagnostik und Therapie. Dies bedeutet, daß das Ultraschallgerät fest im Schockraum stationiert sein sollte.

Das Gerät muß über einen 3,5-MHz-Linear- oder Sektorschallkopf verfügen. Ein zusätzlicher 5-MHz-Linearschallkopf kann für die Beurteilung oberflächennaher Strukturen hilfreich sein. Der Untersucher sollte bevorzugt Mitglied des Traumateams sein und über eine ausreichende Erfahrung verfügen, um jederzeit eine sichere und schnelle Befunderhebung zu gewährleisten.

Primär wird nach freier intraabdomineller Flüssigkeit als Ausdruck einer Blutung gefahndet. Eine spezifische Organzuordnung der intraabdominellen Läsion ist sekundär. Die Frage nach freier Flüssigkeit ist in der Regel durch eine orientierende Untersuchung der Recessus hepatorenalis und splenorenalis und des Douglas-Raumes in 1–2 min möglich. Es erfolgt stets die Mitbeurteilung von Zwerchfell und Pleuraraum, um z.B. freie intrapleurale Flüssigkeit im Rahmen eines Hämatothorax mit zu erfassen.

Noch im Schockraum müssen auch bei initial negativem Befund Kontrollsonographien durchgeführt werden, da sich intraabdominelle Blutungen häufig erst nach Stabilisierung der Kreislaufsituation manifestieren. Zur besseren Beurteilung des Verlaufes sollten die Kontrollen durch den gleichen Untersucher durchgeführt werden. Bei klinischer Befundverschlechterung oder Kreislaufinstabilität muß eine Kontrollsonographie jederzeit, d.h. auch im Operationssaal oder auf der Intensivstation, gewährleistet sein. Bei Übergabe an die Dienstmannschaft müssen kontrollwürdige Befunde am Patienten demonstriert werden.

Hefte zu „Der Unfallchirurg", Heft 239
W. Buchinger (Hrsg.)
© Springer-Verlag Berlin Heidelberg 1994

Hier ist besonders auf die sog. „Minimalbefunde" zu achten, die ggf. erst nach spezieller Ausrichtung des Schallkopfes sichtbar werden und durch den unerfahrenen Untersucher leicht übersehen werden können und zu Fehleinschätzungen führen. Es muß nochmals die Qualifizierung des Untersuchers betont werden, da nach unseren Erfahrungen Fehldiagnosen meistens durch mangelnde Übung mit der sonographischen Untersuchungstechnik bedingt sind. Im Zweifelsfall sollte man sich nicht scheuen und die erhobenen Befunde auch im Sinne eines optimierten Ausbildungs- und Lerneffektes durch erfahrenere Untersucher kontrollieren lassen.

Zusammengefaßt ergibt sich im eigenen Vorgehen die Indikation zur Laparotomie aus einer Wertung der gesamten klinischen und songraphischen Befunde durch den Teamleiter des Traumateams. Bei positivem Nachweis für freie intraabdominelle Flüssigkeit wird laparotomiert. Bei fraglichem, minimalem oder fehlendem Nachweis freier Flüssigkeit werden engmaschige Kontrollsonographien durchgeführt. Wird die freie Flüssigkeit deutlich positiv, wird ebenfalls laparotomiert. Bei instabilem Kreislauf unter adäquater Schocktherapie und sonst fehlender anderer Blutungsquelle wird bei sonographisch gering nachweisbarer freier intraabdomineller Flüssigkeit, ebenso wie bei hochgradig suspektem Abdominalbefund, die Indikation zur Probelaparotomie großzügig gestellt. Die Probelaparotomie hat Vorrang vor weiteren diagnostischen Maßnahmen wie abdomineller Computertomographie oder Angiographie.

Es muß jedoch berücksichtigt werden, daß freie Flüssigkeit im Abdomen auch im Rahmen von Diapedeseblutungen bei großen retroperitonealen Hämatomen, bei Lazerationen aus oberflächlichen Parenchymeinrissen oder Mesoeinrissen und in seltenen Fällen nach Masseninfusionen auftreten kann. Auch wenn hier im Einzelfall die Indikation zur Laparotomie im Nachhinein kritisch bewertet wird, darf unseres Erachtens von den geschilderten Prinzipien keinesfalls abgewichen werden, da im Zweifel eine signifikante Organverletzung derzeit nur durch eine Probelaparotomie sicher ausgeschlossen werden kann.

In einer prospektiven Untersuchung wurde bei 314 Patienten, davon 229 Polytraumen, eine Ultraschalluntersuchung des Abdomens durchgeführt. Bei 57 Patienten wurde primär freie intraabdominelle Flüssigkeit diagnostiziert. Es fanden sich hier 35 Milz-, 16 Leber- und 6 Leber-/Milzrupturen. 14 Patienten wurden verzögert laparotomiert bei primär sonographisch geringen oder negativen Befunden. 8mal fand sich hier eine parenchymatöse Organverletzung, je 2mal ein Mesoeinriß oder eine Darmruptur. In diese Gruppe fallen ebenfalls 2 falsch-positive Ergebnisse, bei denen sich keine intraabdominelle Läsion darstellte. Der Verlauf bei den nicht durch Laparotomie kontrollierten Patienten war vom Abdominalbefund her ungestört. Insgesamt wurden 71 Patienten laparotomiert. Die Sonographie erreichte eine Spezifität von 99%, eine Sensitivität von 97% (wenn man 2 verzögerte Diagnosestellungen als initial falsch-negativ wertet) und eine Treffsicherheit von 98%.

Hat die Peritoneallavage angesichts dieser Ergebnisse noch einen Stellenwert? Sie ist u.E. nur noch in Fällen indiziert, wo die Sonographie nicht möglich oder die Befunderhebung unzuverlässig ist. Darüber hinaus können in seltenen Fällen eine Adipositas permagna oder ein ausgedehntes subkutanes Emphysem die sonographische Beurteilung des Abdomens unmöglich machen und eine Peritoneallavage erfordern.

Zusammenfassend überwiegen jedoch bei der Diagnostik des stumpfen Bauchtraumas gerade im Rahmen eines Polytraumas die Vorteile der Sonographie, wie schnelle Durchführbarkeit, hohe Sensitivität für freie Flüssigkeit, Möglichkeit zur Organdiagnostik, Nichtinvasivität und fehlende Kontraindikationen.

Probleme der Diagnosestellung und Sofortversorgung von Abdominalverletzungen beim Polytrauma

A. Salamon, I. Sarang und M. Mézes

Unfallchirurgische Abteilung des Markusovszky Krankenhauses
(Chefarzt: Prof. Dr. A. Salamon), Haman K. Str. 9700 Szombathely/Ungarn

Von 1978 bis 1989 wurden 264 Abdominalverletzungen (220 stumpfe, 44 offene) in der Unfallchirurgischen Abteilung und auf der Intensivstation behandelt, daraus wurden 62 polytraumatisierte Patienten ausgewertet. Die Gesamtzahl der Polytraumatisierten war zur gleichen Zeit 161, von diesen wiesen 62 (38,5%) die Beteiligung des Abdomens auf. Es handelte sich um 48 Männer und 14 Frauen. Die Mehrheit (87%) aller Patienten lag in der Altersgruppe zwischen 15 und 65 Jahren.

Bei über 80% der Schwerverletzten war ein traumatisch-hämorrhagischer Schock nachweisbar, fast 50% waren bei der Ankunft bewußtlos, intubiert und künstlich beatmet. Die klinischen Untersuchungen, die Laborparameter und die Röntgenabdomenübersichtsaufnahmen gaben bei den Polytraumatisierten gewöhnlich keinen organspezifischen Anhalt, ergaben aber den Verdacht auf intraabdominale Organverletzung. Es gibt bei diesen Schwerverletzten, die gleichzeitig Schädel-Hirn-, Thorax- oder Skelettverletzungen hatten, diagnostische und therapeutische Probleme. Die Diagnose und die Therapie – vor allem die Sofortversorgung – mußte gleichzeitig simultan, rasch ablaufen.

Die Indikation zur Laparotomie ist bei den polytraumatisierten Patienten eine besonders wichtige Frage; die unnötig durchgeführte Laparotomie bedeutet unserer Meinung nach eine zusätzliche Belastung, andererseits nimmt die Letalität bei verzögerter Operation zu.

Auf Grund der Druckempfindlichkeit und Abwehrspannung wurden von uns 12 Fälle mit einem hämorrhagischen Schock 11 Fälle sofort operiert. Bei 2 Patienten wurde die Laparotomie nach einer Thorax-Abdomen-Übersichtsaufnahme, bei 3 Fällen nach der Zystographie indiziert. Bei den nicht geklärten Fällen ist als schnellste und einfachste Maßnahme die diagnostische Peritoneallavage durchgeführt worden. Die Sonographie wurde bei den Polytraumatisierten nur selten verwendet, im Gegensatz zum Verdacht bei der Kontusion der Bauchwand und bei den isolierten intraabdominalen Organverletzungen (Tabelle 1). Mit diesen diagnostischen Maßnahmen wurde in keinem Fall eine unnötige Laparotomie durchgeführt.

Hefte zu „Der Unfallchirurg", Heft 239
W. Buchinger (Hrsg.)
© Springer-Verlag Berlin Heidelberg 1994

Tabelle 1. Diagnostik – Wertigkeit von Sonographie und Peritoneallavage

	Sonographie				Peritoneallavage			
	+	/+/	–	/–/	+	/+/	–	/–/
Kontusion der Bauchwand		1	30	–				1
Intraabdominale Organverletzung	9		2		7			
Polytraumatisierte Patienten (Bauchtrauma beim Polytrauma)	2		1		27	1		
Gesamt	11	1	33		34	1	1	

+ positiv; /+/ falsch positiv; – negativ; /–/ falsch negativ

Gleichzeitig hatten die 32 Schädel-Hirn-Verletzten insgesamt 43 Verletzungen, davon 17 schwere Gehirnkontusionen. Bei einem Patienten wurde ein epidurales Hämatom, bei 2 Patienten ein subdurales Hämatom diagnostiziert.

Die 2-, 3- und 4fachen Verletzungskombinationen mit Beteiligung des Abdomens sind in Tabelle 2, die relative Inzidenz der einzelnen Bauchorganveletzungen beim Polytrauma ist in Tabelle 3 dargestellt. In unserem Krankengut sind beim stumpfen Bauchtrauma, ebenso wie in der Literatur, die Milzverletzungen an der Spitze, gefolgt von Leber-, Mesenterium-, Mesokolon- und Nierenverletzungen. Die Laparotomie wurde von uns bei 54 Patienten als Sofortoperation in der ersten Operationsphase nach Tscherne und Trenz nach den Erstmaßnahmen (Reanimationsphase) durchgeführt. Die epiduralen und subduralen Hämatome wurden simultan mit den Bauchorganverletzungen operiert. Bei 13 Patienten wurden gleichzeitig Thoraxdrainage, Thorakotomie oder Thorakolaparotomie durchgeführt. 2 Patienten wurden am 2. Tag, 1 Patient mit zweizeitiger Milzruptur in der 2. Woche operiert. Bei 4 Mehrfachverletzten, die ein retroperitoneales Hämatom und andere vitale Verletzungen erlitten hatten, wurde keine Laparotomie ausgeführt. In den meisten Fällen (30) wurde wegen einer schweren Milzverletzung eine Splenektomie durchgeführt. Die Entfernung von Nekrosen, Blutstillung und Leberparenchymnähte fanden bei 21 Patienten statt. Eine

Tabelle 2. Verletzungskombinationen beim Polytrauma

2fache	A	+	SH	7
	A	+	T	18
	A	+	S	8
3fache	A	+	SH+T	10
	A	+	T +S	3
	A	+	SH+S	10
4fache	A	+	SH+T+S	6
Gesamt				62

Tabelle 3. Relative Inzidenz der einzelnen Bauchorganverletzungen beim Polytrauma

	Stumpfe	Offene	Gesamt
Milzruptur	32	2	34
Leberriß	19	2	21
Mesenterium-, Omentum-, Mesokolonriß	23	5	28
Nierenkontusion	16	–	16
Nierenriß	5	–	5
Dünndarmverletzung	7	1	8
Dickdarmverletzung	3	1	4
Retroperitoneum, Hämatom	10	–	10
Zwerchfellruptur	4	3	7
Magenverletzung	1	3	4
Pankreasverletzung	1	–	1
Harnblasenverletzung	2	–	2

Übernähung von Mesenterium-, Mesokolon-, Omentumverletzungen wurde bei 28 Patienten, die von kleinen Magendarmperforationen, bei 16 Verletzten durchgeführt. In 7 Fällen wurde eine Zwerchfellverletzung operiert, dazu kamen noch 4 Darmresektionen, 2 Nephrektomien und 2 Harnblasenverletzungen.

41 Polytraumatisierte mit Bauchbeteiligung überlebten (66%). 21 polytraumatisierte Patienten verstarben trotz der aktiven diagnostischen und therapeutischen Maßnahmen. Die Letalität in unserem Krankengut mit Bauchbeteiligung war relativ hoch (34%), höher als die Gesamtletalität der 161 polytraumatisierten (27%). Fast jeder verstorbene Patient hatte einen hämorrhagischen Schock erlitten, 12 waren bewußtlos. Bei 8 Patienten wurde eine Resuszitation ohne Erfolg versucht. Die Prognose war schlechter bei den 3- und 4fachen Verletzungskombinationen. Die Todesursache war in erster Linie ein hämorrhogischer Schock, gefolgt vom Schädel-Hirn-Trauma.

Der durchschnittliche ISS-Wert bei den verstorbenene Patienten (47) lag signifikant höher als bei den Überlebenden (38,5).

Diskussion

Ecke, Gießen: Wir kommen zur Diskussion dieser Vorträge und sollten vielleicht die beiden ersten, weil sie ähnliche Fragen aufwerfen könnten, zunächst diskutieren.

Wagner, Salzburg: Hat überhaupt jemand in Österreich Erfahrung bei schweren Bauchtraumen, Massenblutungen mit Schockhosen? Ich weiß nur von Hinweisen vom Linzer Unfallkrankenhaus. Die hatten sie immer im Schockzimmer liegen. Über den Einsatz in der präklinischen Phase weiß ich keine echte Stellungnahme außer in Ein-

Hefte zu „Der Unfallchirurg", Heft 239
W. Buchinger (Hrsg.)
© Springer-Verlag Berlin Heidelberg 1994

zelfällen. Hat jemand Erfahrung mit den Schockhosen, die ja im anglistischen Sprachraum einmal sehr gut diskutiert worden sind.

Reschauer, Linz: Die Anästhesisten führen im NAW eine Schockhose mit, haben sie in Einzelfällen verwendet, aber damit eigentlich keine zufriedenstellenden Ergebnisse bis jetzt erzielen können, so daß ich dazu nichts sagen kann. Kollege Fischmeister aus dem Unfallkrankenhaus ist hier. Vielleicht haben die auf ihrem NAW inzwischen Erfahrung sammeln können.

Fischmeister, Linz: Wir haben die Schockhosen im Schockraum und teilweise auch im NAW. Ich kann über den Einsatz im Schockraum berichten. Ich persönlich hatte 2 Patienten mit Beckenfrakturen, wo es zu einem sehr schnellen Erholen und Anstieg des Blutdruckes gekommen ist. Zu einem Zeitpunkt, wo es eben noch relativ schwierig ist, die verschiedenen Zugänge zu legen und Volumen zuzuführen, glaube ich, ist die Schockhose ein Zeitgewinn und eine echte Maßnahme, die Zeit bringt.

Wagner, Salzburg: Hat sonst noch jemand Erfahrung damit?

Reschauer, Linz: Ich kann nur dazu sagen, das Anlegen der Schockhose ist nicht so ganz einfach. Ich habe zweimal zugesehen und ich kann mir nicht vorstellen, daß das sehr viel bringt. Der Zeitgewinn artet dann eher vielleicht in eine Zeitverzögerung aus.

Ecke, Gießen: Herr Reschauer, Sie haben in dankenswerter Weise dargestellt, daß die klinische Untersuchung an den Beginn gehört. Nun ist das natürlich im Polytrauma manchmal ziemlich schwierig, besonders dann, wenn Sie Bewußtlose vor sich haben. Die übrige Therapie, die Sie vorschlagen, unterscheidet sich aber sonst nicht wesentlich von den polytraumatischen Befunden, die wir sonst haben. Würden Sie eine spezifische Diagnostik schon am Unfallort bezüglich des Bauchtraumas empfehlen?

Reschauer, Linz: Wir müssen differenzieren, ob der Patient bewußtlos ist, wie Sie ganz richtig gesagt haben. Da haben wir vielleicht die Möglichkeit der Außenanamnese. Wenn es ein Arbeitsunfall ist, die Kollegen, oder vielleicht beim Verkehrsunfall haben wir die Möglichkeit, von anderen beteiligten Passanten Auskunft zu bekommen. Da können wir dann irgendwie doch den Unfallmechanismus nachvollziehen und daraus vielleicht Schlüsse ziehen. Beim ansprechbaren Patienten wie gesagt die klinische Symptomatik und auch die Lage, in der er sich befindet. Man sieht, ob er eingeklemmt ist, wo er eingeklemmt ist, wo ist er aufgeschlagen. Das bringt sehr viel, zumal wir ja jetzt doch fast standardmäßig Analgetika geben. Das ist bei uns ein fester Pfeiler der Therapie. Das führt natürlich dazu, daß der Kliniker dann diesbezüglich in der Klinik sich auf die nichtinvasive Diagnostik mehr verlassen muß.

Ecke, Gießen: Das ist richtig. Haben Sie daran gedacht, ich glaube, Herr Bettermann ging etwas in diese Richtung, schon am Unfallort an eine Sonographie oder irgendetwas zu denken? Es ist an sich Zukunftsmusik. Es ist wahrscheinlich auch abhängig von der Personallage und von der Beengung die man normalerweise schon im NAW und ganz und gar im Hubschrauber hat.

Reschauer, Linz: Wir denken insofern daran, daß wir den Schockraum vorinformieren und daß die dann alles vorbereiten, und wenn wir kommen, daß simultan mit der weiteren Stabilisierung die Sonographie im Schockraum eingeleitet wird. Da ist also der Radiologe beziehungsweise eben der Internist, der es bei uns macht, an Ort und Stelle. Aber am Unfallort selbst ist das, glaube ich, etwas Wunschdenken im Augenblick noch.

Ecke, Gießen: Sie haben ja auch genug damit zu tun, um das Volumen zu bringen.

Reschauer, Linz: Das ist absolut richtig. Wir haben ja relativ kurze Zeiten dann praktisch nach der Versorgung und wenn man zwei, drei Zugänge hat, ist man wirklich intensiv damit beschäftigt, die Ringerlaktatinfusion zu wechseln und gleichzeitig wird das Krankenhaus vorinformiert.

Bettermann, Gießen: Ich denke, es ist tatsächlich ein Problem der personellen Besetzung. Da normalerweise in einem solchen Notarztwagen ein Arzt und höchstens 2 Sanitäter zugegen sind, werden die Schwierigkeiten haben, die von mir in der Zukunft erwünschte sonographische Diagnostik am Unfallort durchführen zu können. Das weiß ich wohl. Ich sage immer, wenn einer nicht 1000 Sonographien gemacht hat, dann darf er nicht sagen, daß er die Methode beherrscht. Das bringt natürlich weitere Probleme mit sich. Ich kann nicht erwarten und fordern, daß ein Notarzt, der mit einem Hubschrauber oder mit einem Notarztwagen ins Land fährt, immer schon eine solche Erfahrung mitbringt. Da ist auch ein sicher begrenzender Faktor vorhanden.

Ecke, Gießen: Ich glaube sowieso, daß Sie extra einen Mann auf Ihrem NAW haben müßten, der das dann macht. Ich kann mir nicht vorstellen, daß in einer solchen Situation – wir haben das eben angeführt, diese Volumenzufuhr, die ja lebensnotwendig ist, garantiert ist und gleichzeitig sollen die diagnostischen Untersuchungen angestellt werden.

Bettermann, Gießen: Ja, das ist sicher richtig, wobei man ja heute bei gut ausgebildeten Sanitätern ausgehen kann, daß die diese Dinge weitgehend auch beherrschen. Insofern ist dann das Zusammenarbeiten des Teams unter Umständen der entscheidende Faktor. Das heißt, auch die Ausbildung und der Beherrschungsgrad der Sanitäter.

Wagner, Salzburg: An der Klinik in Gießen wird die akute und erste Sonographie vom Radiologen durchgeführt oder vom Unfallchirurgen?

Bettermann, Gießen: Ja, das ist noch unterschiedlich. An sich gehört die Sonographie organisationsmäßig auch in die Hände der Radiologen. Das heißt, es bedarf immer einer gewissen Kompetenzüberschreitung, damit der erste chirurgische Dienst, der ja immer auch dazugerufen wird, dieses macht. Aber das ist insofern nicht so schwierig, als der Radiologe in Gießen, das darf man zwar nicht ganz laut sagen, aber es ist so, von zu Hause gerufen werden muß. Der ist normalerweise nicht in der Klinik. Sie sehen deswegen schon die Notwendigkeit, die da vorherrscht, daß auch die Chirurgen, mindestens der erste Dienst, diese Methode beherrschen lernt, denn ich kann völlig ausgeschlossen 10 min oder gar noch länger auf den Radiologen warten, um zu einer solchen Diagnostik zu kommen. Das, wie gesagt, hat mich dann eines Tages dann auch in diese Zwangslage gebracht, zu sagen, so, jetzt sind mir die Kompetenzen egal, ich mache das jetzt.

Wagner, Salzburg: Ohne da fachüberschreitend zu sein, ich glaube schon, daß man für die sonographische Beurteilung – freie Flüssigkeit und Läsion eines parenchymatösen Organes – die Unfallchirurgen ausbilden soll, daß die das können sollen und so ein Gerät im Schockzimmer der Unfall- oder chirurgischen Abteilung steht und die erste Sonographie der einmal machen soll. Er soll sich dann bei gewissen Fragestellungen einen Radiologen zu Hilfe holen. Ich glaube schon, daß das in die Hand des Unfallchirurgen gehört, der dann den Patienten weiterbetreut.

Bettermann, Gießen: Außer Frage muß der erste chirurgische Dienst, der ja immer beim Eintreffen eines solchen Mehrfachverletzten oder Polytraumatisierten gerufen wird, die Methode beherrschen. Ganz außer Frage.

Neureiter, Salzburg: Ich frage mich nach der Konsequenz des Ultraschallgerätes präklinisch. Nachdem der Schock ja keine sonographische Diagnose ist, aber das ist, was wir primär behandeln müssen und können, erhebt sich für mich die Frage, ob das überhaupt einen Sinn hat.

Ecke, Gießen: Ich glaube, was uns betrifft, ist da ein falscher Eindruck entstanden. Wir schauen natürlich nicht mit den Händen im Schoß zu, bis der Radiologe kommt, sondern wir haben eben die Lavage in sehr ausgedehnter Weise gemacht. Wir sind jetzt dabei, eine Sonographie aufzubauen, die es den ersten Diensthabenden ermöglicht, eine kompetente Diagnose zu stellen. Sie haben das an den beiden anderen Vorträgen aus Hannover und München gesehen, die mir jetzt gerade vorschweben. In dem einen Fall war der Radiologe, in dem anderen Fall der Unfallchirurg da. Das erstrebenswerte Ziel ist, daß natürlich der Unfallchirurg auch die Sonographie durchführen sollte, das ist ganz klar. Aber das ist ja im Aufbau. Wir haben vor 1 oder 2 Jahren vor derselben Frage gestanden, da war noch an keiner Klinik jemand, oder nur an ganz wenigen, der die Sonographie so weit beherrschte, daß er das regelmäßig machen konnte, oder er war allein. In Urlaubs- oder Krankheitszeiten, mit denen wir ja auch rechnen müssen, kommen dann eben leere Intervalle zustande. Was uns nie verlassen hat und verlassen wird in dieser Weise ist eben, und deswegen trete ich auch dafür ein, die Lavage. Das andere muß aufgebaut werden. Es ist ein neueres Verfahren.

Primavesi, Salzburg: Ich möchte die Frage des Kollegen vielleicht präzisieren. Die Sonographie am Unfallort hat keine Konsequenzen. Sie dient vielleicht zur Befriedung der Neugierde des Notarztes, nur wird sich am Ablauf nichts ändern. Wenn ich eine positive Sonographie habe, werde ich deshalb nichts anderes therapieren als den kreislaufinsuffizienten Patienten.

Bettermann, Gießen: Das ist natürlich nur zum Teil insofern richtig, als ich betont hatte, daß diese initiale Sonographie Sie daran häufig hindern sollte, zu laparotomieren. Das ist der Sinn einer solchen Erstdiagnostik. Um einen Verlauf vom Anfang an zu haben. Wie gesagt, 4 solche Fälle von kindlichen Milzrupturen, die alle trotz des eindeutigen Nachweises von freier Flüssigkeit und sogar auch einem relativ dramatischen HK-Abfall nicht laparotomiert wurden, was sich im Nachhinein als eindeutig richtige Entscheidung herausgestellt hat, weil man vom Anfang an eine sehr konsequente Verlaufsbeobachtung hatte.

Primavesi, Salzburg: Nur glaube ich, deswegen wird sich am Ablauf nichts ändern, wenn man das Minuten vorher am Notfallort weiß.

Ecke, Gießen: Das glaube ich doch. Wenn der Patient mit der fertigen Diagnose kommt, dann wird sicherlich der Zeitabstand bis zur Therapie, nämlich der örtlichen Sanierung im Bauchraum, wesentlich kürzer. Das würde den Vorteil bringen. Aber es ist die Frage, ob das überhaupt machbar ist.

Wagner, Salzburg: Noch Fragen zu den beiden Vorträgen?

Hertz, Salzburg: Die Sonographie am Unfallort ist in meinen Augen ein Unsinn. Erstens ist die Sonographie, die ich am Unfallort mache, bis zur Einlieferung in das Krankenhaus ohne Konsequenz. Zweitens ist sie unter schlechten Bedingungen. Drittens habe ich keine Zeitersparnis, weil wenn ich die Sonographie vor Ort mache oder im Krankenhaus, es ist die gleiche Zeit. Im Gegenteil, vor Ort werde ich wesentlich mehr Zeit brauchen. Ich lehne das ab.

Neureiter, Salzburg: Noch einmal zu Professor Ecke. Glauben Sie wirklich, daß Sie mit dem Befund, den Ihnen der Notarzt mitgibt, laparotomieren? Ich glaube, Sie werden sich selbst wieder vergewissern wollen, ob das wirklich so ist.

Ecke, Gießen: Da muß ich Ihnen recht geben. Ich operiere keinen, den ich nicht vorher untersuche.
  Weitere Fragen zu den beiden Vorträgen. Ich meine, wir müßten schon noch einmal das Problem angehen: Wird die Diagnostik von den Radiologen, Unfallchirurgen oder Chirurgen, die im Grunde genommen ja wissen, was sie zu versorgen haben, und sehr genau, das eigentlich viel deutlicher machen können, durchgeführt. Es gibt ja auch Unterschiede. Ich erinnere an die beiden Referate aus Hannover und München. Es gibt ja auch Unterschiede in der Empfindlichkeit der Methode zwischen beiden. Das eine Mal sind es, vielleicht äußern sich die Kollegen dazu, Radiologen, die das machen, ein anderes Mal sind es Mitglieder der Klinik.

Fasol, Wien: Die Forderung, daß der Unfallchirurg sonographieren sollte, ist vom theoretischen völlig richtig. Nur die Praxis wird anders aussehen, weil ich mir nicht vorstellen kann, daß der Unfallchirurg eine solche Übung in dieser Untersuchung aufrechterhält, wenn er jetzt in einer großen Klinik, wo 30, 40 Mitarbeiter sind und die sich zum überwiegenden Teil am Schockraumdienst betätigen. Sie haben so und so viele Polytraumen im Jahr. Wieviele Untersuchungen werden dann im Jahr auf den Unfallchirurgen kommen? Ein Kollege, ich weiß nicht, ob er aus Gießen war, hat immer chirurgisch gesagt. Es mag ja sein, daß in manchen Kliniken die Sonographie vom Chirurgen auch auf anderen Gebieten getätigt wird und daher eine große Übung kommt. Für den Unfallchirurgen kann ich mir das nur sehr schwer vorstellen. Bei uns machen es auch die Radiologen an der Klinik und die haben auch oft, trotz ihrer großen Erfahrung, die ununterbrochen sonographieren, Probleme in der Interpretation ihrer eigenen Befunde. Hier ist das, was ich mir wünsche, sehr im Gegensatz zur Praxis.

Wagner, Salzburg: Der Vorteil der Sonographie ist ja, daß sie nicht invasiv ist, daß sie oftmals ohne Belastung für den Patienten zu wiederholen ist, daß sie eine Methode ist, die man sich sehr gut vom Radiologen zeigen lassen kann. Es kann also ruhig der dem die Hand führen. Er kann das lernen. Ich glaube schon, daß der Weg richtig ist. Das hat auch die Deutsche Gesellschaft für Unfallheilkunde eingeschlagen, daß sie für die Kollegen Sonographiekurse machen. Ich meine schon, daß wir das erlernen sollen. Ich stimme Ihnen natürlich zu, daß ein Radiologe, der tagtäglich nur sonographiert, aber der sonographiert ja auch nicht nur, eine größere Erfahrung hat, als ein Unfallchirurg, der das dann nur ein paarmal in der Woche macht. Aber für die einfachen Fragestellungen – freie Flüssigkeit und Läsion der parenchymatösen Organe – dazu reicht es, glaube ich. Diesen Eindruck habe ich an meiner Abteilung und so versuchen es wir, zu machen und wir grenzen da absolut nicht die Radiologen aus, sondern die kommen auch in den Schockraum dann dazu. Aber in der ersten Minute ist immer der Unfallchirurg dort.

Biegler, Mainz: Ich glaube, die Diskussion hat auch gezeigt, daß das wohl von Ort zu Ort unterschiedlich strukturiert ist in den einzelnen Kliniken. In der einen ist die Sonographie in der Hand der Radiologen, im anderen befindet sich die Sonographie in jedweder Hand – internistisch, chirurgisch, unfallchirurgisch. Ich meine, man sollte nicht aus dem Auge verlieren, daß die Sonographie zwar eine gute Methode ist, daß man sich aber davor hüten sollte, nun jedwede Neuerung nur in einem bestimmten Fach zu fordern, daß man das beherrschen muß.

Ecke, Gießen: Dann wäre natürlich Voraussetzung, daß man einen Radiologen vom Dienst ständig dabei hat. Das ist eine Personalfrage. Das muß man ganz klar sagen. Wir sprechen hier von Idealen und werden eingeholt von der Personalstruktur und den Restriktionen.

Biegler, Mainz: Ja, aber das führt natürlich dazu, wenn die bildgebenden Verfahren zusammenbleiben, daß Sie dann eher auch den Radiologen vor Ort haben, als wenn der nur kommt, um ein Röntgenbild zu beurteilen und alle anderen technischen Darstellungen verteilen sich auf verschiedene Abteilungen. Da haben Sie eher die Möglichkeit zu sagen, daß der Radiologe vor Ort zu sein hat.

Hofmann, Hannover: Ich möchte auch dazu anmerken, daß wir auch konsequent den Weg gegangen sind, am Anfang alle Ultraschallbefunde vom diensthabenden Radiologen kontrollieren zu lassen. Es ist sehr wichtig, daß man kollegial zusammenarbeitet und auch heute noch, in Extremfällen, scheuen wir uns durchaus nicht, auch einen erfahrenen Kollegen aus anderen Fachabteilungen zu holen und auch zu fragen. Aber die Regeluntersuchung sollte so sein, daß sie vom Unfallchirurgen gemacht wird und ein möglicher Ausbildungsweg ist halt der, so wie wir ihn auch beschritten haben, daß man zunächst, wenn man anfängt, eine kleinere Gruppe von Unfallchirurgen das machen läßt, die sich dann nicht scheuen, grundsätzlich den Radiologen oder auch den Internisten dazukommen zu lassen, um das kontrollieren zu lassen und dann im Verlauf der Ausbildung, daß man davon nach und nach abrückt und klinikintern dann die Kollegen hat, die das beherrschen, in klinikinterner Fortbildung eben den anderen Unfallchirurgen weitergeben. Das ist durchaus praktikabel.

Hertz, Salzburg: Ich möchte das unterstreichen. Ich bin von der Klinik aus Wien gekommen, wo das die Radiologen gemacht haben und jetzt, im Unfallkrankenhaus Salzburg machen es die Unfallchirurgen. Ich habe mich früher schon immer interessiert und muß feststellen, daß das also nicht von der Person abhängt, die das macht, sondern wie er es gelernt hat. Ich möchte davor warnen, daß die Radiologen glauben, alle bildgebenden Verfahren gehören ihnen, denn sonst haben wir die Arthroskopie nämlich auch bei den Radiologen.

Ecke, Gießen: Wir haben jetzt die unterschiedlichsten Meinungen dazu gehört, wer es machen sollte. Wir haben auch unterschiedliche Ergebnisse gehabt. Würden Sie mit mir übereinstimmen, wenn ich sage, weil die Fehler ja meistens menschlich begründet sind, daß man, um das sicher zu machen, beide Verfahren, die Sonographie und eben auch die Lavage, benützt, wenn Unsicherheiten bestehen. Eine weitere Frage, die ich an das Plenum stellen möchte, ist die: Was passiert eigentlich, wenn wir negative Laparotomien durchführen? Wir haben das früher in großem Maße gemacht. Ich kann mich an keine einzige erinnern, wo irgend ein Dauerschaden entstanden wäre. Was heute als Nachteil bekanntgegeben wurde, waren einige Narbenhernien. Also Sonographie und Lavage in jedem Zweifelsfall?

Wagner, Salzburg: Darf ich die Arbeitsgruppe aus München fragen, ob sie bei der Zenthese oder Lavage Komplikation hat.

Waydhas, München: Wir haben sicher keine wesentlichen Komplikationen bei diesen Patienten beobachtet. Man kann natürlich nicht im einen oder anderen Fall sagen, ob ein Mesenterialeinriß durch den Lavagekatheter bedingt ist oder nicht. Jedenfalls eine wesentliche Komplikation wie Ruptur, eine Perforation eines Hohlorganes oder gar eines großen Gefäßes haben wir nicht beobachtet. Aus unserem Vortrag geht ja hervor, daß wir beide Verfahren anwenden. Es ist sehr interessiert, wenn man die Literatur aus den frühen 80er Jahren durchsucht, sind sehr frühe retrospektive, enthusiastische Berichte über die Sonographie veröffentlicht und im zweiten Teil der 80er Jahre, zuletzt im „Journal of Trauma", 1989, werden Ergebnisse veröffentlicht, die im Grunde genau unseren Befunden entsprechen, nämlich daß die Sonographie eine um

10% niedrigere Trefferquote als die Lavage hat und im Bereich um knapp unter 90% liegt, so daß ich glaube, daß viele der prospektiven neuen Untersuchungen eben diese Befunde zeigen. Die Vertreter, die nur die Sonographie bevorzugen, müssen noch zeigen, daß verzögert diagnostizierte Verletzungen, auch wenn es sich nur um einige Stunden handelt, nicht die Prognose letzten Endes verschlechtern, weil nämlich, im Grunde nach einer Konsolidierungsphase, dann eine Verschlechterung der Kreislaufsituation auftritt und quasi ein protrahierter Schock vorliegt. Ob da nicht eine nach 5, 6, 7 Stunden durchgeführte Versorgung nicht letzten Endes Nachteile für die Prognose der Patienten hat.

Fasol, Wien: Herr Kollege, ich habe mir mit Ihren Ergebnissen etwas schwer getan. Insofern, als ich nämlich nicht nachvollziehen kann, wie Sie eine Methode kritisieren, wenn Sie falsch-negative Ergebnisse bekommen, für die sie primär nicht geschaffen wurde. Ich meine, der Nachweis eine intraperitonealen Blutung ist die Domäne der Sonographie und die Darmruptur ist eigentlich nicht die Domäne der Sonographie. Das heißt also in meinen Augen, wenn ich eine prospektive Studie unternehme, dann kann ich zumindest nicht in einem Topf die falsch-negativen Ergebnisse dieser Untersuchung zuordnen, für die sie nicht geschaffen ist. Ich meine, man hätte sagen müssen, die Sonographie für die intraabdominellen Blutungen im Vergleich zur Lavage, und dann kann ich sagen, was leistet die Sonographie bei den Darmperforationen. Dann kann ich sagen, hier aber so und so viele falsch-negative Ergebnisse oder falsch-positive Ergebnisse, was auch immer. Ich kann auch nicht sagen, daß die Peritoneallavage eine schlechte Methode ist, wenn Sie mir die Duodenalruptur nicht nachweist. Die ist ja dafür ungeeignet. Man müßte sagen, daß die Sonographie für die Blutungen – ich kann natürlich die Sonographie auch für die Perforationen heranziehen, nur muß ich da wissen, daß meine Treffsicherheit nachlassen wird. Das sollte man ein bißchen trennen.

Waydhas, München: Das ist zum Teil richtig. Es war allerdings von 6 falsch-negativen Ergebnissen nur in einem Fall eine Duodenalruptur vorgelegen und gerade diese ist eigentlich nur durch die routinemäßig wiederholte Sonographie frühzeitig diagnostiziert worden, bevor es zu einer wesentlichen Peritonitis kam, so daß also gerade da die Sonographie eigentlich das Verfahren war, das uns weitergeholfen hat.

Hofmann, Hannover: Ich wollte dazu nur sagen, daß der Unterschied zwischen unserem Vorgehen und dem, was Herr Nast-Kolb beschrieben hat, sicherlich im Management liegt. Das haben wir auch schon ausreichend besprochen. Das ist sicherlich ein wesentlicher Punkt. Der zweite wesentliche Punkt ist, auch zu den prospektiven Studien, die Herr Nast-Kolb angesprochen hat, daß wir zusätzlich zu diesen Gruppen, positiv oder negativ, noch die Möglichkeit haben, zu fragen, fraglich-positiv oder geringgradig-positiv, und das erst im Verlauf dann engmaschig unterscheiden. Wenn man das genau aufschlüsseln würde, dann würde man sehen, daß die Ergebnisse im Vergleich zur Münchner Gruppe so unterschiedlich gar nicht sind, weil nämlich unsere minimal-positiven Befunde, die verzögert diagnostiziert wurden, die haben wir nicht als negativ letztendlich gewertet, weil die Sonographie die Entscheidungsfindung letztendlich dann doch ermöglicht hat. Für mich sind im Moment die Dinge viel mehr problematisch, wo zum Beispiel im Rahmen von einem retroperitonealen Hämatom, oder auch im Rahmen von Masseninfusion freie Flüssigkeit im Abdomen nachweisbar ist und letztendlich sich dann herausstellt, daß eine Laparotomie überhaupt nicht notwendig gewesen wäre. Um diese Dinge auszuschließen, da fehlt uns im Moment eine vernünftige Methode, das herauszufinden.

Wagner, Salzburg: Sie haben sehr schön gesagt, daß Sie die Sonographie initial und parallel zur Therapie machen und vor allem auch den Thorax immer mitbeurteilen. Am Schluß des Vortrages haben Sie dann von 2 falsch-positiven Ergebnissen berichtet, wenn ich das richtig gelesen habe. Hätte man diese beiden Fälle nicht durch eine zusätzliche Lavage herausdifferenzieren können? Ich frage das aus dem einen Grund. Wir haben auf der Intensivstation, also nicht in der Akutphase, dann Patienten gesehen, wo die Flüssigkeitsansammlung zugenommen hat, der Kreislauf war nie so ganz stabil, aber kein drastischer Abfall, und dann machten wir eine Lavage und die hatten Aszites oder sonst irgendetwas gehabt. Denen konnte man die Laparotomie ersparen und andererseits haben wir manche umsonst laparotomiert.

Hofmann, Hannover: Das ist richtig, das sind diese Grenzfälle, die ich auch angesprochen habe. Die Möglichkeit, da ein Zwischending zu gehen zwischen Lavage und Laparotomie, ist einfach nur den Lavagekatheter einzulegen und zu schauen, ob Blut kommt oder Flüssigkeit. Das haben wir auch schon gemacht in solchen Extremsituationen, ohne selbst zu lavagieren und sich damit die sonographische Verlaufskontrolle zu verbauen.

Reschauer, Linz: Wir sollten da nicht zwischen Sonographie und Lavage hin und her reiten. Wir sollten daran denken, daß auch die CT, wenn sie verfügbar ist, und die ist heute in sehr vielen Abteilungen kurzfristig und auch auf kurzem Wege verfügbar, diese Fragen des retroperitonealen Hämatoms bei Kontrastmittelgabe sehr rasch klären kann.

Herr Ecke, Sie haben gesagt, welche Nachteile wir sehen, wenn wir unnötig eine Laparotomie machen. Praktisch keine. Ich möchte eine Gegenfrage stellen und ich glaube, da sind wir uns einig: Welche Nachteile können wir sehen, wenn wir eine Laparotomie unterlassen? Eventuell einen toten Patienten.

Ecke, Gießen: Ich bin da absolut Ihrer Meinung. Die Sonographie und die Lavage sind zwei verschiedene Verfahren, die uns helfen sollen, zu der richtigen Diagnose zu kommen. Im Zweifel hat es geheißen, machen wir eine Lavage. Ich würde sagen, im Zweifel laparotomieren wir, wenn das so weit ist, wenn wir schon gar nicht mehr klarkommen.

Aber ich habe auch noch eine Frage zu der Gruppe von Herrn Waydhas. Sie haben zwischen Lavage und Sonographie differenziert. Nun ist die Sonographie ja ein dynamisches Verfahren, das heißt, sie ist leichter wiederholbar als die Lavage. Können Sie uns angeben, aufgrund wie vieler einzelner Sonogramme durchschnittlich Ihre Berechnung zustande gekommen ist?

Waydhas, München: Wir habe in dieser Untersuchung nur die Erstbefunde, sowohl von der Lavage, als auch von der Sonographie herangezogen. Bei den Patienten, die zuerst sonographiert und dann lavagiert wurden, ist natürlich eine Kontrollsonographie ohne Wert. Bei den Patienten, die nur eines der beiden Verfahren bekommen haben, haben wir bei den sonographierten Patienten nach einer halben Stunde, nach 2–3 h und dann noch an den nächsten Tagen routinemäßige Kontrollsonographien vorgenommen und wir haben die Lavage in Einzelfällen auch mehrmals am 1. und 2. Tag wiederholt.

Ecke, Gießen: Vielleicht klärt das doch die Unterschiede zwischen diesen beiden Arbeitsgruppen. Ich könnte mir zum Beispiel vorstellen, wenn ein schweres Polytrauma mit einem Schädel-Hirn-Trauma verknüpft ist, was versorgt werden muß, daß man während dieser Zeit durchaus, und da sehe ich eine Stärke der Sonographie, die sonographische Kontrolle des Bauchraumes vornehmen kann, denn das bedarf ja eines größeren Zeitraumes, wo sonst nichts geschehen würde. Da sehe ich eine besondere Stärke der Sonographie.

Wagner, Salzburg: Ich habe noch eine Frage zum Vortrag von Herrn Jaskulka. Sie haben über die Versorgung von Polytraumatisierten berichtet. Wie oft haben Sie wegen einer Massenblutung die Diagnostik abbrechen und in eine Sofortoperation einsteigen müssen und dann erst nach der Versorgung der abdominellen Massenblutung die Diagnostik weiterführen können?

Jaskulka, Wien: Das weiß ich leider nicht. Das geht aus meinen Statistiken nicht ganz genau hervor.

Schedl, Klagenfurt: Ich kann diese Frage auch nicht beantworten. Man müßte das Material neu sichten, aber eine Tatsache ist ja die, daß man von dem Moment an, wo die Massenblutung evident ist, von vornherein nicht step by step weitergeht, sondern laparotomiert. Wir haben sehr häufig die Sonographie durchgeführt und beim ersten Anzeichen einer freien Flüssigkeit im Abdomen haben wir dann, wenn die Klinik dazugepaßt hat, in der Regel die Radiologen, die mitunter sehr verspielt ihre Bilder betrachten, vom Patienten wegdrängen müssen, damit wir zur Laparotomie kommen.

Bettermann, Gießen: Sie fragten nach Zahlen. Ich übersehe 140 Polytraumatisierte mit lebensbedrohlichem Bauchtrauma. Da haben wir bei 4 jegliche weitere Diagnostik trotz Bewußtlosigkeit unterlassen müssen, um sie sofort auf den Tisch zu bekommen.

Bauchtrauma und Schädel-Hirn-Trauma – Problematik von Diagnose und Therapie

B. Niederwieser, Ch. Primavesi, F. Genelin und A. Trost

Unfallkrankenhaus Salzburg der Allgemeinen Unfallversicherungsanstalt
(Ärztlicher Leiter: Prim. Prof. Dr. H. Hertz), Dr.-Franz-Rehrl-Platz 5, A-5010 Salzburg

Die Kombination von Schädel-Hirn-Verletzung und Bauchverletzung erfordert unterschiedliche Prioritäten in Diagnose und Therapie,, um dem schwerverletzten Patienten die optimale Versorgung und damit die größte Aussicht auf ein Überleben und Verhinderung von Sekundärschäden zu ermöglichen.

Im Unfallkrankenhaus Salzburg wurden von 1980–1989 insgesamt 64 Patienten mit der Verletzungskombination Abdominaltrauma und Schädel-Hirn-Trauma behandelt.

Alle 64 Patienten wurden wegen der Bauchverletzung laparotomiert.

Nach der Klassifikation nach Tönnis und Loew hatten über die Hälfte der Patienten erstgradige Verletzungen, knapp 1/4 waren 2.- und 3.gradig verletzt.

19 von 64 Patienten verstarben, das entspricht einer Gesamtletalität von 29%.

In der Gruppe der 3.gradig Schädel-Hirn-Verletzten steigt die Letalität auf fast das 3fache an, sie beträgt 57% und ist außerordentlich hoch.

Was führt zu dieser hohen Letalität?

Aus pathophysiologischer Sicht verstärken sich diese beiden Verletzungsarten: Der hypovolämische Schock der Bauchverletzung begünstigt das Auftreten eines Hirnödems durch den Verlust der Autoregulation der Hirngefäße und führt zur akuten Vitalgefährdung.

Klinisch weisen diese Patienten bei Einlieferung in den Schockraum eine Vielfalt von Symptomen auf, die sich gegenseitig beeinflussen können:

– Der klinische Bauchbefund ist zum Beispiel bei einer Bewußtseinsstörung nicht sicher zu beurteilen.
– Pupillenveränderungen können durch ein massives Schockgeschehen bedingt sein.

Das heißt, wir sind zur Diagnosestellung auf apparative Maßnahmen angewiesen.

Die Indikation zur Abdomensonographie besteht bei jedem bewußtlosen Patienten.

Eine Bewußtseinsstörung oder neurologische Herdsymptomatik indizieren ein Schädel-CT.

Eine Grundvoraussetzung für die optimale Versorgung stellt daher der rasche Zugang zum CT dar.

In unserem Haus ist der CT nur 20 m vom Schockraum entfernt, der Zeitaufwand für eine Schädel-CT-Untersuchung beträgt 10–15 min.

Aus diesen Kriterien – Kreislauflage, Abdomensonographiebefund und Schädel-CT-Befund – ergibt sich das Timing des weiteren Vorgehens zwingend.

Hefte zu „Der Unfallchirurg", Heft 239
W. Buchinger (Hrsg.)
© Springer-Verlag Berlin Heidelberg 1994

Bei instabilem Kreislauf und positiver Sonographie wird sofort laparotomiert. Die Schädel-CT-Untersuchung erfolgt sekundär. Bei stabilem Kreislauf und positiver Sonographie wird noch vor der Laparotomie die Schädel-CT durchgeführt.

Besteht im CT eine Raumforderung, werden Schädel und Bauch simultan operiert.

Die Kombination von Bauchtrauma und Schädel-Hirn-Verletzung stellt für den Patienten eine akute Vitalgefährdung dar. Zusätzlich besteht auf Grund des Schockgeschehens der Bauchverletzung die Gefahr irreversibler Sekundärschäden in Folge Perfusionsminderung am traumatisierten Gehirn.

Liegt das Management von diagnostischer Abklärung und operativer Versorgung solcher Kombinationsverletzungen in einer Hand, wird es uns in Zukunft sicher gelingen, die Prognose dieser Schwerstverletzten weiter zu verbessern.

Lange Transportwege zur diagnostischen Abklärung oder operativen Versorgung hingegen verschlechtern diese zwingend.

Diskussion

Mutz, Innsbruck: Nachdem es sich hier um eine besonders schwere Verletzung handelt, die Kombination aus Schädel-Hirn-Trauma und Abdominaltrauma, ist mir aufgefallen, daß Sie in einem Dia geschrieben haben, wenn instabile Kreislaufverhältnisse vorherrschen, dann machen Sie kein CT, was durchaus einzusehen ist. Aber was machen Sie, wenn es zu sehr schwerwiegenden neurologischen Folgeerscheinungen kommt, daß das Schädel-Hirn-Trauma ja doch einen eher gröberen Schweregrad hat. Operieren Sie unter Umständen unter dem Schutz einer intrakraniellen Drucksonde?

Niederwieser, Salzburg: Sie meinen die Bauchoperation?

Mutz, Innsbruck: Wenn Sie eine Bauchoperation vornehmen und klären den Schädel nicht über das CT adäquat ab, legen Sie dann eine intrakranielle Drucksonde, um während der Bauchoperation doch einigermaßen Sicherheit zu haben?

Niederwieser, Salzburg: Wird routinemäßig nicht durchgeführt.

Fasol, Wien: Das ist ein großes Problem. Die Kombination aus operationswürdigen intrakraniellen Hämatomen und intraabdominellen Blutungen, die man sofort operieren muß, ist extrem selten. Ich hätte unabhängig davon, daß Sie mich angesprochen haben, den Kollegen gefragt, wie oft Sie simultan operiert haben. Wir haben das noch nie gemacht und ich habe es auch noch nie gesehen, auch noch nie für notwendig befunden. Es ist ja eigentlich nur das foudroyant verlaufende Epiduralhämatom, das eine Operationsindikation hat, wenn Sie wollen, wie eine Herzstichverletzung. Aber dieses foudroyant verlaufende Epiduralhämatom ist ja auch extrem selten und ist vor

Hefte zu „Der Unfallchirurg", Heft 239
W. Buchinger (Hrsg.)
© Springer-Verlag Berlin Heidelberg 1994

allem in seiner Symptomatik so klassisch, daß Sie ja möglicherweise sogar im Schockraum notfallmäßig 2 oder 3 Bohrlöcher machen und das Leben retten. Ist aber auch eine Sache, die vielleicht alle paar Jahre einmal vorkommt. Wenn ein Patient ein schweres Schädel-Hirn-Trauma hat und wenn die Diagnose im CT so war, daß man gesagt hat, der hat vielleicht eine Blutung, die leicht operationswürdig wird, so würde ich unter allen Umständen natürlich eine intrakranielle Druckmessung anschließen, was ja schon allein auf die Narkoseführung enorme positive Auswirkungen hat. Ansonsten stimme ich mit dem Herrn Kollegen völlig überein, daß normalerweise die schwere intraabdominelle Blutung den Vorzug hat. Wenn man sich mit der intrakraniellen Druckmessung zusätzlich schützen kann, dann ist das durchaus wünschenswert.

Darf ich Sie noch fragen, wie oft haben Sie es wirklich gemacht?

Niederwieser, Salzburg: Seit dem ich im Hause bin, das sind 2 Jahre, ist es zweimal gemacht worden.

Hertz, Salzburg: Ich persönlich bin in Wien, an der Klinik, zweimal auf die Neurochirurgie gerufen worden, wie die trepaniert haben, der Patient zusehends verfallen ist und eine Milzruptur gehabt hat. Wir haben dann simultan, gezwungenermaßen, nicht geplantermaßen, operiert. Also, das gibt es schon.

Kasperk, Aachen: Ich möchte das eigentlich unterstützen und offensichtlich herrschen an der Salzburger Klinik ganz optimale Verhältnisse, was die Verfügbarkeit des CTs angeht. Ich möchte dringend davor warnen, das CT als Routinefrühdiagnostik zu inkludieren. Das Schädel-CT wohlgemerkt. Vermutlich kennen verschiedene Kollegen aus den anderen Krankenhäusern die Situation, daß der Polytraumatisierte in die Klinik kommt, es stehen die verschiedenen Fachdisziplinen um den Patienten herum, der Neurochirurg insistiert, er will ihn schnellstens ins CT gekarrt haben und darüber hinaus wird dann vergessen, was im Thorax und Abdomen los ist. In den ersten 20 min oder vielleicht sogar halben Stunde, wie eben gesagt wurde, gibt es fast nichts im Schädel, was die sofortige Intervention erfordert. Es muß erst einmal sichergestellt werden, was im Bauch und Thorax ist.

Hertz, Salzburg: Da möchte ich Ihnen völlig zustimmen. Das ist ganz richtig, was Sie sagen, nur sind wir in Österreich in der glücklichen Lage, daß nicht 5 Leute um den Patienten herumstehen und jeder zerrt und zieht an ihm, will sein Fachgegbiet machen, sondern nur zwei, und das ist der Unfallchirurg und der Anästhesist, und die kümmern sich um den Patienten, lassen das dann logisch ablaufen.

Mutz, Innsbruck: Damit muß ich leider abbrechen, obwohl es jetzt begonnen hätte, noch interessanter zu werden.

Wirbelfrakturen und Bauchtrauma

B. Jeanneret und H.-J. Holdener

Klinik für Orthopädische Chirurgie Kantonsspital, CH-9007 St. Gallen

Isolierte Querfortsatzfrakturen gehen nach Sturm u. Perry [4] in 21% der Fälle mit Bauchverletzungen einher. Zudem ist ein Zusammenhang zwischen Distraktionsverletzungen der Wirbelsäule und Bauchverletzungen bei Verkehrsunfällen mit 2-Punkte-Bauchgurten bekannt [1, 2]. Ziel unserer Untersuchung war es, Zusammenhänge zwischen einzelnen Wirbelfrakturtypen und Bauchverletzungen in unserem Krankengut auszuarbeiten.

Patientengut

415 zwischen 1976 und 1988 behandelten Wirbelfrakturen wurden retrospektiv nach der Fraktureinteilung von Magerl et al. [3] klassifiziert. Die Fälle mit gleichzeitigem Bauchtrauma haben wir gesondert betrachtet.

Resultate

Nur bei 14 Patienten (3,4%) beobachteten wir ein Zusammentreffen von Wirbelfraktur und Bauchtrauma. Die 11 Männer und 3 Frauen waren zwischen 12 und 67 Jahre alt (Durchschnittsalter = 31,8 Jahre). Unfallmechanismus war 9mal ein Sturz aus erheblicher Höhe, 3mal ein Autounfall und 2mal ein Motorradunfall.

Wirbelfrakturtypus (n = 14)

Kompressionsfrakturen (Th 12 bis L3): 6 (= 2% der 300 Frakturen dieses Typs). Es handelte sich um 2 Keilimpressionsfrakturen, 1 unvollständige Berstungsfraktur, 2 vollständige Berstungsfrakturen und 1 Kneifzangenfraktur.

Rotationsverletzungen: 5 (= 8,2% der 61 Frakturen dieses Typs). 2mal waren die Rotationsverletzungen auf der Höhe Th6/7 lokalisiert und je 1mal lagen eine einseitige traumatische Spondylolyse L5, 1 Gelenksausbruchs- und Kneifzangenfraktur L4 und 1 diskoligamentäre Läsion L4/5 vor. 2 Patienten hatten neurologische Ausfälle. Der Patient mit einer rotatorischen Verletzung L3/4 hatte eine Quadrizepsparese, einer der 2 Patienten mit einer rotatorischen Läsion Th6/7 eine Paraplegie mit entsprechendem Niveau.

Hefte zu „Der Unfallchirurg", Heft 239
W. Buchinger (Hrsg.)
© Springer-Verlag Berlin Heidelberg 1994

Isolierte Frakturen der Querfortsätze: 3 (= 22% der 14 Frakturen dieses Typs). Die isolierten Querfortsatzfrakturen waren einseitig und auf den Höhen L1–2, L2–4 und L3–5 lokalisiert.

Distraktionsverletzungen: 0 (= 0% der 40 Frakturen dieses Typs).

Abdominalverletzungen

Bei den 6 Kompressionsfrakturen haben wir insgesamt 9 Bauchverletzungen beobachtet (2 Leberrupturen, 1 Zäkumperforation, 2 Mesoabrisse, 3 Nierenkontusionen und 1 Milzkontusion), bei den 5 Rotationsverletzungen 6 Bauchverletzungen (1 Nierenruptur, 1 Ruptur eines präexistenten Aortenaneurysmas, 1 Nierenstielabriß, 1 Milzruptur und 2 Nierenkontusionen) und bei den 3 isolierten Querfortsatzfrakturen je eine Milzruptur, ein retroperitoneales Hämatom und eine Nierenkontusion.

Andere Verletzungen: Zusätzliche Verletzungen fanden wir bei 12 der 14 Patienten: 3 Schädel-Hirn-Traumen, 7mal Frakturen der Extremitäten, 6 Thorax- und 3 Beckenverletzungen.

Diskussion

Die Kombination von Wirbel- und Abdominalverletzungen ist in unserem Krankengut insgesamt selten (3,4%). Werden die einzelnen Verletzungstypen aber gesondert betrachtet, so gingen Rotationsverletzungen in 8,2% und isolierte Querfortsatzfrakturen sogar in 22% der Fälle mit einem gleichzeitigen Bauchtrauma einher, während Kompressionsfrakturen nur in 2% und Distraktionsverletzungen nie mit Bauchverletzungen einhergingen. Erklären läßt sich dies anhand des Entstehungsmechanismus der Querfortsatzfrakturen und Rotationsverletzungen. Beide werden durch direkte Energieeinwirkungen auf den Stamm hervorgerufen: Die isolierten Querfortsatzfrakturen durch direkte Krafteinwirkung auf die dorsolaterale Flanke und die Rotationsverletzungen durch Gewalteinwirkung auf Thorax und/oder Rücken, Abdomen und Becken mit konsekutiver axialer Rotation des Achsenskelettes. Dagegen kommen die Kompressionsfrakturen und Distraktionsverletzungen vorwiegend durch indirekte Gewalteinwirkung zustande.

Schlußfolgerung

Beim Vorliegen einer isolierten Querfortsatzfraktur oder einer Rotationsverletzung muß ein gleichzeitiges Bauchtrauma besonders sorgfältig ausgeschlossen werden.

Literatur

1. Gumley G, Taylor TKF (1982) Distraction fractures of the lumbar spine. J Bone Joint Surg [Br] 64:520–525
2. LeGay DA, Petrie DP, Alexander DI (1990) Flexion-distraction injuries of the lumbar spine and associated abdominal trauma. J Trauma 30:436–444
3. Magerl F, Harms H, Gertzbein SD, Aebi M, Nazarian S (1990) A new classification of spinal fractures. Referat an: SICOT 90, XVIII World Congress, Montréal, Sept. 9.-14.1990
4. Sturm JT, Perry JF (1984) Injuries associated with fractures of the transverse processes of the thoracic and lumbar spine. J Trauma 24:597–599

Diskussion

Kasperk, Aachen: Ich habe eine prinzipielle Frage. Wenn ich das richtig verstanden habe, sind Sie eine Art Referenzzentrum für Wirbelfrakturen.

Jeanneret, St. Gallen: Ja.

Kasperk, Aachen: Dann stelle ich die Schlußfolgerung Ihres Vortrages in Frage, denn Sie analysieren ein hoch spezielles Krankengut und ziehen daraus die allgemeine Schlußfolgerung, daß die Kombination Wirbeltrauma oder Wirbelverletzung plus Bauchtrauma selten ist – 3,4%. Sie können das nur für Ihr Krankengut behaupten.

Jeanneret, St. Gallen: Ja, das ist richtig.

Kasperk, Aachen: Dann muß man das auch so formulieren. Ich meine nämlich, daß die Kombination wesentlich höher ist als nur 3% und dementsprechend muß man auch alle anderen Schlußfolgerungen ganz konkret beziehen auf das von Ihnen behandelte Krankengut.

Jeanneret, St. Gallen: Das stimmt schon, aber wir sind auch ein ganz normales Krankenhaus, das nicht nur die Rückenverletzungen bekommt, sondern auch alle anderen Verletzungen von der Autobahn. Gut, ein bißchen stimmt das schon.

Mutz, Innsbruck: Darf ich Sie noch zu den Wirbelsäulenverletzungen selbst fragen. Wann versorgen Sie primär eine Kompressionsfraktur, bei der ja sehr häufig Begleitverletzungen sind? Wann versorgen Sie die primär, so daß Sie ins Kalkül ziehen die neurologischen Ausfälle oder auch noch nicht neurologischen Ausfälle oder noch nicht diagnostizierbare neurologische Ausfälle?

Jeanneret, St. Gallen: Bei uns werden alle Wirbelfrakturen, die operativ versorgt werden sollten, sofort operiert. Natürlich wird zuerst eine Bauchverletzung operiert,

Hefte zu „Der Unfallchirurg", Heft 239
W. Buchinger (Hrsg.)
© Springer-Verlag Berlin Heidelberg 1994

einfach je nach Dringlichkeit. Aber wenn eine isolierte Wirbelfraktur kommt, dann wird sie sofort operiert.

Hertz, Salzburg: Sie sagten, daß die Rotationsverletzungen der Wirbelsäule speziell Anlaß geben, nach einem Bauchtrauma zu suchen. Welcher Verletzungsmechanismus liegt dem zugrunde? Haben Sie dafür Anhaltspunkte?

Jeanneret, St. Gallen: Bei den isolierten Querfortsatzfrakturen, da ist es ja ein direktes Trauma auf die Querfortsätze, auf die Flanke. Da ist es klar, daß da Bauchverletzungen auftreten können. Bei den Rotationsverletzungen sind es auch direkte Traumen, nur kommen dann die Kräfte auf den Thorax, Bauch oder Becken, so daß ein Schlag darauf kommt, so daß eine Rotation zustande kommt, und so kann ich mir auch vorstellen, daß – der Schlag ist ja nicht punktuell – es auch dann so zu diesen großen Verletzungen kommt.

Hertz, Salzburg: Und welche intraabdominellen Verletzungen haben sie bei diesen Rotationstraumata gesehen?

Jeanneret, St. Gallen: Es war ein Nierenstielabriß, Leberrupturen, Milzrupturen, Nierenkontusion.

Paar, Aachen: Wenn Sie eine Abdominalverletzung versorgen, drehen Sie dann den Patienten auf den Bauch und versorgen Sie dann die Wirbelsäule von hinten? Wie machen Sie das?

Jeanneret, St. Gallen: Wir versorgen die Bauchverletzungen nicht. Das macht bei und der Allgemeinchirurg.

Paar, Aachen: Na gut, aber Sie sagen, Sie machen das in einer Sitzung? Drehen Sie dann den Patienten auf den Bauch und versorgen dann von hinten?

Jeanneret, St. Gallen: Ja, wenn es machbar ist.

Kombinationsverletzung: Stumpfes Bauchtrauma mit Becken- und Wirbelsäulenfrakturen

F. Genelin, Ch. Primavesi, A. Trost, B. Niederwieser und A. Schmelz

Unfallkrankenhaus Salzburg der Allgemeinen Unfallversicherungsanstalt
(Ärztlicher Leiter: Prim. Prof. Dr. H. Hertz) Dr.-Franz-Rehrl-Platz 5, A-5010 Salzburg

Nur sehr große Krafteinwirkungen, wie sie z.B. bei schweren Kompressions- oder Dezelerationsverletzungen im Straßenverkehr entstehen, führen zur Kombinationsverletzung eines stumpfen Bauchtraumas mit Becken- oder Wirbelsäulenverletzungen.

Von den 327 zwischen 1980 und 1989 im Unfallkrankenhaus Salzburg mit stumpfem Bauchtrauma operierten Patienten hatten 51 (15,6%) zusätzlich eine Becken- oder Wirbelsäulenfraktur erlitten.

Bei 42 lag neben der Verletzung der Bauchhöhle eine Beckenfraktur, und bei 9 eine Wirbelsäulenfraktur vor.

Unter den Verletzungsursachen führen in unserem Krankengut mit Abstand die Verkehrsunfälle. Die Altersverteilung war ausgeglichen.

Die männlichen Patienten überwogen.

An Organverletzungen fanden wir insgesamt 96. Am häufigsten waren Milz, Leber und der Urogenitaltrakt verletzt, wobei bei letzteren die Blasen- und Harnröhrenverletzungen überwogen.

Bei fast 2/3 der Patienten waren 2 oder mehrere Organe betroffen.

Insgesamt starben 6 Patienten (12%), an der Spitze der Todesursachen stand die Schocklunge.

Unser Diagnoseschema sieht folgendermaßen aus:

Sofort nach Einlieferung in unsere Klinik erfolgt parallel zur Schocktherapie zunächst die Abklärung der abdominellen Verletzung. Gleichzeitig werden Nativröntgenbilder von Thorax, Wirbelsäule und Becken angefertigt.

Während wir in den Anfangsjahren bei klinischem Verdacht auf eine intraabdominelle Verletzung routinemäßig die Peritoneallavage durchführten, wurde dieses Vorgehen seit 1984 durch die Sonographie ersetzt. In Ausnahmefällen erfolgte in letzter Zeit auch eine CT-Untersuchung des Abdomens und diese wurde gleichzeitig mit dem Wirbelsäulen-CT durchgeführt.

Bei positivem Lavage- bzw. Songraphiebefund und klinisch akutem Abdomen erfolgt die sofortige Laparotomie.

Schwere Beckenzerreißungen werden dabei gleichzeitig über die mediane Laparotomie mitversorgt. Besonders wichtig erscheint uns dieses Vorgehen bei Verletzungen der Urethra und der Blase, sowie bei profusen Blutungen aus dem Retroperitonealraum.

Da es sich bei diesen Patienten um Polytraumatisierte handelt und die Operationszeit nach erfolgreicher Schockbehandlung möglichst kurz gehalten werden sollte, meinen wir, daß bei einer Milzruptur die Splenektomie die Therapie der Wahl darstellt, die einer zeitraubenden organerhaltenden Operationsmethode vorzuziehen ist.

Hefte zu „Der Unfallchirurg", Heft 239
W. Buchinger (Hrsg.)
© Springer-Verlag Berlin Heidelberg 1994

Retroperitonealhämatome sollten dabei wegen der Gefahr größerer Blutungskomplikationen nicht eröffnet werden. Lediglich Blutungen aus größeren arteriellen Gefäßen, insbesondere der A. iliaca communis und ihrer Aufteilungen erfordern die operative Blutstillung. Die Differentialdiagnose kann oft schwierig sein.

Wirbelsäulenverletzungen mit neurologischen Ausfällen werden ebenfalls im Anschluß an die Laparotomie in gleicher Narkose operativ versorgt.

Beckenfrakturen ohne den oben beschriebenen Befund und Wirbelsäulenverletzungen ohne neurologische Ausfälle werden nach Kreislaufstabilisierung soweit notwendig, in der 1. Woche nach dem Unfall operiert.

Bei unseren 51 Patienten erfolgte 43mal die sofortige Laparotomie. Die weiteren nach laufender Sonographiekontrolle. 2 Patienten wurden nach über 10 Tagen wegen einer Schockgallenblase laparotomiert.

Eine gleichzeitige Operation einer intraabdominellen Verletzung mit einer Beckenfraktur erfolgte 8mal, mit einer Wirbelsäulenfraktur 2mal.

Insgesamt wurden 15 Patienten mit Beckenfrakturen und 3 mit Wirbelsäulenfrakturen operativ versorgt. Beim Rest wurden diese Kombinationsverletzungen konservativ behandelt.

Eine Relaparotomie war bei 2 Patienten jeweils am 5. postoperativen Tag notwendig. Einmal wegen einer Duodenalperforation und einmal wegen eines Dünndarmvolvulus.

Bei 5 Patienten (10%) erfolgte eine Probelaparotomie nach positiver Lavage bzw. sonographisch festgestellter freier abdomineller Flüssigkeit.

Jedes Mal handelte es sich um eine intraabdominelle Sickerblutung eines Retroperitonealhämatoms, die einen falsch-positiven Befund ergab.

Die richtige Differentialdiagnose wäre durch eine CT-Untersuchung möglich gewesen.

Bei der Kombinationsverletzung von stumpfem Bauchtauma mit Becken- bzw. Wirbelsäulenfrakturen handelt es sich um ein Polytrauma. Meist sind mehrere intraabdominelle Organe verletzt. Wegen der hohen vitalen Gefährdung der Patienten sollte man sich erstens auf ein zeitsparendes Therapieverfahren beschränken und zweitens unnötige Operationen unbedingt vermeiden.

Gerade bei diesen Verletzungen kann jedoch ein ausgeprägtes Retroperitonealhämatom eine intraabdominelle Blutung dadurch vortäuschen, daß dieses sekundär in die Bauchhöhle durchbricht. Dies kann weder klinisch noch sonographisch oder durch eine Peritoneallavage differenziert werden.

Lediglich eine CT-Untersuchung kann hier zu einer sicheren Differentialdiagnose führen und sollte deshalb bei Patienten mit diesem Verletzungsmuster vermehrt zur Anwendung kommen. Trotzdem glauben wir, daß im Zweifelsfalle die Laparotomie ihre Berechtigung hat.

Diskussion

Hertz, Salzburg: Es ist herausgekommen, wie auch bei den zwei Vorrednern, daß sich die Wirbelsäulenverletzung in Kombination mit dem Bauchtrauma tatsächlich zwischen 3 und 6% bewegt. Ein wichtiger Hinweis scheint mir auch das CT zur Abklärung.

Maier, Wien: Sie haben gesagt, daß Sie die Wirbelsäulenverletzung nur dann akut operieren, wenn sie eine Neurologie haben. Alle anderen innerhalb der ersten Wochen. Fallen in diese Gruppe auch instabile Wirbelsäulenverletzungen oder versorgen Sie die sofort?

Genelin, Salzburg: Das hängt vom Zustand des Patienten ab. Wenn uns der Anästhesist grünes Licht gibt, versorgen wir diese auch sofort.

Mutz, Innsbruck: Wir haben gehört, wie gefährlich es sein kann, das Retroperitoneum zu eröffnen. Sie haben gesagt, daß Sie bei einer Verletzung der Iliaca eine Ausnahme machen. Welchen Stellenwert hat nun bei Ihnen, wenn ich mir das vergegenwärtige, was in den letzten Jahren geschehen ist, die interventionelle Radiologie, indem Sie beispielsweise retrograd okkludieren?

Genelin, Salzburg: An unserer Klinik ist eine Okklusion nicht möglich. Wir haben keine Radiologen, die so etwas durchführen können. Die Inzidenz einer solchen Blutung ist selten, ich kann mich nur an 2 Fälle erinnern, bei denen eine chirurgische Intervention notwendig war und dazu hat uns die große Blutung beziehungsweise der massive Blutungsschock bezwungen.

Kasperk, Aachen: Bei dem Thema des retroperitonealen Hämatoms möchte ich auch noch einmal einhaken. Es wurde gesagt, und zwar so pauschal, man solle es nicht eröffnen. Ich glaube, da muß man davor warnen, das so pauschal zu sehen. Man muß differenzieren, was für ein retroperitoneales Hämatom das ist. Wenn das von der Beckenfraktur ausgeht, sicher. Wenn das aber ein retroperitoneales Hämatom ist, welches sich im Oberbauch befindet, wenn man die Bursa aufgemacht hat und da hineinschaut, dann wäre es fatal, hier nicht zu eröffnen, denn da steckt garantiert eine Duodenalruptur, eine Cavaruptur oder ähnliches dahinter. Ebenso ist es in der Perirenalregion. Das zum Thema Hämatom. Jetzt zur Milzruptur. Da würde ich gerne einmal ein bißchen dagegenhalten. Ich will davor warnen, zu großzügig die Splenektomie zu propagieren, und zwar aus der Überlegung heraus, daß man damit überhaupt eine gewisse Aufmerksamkeit oder das Bestreben, organerhaltend zu bleiben, untergräbt. Wenn man das zu sehr propagiert, dann wird man gar nicht hinschauen, sondern wenn da oben ein bißchen Blut ist, sie gleich entfernen. Es gibt heute sehr verläßliche Methoden, wo man kleinere Läsionen zumindest gut stillen kann.

Hefte zu „Der Unfallchirurg", Heft 239
W. Buchinger (Hrsg.)
© Springer-Verlag Berlin Heidelberg 1994

Genelin, Salzburg: Ich glaube, daß ich erwähnt habe, daß bei diesen Patienten eine hohe Vitalgefährdung bestand und man sich deshalb auf eine kurze Operationszeit beschränken sollte. Natürlich wird bei minimalen Einrissen in der Kapsel der Milz niemand an eine Exstirpation denken. Aber wir haben auch heute gehört, daß die Splenektomie wenigstens beim erwachsenen Patienten im Zweifelsfalle immer noch die Therapie der Wahl ist.

Hertz, Salzburg: Das sollte man unterstreichen und milzerhaltende Eingriffe beim Polytraumatisierten ablehnen. Es sei denn, es handelt sich um einen kleinen Kapselriß, der auch ohne weitere Maßnahmen steht. Ich glaube nicht, daß das unter die milzerhaltenden Eigriffe fällt. Zum retroperitonealen Hämatom hat er ja gesagt, wenn es sich im Bereich des Beckens befindet. Da sind wir einer Meinung, daß wir das nicht angehen. Was anderes ist es, wenn es im Bereich der Nieren ist. Da muß man natürlich hineinschauen. Das ist aber klar.

Die intraabdominelle Verletzung als Komplikation bei komplexem Beckentrauma

A. Seekamp, G. Regel und J. A. Sturm

Unfallchirurgische Klinik, Medizinische Hochschule Hannover
(Direktor: Prof. Dr. H. Tscherne), Konstanty-Gutschow-Straße 9, D-30625 Hannover

Einleitung

Die kombinierte Verletzung des Beckens sowie der Bauchorgane im Rahmen einer Mehrfachverletzung führt nach klinischer Erfahrung zu einer überdurchschnittlich hohen Letalität nach Polytrauma. Die schlechtere Prognose dieser Patienten wird in erster Linie mit einem progredienten Organversagen im späten Verlauf (ab dem 6. Tag) in Zusammenhang gebracht. Ob bestimmte Verletzungsmuster zum Auftreten eines Multiorganversagens prädisponieren, ist jedoch bisher ungeklärt. In einer prospektiven Untersuchung an polytraumatisierten Patienten wurde daher der Frage nachgegangen, welche Arten von Beckenfrakturen gehäuft zu einer intraabdominellen Verletzung führen und ob die Kombination von Becken- und Bauchtrauma eine erhöhte Komplikationsrate im Sinne eines Multiorganversagens mit sich bringt.

Methode

An insgesamt 842 polytraumatisierten Patienten wurde eine Gruppierung nach Bauchtrauma bzw. Beckentrauma oder der Kombination aus beidem in 3 Gruppen

Hefte zu „Der Unfallchirurg", Heft 239
W. Buchinger (Hrsg.)
© Springer-Verlag Berlin Heidelberg 1994

vorgenommen. Die Einteilung der Beckenfrakturen erfolgte nach offenen, instabilen und stabilen Beckenfrakturen, wobei in der Gruppe der instabilen Beckenfrakturen, entsprechend der Einteilungen nach Tile [4], alle rotationsinstabilen sowie vertikalinstabilen und kombiniert-instabilen Frakturen zusammengefaßt wurden. Innerhalb jeder Gruppe wurde dann die Multiorganversagensrate bestimmt. Als Definition des Multiorganversagens verwendeten wir die Kriterien von Goris [1].

Ergebnisse

Von den insgesamt 842 Patienten erlitten 229 (27,2%) eine ausschließliche Beckenverletzung (Gruppe 1), 211 Patienten (25,1%) hatten eine Beteiligung intraabdomineller Organe (Gruppe 2) und 123 Patienten (14,6%) erlitten im Rahmen der Mehrfachverletzung ein kombiniertes Bauch- und Beckentrauma (Gruppe 3). Die Verteilung der Beckenfrakturen in Gruppe 1 und Gruppe 3 ist in Abb. 1 dargestellt. Es zeigt sich, daß in der Gruppe 3 der Anteil der instabilen und stabilen Frakturen mit 46,3 bzw. 48,1% etwa gleich ist. Demgegenüber handelt es sich in Gruppe 1 mit 68,4% überwiegend um stabile Frakturen. Instabile Frakturen kommen hier nur zu 18,2% vor. Offene Beckenfrakturen kamen in beiden Gruppen in nur sehr geringem Ausmaß vor.

In der Gruppe 2 mit nur intraabdominellen Verletzungen zeigte sich, daß zu knapp 80% das obere Abdomen und nur zu etwa 20% das untere Abdomen verletzt war. In erster Linie handelt es sich hierbei um Verletzungen der Leber mit 42,4% sowie der Milz (23,1%). Im Bereich des unteren Abdomens handelt es sich in erster Linie um Verletzungen der Gefäße (8,1%) sowie zu gleichen Teilen der Niere und der Blase (Abb. 2). In der Gruppe 3 mit der kombinierten Verletzung betrug das Verhältnis von oberem zu unterem Abdomen 2:1. Wiederum war am häufigsten die Leber (34,6%) und die Milz (15,3%) betroffen. Im Bereich des unteren Abdomens zeigte sich jedoch, daß nunmehr am häufigsten die Blase mit 14,2% verletzt war (Abb. 3).

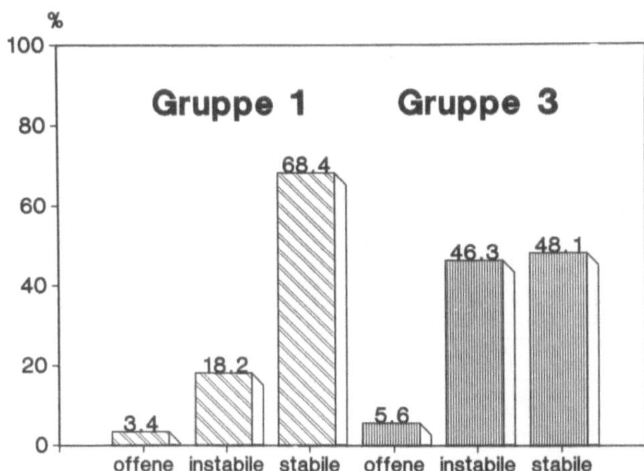

Abb. 1. Gegenüberstellung der Beckenfrakturen in Gruppe 1 und Gruppe 3

308

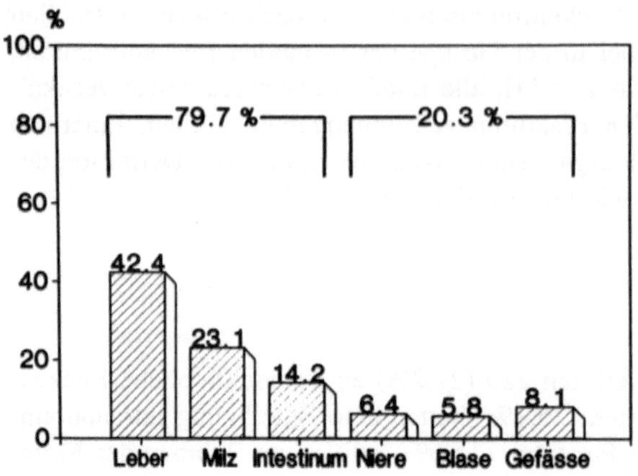

Abb. 2. Verteilung der intraabdominellen Verletzungen in Gruppe 2

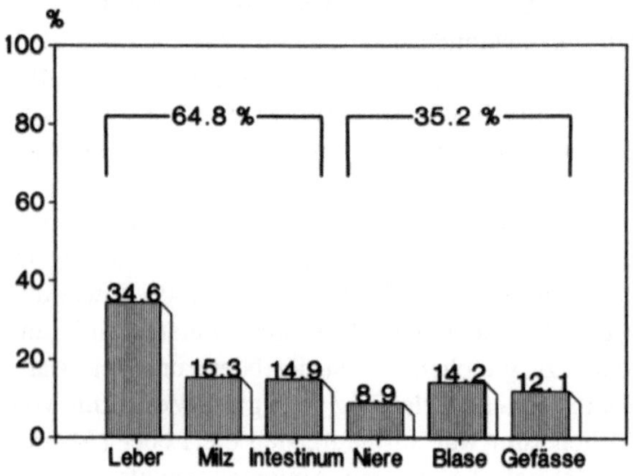

Abb. 3. Verteilung der intraabdominellen Verletzungen in Gruppe 3

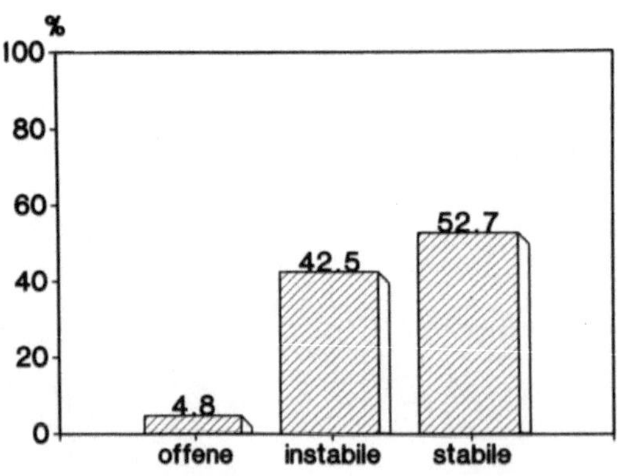

Abb. 4. Beteiligung der unterschiedlichen Beckenfrakturen bei Verletzungen des oberen Abdomens in Gruppe 3

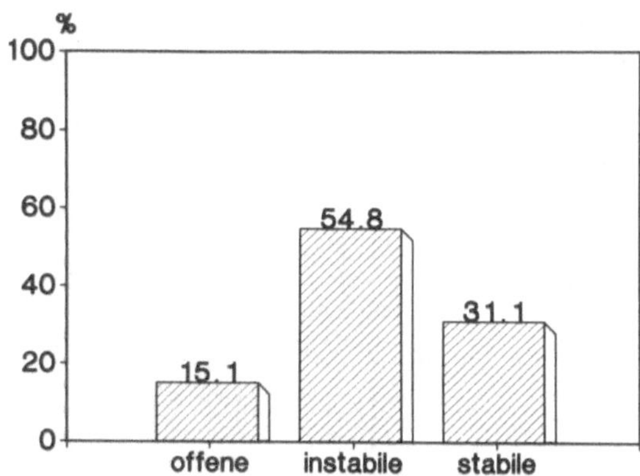

Abb. 5. Beteiligung der Beckenfrakturen bei Verletzungen des unteren Abdomens in Gruppe 3

Betrachtet man nun die Verletzungen im Bereich des oberen Abdomens und die dazu begleitenden Beckenfrakturen, so zeigt sich, daß die Verletzung des oberen Abdomens zu 52,7% mit stabilen Beckenfrakturen einhergingen bwz. in 42,5% der Fälle mit instabilen Beckenfrakturen (Abb. 4). Im Bereich des unteren Abdomens zeigt sich hier eine drastische Änderung. In insgesamt 54,8% der Fälle handelt es sich um eine instabile Beckenfraktur, welche zu einer Begleitverletzung im unteren Abdomen führte. Stabile Beckenfrakturen waren nur in 31,1% mit beteiligt (Abb. 5).

Die Gesamtverletzungsschwere (Abb. 6) betrug in Gruppe 1 40,8 Punkte nach dem PTS-Schlüssel [2] in Gruppe 2 50,2 Punkte und in Gruppe 3 52,4 Punkte. Obwohl zwischen der Gruppe 1 und der Gruppe 2 ein Unterschied im Bereich der Gesamtverletzungsschwere besteht, zeigt sich, daß in Gruppe 1 die Beckenverletzung ebenso wie in Gruppe 2 die intraabdominelle Verletzung etwa einen gleichen Anteil an der Gesamtverletzungsschwere hat. In Gruppe 3 zeigt sich jedoch, daß sowohl die intraabdominelle als auch die Beckenverletzung im Vergleich zu den ersten beiden Gruppen einen 3- bis 4fach so hohen Anteil an der Gesamtverletzungsschwere hat.

	PTS	Region 3	Region 4
Gruppe 1	40,8 ± 11,7		4,7 ± 3,8
Gruppe 2	50,2 ± 10,3	4,1 ± 1,8	
Gruppe 3	52,4 ± 15,7	10,7 ± 4,5	16,5 ± 10,1

Abb. 6. Aufschlüsselung der Verletzungsschwere in den 3 Gruppen, *Region 3* = Abdomen, *Region 4* = Becken

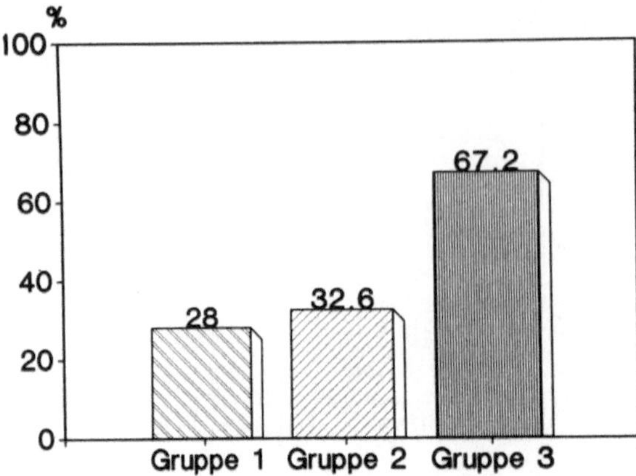

Abb. 7. Multiorganversagensinzidenz nach den Kriterien von Goris

Für die Multiorganversagensinzidenz nach Goris ergibt sich in Gruppe 1 ein Prozentsatz von 28%, in Gruppe 2 von 32,6% und in Gruppe 3 ein mehr als doppelt so hoher von 67,2% (Abb. 7).

Diskussion

Als Ursache für diese erhöhte Multiorganversagensinzidenz kommen unserer Ansicht nach drei Faktoren in Betracht. Zum einen könnte es durch einen profunderen initialen Kreislaufschock bei den Patienten mit intraabdominellen Verletzungen, insbesonder bei begleitenden Gefäßverletzungen, zu einer ausgeprägten Perfusionsstörung des Intestinums kommen. Hieraus würde eine Erhöhung der Darmwandpermeabilität resultieren mit Translokation intestinaler Bakterien, welche letztendlich zu einem generalisierten Kapillarschaden führen könnten. Daß es sich hierbei nicht nur um eine Spekulation handelt, zeigt die Betrachtung der initialen Gesamtblutgabe in den 3

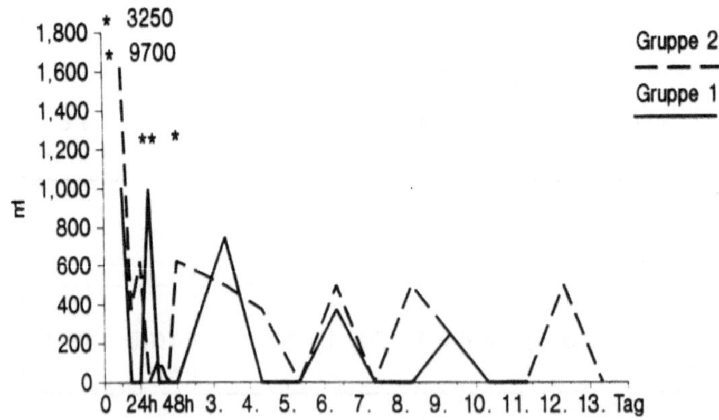

Abb. 8. Gesamtgabe von Erythrozytenkonzentraten und Vollblutkonserven in der Gruppe 1 und 2

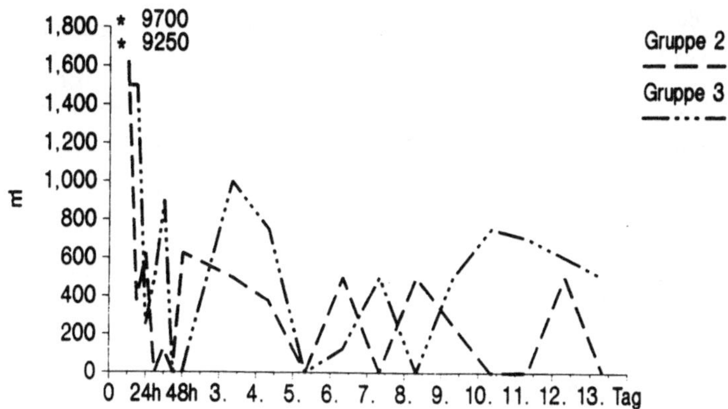

Abb. 9. Gesamtgabe von Erythrozytenkonzentraten und Vollblutkonserven in den Gruppen 2 und 3

Gruppen. So zeigt sich, daß die Patienten mit intraabdominellen Verletzungen ohne Beckentrauma eine 3fach so hohe Blutmenge benötigen wie die Patienten mit Beckenverletzungen ohne intraabdominelles Trauma (Abb. 8).

Andererseits zeigt sich, daß die Patienten, welche eine Kombination von Becken- und Bauchtrauma erlitten haben, gegenüber der Gruppe 2 eine nur unwesentlich höhere Blutmenge zur Kreislaufstabilisierung benötigen (Abb. 9). Dieses bestätigt unsere Vermutung, daß die intraabdominelle Verletzung durch einen initialen profunderen Kreislaufschock als schwerwiegende Komplikation bei vorliegendem Beckentrauma gedeutet werden muß.

Eine zweite Ursache für die erhöhte MOV-Inzidenz besteht in der Funktionsstörung des retikuloendothelialen Systems der Leber, welche insbesondere durch ein direktes Lebertrauma verursacht werden kann [3].

Als dritte Ursache kommt eine Aktivierung humeraler und zellulärer Systeme durch retroperitoneale Hämatome in Betracht. Als Indiz hierfür sei die Opsonierungskapazität angeführt, als Funktionsgröße der polymorphkernigen Granulozyten

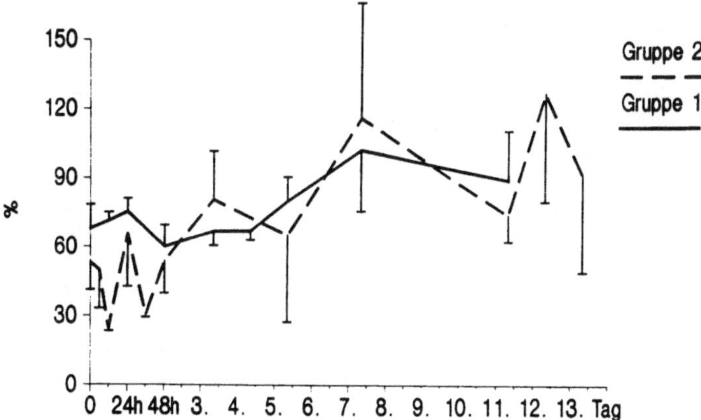

Abb. 10. Opsonierungskapazität in Gruppe 1 und 2

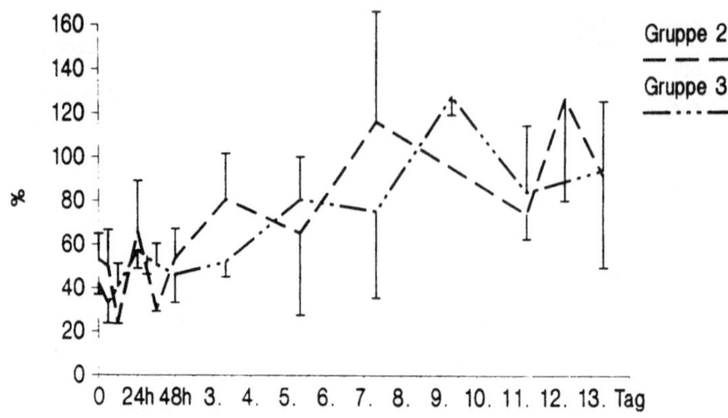

Abb. 11. Opsonierungskapazität in Gruppe 2 und 3

[5]. Hier zeigte sich, daß ebenfalls in der Gruppe mit intraabdominellen Verletzungen die Opsonierungskapazität innerhalb der ersten 48 h signifikant gegenüber der in Gruppe 1 vermindert ist (Abb. 10). Demgegenüber zeigt sich ebenfalls kein Unterschied zwischen der Gruppe 2 und der Patientengruppe mit kombiniertem Bauch- und Beckentrauma (Abb. 11).

Somit bleibt abschließend festzustellen, daß die Kombination von einem Becken- und Bauchtrauma ein zu 100% höheres Risiko in sich birgt, in einem Multiorganversagen zu enden, als eine Beckenverletzung oder intraabdominelle Verletzung per se. In der Therapie polytraumatisierter Patienten mit dieser schweren Kombinationsverletzung ist initial eine aggressive Volumentherapie erforderlich. Des weiteren ist eine frühzeitige Reposition und Stabilisierung insbesondere hinterer Beckeninstabilitäten wünschenswert, um der Entwicklung retroperitonealer Hämatome entgegenzutreten. Als drittes ist in solchen Fällen, in denen der Zugangsweg auf Grund einer elektiven Operation freigelegt wird, an die elektive Ausräumung von retroperitonealen Hämatomen zu denken.

Literatur

1. Goris RJA, Nuytinck HKS, Redl H (1987) Scoring systems and predictors of ARDS and MOF. Prog Clin Biol Res 236:3–15
2. Oestern HJ, Tscherne H, Sturm J, Nerlich M (1985) Klassifizierung der Verletzungsschwere. Unfallchirurg 88:465–472
3. Regel G, Gratz KF, Nerlich ML, Pohlemann T, Sturm JA, Tscherne H (1989) Posttraumatic liver dysfunction in multiple trauma: Patients with and without blunt liver injuries. Second Vienna Shock Forum
4. Tile M (1988) Pelvic ring fractures: Should they be fixed? J Bone [BR] 70/1:1–12
5. Tono-Oka T, Ueno N, Matsumoto T, Ohkawa M, Matsumoto S (1983) Chemiluminescence of whole blood: A simple and rapid method for estimation of phagocytic function of granulocytes and opsonic activity in whole blood. Clin Immunol Immunopathol 26:66–75

Diskussion

Hertz, Salzburg: Vielleicht darf ich kurz den letzten Punkt, die Ausräumung der retroperitonealen Hämatome, anschneiden. Sie haben schon recht, wenn man die wegnimmt, dann gibt es keine Resorption, aber wenn Sie es wegnehmen, kommen Sie zu keinem Ende. Das blutet nach und blutet nach und dann ist er tot. Das ist ja unsere Angst. Deswegen wollen wir die ja nicht antasten.

Seekamp, Hannover: Wir machen das auch nicht. Also nicht, daß wir jetzt herangehen und da, weil da ein Hämatom ist, ausräumen. Nur, wenn man in einem anderen Zusammenhang sowieso in dem Feld operiert, dann sollte man es sich vielleicht überlegen.

Sonographischer Nachweis freier Flüssigkeit im Abdomen nach Polytrauma mit Beckenfraktur – immer eine Laparotomieindikation?

R. Kasperk und O. Paar

Chirurgische Klinik der Medizinischen Fakultät der RWTH Aachen
(Direktor: Prof. Dr. V. Schumpelick), Pauwel-Straße, D-52074 Aachen

Die Sonographie hat in den vergangenen Jahren zunehmend einen hohen Stellenwert in der chirurgischen Diagnostik erworben. Domäne der Sonographie ist der Nachweis von Flüssigkeiten in den Körperhöhlen. Der sonographische Nachweis freier Flüssigkeit im Abdomen gelingt dabei mit einer derartigen Empfindlichkeit, daß mitunter die Frage gestellt werden muß, ob der Nachweis freier intraabdomineller Flüssigkeit stets eine Operationsindikation bedeutet. Dies gilt insbesondere für die Situation des Polytraumatisierten mit einer Beckenfraktur.

Eigenes Patientengut

Zwischen 1986 und 1990 wurden an der eigenen Klinik 456 Patienten nach einem Polytrauma stationär behandelt. Unter diesen fanden sich 47 Patienten mit einer instabilen Beckenringverletzung (10%). Bei 25 dieser Patienten (53%) wurde sonographisch freie Flüssigkeit im Abdomen nachgewiesen und eine Laparotomie durchgeführt. Bei 5 der Patienten fand sich intraoperativ keine oder nur eine insignifikante intraabdominelle Läsion, bei 20% der laparotomierten Patienten stammte das intraabdominelle Blut also aus dem retro- bzw. präperitonealen Hämatom. Bei 2 weiteren

Hefte zu „Der Unfallchirurg", Heft 239
W. Buchinger (Hrsg.)
© Springer-Verlag Berlin Heidelberg 1994

Patienten wurde nach dem sonographischen Nachweis einer geringen Menge freier intraabdomineller Flüssigkeit nach Polytrauma mit Beckenfraktur zugewartet, unter sonographischen Verlaufskontrollen ergab sich hier keine Zunahme der Flüssigkeitsansammlung. Eine Laparotomie konnte so vermieden werden. Bei insgesamt 4 Patienten mußte aufgrund der Schwere des beckenfrakturbedingten Blutverlustes eine Embolisationsbehandlung vorgenommen werden. Dies entspricht einem Prozentsatz von 8,5% aller polytraumatisierten Patienten mit einer instabilen Beckenringverletzung.

Diskussion

Bei der intraabdominellen Ansammlung von Blut ohne Vorliegen einer Parenchymläsion handelte es sich um durchgesickertes Hämatom aus prä- bzw. retroperitonealen Bereichen. Unter Berücksichtigung der primären Entstehungsorte lassen sich diese Hämatome 3 Bereichen zuordnen:

- der zentrale Bereich um die großen Gefäße,
- der rechts- und linksgelegene perirenale Bereich und schließlich
- der Bereich des Beckens

Literaturangaben zur Folge findet sich eine recht gleichmäßige Häufigkeitsverteilung der Hämatome mit jeweils ca. 1/3 ausgehend vom Beckenbereich, von der Perirenalregion und der Zentralregion.

Wir analysieren die eigenen 5 Fälle, bei denen nach sonographischem Nachweis freier Flüssigkeit laparotomiert wurde und keine wesentliche intraabdominelle Organverletzung gesichert werden konnte, unter der Fragestellung, ob sich in diesen Fällen gewisse gemeinsame Charakteristika herausarbeiten ließen. Gemeinsam war allen 5 Fällen allerdings lediglich die Tatsache, daß es sich stets um schwere Beckenringverletzungen der Instabilitätsgrade III und IV nach Poigenfürst handelte. Eine Zuordnung zu einem ganz bestimmten Verletzungsmechanismus war allerdings nicht möglich, es handelte sich vielmehr in allen Fällen um einen kombinierten Verletzungsmechanismus. Auch die Blutungen betrafen ganz unterschiedliche Gefäße, 3 der 5 Patienten wurden angiographiert, wobei sich Blutungen aus der A. glutea superior, der A. pudenda interna und der A. obturatoria fanden. In einem weiteren Fall erfolgte die Blutung aus der A. circumflexa ileum profunda.

Während so bei den eigenen Patienten kein eindeutiger Zusammenhang zwischen dem Beckenverletzungstyp und einer Blutungsneigung nach intraabdominal festgestellt werden konnte, finden sich jedoch in der Literatur Angaben, die zeigen, daß insbesondere der anteroposteriore Kompressionsmechanismus des Beckens sowie der axiale Schermechanismus mit einem deutlich überdurchschnittlichen Blutsubstitutionsbedarf einherging. Man muß daher bei Vorliegen entsprechender Verletzungen mit erhöhter Wahrscheinlichkeit davon ausgehen, daß das sich ausbildende ausgedehnte Hämatom auch zu einer intraabdominellen Blutansammlung führt.

Welche Empfehlungen lassen sich nun hinsichtlich des Managements eines polytraumatisierten Patienten mit Beckenringverletzung ableiten, um die Zahl der vermeidbaren Laparotomien möglichst gering zu halten?

Zunächst einmal gilt es, das Vorliegen einer Beckenringverletzung überhaupt in Betracht zu ziehen. Größte Bedeutung kommt hierbei der a.p. Röntgenaufnahme des Beckens noch in der Notaufnahme zu. Hier lassen sich bereits Hinweise für das Vorliegen ausgedehnter und damit blutungsträchtiger Beckenverletzungen finden. Von ausschlaggebender Bedeutung sind sonographische Verlaufskontrollen, bei denen nicht nur die Menge und Lokalisation der freien intraabdominellen Flüssigkeit beurteilt werden müssen, sondern auch die parenchymatösen Organe auf evtl. Schäden hin betrachtet werden müssen und auch die Ausdehnung eines retro- bzw. präperitonealen Hämatoms analysiert werden muß. Die hierbei gewonnenen Informationen müssen selbstverständlich vor dem Hintergrund der wesentlichen Kreislaufparameter gewertet werden. Bei vermuteter erheblicher Blutung im Beckenbereich empfiehlt sich die frühzeitige Durchführung einer Angiographie nicht nur zu diagnostischen, sondern auch zu ggf. therapeutischen Zwecken in Form der Embolisation blutender Gefäße. Einer provisorischen Beckenstabilisierung mittels Fixateur externe kommt ebenfalls hohe Bedeutung zu, da es hiermit in einem Teil der Fälle gelingt, dem sich ausbreitenden Hämatom ein Widerlager entgegenzusetzen.

Trotz sorgfältigster Abwägung aller genannten Parameter wird es dennoch wohl nicht vollständig vermeidbar sein, eine Probelaparotomie nach Polytrauma mit Beckenfraktur durchzuführen und dabei keine intraabdominelle Organläsion zu finden. Wesentlich im Bemühen der Minimierung dieser Situation scheint uns die Beachtung der Relation zwischen der klinischen Kreislaufsituation und der Menge der intraabdominellen Flüssigkeit (nach Ausschluß anderer Blutungsquellen als der Beckenfraktur) zu sein. Wir sind der Meinung, daß der Nachweis freier intraabdomineller Flüssigkeit im Rahmen eines Polytraumas mit Beckenringfraktur keine zwingende Operationsindikation darstellt, jedoch intensive songraphische Verlaufskontrollen und ggf. ein aggressives radiologisches Vorgehen erfordert.

Diskussion

Hertz, Salzburg: Es ist natürlich ein heikles Vorgehen, wenn wir bei freier Flüssigkeit nicht laparotomieren, aber durchaus denkbar mit intensiver Überwachung.

Kasperk, Aachen: Das ist Voraussetzung und das, wenn ich noch betonen darf, unterstreicht auch die Notwendigkeit, daß die Sonographie schlichtweg auch eine chirurgische Maßnahme ist. Darauf möchte ich noch einmal ganz besonders hinweisen. Diese ewige Diskussion, wer die Sonographie macht. Wir machen das in dieser Situation.

Hertz, Salzburg: Ganz richtig.

Hefte zu „Der Unfallchirurg", Heft 239
W. Buchinger (Hrsg.)
© Springer-Verlag Berlin Heidelberg 1994

Bauchtrauma und Beckenringverletzung

H. Rieger[1], D. Pennig[1], E. Brug[1], H. Bünte[2] und W. Krings[3]

[1] Klinik und Poliklinik für Unfall- und Handchirurgie (Direktor: Prof. Dr. E. Brug)
[2] Klinik und Poliklinik für Allgemeine Chirurgie (Direktor: Prof. Dr. H. Bünte)
[3] Institut für Klinische Radiologie (Direktor: Prof. Dr. P. E. Peters)
der Westfälischen Wilhelms-Universität Münster, Jungeblodtplatz 1, D-48149 Münster

Die Kombination eines Bauchtraumas mit einer instabilen Beckenringverletzung bedeutet für den Patienten eine vitale Bedrohung. Das Abdomen darf hier nicht isoliert von der Beckenringverletzung betrachtet werden. Wir bevorzugen den Begriff des abdominopelvinen Traumas [6, 22] und möchten unser Behandlungskonzept vorstellen:

Nach Aufnahme des Patienten erfolgen simultan zur Schocktherapie die Unfallanamnese und die rasche Untersuchung. Quetschspuren, Prellmarken, Hämatome oder Blutaustritte an Damm, Anus, Harnröhre und Vulva werden erfaßt. Bei Blutaustritt aus der Harnröhre ist die Katheterisierung der Blase kontraindiziert. Durch rektale und vaginale Palpation können Verletzungen des unteren Rektums bzw. Urogenitalsystems erkannt werden, außerdem ist die Austastung des Beckens nach Fragmenten möglich. Nach klinischer Prüfung der Beckenstabilität wird eine Beckenübersichtsaufnahme angefertigt [19, 20].

Im Notfallraum erfolgt die Sonographie des Abdomens. Der Nachweis geringer Mengen freier Flüssigkeit ist bei unauffälligen parenchymatösen Organen für uns keine Indikation zur Laparotomie: Es kann sich um Blut handeln, welches dem partiell in die freie Bauchhöhle durchgedrungenen retroperitonealen Hämatom des Beckentraumas entstammt. Bei diesem Vorgehen sind engmaschige klinische und sonographische Verlaufskontrollen und evtl. weitere Diagnostik obligat [5, 8, 16].

Die Peritoneallavage [9, 15] führen wir nicht durch: Speziell bei Beckenringverletzung besteht die Gefahr der Punktion eines ausgedehnten retroperitonealen Hämatoms [10]. Die Untersuchung ist nach Trentz et al. [20] bei schwerem Beckentrauma mit einer falsch-positiven Rate von bis zu 30% belastet.

Bei klinisch oder sonographisch eindeutiger intraabdomineller Blutung oder Organläsion wird sofort laparotomiert, ferner beim Patienten, der unter Reanimationsbedingungen zu verbluten droht: Ultima ratio im letztgenannten Fall ist das infrarenale Abklemmen der Aorta. Weitere Indikationen zur Sofortlaparotomie sind schwerste und offene Beckenkompressionstraumen sowie Zerreißungen des Beckenbodens, evtl. mit Enddarmläsion (Kolostomie!) [3, 12, 17, 18, 20, 21].

Besonders bedrohlich sind retroperitoneale Gefäßverletzungen. Unser Therapieansatz bezüglich der retroperitonealen Blutung besteht zunächst in der Frühstabilisierung eines instabilen ventralen Beckenringsegmentes mit dem DeBastiani-Fixateur, dessen Schrauben wir zwischen Spina iliaca anterior superior und inferior beidseits einbringen [13]. Eine Laparotomie wird durch diese Montage im Gegensatz zum früher verwendeten Hoffmann-Fixateur nicht behindert [1].

Hefte zu „Der Unfallchirurg", Heft 239
W. Buchinger (Hrsg.)

Das instabile dorsale Beckenringsegment versorgen wir in der Regel sekundär nach Besserung des Allgemeinzustandes.

Bei Zunahme des Bauchumfanges, anhaltendem Hb-Abfall und auffälliger Hämodynamik trotz Volumentherapie und Fixateurstabilisierung erfolgt – bei ausgeschlossener Abdominalblutung – eine Angiographie, sofern die Situation des Patienten dieses zuläßt. Eine arterielle Blutung in der Beckenetage kann selektiv katheterembolisiert werden. Wir sehen die Indikation zur chirurgischen Blutungskontrolle bei Verletzung „großer" Gefäße (z.B. A. iliaca communis), bei fehlender Möglichkeit zur „interventionellen Radiologie" oder bei Versagen der Angiotherapie.

Zurückhaltend sind wir mit der Eröffnung des retroperitonealen Hämatoms wegen der Verblutungsgefahr nach Entlastung des Retroperitoneums. Manchmal ist aber besonders zur Blutstillung aus dem Sakralvenenplexus die chirurgische Tamponade mit Bauchtüchern notwendig. Ein „second look" ist dann obligat [4, 7, 14, 19, 20].

Weitere diagnostische Maßnahmen werden der speziellen Situation angepaßt, z.B. retrograde Kontrastdarstellung von Urethra und Blase oder Ausscheidungsurogramm [2].

Gastrografin-Darstellung oder Endoskopie des Gastroinstinaltraktes sowie das Abdomen-CT setzen einen akzeptablen Allgemeinzustand des Patienten voraus. Eine Abdomenübersichtsaufnahme in Linksseitenlage kann erst nach Beckenstabilisierung angefertigt werden.

Unsere Daten

In einem 4 1/2-Jahreszeitraum (7/1985–12/1989) wurden nach dem genannten Konzept 27 Patienten versorgt. 9 (= 33,3%) waren weiblichen und 18 (= 66,7%) männlichen Geschlechts mit einem Durchschnittsalter von 35 Jahren. 25 Patienten (= 92,6%) waren polytraumatisiert. Bei allen Patienten lag eine Abdominalsymptomatik vor. 12 Patienten (= 44,4%) wurden laparotomiert.

Bei 15 Patienten (= 55,6%) wurden abdominopelvine Läsionen diagnostiziert: 9 Patienten (= 33,3%) erlitten urogenitale Begleitverletzungen.

Gefäßläsionen wurden bei 3 Patienten (= 11,1%) nachgewiesen: Eine Verletzung der Vasa iliaca und der A. femoralis wurde gefäßchirurgisch rekonstruiert. 2mal wurden Blutungen aus Ästen der A. iliaca interna embolisiert. Dabei stand die Blutung bei einem Patienten erst nach der 2. Embolisation, welche 12 h nach der ersten erforderlich wurde.

Bei den intraabdominellen Verletzungen (Tabelle 1) blieb die verletzte Milz einmal erhalten, 3mal wurde splenektomiert. 3 Lebereinrisse wurden übernäht bzw. geklebt. Die Mesenterialeinrisse, Serosadefekte und die intraperitoneale Blasenruptur wurden übernäht.

Bei einem Mann mit Pankreaskontusion zeigte das Abdomen-CT ein ödematöses Pankreas. Die ERCP war unauffällig. Unter konservativer Therapie kam es zur Restitutio ad integrum. 2 Beckenbodenzerreißungen wurden unter dem Schutz eines temporären Anus praeter rekonstruiert.

2 Laparotomien erfolgten wegen des sonographischen Nachweises von freier Flüssigkeit: Intraoperativ fand sich lediglich ein großes retroperitoneales Hämatom, wel-

Tabelle 1. Abdomen – Beteiligung bei instabiler Beckenringverletzung n = 27; 7/1985–12/1989 (Mehrfachnennungen)

Art der Verletzung	n	%
Milzruptur	4	14,8
Lebereinriß	3	11,1
Einblutung in das Mesenterium	1	3,7
Mesenterialeinrisse	2	7,4
Sigmaserosadefekte	1	3,7
Intraperitoneale Blasenruptur	1	3,7
Pankreaskontusion	1	3,7
Beckenbodenzerreißung	2	7,4

ches partiell in die freie Bauchhöhle eingebrochen war. Eine Exploration erfolgte aufgrund der Fehldeutung von flüssigkeitsgefüllten Darmanteilen. Eine Patientin mit einer Urethraläsion wurde laparotomiert wegen Verdacht auf intraperitoneale Blasenruptur.

Die Letalität in unserem prospektiv behandelten Patientenkollektiv betrug 22,2% (n = 6).

Zusammenfassend sind folgende Punkte beim abdominopelvinen Trauma wesentlich:

1. Sonographische Abgrenzung zwischen abdominaler und retroperitonealer Blutung
2. Frühstabilisierung des Beckenringes durch ventrale Fixateurmontage
3. Kontinuierliche klinische Beobachtung [11] (trotz aller technisch-diagnostischen Möglichkeiten !)
4. Aktive Blutungskontrolle durch interventionelle Radiologie oder chirurgische Therapie

Zusammenfassung

Bei der Kombination eines Bauchtraumas mit einer instabilen Beckenringverletzung sind spezielle diagnostische und therapeutische Aspekte zu beachten, welche anhand des eigenen Krankengutes erörtert werden. Von 7/1985 bis 12/1989 wurden in der Chirurgischen Klinik (Klinik für Allgemeine Chirurgie sowie Klinik für Unfall- und Handchirurgie) der Westfälischen Wilhelms-Universität Münster 27 Patienten mit einer instabilen dislozierten Beckenringverletzung behandelt. 25 Patienten (= 92,6%) waren polytraumatisiert. Die abdominopelvinen Begleitverletzungen (= 55,6% der Patienten) werden analysiert. Die Sterblichkeit in diesem Kollektiv betrug 22,2%. Prognostisch entscheidend ist die Differenzierung zwischen intraabdominaler und retroperitonealer Blutungsquelle. Die Versorgung dieser vital bedrohten Patienten bedarf einer gerichteten interdisziplinären Zusammenarbeit.

Literatur

1. Albrecht F, Brug E (1982) Indikation und Verfahrenswahl bei der Osteosynthese dislozierter Beckenringfrakturen. Unfallheilkunde 85:431
2. Bandhauer K, Hassler H (1989) Die Verletzung der Urogenitalorgane. Chirurg 60:649
3. Bäumer F, Gay B, Markert U, Imhof M (1990) Problematik und Häufigkeit abdominoperinealer Pfählungsverletzungen. Unfallchirurg 93:212
4. Brotman S, Soderstrom CA, Oster-Granite M, Cisternino St, Browner B, Cowley RA (1981) Management of severe bleeding in fractures of the pelvis. Surg Gynecol Obstet 153:823–826
5. Dock W, Grabenwöger F, Pinterits F, Ittner G (1988) Sonographie des Abdomens beim Polytraumatisierten. Wert der Methode. Unfallchirurg 91:185
6. Eyssel M, Weiss H, Towfigh H (1984) Diagnostik und Therapie abdominopelviner Organverletzungen bei Beckenfrakturen Mehrfachverletzter. Hefte Unfallheilkd 164:265
7. Grabenwöger F, Dock W, Ittner G (1989) Perkutane Embolisation von retroperitonealen Blutungen bei Beckenfrakturen. RöFo 150:335
8. Hoffmann R, Pohlemann T, Wippermann B, Reimer P, Milbradt H, Tscherne H (1989) Management der Sonographie bei stumpfem Bauchtrauma. Unfallchirurg 92:471
9. Hubbard G, Bivins BA, Sachatello ChR, Griffen WO jr (1979) Diagnosis errors with peritoneal lavage in patients with pelvic fractures. Arch Surg 114:844
10. Klaue P (1983) Die Bedeutung der Lavage nach Beckenverletzungen. Langenbecks Arch Chir 361:185
11. Müller-Färber J, Decker S (1979) Das stumpfe Bauchtrauma als Komplikation der Beckenfrakturen. Unfallheilkunde 82:89
12. Oestern H-J, Berner W, Sturm J, Tscherne H (1984) Taktisches Vorgehen bei schweren Beckenkompressionstraumen. Hefte Unfallheilkd 164:213
13. Pennig D, Klein W, Brug E (1989) Pelvic ring disruption. In: Coombs R, Green S, Sarmiento A (eds) External fixation and functional bracing. Orthotext, London, p 191
14. Raithel D (1983) Diagnostisches und therapeutisches Konzept bei Gefäßverletzungen der Beckenetage. Langenbecks Arch Chir 361:205
15. Ruf W, Mischkowsky T, Meybier H (1984) Wie aussagekräftig ist die Peritoneallavage bei Kombinationsverletzungen des Abdomens und Beckens? Hefte Unfallheilkd 164:269
16. Ruf W, Friedl W, Weber G, Teller K (1990) Stellt der sonographische Nachweis von Blut im Abdomen in jedem Fall eine Operationsindikation dar? Unfallchirurg 93:132
17. Schmit-Neuerburg KP, Hölter HW (1983) Therapeutische Prioritäten beim Polytrauma mit Beckenverletzung. Langenbecks Arch Chir 361:189
18. Stelzner F (1990) Komplexe Traumen des Perineums, speziell des anorektalen Kontinenzorgans. Langenbecks Arch Chir 375:55
19. Tile M (1984) Fractures of the pelvis and acetabulum. Williams & Wilkins, Baltimore London
20. Trentz O, Bühren V, Friedl HP (1989) Beckenverletzungen. Chirurg 60:639
21. Tscherne H (1989) Polytrauma. Taktisches Vorgehen bei schweren Beckenkompressionsfrakturen. Vortrag beim VIII. Münchener Innenstadt-Symposium 15./16. September 1989
22. Wilker D, Schweiberer L (1984) Abdominopelvine Begleitverletzungen. Hefte Unfallheilkd 164:187

Diskussion

Mutz, Innsbruck: Ich möchte nur ganz kurz noch etwas anmerken, was ich schon einige Male wollte. Ich glaube, daß die Sonographie keinen Hinweis darüber geben kann, wieviel an Flüssigkeit drinnen ist. Es gibt genügend Publikationen, die den Schätzfehler um nahezu 80% werten läßt. Sie haben ja auch darauf hingewiesen, daß gerade die Verlaufskontrolle, und ich glaube, das ist ganz wichtig darauf hinzuweisen, das wichtigste ist, nicht der Absolutwert.

Rieger, München: Ja, das ist die Crux, diese Formulierung, keine Laparotomie beim Nachweis geringer Mengen freier Flüssigkeit, das ist im Grund genommen eine sehr vage Formulierung und bei den Patienten, die wir dann mit nachgewiesener freier Flüssigkeit laparotomiert haben, da wurde uns das einfach zu heiß. Wir haben nichts gefunden, aber wir glaubten es nicht mehr verantworten zu können, weiter zu kontrollieren. Im Zweifelsfall muß man nachschauen.

Laparotomie und Beckenfraktur

M. F. Fischmeister und W. Styhler

Unfallkrankenhaus Linz der Allgemeinen Unfallversicherungsanstalt (Ärztlicher Leiter: Prim. Dr. G. Kukla), Blumauerplatz 1, A-4020 Linz

Einleitung

Wenn man im Schockraum vor der Versorgung eines frisch verletzten Patienten steht, der einen Beckenbruch und eine Verletzung eines oder mehrerer Abdominalorgane erlitten hat, so ist es von Interesse zu wissen, was intraoperativ zu erwarten ist.

Diese Nachuntersuchung der Krankenbehandlungsunterlagen dient dazu, ein genaueres Bild davon zu vermitteln, was mit dieser Patientengruppe geschehen ist.

Material und Methode

Die Medizinische Dokumentationsabteilung der Allgemeinen Unfallversicherungsanstalt hat für den Zeitraum vom 01.01.1980 bis 31.12.1988 die Daten von 67 Patienten übermittelt, die die Deskriptoren Laparotomie und Beckenfraktur aufwiesen und nach einem frischen Trauma am Unfallkrankenhaus Linz stationär behandelt wurden. Nicht berücksichtigt wurden 19 Patienten, die eine Verletzung der Harnblase oder Urethra erlitten hatten und durch eine kleine quere Unterbauchinzision operativ versorgt wor-

Hefte zu „Der Unfallchirurg", Heft 239
W. Buchinger (Hrsg.)
© Springer-Verlag Berlin Heidelberg 1994

Tabelle 1. Unfallhergang

PKW-Unfall	21
Industrie	09
Zweiradunfälle	05
Fußgänger	03
Landwirtschaft	02
Suizid	02
UKH Linz 1990	

den waren, 3 Patienten, die falsch klassifiziert worden waren (Thorakotomie wegen Zwerchfellruptur), 3 Patienten, deren Dokumentation unvollständig war, und ein Patient, der am 10. posttraumatischen Tag wegen einer akuten Cholezystitis zystektomiert worden war.

Die Krankengeschichte und die Röntgenbilder wurden nach den Zielvariablen durchgesehen und diese mit einem PC mit dem Statistikprogramm Statgraphics in der Version 4.0 weiter bearbeitet. Es wurde eine deskriptive Analyse der Variablen durchgeführt und eine explorative Untersuchung mit Hilfe der Rang-Korrelations-Koeffizienten nach Spearman angeschlossen.

Ergebnisse

Es wurden 42 Patienten mit Laparotomie und Beckenfraktur ausgewertet. Das Durchschnittsalter betrug 34 Jahre, der jüngste Patient war 17, der älteste 73 Jahre alt. Es wurden 17 Arbeitsunfälle gezählt, nur 9 Patienten waren weiblich. Der Unfallhergang ist der Tabelle 1 zu entnehmen. Die ISS-Werte sind Abb. 1 zu entnehmen, die Zeiten vom Unfall bis zu Operationsbeginn Abb. 2.

In 5 Fällen wurde vom Unfallchirurg ein Allgemeinchirurg zugezogen. Die Indikation zur Laparotomie wurde in 5 Fällen allein durch das klinische Erscheinungsbild, in 36 Fällen durch eine positive Abdominozenthese gestellt. Einmal war die Abdominozenthese falsch-positiv. Ihre Sensitivität hatte somit in unseren Händen einen Wert von 0.972.

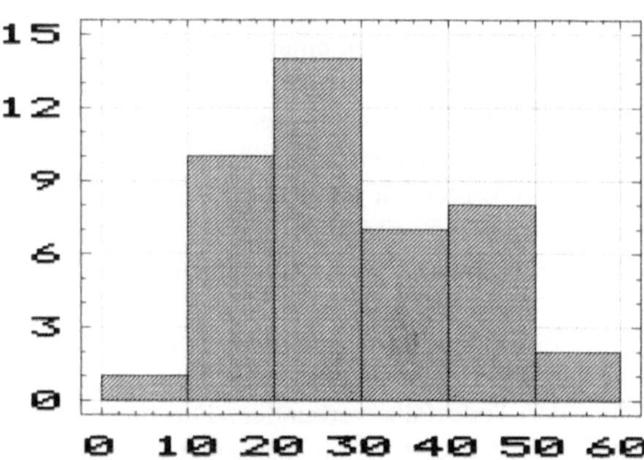

Abb. 1. ISS-Score. UKH Linz 1990

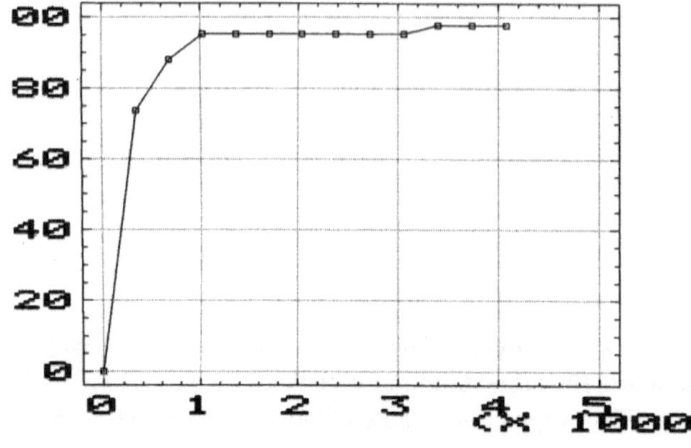

Abb. 2. Operationszeitpunkt nach dem Unfall.
UKH Linz

Bei 31 Patienten lag eine Verletzung der Milz vor, bei 19 ein retroparietales Hämatom, bei 18 eine Verletzung des Mesenteriums, bei 12 eine Verletzung des Dickdarms, bei 10 eine Verletzung der Leber, bei 8 Verletzungen des Pankreas, bei 5 eine
Nierenverletzung, bei 4 eine Verletzung der Harnblase, bei weiteren 4 Patienten eine
Läsion des Jejunums, bei weiteren 4 Zwerchfellrupturen, bei 3 Verletzungen des Magens und bei 2 eine Verletzung des Duodenums. Alle Patienten hatten ein retroperitoneales pelvines Hämatom. Bei 33 von ihnen wurde bei der Laparotomie das Hämatom
nicht eröffnet und belassen. Bei 3 Patienten wurde das Hämatom drainiert, bei 2 Patienten wurden eine oder beide Aa. iliacae internae ligiert und bei 4 Patienten wurde
eine Blutung mit Tamponade durch Bauchtuch oder Streifen, welche nach 3–4 Tagen
wieder entfernt wurden, zum Stillstand gebracht. Die Patienten der beiden letzteren
Gruppen haben alle überlebt. 11 Patienten wurden bis zu 4mal relaparotomiert.

Es wurden ein Beckenrandbruch, 8 einfache Beckenringbrüche, 29 doppelte Bek-
kenringbrüche und 4 Brüche des Azetabulums beobachtet. In 17 Patienten wurde die
Beckenfraktur allein durch Lagerung behandelt, 20 Patienten erhielten eine Extension
mit oder ohne Beckenschwebe, 5 Patienten wurden operativ behandelt. Bei diesen
Operationen handelte es sich um eine Pilotstudie mit Verplattungen der Symphyse
und transsakralen Verschraubungen.

Beatmungstage, Behandlungstage auf der Intensivstation und stationäre Behandlungsdauer sind den Abb. 3–5 zu entnehmen. 8 Patienten sind an ihren Verletzungen
verstorben, das entspricht einer Mortalität von etwa 20%, 11 Patienten wurden in ein
Rehabilitationszentrum oder ein anderes Krankenhaus verlegt, 23 Patienten konnten
in häusliche Pflege entlassen werden.

In einer explorativen Statistik wurde ein Teil der Variablen einer Korrelations-
analyse mit Errechnen der Rang-Korrelationskoeffizienten nach Spearman unterzogen. Von Interesse waren hier besonders die Korrelationen zur Entlassungsart. Zu den
erwarteten signifikanten Korrelationen mit ISS-Score und Beatmungstagen und Ge-
samtdauer des stationären Aufenthalts fanden sich noch signifikante Korrelationen
zum AIS-85-Score für die Thoraxregion und zu Verletzungen des Mesenteriums. Eine
Zunahme des ISS-Score und AIS-85-Score für die Thoraxregion war mit einer Zunahme der Todesfälle verbunden. Die dann verstorbenen Patienten mußten länger
beatmet werden und hatten insgesamt einen kürzeren Spitalsaufenthalt. Die überle-

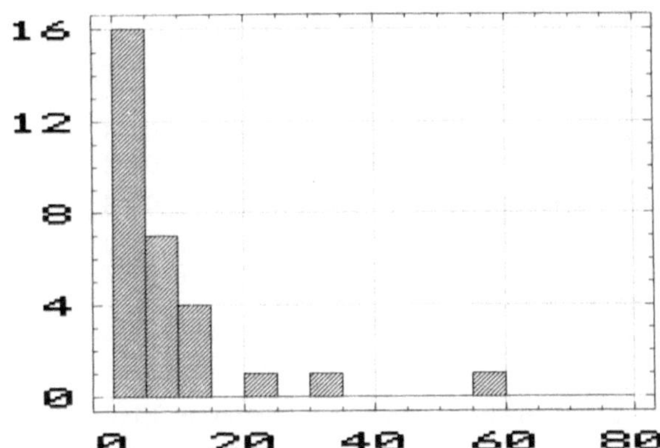

Abb. 3. Beatmungstage. UKH
Linz 1990

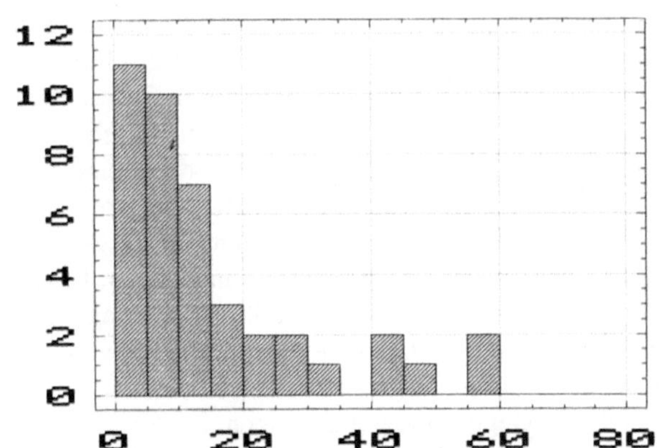

Abb. 4. Behandlungsdauer auf
Intensivstation. UKH Linz

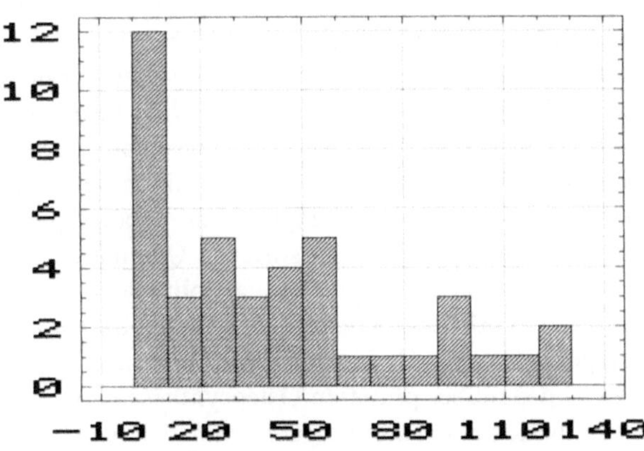

Abb. 5. Stationäre Aufenthaltsdauer. UKH Linz 1990

324

Tabelle 2. Spearman Rank Correlation Coefficient

Entlassungsart:		
ISS	−.5630	p .0003
AIS Thorax	−.4527	p .0038
Mesenteriumverletzung	−.5246	p .0008
Beatmungstage	−.3604	p .0210
Stat Aufenthaltsdauer	.5689	p .0003
UKH Linz 1990		

benden Patienten hatten in geringerem Maße Verletzungen des Mesenteriums. Korrelationskoeffizienten und Wahrscheinlichkeiten sind der Tabelle 2 zu entnehmen.

Diskussion

Die Indikation für die Laparotomie stellt eines der Probleme dieser Patienten mit Abdominaltrauma und Beckenfraktur dar. Bei klinisch nicht eindeutigem Befund, eindeutig und dringlich war die Operation in 5 Patienten, wurde an unserem Krankengut die Operationsindikation zur Laparotomie durch das Ergebnis der Abdominozenthese bestimmt. In unserem Krankengut hat diese eine Sensitivität von 0,972. Sensitivität und Spezifität wurde nach einer Mitteilung von Troidl in einer größeren Studie mit 0,93 (Sensitivität) und 0,97 (Spezifität) für die Abdominozenthese, und 0,88 und 0,97 für die Sonographie des Abdomens angegeben. Peitzman et al. haben für die CT-Untersuchung des Abdomens im initialen Management beim stumpfen Bauchtrauma eine Sensitivität von 0,976 und eine Spezifität von 0,987 gefunden [1]. Die zukünftige Anwendung dieser diagnostischen Maßnahmen wird sehr von den organisatorischen und lokalen Gegebenheiten abhängen.

Ein weiteres Problem ist die intraoperative Blutstillung im pelvinen retroperitonealen Hämatom. Eine chirurgische Blutstillung ist nur angezeigt, wenn es sich um ein expansives Hämatom handelt [2]. Blutungsquellen sind meist kleine Blutgefäße, selten Arterien, öfter Venen, immer aber die Beckenfraktur selbst. Die Ligatur der A. iliaca interna ist Situationen der Verzweiflung des Operateurs vorbehalten. Ganz selten findet man eine Verletzung eines großen Gefäßes (V. oder A. iliaca), das dann gezielt rekonstruiert werden kann. An unserem Krankengut hat sich die einfache Tamponade mit Bauchtüchern, die für 48-72 h belassen und dann per laparotomiam wieder entfernt werden, bewährt. Vier so versorgte Patienten haben das Trauma überlebt. Über die Therapie dieser Blutungen mit Mitteln der interventionellen Radiologie [3] bestehen an diesem Krankengut keine Erfahrungen. Sicher kommt auch der Versorgung der Beckenfraktur blutstillende Qualität zu [2–4]. Was immer man an Versorgungsart primär in Planung hat, so sollte doch bedacht werden, daß der initiale Blutverlust (LD 50 = 5,4L) über 24 h hochsignifikant mit der Mortalität dieser Patientengruppe korreliert [5]. Einer Extensionsbehandlung oder dem Fixateur externe sollte man so gegenüber primären Osteosynthesen so lange den Vorzug geben, bis kontrollierte Studien eine Klärung gebracht haben [6, 7].

Für die Mortalität dieser Patientengruppe gibt es nur wenige vergleichbare Angaben [2, 8, 9], mit 8 von 42 Patienten liegt der Wert im vorgestellten Krankengut bei etwa 20%.

Literatur

1. Peitzman AB, Makaroun MS, Slasky BS, Ritter P (1986) Prospective study of computed tomography in initial management of blunt abdominal trauma. J Trauma 26:585–592
2. Schwemmle K, Schultheis KH (1985) Abdominelle Begleitverletzungen der Beckenfrakturen. Unfallchirurgie 11:7–11
3. Hölting Th, Ruf W, Buhr H, Teller P, Kretschmar U (1988) Lebensbedrohliche Blutungen bei Beckenfrakturen polytraumatisierter Patienten. Chirurg 59:547–551
4. Goldstein A, Phillips T, Sclafani SJA et al. (1986) Early open reduction and internal fixation of the disrupted pelvic ring. J Trauma 26:325–333
5. Siegel JH, Rivkind AI, Dalal S, Goodarzi S (1990) Early physiologic predictors of injury severity and death in blunt multiple trauma. Arch Surg 125:498–508
6. Border JR (1990) Pelvic fractures and resuscitation. In: Border JR, Allgöwer M, Hansen SH Jr, Rüedi ThP (eds) Blunt multiple trauma, comprehensive pathophysiology and care. Dekker, New York Basel
7. Nutz V (1987) Therapeutische Probleme der Azetabulumfraktur beim Polytrauma. Langenbecks Arch Chir 370:129–139
8. Burgess AR, Eastridge BJ, Young JWR et al. (1990) Pelvic ring disruptions: effective classification system and treatment protocols. J Trauma 30:848–856
9. Gylling SF, Ward RE, Holcroft JW, Bray TJ, Chapman MW (1985) Immediate external fixation of unstable pelvic fractures. Am J Surg 150:721–724

Diskussion

Mutz, Innsbruck: Es ist mir aufgefallen, daß die operative Versorgung des Beckens bei Ihnen im Hintergrund gestanden ist. Aus meiner Warte als Intensivtherapeut, der ja mit dem Patienten dann umgehen muß, kann ich nur sagen, ich bin froh um jeden operativ stabilisierten Patienten, zumindest um einen Patienten, der nicht in der Rauchfuchsschen Schwebe hängen muß, um damit auch intensivtherapeutische Manöver unmöglich zu machen. Wir wissen ja, daß beispielsweise in den abhängigen Lungenarealen sich dann vermehrt Atelektasen bilden, die letztendlich auch wieder zum Organversagen führen.

Fischmeister, Linz: Da haben Sie völlig recht und das wird auch in der Literatur immer angegeben, daß der Fixateur externe eine sehr gute Sache ist bei der initialen Versorgung von Beckenfrakturen. Nur, ich würde mich Ihrer Ansicht lieber anschließen, wenn es nicht nur eine Meinung wäre, sondern auch eine klinische Untersuchung und eine prospektive Studie über dieses Patientengut in diesem Maße geben würde.

Hefte zu „Der Unfallchirurg", Heft 239
W. Buchinger (Hrsg.)
© Springer-Verlag Berlin Heidelberg 1994

Ich glaube, therapeutische Empfehlungen sollte man nur dann abgeben, wenn auch wirklich eine kontrollierte klinische Studie über dieses Thema auf dem Tisch liegt.

Hertz, Salzburg: Ich meine, daß die Stabilisierung klarerweise im Vordergrund steht, wenn auch nicht gleich mit dem Fixateur. Der Fixateur hat keine guten Ergebnisse in der Beckenringstabilisierung, aber sehr wohl die stabilen Osteosynthesen mit Platten, sowohl ventral als auch dorsal, und das ist das, was wir derzeit anstreben.

Oberschenkelfraktur beim Mehrfachverletzten mit Bauchtrauma – Indikation zur Primärversorgung?

Ch. Primavesi, F. Genelin, B. Niederwieser und W. Moosmüller

Unfallkrankenhaus Salzburg der Allgemeinen Unfallversicherungsanstalt
(Ärztlicher Leiter: Prim. Prof. Dr. H. Hertz), Dr.-Franz-Rehrl-Platz 5, A-5010 Salzburg

Im Unfallkrankenhaus Salzburg wurden 1980 bis 1989 327 Patienten wegen eines Bauchtraumas operativ versorgt. Unter diesen Patienten zeigten 29 Mehrfachverletzte eine Kombination von Bauchtrauma und Oberschenkelfraktur. Als Verletzungsursache dominiert der Verkehrsunfall (26mal); 2mal lag ein Sturz aus größerer Höhe und einmal eine Verschüttung in einem Bergwerk vor. Die Geschlechterverteilung zeigte, entsprechend der Aggressivität auf der Straße, ein Überwiegen der Männer gegenüber den Frauen (27:2). Die Verletzungsschwere wurde nach dem ISS [1] klassifiziert.

Im Durchschnitt ergab sich ein ISS von 49.

Aus diesem Kollektiv sind 6 Patienten (Mortalität = 20%) verstorben. Als Todesursache wurde in 4 Fällen ein Organversagen nach ARDS festgestellt. Diese 4 Patienten sind im Zeitraum zwischen der Bauchoperation und der geplanten Oberschenkelstabilisierung verstorben. Sie wiesen mit einem ISS von 45 einen eher unterdurchschnittlichen Wert auf. Im Gesamtkollektiv waren nur 2 Patienten nicht primär beatmet worden, beide Patienten sind verstorben. Ein deutlicher Hinweis auf die eminente Bedeutung der primären Beatmung bei dieser Verletzungskombination.

In 2 Fällen kam es nach sekundärer Oberschenkelverplattung zu einem Tod im Multiorganversagen. Bei beiden Patienten lag zusätzlich ein III°-Schädel-Hirn-Tauma (ISS von 59 bzw. 66) vor.

Während in den ersten Jahren überwiegend sekundär (nach primärer Extensionsbehandlung meist am 7.–10. Tag) der Oberschenkel stabilisiert wurde, sind wir in den letzten Jahren zur Primärversorgung übergegangen. Entsprechend den Vorteilen bei der Mobilisierung bevorzugen wir den Mark- bzw. Verriegelungsnagel vor der Plattenosteosynthese. Bei der Primärversorgung wurde 6mal der Nagel und 4mal die Platte angewendet.

Hefte zu „Der Unfallchirurg", Heft 239
W. Buchinger (Hrsg.)
© Springer-Verlag Berlin Heidelberg 1994

Tabelle 1. Komplikationen

Primärversorgung (8 Pat. mit 10 Oberschenkelbrüchen)		Sekundärversorgung (17 Pat. mit 17 Oberschenkelbrüchen)	
Todesfälle	0	Todesfälle (Platte)	2
Lungenembolie	0	Lungenembolie (Nagel)	2
ARDS (überlebt)	0	ARDS (überlebt)	1
Infekt	1	Infekt	0

Bei der Sekundärversorgung bestand ein Verhältnis von 10mal Nagel zu 7mal Platte. Die Gegenüberstellung der Komplikationen in der Gruppe der primärversorgten Patienten gegenüber den sekundär operierten zeigt Tabelle 1.

Diskussion

Aus dem gezeigten Material läßt sich kein Vorteil der Sekundärversorgung bezüglich der Mortalität erkennen. Jedoch scheint die Rate an allgemeinen Komplikationen, im speziellen die Lungenembolien, durch die Immobilisierung erhöht. Darüber hinaus bringt die Extensionsbehandlung pflegerische Probleme und verlängert Liege- und Aufenthaltszeiten. Bei Auftreten von septischen Komplikationen nach der Versorgung vom Bauch insbesondere Darmverletzungen, wird die Oberschenkelstabilisierung für längere Zeit unmöglich und damit zu einem späteren Zeitpunkt technisch schwieriger.

Zusammenfassung

Eine Analyse unseres Krankgengutes läßt uns folgendes Vorgehen empfehlen:

Beim Mehrfachverletzten mit Bauchtrauma und Oberschenkelfraktur empfehlen wir die Primärversorgung wenn der Patient nach Abschluß der Bauchoperation kompensiert und kreislaufstabil ist.

Eine Einschränkung dieses Vorgehens [3] scheint uns beim zusätzlichen Vorliegen eines Thoraxtraumas gegeben. Hier stellt die primäre Marknagelung eine vitale Gefährdung dar. In Abhängigkeit vom Lokalbefund am Oberschenkel sollte die primäre Fixateur-externe-Osteosynthese bzw. die frühsekundäre Marknagelung bzw. Verriegelungsnagelung am 2.–4. Tag durchgeführt werden.

Literatur

1. Baker SP, O'Neill B, Haddon W, Long WB (1974) The injury severity score: A method for describing patients with multiple injuries and evaluating emergency care. J Trauma 14:187
2. Nast-Kolb D, Keßler S, Duswald K-H, Betz A, Schweiberer L (1986) Extremitätenverletzung polytraumatisierter Patienten: Stufengerechte Behandlung. Unfallchirurg 89:149

328

3. Nast-Kolb D, Waydhas Ch, Jochum M, Spannagl M, Duswald K-H, Schweiberer L (1990) Günstiger Operationszeitpunkt für die Versorgung von Femurschaftfrakturen beim Polytrauma? Chirurg 61:259
4. Schweiberer L, Nast-Kolb D, Duswald KH, Waydhas Ch, Müller K (1987) Das Polytrauma – Behandlung nach dem diagnostischen und therapeutischen Stufenplan. Unfallchirurg 90:529
5. Tscherne H, Regel G, Sturm JA, Friedl HP (1987) Schweregrad und Prioritäten bei Mehrfachverletzungen. Chirurg 58:631

Diskussion

Hertz, Salzburg: Es scheint so zu sein, daß die primäre Stabilisierung nicht so gut für die Fraktur ist, weil es Infekte gibt, aber die sekundäre Stabilisierung schlechter was das Outcome betrifft. Aber ich glaube, man kann diesen einen Effekt nicht verallgemeinern.

Primavesi, Salzburg: Nein. Es ist aus der Literatur bekannt, daß die primär versorgten Oberschenkel eine höhere lokale Komplikationsrate haben. Nur ist es in der Gruppe so, daß bei den primär Versorgten bei uns die Rate der offenen Frakturen höher war und dieser eine Fall sicher keine statistische Aussage zuläßt.

Hertz, Salzburg: Würden Sie glauben, daß es besser ist, die Oberschenkelfraktur mit Nagel oder mit Platte zu versorgen?

Primavesi, Salzburg: Ich glaube schon, daß der Nagel in bezug auf die Stabilisierung deutliche Vorteile für den Patienten in der postoperativen Phase bringt.

Hertz, Salzburg: Das Bauchtrauma bringt keine Änderung zur Indikation der Oberschenkelversorgung?

Primavesi, Salzburg: Aus diesem Material heraus kann ich das nicht erkennen.

Hefte zu „Der Unfallchirurg", Heft 239
W. Buchinger (Hrsg.)
© Springer-Verlag Berlin Heidelberg 1994

XI. Anästhesiologische und intensivmedizinische Konzepte beim Bauchtrauma

Intensivtherapie nach Abdominaltrauma

G. Granditsch[1], R. Maier[2], H. Matuschka[1] und W. Mauritz[3]

[1] Unfallkrankenhaus Meidling der Allgemeinen Unfallversicherungsanstalt
(Ärztlicher Leiter: Prim. Doz. Dr. H. Kuderna), Kundratstraße 37, A-1120 Wien
[2] I. Universitätsklinik für Unfallchirurgie (Suppl. Leiter: Prof. Dr. H. Hertz), Alser Straße 4,
A-1097 Wien
[3] Intensivbehandlungsstation der Klinik für Anästhesie und Allgemeine Intensivmedizin der
Universität Wien (Vorstand: Prof. Dr. Dr. h. c. mult. O. Mayrhofer), Spitalgasse 23,
A-1090 Wien

Das schwere Abdominaltrauma stellt auch heute noch eine besondere Herausforderung dar, sowohl für den Unfallchirurgen als auch für den Intensivmediziner. Eine zielführende Intensivtherapie ist vor allem in schweren Fällen ohne die interdisziplinäre Kooperation nicht denkbar. Im Folgenden soll versucht werden, die speziellen Probleme der Intensivtherapie nach Abdominaltrauma anhand des eigenen Krankengutes der letzten 5 Jahre darzustellen.

Krankengut und Ergebnisse

In diese retrospektive Analyse wurden alle Patienten einbezogen, die zwischen 1.1.1985 und 1.7.1990 wegen eines Abdominaltraumas laparotomiert werden mußten und postoperativ auf die Intensivstation des Unfallkrankenhauses Meidling oder die Intensivbehandlungsstation 1 der Klinik für Anästhesie und Allgemeine Intensivmedizin der Universität Wien transferiert wurden. Unser Krankengut umfaßte 147 Patienten des Unfallkrankenhauses Meidling und 104 Patienten der I. Universitätsklinik für Unfallchirurgie, somit 251 Patienten:

- 139 Patienten waren postoperativ nicht intensivpflichtig und nahmen einen unkomplizierten Verlauf.
- 27 Patienten verstarben primär innerhalb der ersten 24 h am hämorrhagischen Schock.
- 85 Patienten kamen postoperativ auf die Intensivstation. Von diesen überlebten 68 Patienten und 17 verstarben sekundär. Bezüglich der Altersverteilung (Tabelle 1) waren die 3 Patientengruppen (A = primär Verstorbene, B = sekundär Verstorbene und C = Überlebende) vergleichbar. Bezüglich des Schweregrades der Verletzungen (Hannover Polytrauma Score) [12] bestanden zwischen den Gruppen signifikante Unterschiede.

Isolierte Abdominaltraumen waren in unserem Krankengut mit 4% die Ausnahme. Meist lagen Zusatzverletzungen vor, und bei 88% der Patienten bestand definitionsgemäß ein Polytrauma. Die häufigste intraabdominelle Verletzung war die Milzruptur (53%), gefolgt von Verletzungen der Leber (45%) und des Magen-Darm-Traktes (37%). Die Zusatzverletzungen betrafen in erster linie Thorax (73%) und Skelettsystem (71%). Bei 43% der Patienten bestand ein Schädel-Hirn-Trauma.

Hefte zu „Der Unfallchirurg", Heft 239
W. Buchinger (Hrsg.)
© Springer-Verlag Berlin Heidelberg 1994

Tabelle 1. Altersverteilung und Polytrauma-Score (A = primär verstorben, B = sekundär verstorben, C = überlebt)

	A (n = 27)	B (n = 17)	C (n = 68)
Alter	35,2	33,5	37
SD	15,5	22,5	16,6
Range	9–71	1–74	2–75
Score	47.6	42.8	36.8
SD	13.5	11.7	14.9

$p < 0.05$ $p < 0.002$

$p < 0.0005$

Bei einer genaueren Analyse des Verletzungsmusters zeigte sich (Tabelle 2), daß in Gruppe A schwere Leberverletzungen (66,7%) und Läsionen der großen Abdominalgefäße Aorta und V. cava (44,4%) signifikant häufiger waren ($p < 0,01$ bzw. $p < 0,001$ im Chi-Quadrat-Test) als in den beiden anderen Gruppen.

Zwischen Todeszeitpunkt und -ursache bestand ebenfalls ein deutlicher Zusammenhang. Bei allen 27 Patienten, die innerhalb der ersten 24 h starben, war der hämorrhagische Schock die Todesursache. Bei den Patienten hingegen, die auf der Intensivstation starben, trat entweder der Hirntod als Folge des schweren Schädel-Hirn-Traumas zwischen 2. und 6. Tag ein (5 Patienten), oder sie kamen zwischen 5. und 43. Tag im septischen Multiorganversagen (MOV) ad exitum (10 Patienten). 2 Patienten, beide über 70 Jahre alt, hatten eine schwere sklerotische Myokardiopathie und verstarben an der kardialen Dekompensation.

Die häufigsten Intensivkomplikationen nach Abdominaltrauma waren das adult respiratory distress syndrome, ARDS (29 von 85 Patienten = 34,1%), die abdominelle

Tabelle 2. Verletzungsmuster

	A = 27 n	A = 27 %	B = 17 n	B = 17 %	C = 68 n	C = 68 %
Leber	18	66,7[a]	8	47,1	25	36,8[a]
Milz	8	29,6	10	58,8	40	58,8
Magen-Darm-Kanal	6	22,2	6	35,3	25	36,8
Gefäße	12	44,4[b]	0	0,0	5	7,4[b]
Harntrakt	5	18,5	3	17,6	23	33,8
Pankreas	0	0,0	1	5,8	6	8,8
Thorax	19	70,3	13	76,5	58	73,5
SHT	13	48,1	9	52,9	26	38,2
Knochen	18	66,7	15	88,2	46	67,6

[a] $p < 0,01$.
[b] $p < 0.001$ Chi-Quadrat-Test.

Tabelle 3. Letalitätsfaktoren bei Intensivpatienten

Faktor	C = 68	B = 17	
ARDS	19	10	
Kein ARDS	49	7	$p < 0{,}05$
ANV	2	9	
Kein ANV	66	8	$p < 0.0001$
SHT	26	9	
Kein SHT	42	8	n.s.
Lokale Infektion	30	10	
Keine lokale Infektion	38	7	n.s.
Abdominale Sepsis	11	7	
Keine abdominale Sepsis	57	10	$p < 0{,}02$

Sepsis (16 Patienten = 18,8%) und das akute Nierenversagen, ANV (11 Patienten = 12,9%). Hinsichtlich der Letalität (Tabelle 3) war das ANV von hochsignifikanter Bedeutung ($p < 0.0001$); ARDS und abdominelle Sepsis hatten ebenfalls einen Einfluß ($p < 0.05$ bzw. $p < 0.02$), während lokale Infektionen und Schädel-Hirn-Trauma keine signifikante Auswirkung hatten.

Bei der Auswertung der ARDS-Ursachen zeigte sich (Tabelle 4), daß sowohl Patienten nach Aspiration als auch solche mit Pneumonie zu 100% ein ARDS entwickelten. Auch nach Massivtransfusionen (71,4%), abdomineller Sepsis (77,8%), allgemeinen Infektionen (67,5%) und Serienrippenfrakturen (60,7%) trat ein ARDS häufiger auf. Ein Hämatothorax oder Lungenkontusionen begünstigten hingegen kaum die Entstehung eines ARDS.

Erfahrungsgemäß ist die renale Vorschädigung ein prädisponierender Faktor für die Entstehung eines ANV. In unserem Patientengut (Tabelle 5) hatten nur 2 Patienten eine renale Vorschädigung; wir können daher den klinischen Eindruck nicht untermauern. Andere Faktoren, wie lokale Infektionen und abdominelle Sepsis, waren für die Entstehung eines ANV von untergeordneter Bedeutung. Von Nierengesunden wurde sogar der protrahierte Schock weitgehend ohne Folgen toleriert, wenn ausrei-

Tabelle 4. ARDS-Ursachen beim Intensivpatienten

	Gesamt	ARDS		Kein ARDS	
	n	n	%	n	%
Hämatothorax	29	14	48,3	15	51,7
Massivtransfusion	14	10	71,4	4	28,6
Lungenkontusion	17	6	35,3	11	64,7
Serienrippenfraktur	28	17	60,7	11	39,3
Lokale Infektion	40	27	67,5	13	32,5
Pneumonie	10	10	100,0	0	0,0
Aspiration	5	5	100,0	0	0,0
Abdominale Sepsis	18	14	77,8	4	22,2

Tabelle 5. ANV-Ursachen beim Intensivpatienten

	Gesamt n	ANV n	%	Kein ANV n	%
Lokale Infektion	45	10	22,2	35	77,8
Abdominelle Sepsis	18	9	50,0	9	50,0
Protrahierter Schock	14	6	42,9	8	57,1
Renale Vorschädigung	2	2	100,0	0	0,0

chend Volumen zugeführt und die Perfusion mit Dopamin in Nierendosis (2–4 mcg/kg/min) optimiert wurde.

Im Hinblick auf die Relaparotomie war das primäre Verletzungsmuster nicht ausschlaggebend (Tabelle 6). Der klinische Eindruck, daß Pankreasverletzte [2] häufiger mit septischen Komplikationen relaparotomiert werden müssen, läßt sich auf Grund der geringen Fallzahlen nicht beweisen. Für die Indikationsstellung zur Relaparotomie [23] war in erster Linie die Verlaufstendenz folgender Vitalfunktionsparameter ausschlaggebend:

- Lunge (FiO_2, $AaDO_2$)
- Kreislauf (mittlerer arterieller Druck, MAD; systemischer Gefäßwiderstand, SVR; Bilanzen)
- Niere (Kreatinin-Clearance, Stundenharnmengen).

Berücksichtigt wurde weiter der Verlauf des Blutbildes, insbesondere der Leukozyten, der Temperatur, der Gerinnungs- und Leberparameter. Ultraschall- und Computertomographiebefunde waren in Einzelfällen mitbestimmend. 22 der 85 Intensivpatienten (25,9%) mußten ein- oder mehrmals relaparotomiert werden. Die Indikation zu diesen insgesamt 43 Relaparotomien war in

- 34 Fällen (73,9%) der Sepsisverdacht, der sich in 29 Fällen (85,3%) bestätigte, und in
- 9 Fällen (19,6%) der Blutungsverdacht, wobei 8mal (88,9%) ein Substrat gefunden wurde.

Tabelle 6. Relaparotomie, primäres Verletzungsmuster

	Relaparotomie n = 25 n	%	Keine Relaparotomie n = 60 n	%
Leber	14	56,0	24	40,0
Milz	14	56,0	35	58,3
Magen-Darm-Trakt	11	44,0	24	40,0
Gefäße	2	8,0	6	10,0
Harntrakt	10	40,0	20	33,3
Pankreas	3	12,0[a]	2	3,3

[a] $0,2 > p > 0,1$.

Diskussion

Wie unser Patientengut zeigt, sind die Sepsis und das daraus resultierende Multiorganversagen, MOV, die entscheidenden Faktoren in der Intensivtherapie nach Abdominaltrauma [1, 11, 20, 22, 25]. Eine wesentliche Voraussetzung für die Therapie ist daher ein engmaschiges Monitoring, das septische Komplikationen möglichst rasch erkennen lassen muß. Zusätzlich geht es um die Optimierung, Aufrechterhaltung oder Substitution vitaler Funktionen [14], wobei sich folgende Schwerpunkte ergeben: Kreislauf, Lunge, Niere. In der Folge sollen die Voraussetzungen für die erfolgreiche Intensivtherapie nach Abdominaltrauma diskutiert werden [24].

Intensivüberwachung

Lungenfunktion: Bei allen Patienten wird täglich ein ap-Thoraxröntgen in Hartstrahltechnik mit Rasterkassetten durchgeführt. Blutgasanalysen werden zumindest 6stündlich gemacht. Die Überwachung der Respiratorfunktionen ist bei allen Patienten obligat. Bei Verdaccht auf Pleuraerguß wird eine Ultraschalluntersuchung durchgeführt und im Bedarfsfall Ultraschall-gezielt punktiert. Unsere Indikationen für einen Pulmonaliskatheter sind:

- pulmonal: Beatmung > 24 h mit FiO2 > 0,8
- kardial: Plusbilanzen > 3000 ml/24 h und Katecholaminbedarf > 10 mcg/kg/min
- Renal: bei abfallender Kreatinin-Clearance zur Optimierung der Perfusion

Die Liegedauer des Pulmonalkatheters wird mit maximal 96 h limitiert. Im Bedarfsfall wird danach ein neuer Katheter über einen anderen Zugangsweg eingeschwemmt.

Kreislauf: Bei allen Patienten werden EKG und MAD kontinuierlich monitiert. Besonderes Augenmerk wird auf die exakte Flüssigkeitsbilanzierung und auf den Katecholaminbedarf gelegt. Der zentralvenöse Druck wird entweder intermittierend (UKH Meidling) oder überhaupt nicht (IBST 1, AKH) gemessen. Bei schweren Verläufen kommt ein Pulmonaliskatheter zur Anwendung, wobei die Indikation (s.o.) in Anbetracht der Komplikationsmöglichkeiten eher restriktiv gestellt wird [6, 17].

Nierenfunktion: Die Nierenparameter (Stundenharnmenge, sowie Osmolarität, BUN, Kreatinin, Elektrolyte in Serum und Harn, Kreatinin- und freie Wasser-Clearance) werden mindestens 8stündlich bestimmt, wobei die abgeleiteten Größen in den meisten Fällen einmal täglich errechnet werden. In Hinblick auf die mögliche Entwicklung einer Sepsis ist die Tendenz der Clearances einerseits und der Stundenharnmengen andererseits von besonderer Bedeutung.

Leberfunktion: Die Leberparameter werden einmal täglich bestimmt, die Gerinnungsparameter vor allem postoperativ und in schweren Fällen 2mal täglich.

Zerebrale Funktion: Alle bewußtlosen Patienten werden zumindest 4stündlich bezüglich Pupillenweite und -reaktion, Schmerzreaktion und Hustenreflex beurteilt. Bei

Veränderungen wird ein Neurologe konsultiert und die Indikation zur Hirndruckmessung großzügig gestellt (30 von 35 Patienten mit Schädel-Hirn-Trauma, 85,7%). In diesen Fällen wird auch der ZVD kontinuierlich monitiert. Im Bedarfsfall wird eine Akutcomputertomographie durchgeführt.

Bakteriologie: Magensaft, Wundsekretionen, Bronchialsekret und Harnproben werden 3mal wöchentlich bakteriologisch kultiviert. Weiter werden alle Katheterspitzen untersucht. Bei Sepsisverdacht nehmen wir mehrmals täglich Blut für Kulturen ab.

Sonstiges: Bei allen Patienten wurde der Magensaft-pH 4stündlich bestimmt. Neben den bereits erwähnten Parametern umfaßte das täglich abgenommene Laborprogramm noch Blutbild, Pankreasenzyme, Glukose, Cholesterin, Triglyzeride und im Bedarfsfall Laktat, freies Hämoglobin und Medikamentenspiegelbestimmungen.

Therapie

Lunge: Unter kontrollierter Beatmung wird mittels FiO2-Steigerung bis 0,5 ein arterieller pO2 von > 90 mm Hg angestrebt. Wenn nötig, erfolgt nach einem Stufenplan [10] anschließend die Steigerung des PEEP [18] bis maximal 15 und erst dann die schrittweise Umstellung des Atemzeitverhältnisses auf inversed ratio ventilation. Bei Patienten, die dieses Vorgehen kreislaufmäßig schlecht tolerieren oder weiterhin ein pO2 < 90 mm Hg aufweisen, muß die FiO2 gesteigert werden, und in manchen Fällen muß außerdem auf intermittierende oder Dauerjet-Ventilation übergegangen werden [10, 13].

Kreislauf: Hier ist neben der Verbesserung der Nierenperfusion mit Dopamin in Nierendosis das Volumenloading von entscheidender Bedeutung. Der weitere Einsatz bzw. die Steigerung der Katecholaminbypässe richtet sich einerseits nach der Auswurfleistung des Herzens, andererseits nach dem systemischen Gefäßwiderstand (SVR) und den Füllungsdrücken. Die Auswurfleistung läßt sich beim volumoptimierten Patienten mit Dobutamin verbessern, während bei niedrigem SVR die hochdosierte Dopaminzufuhr oder aber die Noradrenalintherapie indiziert ist. In therapieresistenten Fällen kommen die genannten Katecholamine kombiniert zur Anwendung [5, 15, 18].

Niere: Voraussetzung für die renale Optimierung ist ebenfalls ein adäquates Volumenloading, kombiniert mit Dopamin in Nierendosis, speziell bei beatmeten Patienten. Bleibt die Nierenfunktion weiterhin eingeschränkt, wird mit Hilfe eines Pulmonaliskatheters versucht, die Hämodynamik zu optimieren. In der Folge kann auch Furosemid als Bypass indiziert sein, um zumindest eine gewisse Diurese zu erhalten. Bei Verdacht auf eine septische Ursache des ANV ist die Relaparotomie im Sinne einer chirurgischen Herdsanierung indiziert. Als symptomatische Therapie muß die Hämofiltration in manchen Fällen eingesetzt werden [7, 8, 19].

Es versteht sich von selbst, daß für die erfolgreiche Intensivbehandlung von Patienten nach Abdominaltrauma auch noch andere therapeutische Maßnahmen von Bedeutung sind: Streßulkusprophylaxe, Antibiotikagabe, Substituierung von Gerinnungsfaktoren, Digitalisierung, Heparinisierung, Insulinzufuhr, selektive Darmdekontamination und physikalische Therapie [4, 21]. Besonders hervorzuheben ist, daß die Intensivmedizin nur in Kombination mit einer adäquaten Intensivpflege sinnvoll ist. Die Intensivbehandlung nach Abdominaltrauma muß als Ganzheitstherapie verstanden werden. Letztlich hat die Vielzahl der überwachten Parameter zum Ziel, einige wenige Hauptkomplikationen wie Sepsis [3, 9, 16] oder Blutung so rasch wie möglich zu erkennen. Zwar steht dem Intensivmediziner ein beachtliches Therapiespektrum zur Verfügung, aber diese Maßnahmen sind beim septischen Abdomen im wesentlichen symptomatisch. Die einzige kausale Therapie ist die rechtzeitige chirurgische Herdsanierung. Nur dadurch kann auf der Intensivstation die Letalität nach Abdominaltrauma entscheidend gesenkt werden.

Literatur

1. Barton R, Cerra FB (1989) The hypermetabolism multiple organ failure syndrome. Chest 95:1153–1160
2. Becker V (1989) Pathophysiologie der Pankreatitis. Beitr Anaesth Intensivmed 30:38–47
3. Border JR, Hassett J, La Duca J et al. (1987) The Gut origin septic states in blunt multiple trauma (ISS = 40) in the ICU. Ann Surg 206:427–445
4. Cerra FB, McPherson JP, Konstantinides FN, Konstantinides NN, Teasley KM (1988) Enteral nutrition does not prevent multiple organ failure syndrome (MOFS) after sepsis. Surgery 104:727–733
5. Cunnion RE, Parillo JE (1989) Myocardial dysfunction in sepsis. Chest 95:941–944
6. Frei FJ, Scheidegger D (1989) Invasives Monitoring: Ziel und Gefahren. Schweiz Med Wochenschr 119/11:329–331
7. Mauritz W, Sporn P, Schindler I, Zadrobilek E, Roth E, Appel W (1986) Akutes Nierenversagen bei abdomineller Sepsis. Anaesth Intensivther Notfallmed 21:212–217
8. Mauritz W, Sporn P (1986) Monitoring von Patienten mit akutem Nierenversagen. In: Deutsch E, Druml W, Kleinberger G, Ritz R, Schuster HP (Hrsg) Akutes Nierenversagen und extrakorporale Therapieverfahren. Schattauer, Stuttgart New York Aktuelle Intensivmedizin 3:13–26
9. Mauritz W (1989) Der septische Schock. Beitr Anaesth Intensivmed 30:101–110
10. Mutz N, Benzer A, Koller W, Neumann M, Putz G (1989) Beatmungsstrategien. Beitr Anaesth Intensivmed 30:140–149
11. Nuytinck HKS, Offermans XJM, Kubat K, Goris RJA (1988) Whole-body inflammation in trauma patients. Arch Surg 123:1519–1524
12. Oestern H-J, Tscherne H, Sturm J, Nerlich M (1985) Klassifizierung der Verletzungsschwere. Unfallchirurg 88:465–472
13. Pepe PE, Hudson LD, Carrico CJ (1984) Early application of positive endexpiratory pressure in patients at risk for the adult respiratory distress syndrome. N Engl J Med 311:281–284
14. Puchstein C, Lessire H, Kleine R (1989) Metabolische Probleme und therapeutische Ansätze beim Multiorganversagen. Anaesth Intensivther Notfallmed 24:199–205
15. Schreuder WO, Schneider AJ, Groeneveld ABJ, Thijs LG (1989) Effect of Dopamine vs Norepinephrine on hemodynamics in septic shock. Emphasis on right ventricular performance. Chest 95:1282–1288
16. Schuster HP (1989) Sepsis als Ursache des Multiorganversagens. Definition, Pathophysiologie und diagnostische Parameter. Anaesth Intensivther Notfallmed 24:206–211
17. Spiss CK, Mauritz W, Zadrobilek E, Sporn P (1982) Komplikationsrisiko des Pulmonaliskatheters bei abdomineller Sepsis. Anaesth Intensivther Notfallmed 17:228–231

18. Spiss CK (1989) Therapie mit positiv inotropen Substanzen. Beitr Anaesth Intensivmed 30:120–125
19. Sporn P, Edelmann G, Hackl W et al. (1989) Akutes Nierenversagen bei abdomineller Sepsis. Beitr Anaesth Intensivmed 30:161–172
20. Steinberg S, Flynn W, Kelly K et al. (1989) Development of a bacteria-independent model of the multiple organ failure syndrome. Arch Surg 124:1390–1395
21. Stoutenbeek CP, van Saene HFK, Miranda DR (1984) The effect of selective decontamination of the digestive tract on colonization and infection in multiple trauma patients. Intens Care Med 16:185–192
22. Vogt W (1983) Activation of the complement system. Agents Actions 13:391–397
23. Wenzl E, Mauritz W, Schindler I, Feil W, Zadrobilek E, Sporn P (1986) Organversagen – Indikation zur Relaparotomie bei abdomineller Sepsis (Abstr). Acta Chir Austr Suppl 18:64
24. Wilson RF (1984) Surgical intensive care units. In: Parillo JE, Ayres SM (eds) Major Issues in Critical Care Medicine. Williams & Wilkins, Baltimore, pp 17–33
25. Zander J (1989) Polytrauma als Ursache des Multiorganversagens. Anaesth Intensivther Notfallmed 24:216–220

Überwachung und pflegerische Maßnahmen beim Bauchtrauma

E. Lottes

DKS, Intensivstation des Unfallkrankenhauses Meidling der Allgemeinen Unfallversicherungsanstalt, Kundratstraße 37, A-1120 Wien

Das schwere Bauchtrauma, oftmals im Rahmen von ausgedehnten Polytraumen, stellt für die intensivmedizinische ärztliche Behandlung und die pflegerische Überwachung und Betreuung gleichermaßen eine Herausforderung dar.

Neben den genannten Überwachungsparametern ist beim Bauchtrauma besonderes Augenmerk auf die Flüssigkeitsbilanz zu richten. Bei einer oft verwirrenden Menge von Ableitungssystemen ist eine exakte Dokumentation der geförderten Flüssigkeiten im Bezug auf Menge, Farbe, evtl. Konsistenz nötig; wozu natürlich auch die Information gehört, woher diese Flüssigkeiten kommen, das heißt, wo diese Drains liegen.

Beachtung verdient auch die Haut um die Drainage. Bei trockenen Wundverhältnissen wird täglich einmal steril verbunden.

Fließt auch Wundsekret durch die Durchtrittstelle und droht die Haut zu mazerieren, so hat sich die Einleitung der Drainage in ein Kolostomiesäckchen und damit die Abdichtung der sezernierenden Austrittsstelle bewährt.

Wundpflege

Reaktionslose Laparotomiewunden bleiben ab dem 3. Tag verbandlos.

Bei der Versorgung des Laparostomas ist in erster Linie darauf zu achten, daß das

Hefte zu „Der Unfallchirurg", Heft 239
W. Buchinger (Hrsg.)
© Springer-Verlag Berlin Heidelberg 1994

Darmkonvolut nicht austrocknet, Epigard – mit der plastifizierten Seite – oder kochsalzgetränkte Tücher werden unter Freilassung der Wundränder aufgelegt.

Zum Schutz der umgebenden Haut wird Silkonol-Salbe aufgetragen.

Beim Verbandwechsel werden:

– Salbenreste mit Öl entfernt
– Wundränder mit H_2O_2 gereinigt und desinfiziert
– das Laparostoma steril abgedeckt
– Sekret abgesaugt und das Stoma inspiziert
– die Wundränder mit Silkonol abgedeckt
– die Wundfläche feucht gehalten

Die Versorgung der Kolostomie geschieht in ähnlicher Weise – die Öffnung der Honigplatte soll exakt der Größe des äußeren Darmlumens entsprechen. Sollten Hautstellen freiliegen, werden diese mit Salbe abgedeckt. Die Honiggrundplatte wird auf die entfettete Haut appliziert und nur nach Bedarf gewechselt.

Zur Versorgung des Magen-Darm-Traktes

Die Magensonde wird je nach Begleitverletzung oral oder nasal gelegt.

Mit der bei längerer Verweildauer stark propagierten Softsonde haben wir die Erfahrung machen müssen, daß sie leicht kollabiert, sich verstopft und daher oft durch herkömmliche PVC-Sonden ersetzt werden mußte.

Der Auffangbeutel für Magensekret befindet sich – bei fehlender Peristaltik – unter Bettniveau. Sind Darmgeräusche feststellbar, wird der Beutel zur Refluxkontrolle für 24 h in Kopfniveau, danach über Kopfniveau angebracht.

Bei komplikationslosem Verlauf wird die Magensonde nach weiteren 24 h beim ansprechbaren Patienten entfernt.

Ein Einlauf wird in der Regel nach Anordnung am 3. postoperativen Tag mit Rindergalle durchgeführt. Bei frustranem Versuch, aber auch bei positivem Ergebnis, wird – sollte sich innerhalb von weiteren 2 Tagen kein spontaner Stuhlgang einstellen – ein neuerlicher Einlauf durchgeführt.

Bei fehlender Peristaltik werden in der Regel an unserer Abteilung zwischenzeitlich peristaltikanregende Medikamente vom Arzt verordnet. Das weitere Vorgehen geschieht individuell.

Ernährung

Nach dem Einsetzen der Peristaltik und erfolgter Defäkation beginnen wir mit dem schrittweisen Kostaufbau mit Tee und Schleimsuppe in Portionen von 50–100–200 ml 4- bis 6mal täglich durch 1–3 Tage. Anschließend erhält der Patient Schonkost bzw. Sondennahrung mit einhergehender schrittweiser Reduktion der parenteralen Ernährung.

Wir haben bei unseren Verletzten in den Jahren 1986 bis 1989 gesehen, daß der Kostaufbau innerhalb von 9 Tagen bei isolierten Bauchtraumen und bei Bauch- und Thoraxtraumen sowie Bauch- und Extremitätenverletzungen problemlos möglich war, sich aber bei der Kombination von Bauchtrauma und Schädel-Hirn-Trauma auf 10–23 Tage verzögerte.

Besonderen Raum der intensivpflegerischen Betreuung des Bauchtraumas nimmt die Lagerungsproblematik ein.

Die zwei wichtigsten Risikofaktoren zur Entstehung eines Dekubitus – *Auflagedruck* und *Zeit* – werden beim traumatisierten Patienten ergänzt durch: häufig bestehende Bewußtlosigkeit, schlechte Zirkulation, Stoffwechselentgleisung sowie Extensionsbehandlung.

Selbst bei optimalen Lagerungsbedingungen bleibt der Faktor Zeit von uns unbeeinflußbar. Wir müssen uns also darauf konzentrieren, den Auflagedruck des Patienten zu minimieren. Als Hilfsmittel stehen uns dafür herkömmliche Betten, Wassermatratzen, das Klinitronbett und das Luftkissenbett zur Verfügung.

Nur für *Problemfälle* verwenden wir das Luftkissenbett der Firma Mediskus, welches sich im Bezug auf Handling wie auch aus hygienischen Gründen dem Klinitronbett – unserer Meinung nach – weit überlegen gezeigt hat.

Routinemäßig verwenden wir seit 2 Jahren bei allen unseren Patienten Wassermatratzen – wobei der kritische Auflagedruck gegenüber der herkömmlichen Matratze wesentlich gesenkt wird.

Wir haben den Vorteil der verbesserten Sicherheit des Patienten bei Verminderung des Pflegeaufwandes durch den Einsatz dieser Wassermatratze zu objektivieren versucht und deshalb 2 Patientenkollektive, die vergleichbar sind, nachuntersucht. In den Jahren 1986 bis 1987 hatten wir 38 Bauchtraumen, davon waren 20 polytraumatisiert. Die Immobilitätsdauer betrug 1–43 Tage, die durchschnittliche Immobilitätsdauer war 10 Tage.

In den Jahren 1988 bis 1989 hatten wir 24 Bauchtraumen, davon 15 Polytraumen, eine Immobilitätsdauer von 1–40 Tagen. Das ist eine durchschnittliche Immobilitätsdauer von 9 Tagen.

In den Jahren 1986 und 1987 bestand die Dekubitusprophylaxe und Hautpflege in 2- bis 6stündlichem Massieren der gefährdeten Hautpartien und 2- bis 4stündlichem Lagewechsel. In der Vergleichsgruppe der Folgejahre konnten wir zu einem 8- bis 12stündlichem Rhythmus in bezug auf Massage übergehen. Ein sowohl für Patienten unangenehmer, wie für die Behandlung problematischer Lagewechsel – etwa bei begleitendem Schädel-Hirn-Trauma oder Extensionsbehandlung – konnte unterbleiben.

Die Dekubitusrate in der 1. Gruppe ist relativ hoch, wir hatten 6 bleibende Rötungen, also Grad I, 2 Blasen, also Grad II, 5 oberflächliche Hautdefekte, also Grad III, einen Hautdefekt mit Nekrosen, also Grad IV, zu verzeichnen, das sind 14 Dekubitus bei 38 Patienten. In der Vergleichsgruppe hatten wir nur einen oberflächlichen Hautdefekt zur Kenntnis zu nehmen.

Dies war die wichtigste Erfahrung, die wir bei der Durchsicht der Krankengeschichten unserer Bauch- und Polytraumatisierten gewinnen konnten, da einerseits die Belastung des Patienten durch häufige Manipulationen vermindert wird, andererseits der Aufwand von seiten des Pflegepersonals an unseren chronisch überlasteten Intensivstationen bei sogar vermehrter Sicherheit für den Patienten verringert werden kann.

Die Begutachtung
des posttraumatischen „Milzverlustsyndroms"

E. Ludolph und G. Hierholzer

Berufsgenossenschaftliche Unfallklinik Duisburg-Buchholz (Direktor: Prof. Dr. G. Hierholzer),
Großenbaumer Allee 250, D-47249 Duisburg

Das sog. Milzverlustsyndrom ist das Synonym für ein subjektives Beschwerdebild
nach traumatischem Milzverlust ohne objektivierbare krankhafte Befunde. Das aus
dem Griechischen abgeleitete Wort „Syndrom" bedeutet die Summe aller für eine
Krankheit charakteristischen Symptome. Diese Worthülse ist stets ein Indiz dafür,
daß für geklagte Beschwerden ein morphologisches Substrat nicht zu sichern ist. Der
Begriff „Milzverlustsyndrom" ist das Sammelbecken für die in Tabelle 1 zusammen-
gestellten Klagen.

Die Klassifizierung als „subjektiv" überrascht insofern, als z.B. die erhöhte Infektionsbereitschaft durch zahlreiche Infekte objektivierbar wäre. Tatsächlich wird aber
eine Infekthäufung, also die Konkretisierung der Gefährdung, weder ermittelt noch
eingeschätzt. So erklärt es sich, daß der Folgezustand nach traumatischem Milzverlust
für ein Kollektiv von 400 Personen ausnahmslos mit einer Grund-MdE von 10% eingeschätzt wurde. Beispielhaft ist folgender Fall:

Der zum Unfallzeitpunkt 37jährige Versicherte, von Beruf Schreiner, erlitt am
12.09.1982 einen Verkehrsunfall. Neben entstellenden Gesichtsverletzungen und dem
Verlust des rechten Auges – diese Unfallfolgen wurden mit einer Dauer-MdE von
30% eingeschätzt – erlitt er einen Milzriß. Die eingerissene Milz wurde notfallmäßig
operativ entfernt. Die Arbeitsunfähigkeit endete 6 Monate nach dem Unfall. Der Versicherte war inzwischen arbeitslos. Seit 1985 lebt er mit seiner Familie – der Versicherte hat 5 Kinder zwischen 1 und 12 Jahren – in seiner Heimat in Italien.

Die Beurteilung des 19 Seiten umfassenden Gutachtens hatte folgenden Wortlaut:
„Der Milzverlust bedeutet eine Abnahme der Abwehrkraft infolge einer Reduzierung
des Immunsystems um etwa 1/3 und eine beträchtliche Verminderung bez. Verlang-

Tabelle 1. Diskutierte Folgeschäden nach traumatischem Milzverlust

- Erhöhte Infektionsbereitschaft
- Leistungsschwäche, Müdigkeit, Reizbarkeit, Nervosität, Kopfschmerzen
- Vegetative Labilität, Kreislaufstörungen, Schlaflosigkeit, Nachtschweiß
- Magenbeschwerden, Verdauungsbeschwerden, Blähungen, Verstopfung
- Entwicklungsstörungen
- Wundheilungsstörungen, verzögerte Knochenheilung
- Beschleunigtes Wachstum bösartiger Tumoren
- Potenzstörungen, Regelstörungen, klimakterische Beschwerden
- Herz- und Kreislauferkrankungen
- Thrombosebereitschaft
- Allergien
- Alkoholunverträglichkeit
- Gewichtsabnahme

Hefte zu „Der Unfallchirurg", Heft 239
W. Buchinger (Hrsg.)
© Springer-Verlag Berlin Heidelberg 1994

samung der Antikörper- und Immunozyten-Produktion durch Antigene sowie eine Verschlechterung der Phagozytose, ferner eine Einschränkung der Anpassungsvorgänge bei größeren Belastungen bzw. Krisensituationen, was die oft vorhandenen vegetativen Störungen beweisen." Die unfallbedingte MdE auf fachinternem Gebiet wurde auf 10% auf Dauer eingeschätzt.

Diese Beurteilung formuliert also als Funktionseinbuße nach traumatischem Milzverlust: Abnahme der Abwehrkraft sowie eingeschränkte Anpassungsfähigkeit in Krisensituationen. Ist es gerechtfertigt, den Dauerschaden nach traumatischem Milzverlust des gesunden Erwachsenen und undifferenziert mit einer MdE von mindestens 10% einzuschätzen? Wenn der traumatische Milzverlust beim Erwachsenen tatsächlich zu einer generellen Abwehrschwäche und Versagensbereitschaft in Krisensituationen führen würde, ist dann diese Grund-MdE überhaupt ausreichend, um die Arbeitsbereiche zu erfassen, von denen der Milzlose ferngehalten werden müßte?

Gefährdung nach Milzverlust

Geschütztes Rechtsgut in der gesetzlichen Unfallversicherung ist die individuelle Erwerbsfähigkeit, nicht die körperliche Unversehrtheit. Die MdE hat weder Schmerzengeldfunktion noch dient sie der Risikoabgeltung. Sie ist der Ausgleich für die Beeinträchtigung der individuellen Befähigung zur üblichen, auf Erwerb gerichteten Arbeit und deren Ausnutzung im wirtschaftlichen Leben. Diese Beeinträchtigung durch Unfallfolgen kann sich auf dreierlei Weise realisieren:

1. Der Betroffene muß bestimmte Anstrengungen und Erschwernisse – z.B. Schmerzen – auf sich nehmen.
2. Dem Betroffenen sind bestimmte Arbeitsplätze verschlossen, weil er den Anforderungen – z.B. nach Gliedmaßenverlust – nicht mehr gewachsen ist.
3. Dem Betroffenen sind bestimmte Arbeitsplätze verschlossen, weil er akute Erkrankungen nur dadurch vermeidet, daß er Einschränkungen seiner Erwerbsfähigkeit beachtet.

Nach traumatischem Milzverlust ist die letzte Alternative zu diskutieren. Übereinstimmung besteht darin, daß die erheblichen Fortschritte in der Erforschung der Architektur der Milz und über hämatologische und immunologische Funktionen keine Aussage dazu erlauben, welcher Betroffene aus der Gruppe der Milzlosen tatsächlich einem erhöhten Risiko unterliegt. Der Betroffene, dem zum Schutze seiner Gesundheit bestimmte Arbeitsplätze verschlossen sind, kann also nicht herausgefiltert werden. Es gibt keinen immunologischen Parameter, der es erlaubt, Risikoerhöhungen auch in Grenzsituationen individuell vorauszusagen. Wie stellt sich die Gefährdung dieser Gruppe insgesamt dar? Rechtfertigt der Stand der Forschung über die Einschätzung der Leistung des Immunsystems nach Milzverlust die Aussage, Arbeitnehmern ohne Milz seien bestimmte Arbeitsplätze verschlossen, wollten sie eine akute Gefährdung ihrer Gesundheit vermeiden?

Gesichert in ca. 1% der Fälle ist das sog. OPSI-Syndrom, eine schwere Sepsis, die innerhalb von Stunden zum Tode führen kann. In der Normalbevölkerung wird dieses Risiko auf 0,01% geschätzt. Weitere Risiken sind nicht ausreichend verifiziert. Dies gilt insbesondere für die – entsprechend der Funktion der Milz – zu erwartende Infektanfälligkeit. Die bisher vorliegenden Statistiken tragen eine generelle Abwehrschwäche nicht. Sie beruhen allein auf subjektiven Angaben, die nicht hinterfragt wurden. Es gibt keine gesicherten Hinweise dafür, daß z.B. Tätigkeiten in Nässe und Zugluft, im ärztlichen und pflegerischen Bereich bei Milzlosen zu höheren Fehlzeiten führen als bei der Normalbevölkerung. Es wäre sicher lohnend, diese Prämisse arbeitsplatzbezogen zu überprüfen. Ende der 70er Jahre wurden in der Bundesrepublik Deutschland immerhin 10.000 Menschen jährlich splenektomiert.

Die nach den Blutbildveränderungen zu erwartende Thrombosebereitschaft hat sich durch Nachuntersuchungen nicht bestätigt. Obwohl bei dem angesprochenen Kollektiv von 400 Betroffenen bei über 50% die Thrombozytenzahl erhöht war, ereignete sich während einer Verlaufsbeobachtung von bis zu 10 Jahren bei keinem der Betroffenen infolge Viskositäts- bzw. Gerinnungszunahme eine Thrombose oder ein Herzinfarkt.

Funktionseinbuße

Zu diskutieren ist das Risiko „OPSI-Syndrom". Es gibt allerdings keine Hinweise dafür, daß die Immunschwäche wesentlich durch äußere Bedingungen beeinflußt wird. Es bestehen vielmehr Anhaltspunkte dafür, daß „alltägliche" Keime die Auslöser der schweren Komplikation sind. Der Versicherte kann sich dieser Gefährdung nicht durch bestimmte Vorsichtsmaßnahmen entziehen. Vor dem Hintergrund des OPSI-Syndroms ist es nicht zu begründen, dem Betroffenen bestimmte Arbeitsplätze unter dem Gesichtspunkt der Gefährdung zu verschließen.

Es verbleibt die im oben diskutierten Fall als Begründung der MdE eingeschätzte „Einschränkung der Anpassunsgsvorgänge bei Belastungen bzw. Krisensituationen". Begründet wird dies mit „oft vorhandenen vegetativen Störungen". Abgesehen davon, daß jeder Versuch einer Objektivierung fehlt, die statistische Häufigkeit weit unter 50% liegt und die subjektiven Angaben in ihrer Widersprüchlichkeit und Vielfalt zu berechtigten Zweifeln Anlaß geben, unterscheiden sich diese Klagen nicht von subjektiven Beschwerdenangaben nach Erstschäden, die von ihrer Lokalisation und Funktion des betroffenen Organs einen Bezug zur Milz nicht zulassen, für die aber typisch ist, daß ein morphologisches Substrat für einen Dauerschaden fehlt (Tabelle 2).

Tabelle 2. Beschwerden nach Milzverlust
(n = 390; nach Ernst)

	%
Verminderte Leistungsfähigkeit	13
Müdigkeit/Schwäche	9
Schwindel	6
Wetterfühligkeit	4

Resumee

Der derzeitige Stand der Forschung erlaubt es nicht, Funktionseinbußen nach traumatischem Milzverlust so zu sichern, daß die Einschätzung einer sog. Grund-MdE nach traumatischem Milzverlust zu vertreten wäre.

Literatur

1. Beger HG, Kunz R, Roscher R (1988) Begutachtung nach totalem und partiellem Milzverlust. Zentralbl Chir 113:20
2. Ernst St (1981) Begutachtung nach Milzverletzungen. Schriftenreihe: Unfallmedizinische Tagungen der Landesverbände der gewerblichen Berufsgenossenschaften 45:105
3. Ernst St (1987) Begutachtung des Milzverlustes. Schriftenreihe: Unfallmedizinische Tagungen der Landesverbände der gewerblichen Berufsgenossenschaften 63:161
4. Ernst St, Probst J (1987) Besondere Stellungnahme zur MdE nach traumatischem Milzverlust. Schriftenreihe: Unfallmedizinische Tagungen der Landesverbände der gewerblichen Berufsgenossenschaften 63:191
5. Kunz R, Rocher R (1985) Zur gutachterlichen Bewertung der Milzerhaltung und des Milzverlustes nach Trauma. Unfallchirurg 88:134
6. Ludolph E, Besig K (1987) Das sogenannte HWS-Schleudertrauma in der Begutachtung für die gesetzliche Unfallversicherung. BG 12:755
7. Ludolph E, Spohr H (1987) Begutachtung des traumatischen Milzverlustes in der gesetzlichen Unfallversicherung. BG 11:701
8. LSG Rheinland-Pfalz (1981) Urteil vom 07.07.1976 (L3 U 1/76) in Meso 97
9. Robinette CD, Fraumeni JF (1977) Splenectomy and subsequent mortality in veterans of the 1939–1945 war. Lancet II:127
10. Siewert JR (1987) Diskussionsbeitrag. Schriftenreihe: Unfallmedizinische Tagungen der Landesverbände der gewerblichen Berufsgenossenschaften 63:175
11. Singer DB (1973) Postspenectomy sepsis. Persp Pediatr Pathol 1:285
12. Seufert RM (1983) Langfristige Folgen des Milzverlustes. Diagn Intensivther 8:16
13. Seufert RM (1986) Die Begutachtung des partiellen und totalen posttraumatischen Milzverlustes. Dtsch Med Wochenschr 111:43
14. Strasser-Vogel B, Belohradsky B (1988) Infektionsgefährdung und -prophylaxe nach Splenektomie. Münch Med Wochenschr 130:743

Diskussion

Krösl, Wien: Vor Jahrzehnten hat man gesagt, beim Erwachsenen ist der Milzverlust mit einer Minderung der Erwerbsfähigkeit (MdE) von 0% einzuschätzen. Später hatte man dann ein bißchen ein schlechtes Gewissen bekommen und hat gesagt, vielleicht ist doch etwas daran. Was hat man gemacht. Man hat eine MdE von 10% festgesetzt, was dazu führt, daß er eine MdE hat, aber kein Geld bekommt, außer es besteht eine Stützrente. Jetzt weiß ich auch noch immer nicht, was macht man jetzt beim Milz-

Hefte zu „Der Unfallchirurg", Heft 239
W. Buchinger (Hrsg.)
© Springer-Verlag Berlin Heidelberg 1994

verlust? Gibt man eine MdE oder gibt man keine? Ich meine, zumindest ich habe aus dem Vortrag diese Frage nicht beantwortet bekommen.

Kuderna, Wien: Ich möchte auch in diesem Zusammenhang Herrn Ludolph fragen: Meinen Sie nicht, daß mit dem Erfassen gewisser objektiver Parameter diese Frage beantwortet werden kann – soll man ihm eine geben oder nicht. Ich muß ja einem Menschen, der zum Beispiel eine Gliedmaße verliert, eine Rente zubilligen. Wenn der aber einen erheblichen Defekt in seinem Immunsystem hat, dann ist ja das auch der Verlust eines wesentlichen Körperbestandteiles, wenn er auch nicht einfach so fotografisch festzustellen ist, wie der Verlust einer Hand oder eines Beines.

Krösl, Wien: Er hat ja sehr richtig ausgeführt, daß in der gesetzlichen Unfallversicherung ein echter Funktionsverlust vorhanden sein muß und eine mögliche Gefährdung an und für sich nicht zu einer MdE führt, von der man nicht einmal weiß, ob sie eintreten wird. Im Zivilgerichtsverfahren ist das anders. Da kann ich eine Feststellungsklage einbringen und sagen, also gut, wenn der später einmal etwas haben sollte, bekommt er was. Aber in der gesetzlichen Unfallversicherung, so wie in der privaten Unfallversicherung, kann ich in die Zukunft nicht hineinschauen. Das ist diese große Schwierigkeit. Ich glaube, daß bisher Veränderungen des Blutbildes in signifikantem Ausmaß oder in einem Ausmaß, das einfach auf eine Schädigung des betreffenden Patienten hinweisen würde, nicht gefunden wurden. Oder ist das anders?

Ludolph, Duisburg: Die Philosophie meiner Ausführungen war, daß nicht reflexartig beim traumatischen Milzverlust – nur beim Erwachsenen wohl verstanden, die Kinder bleiben außen vor – eine MdE von 10% oder mehr eingeschätzt wird. Das ist eigentlich die Grundaussage, die ich machen wollte. Sie haben eben richtig angedeutet, daß für die Begutachtung der Folgeschaden bewiesen sein muß, und zwar mit dem Vollbeweis. Diese Folgeschäden werden von den Gutachtern nicht benannt. Wenn Folgeschäden benannt sind und sie sich auswirken auf den allgemeinen Arbeitsmarkt, dann ist es keine Frage, daß ein Versicherter mit einem traumatischen Milzverlust eine MdE bekommt. Dann ist das zwingend. Aber, die Folgeschäden müssen bewiesen sein. Sie müssen mit Wahrscheinlichkeit mit dem traumatischen Milzverlust zusammenhängen und es muß eine Auswirkung auf den allgemeinen Arbeitsmarkt haben. Das sind die Prämissen, die dann zu einer MdE führen. Wenn dem nicht so ist, dann kann ich keine MdE einschätzen.

Krösl, Wien: Das heißt mit anderen Worten, in der Regel wird man bei einem Milzverlust keine MdE einschätzen können?

Ludolph, Duisburg: Die ganzen Publikationen, und ich habe mich bemüht, in den letzten Jahren das alles durchzuforsten, tragen das nicht, daß eine Grundgefährdungsrente gegeben wird, denn das Krankheitsrisiko muß sicher sein. Erst wenn das Krankheitsrisiko sicher ist, dann kann ich zu der Überlegung kommen, ob ich generell eine Grundgefährdungsrente einschätze. Aber die bisherigen Untersuchungen tragen diese Aussage nicht.

Schedl, Klagenfurt: Nehmen wir an, der Patient erkrankt, er überlebt die Erkrankung, wird diese Grundgefährdung dann rückwirkend mit ausbezahlt? Sie hat ja, nehmen wir an, 20 Jahre oder länger bestanden?

Krösl, Wien: Das ist ähnlich wie in der privaten Unfallversicherung. Sie haben in der privaten Unfallversicherung ja nur die Möglichkeit, den Zustand einzuschätzen, wie er zu dem Zeitpunkt besteht, während Sie die Einschätzung vornehmen, also etwa 1 Jahr, maximal 2 Jahre nach dem Unfall, wenn die Behandlung bis dorthin nicht abgeschlossen ist. Sie können Folgeschäden nicht einschätzen. Sie können in der privaten Unfallversicherung sagen, der wird wahrscheinlich einmal am Sprunggelenk eine Arthrose bekommen, die dann eine posttraumatische Arthrose wäre, und ich schätze diese Arthrose jetzt schon ein. Das geht in der privaten Unfallversicherung nicht. Das geht in der Haftpflichtversicherung. Da können Sie sagen, die Möglichkeiten eines späteren Unfallschadens besteht. Das heißt, ich habe die Möglichkeit eines Feststellungsbegehrens, wie vor dem Zivilgericht, aber in der privaten Unfallversicherung deswegen nicht, weil ich ja nicht weiß, ob er die posttraumatische Arthrose überhaupt erlebt, ob er sicher eine bekommen wird. Alles das sind Dinge, die unsicher sind und die dazu führen würden, daß dieser betreffende Unfallschaden ja nie abgehandelt werden könnte. Der Versicherte würde nie zu seinem Geld kommen, weil er immer warten müßte. Das ist der große Unterschied zwischen der privaten und gesetzlichen Unfallversicherung, weil ich in der gesetzlichen Unfallversicherung ja die Möglichkeit habe, bei Verschlimmerung oder Auftreten eines unfallkausalen Leidens eine MdE hinauszusetzen oder überhaupt zu bestimmen. Wenn ich später, nach Jahren, daraufkomme, daß der Milzverlust zu einem Schaden geführt hat und der Schaden dann evident wird und faßbar wird, dann kann ich eine MdE auch feststellen, je nach der Schwere des Schadens. Herr Ludolph, sind Sie meiner Meinung?

Ludolph, Duisburg: Jawohl, für die gesetzliche Unfallversicherung ist das völlig meine Meinung. In der privaten Unfallversicherung bestehen offensichtlich feine Unterschiede zwischen Österreich und uns. Bei uns muß die weitere Entwicklung nach Ablauf von 3 Jahren mit einbezogen werden. Aber das sind Feinheiten, die sollten wir vielleicht außen vor lassen.

Krösl, Wien: Aber nur innerhalb eines kurzen Zeitraumes nach dem Unfall.

Ludolph, Duisburg: Bei uns haben wir eine 3-Jahresfrist, dann muß der Fall abgeschlossen werden. Aber für die gesetzliche Unfallversicherung, und das ist sicher das größte Problem, sind die Bestimmungen offensichtlich weitestgehend gleich.

Ferdiny, Schwarzach: Ich kann mich an eine Statistik erinnern, weiß nur nicht mehr, wer sie gebracht hat, wo dargelegt wurde, daß die Lebenserwartung der Milzexstirpierten um 5 Jahre geringer ist. Ist das keine Aussage dazu?

Krösl, Wien: Ich kann mir eine solche Statistik nicht vorstellen. Das müßten ja so große Zahlen sein, daß die beweiskräftig wären. Ich kenne keine solche Statistik.

Ludolph, Duisburg: Ich kenne sie auch nicht. Wenn dem so wäre, dann müßte auch die zweite Frage noch beantwortet werden – ist der traumatische Milzverlust dafür verantwortlich zu machen, wenn die Lebenserwartung um 5 Jahre geringer ist. Dann müßte diese Frage natürlich auch noch mit der Wahrscheinlichkeit beantwortet werden.

Ledinsky, Graz: Diese Statistik habe ich gebracht, ich gebe aber zu bedenken, daß bei 26 Todesfällen 26% gewaltsame Todesfälle vorhanden waren. Wenn diese gewaltsamen Todesfälle überlebt hätten, würde es vielleicht doch anders aussehen.

Kapral, Melk: Wir haben alle das Gefühl, daß der Patient durch die Milzexstirpation für sein weiteres Leben irgendwie geschädigt ist. Wir haben das Gefühl, daß, wenn er nichts bekommt für diese Milzexstirpation nach der gesetzlichen Lage, das nicht ganz in Ordnung ist. Ich stelle also jetzt die Frage, wenn wir alle das Gefühl haben, dann müßten wir ja eigentlich dem Patienten zu seinem Recht verhelfen und versuchen, das Gesetz zu ändern.

Krösl, Wien: ad 1 – Es ist kein Gesetz; ad 2 – Gefühle dürfen bei der Begutachtung keine Rolle spielen. Der Begutachter muß in dem Augenblick, wo er Begutachter ist, vergessen, daß er ein Arzt ist, der dem Patienten helfen soll gegen die reiche Versicherung oder den reichen Schädiger. Er muß objektiv urteilen. Gefühle sind sicher sehr schön und gut, und wenn der Betreffende seinem Patienten helfen will, ist das eine löbliche Sache, solange er kurativ tätig ist. In dem Augenblick, wo er Begutachter ist, muß er objektiv sein. Der Patient ist ja ein Teil einer Risikengemeinschaft, zu der jeder gehört, auch der Herr Dr Kapral.

Kapral, Melk: Das, was Sie sagten, ist sowieso klar. Nach dem gesetzlichen Rahmen muß man sich als Begutachter objektiv richten. Es fragt sich nur, ob der gesetzliche Rahmen noch für die derzeitige Lage paßt.

Pelinka, Wien: Was mich bei der Sache wundert ist, daß der Organverlust als solcher nicht schon Grundlage genug ist für eine positive Einstufung. Es ist doch ein Verlust eines Organes. Wir haben jetzt 2 Tage lang gehört, wie wichtig dieses Organ für den menschlichen Organismus ist und wie wichtig die Erhaltung ist. Der Verlust eines kompletten Organes spielt also hier keine Rolle.

Krösl, Wien: Die Tonsillektomie führt auch zu einem Organverlust und die Appendektomie ebenso.

Pelinka, Wien: Na ja, aber hier ist es ja eine traumatische Milzschädigung. Es ist ein Organ, das wir äußerlich nicht sehen, über dessen Funktion wir ja sichtlich anscheinend noch relativ wenig wissen. Was mich eben wundert, ist, daß man aufgrund dieses Unwissens ganz einfach absprechen kann beim Verlust des Organes, daß dem Versicherten nichts gebührt.

Krösl, Wien: Ich würde das nicht als Unwissen bezeichnen, sondern als das Fehlen eines positiven Wissens, daß etwas passiert, daß ein Schaden da ist. Solange ich nicht weiß und beweisen kann, daß ein Schaden da ist, solange kann ich natürlich auch keinen Schaden einschätzen.

Pühringer, Mödling: Ich möchte einen Vergleich bringen. Wir wissen, daß die Milz eine wichtige Funktion hat und daß der Verlust der Milz theoretisch einen Schaden hervorrufen könnte. Wenn ich durch ein Trauma 2 Meter Darm verliere und keinerlei Beschwerden habe, oder ich verliere durch das Trauma die Gallenblase, dann verliere ich auch Organe und bekomme auch 0%. Es ist so, wie Krösl bereits gesagt hat, daß man bei der Einschätzung des traumatischen Schadens den Zustand des Patienten beurteilt und nicht die theoretische Möglichkeit, daß er vielleicht in 30 Jahren eine Pneumonie bekommt.

Krösl, Wien: Das ist richtig. Danke.

XII. Komplikationen, Ergebnisse

Zur Diagnostik und Therapie der schweren postoperativen Nachblutung beim Bauchtrauma des polytraumatisierten Patienten

J. Windolf[1], R. Inglis[1], J. Doertenbach[2] und A. Pannike[1]

[1] Unfallchirurgische Klinik (Leiter: Prof. Dr. A. Pannike)
[2] Abdominalchirurgische Klinik, Klinikum der J. W. Goethe Universität Frankfurt,
Theodor-Stern-Kai 7, D-60596 Frankfurt/Main

Das differentialdiagnostische und -therapeutische Vorgehen in der *Akutversorgung* des Bauchtraumas beim polytraumatisierten Patienten mit begleitender Beckenfraktur ist im Verlauf dieser Tagung bereits mehrfach diskutiert worden. Klinische Untersuchung, Peritoneallavage und abdominelle Sonographie stellen dabei in ihrer gegenseitigen Ergänzung sichere Methoden in der Akutdiagnostik dar. Kommt es bei diesem Verletzungsmuster aber in der postoperativen Phase zu einer *Nachblutung*, so ergeben sich besondere diagnostische und therapeutische Probleme, die in diesem Beitrag am eigenen Krankengut diskutiert werden sollen.

Im Klinikum der Johann-Wolfgang-Goethe-Universität Frankfurt wurden von 1986 bis 1989 150 erwachsene polytraumatisierte Patienten mit einem ISS über 30 und einem Durchschnittsalter von 33 Jahren behandelt. Im Verletzungsmuster sahen wir bei 54 Patienten ein Bauchtrauma mit 43 intraabdominellen Verletzungen, das sind 29% aller Fälle. Bei einer Gesamtletalität von 24% waren 16 von 36 Todesfällen mit diesem Verletzungsmuster zu finden. In 24 Fällen, also etwas mehr als der Hälfte aller Fälle mit intraabdomineller Verletzung, hatte eine begleitende instabile Beckenfraktur vorgelegen.

Im Rahmen der Primärversorgung waren 17 dieser 24 Frakturen mit einem Fixateur externe stabilisiert worden. Bei der Laparotomie fanden sich 14 isolierte Milzrupturen, 7 isolierte Leberrupturen und 15 kombinierte Verletzungen beider Organe, die chirurgisch versorgt werden konnten, sowie 3 Zwerchfellrupturen und 6 Duodenal- bzw. Dünn- oder Dickdarmzerreißungen. Im postoperativen Verlauf kam es nach der Laparotomie in 16 Fällen zu schweren Nachblutungen (Tabelle 1).

13 dieser Patienten wurden im weiteren Verlauf durchschnittlich 2mal relaparotomiert. Als Blutungsquelle stellten sich dabei 3 Nachblutungen bei organerhaltender Versorgung einer Milzruptur, 5 Nachblutungen nach Leberrupturen sowie 1 Blutung aus einem kleinen Mesenterialgefäß heraus. Von den 7 Patienten mit anhaltenden extraperitonealen Blutungen bei primär nicht mit einem Fixateur versorgten Beckenfrakturen wurden 4 unter der Verdachtsdiagnose einer intraperitonealen Nachblutung relaparotomiert, eine solche Blutungsquelle konnte aber nicht verifiziert werden. Die Nachblutungen führten in 9 Fällen mit 4 intra- und 5 extraperitonealen Blutungsquellen zum Tode des Patienten.

Die besondere Problematik bei der Behandlung dieser Nachblutungen bestand in der Unterscheidung zwischen intra- und extraperitonealer Blutungsquelle und somit der Indikationsstellung zur Relaparotomie oder zur gezielten Therapie einer extraperitonealen Blutungsquelle. Die diagnostischen Möglichkeiten sind aber dabei gegen-

Hefte zu „Der Unfallchirurg", Heft 239
W. Buchinger (Hrsg.)
© Springer-Verlag Berlin Heidelberg 1994

Tabelle 1. Nachblutungen bei 16 Patienten

Intraoperative Befunde	Isoliert	Kombiniert	Nachblutung	Davon +
Milzruptur	14	15	3	1
Leberruptur	7	15	5	2
Zwerchfellruptur	1	2	–	–
Duodenalruptur	1	1	–	–
Sonst. GI-Trakt	1	3	1	1
Begleitende Beckenfraktur:				
mit Fixateur			17	– –
ohne Fixateur		7	7	5

über der präoperativen Situation deutlich eingeschränkt. Nach einer Laparotomie ist eine Peritoneallavage ohne Aussagekraft und die Beurteilbarkeit von intra- oder extraperitonealen Flüssigkeitsansammlungen im Ultraschall ungleich erschwert. Sowohl die intraperitoneale als auch die retroperitoneale Nachblutung kann zu dem gleichen klinischen Bild des aufgetriebenen und harten Abdomens mit entsprechender Allgemeinsymptomatik führen. Wird die Indikation zur Relaparotomie aber falsch gestellt, droht der Patient unter Umständen bereits intraoperativ aus dem Retroperitoneum zu verbluten.

Als effiziente diagnostische Maßnahme zur Unterscheidung zwischen intra- oder extraperitonealen Nachblutungen konnten wir in 7 Fällen die Angiographie erfolgreich zur Anwendung bringen. Sie ermöglichte die Lokalisation bzw. den Ausschluß einer chirurgisch angehbaren Blutungsquelle und konnte in 5 Fällen die Indikationsstellung zur Relaparotomie unterstützen. Darüber hinaus erlaubte sie in 2 Fällen ein therapeutisches Vorgehen ohne erneute Operation:

Im ersten Fall handelte es sich um einen 23jährigen Polytraumatisierten mit unter anderem einer Milz- und Leberruptur sowie einer begleitenden instabilen Beckenfraktur, die primär nicht stabilisiert worden war. Die postoperativ anhaltenden schweren Nachblutungen konnten auch durch 2malige Relaparotomie, zuletzt mit Bauchtuchtamponade, nicht zum Stillstand gebracht werden. Die von uns durchgeführte Angiographie zeigte eine diffuse Blutung im Versorgungsgebiet der rechten A. iliaca interna, die durch die erfolgreiche Embolisierung des Gefäßes über den Angiographiekatheter schließlich gestillt werden konnte. In einem zweiten Fall hatte die Relaparotomie keine Blutungsquelle verifizieren können. Die Angiographie zeigte eine Blutung aus einem Lumbalgefäß, welches ebenfalls erfolgreich embolisiert werden konnte.

Den entscheidenen Vorteil für die Diagnostik der hier betrachteten Nachblutungen erbrachte allerdings die frühzeitige Versorgung der begleitenden Beckenfrakturen mit einem Fixateur externe. Bei sachgerechter Anwendung dieser Methode führt sie zur Stillung der retroperitonealen Blutung und kann somit a priori die diagnostische Zwickmühle zwischen intra- oder extraperitonealer Nachblutung vermeiden. In der Gruppe der auf diese Weise versorgten Patienten kam es in unserem Patientengut postoperativ zu keiner Nachblutung. In der Patientengruppe mit nicht primär stabilisierten begleitenden Beckenfrakturen waren 4 Patienten relaparotomiert worden, ohne daß eine intraperitoneale Blutungsquelle nachgewiesen werden konnte. Alle 4 Patienten sind im weiteren Verlauf verstorben.

Während bei 9 intraperitonealen Nachblutungen die Hälfte der Patienten nach der Relaparotomie letztlich überlebten, konnten in der Patientengruppe mit extraperitonealen Nachblutungen nur 2 durch die Katheterembolisation erfolgreich behandelt werden. Die frühzeitigere Stabilisierung der Beckenfrakturen mit einem Fixateur externe hätte in 4 Fällen einer anhaltenden extraperitonealen Blutung die Relaparotomie wahrscheinlich vermeiden und die Überlebenschancen der Patienten verbessern können.

Schlußfolgerung

Die Diagnostik und Therapie schwerer postoperativer Nachblutungen kann beim Bauchtrauma des Polytraumatisierten – vor allem mit begleitender Beckenfraktur – problematisch sein. Im Vordergrund steht hier die Differentialdiagnose zwischen intra- und extraperitonealer Nachblutung. Hierzu bedarf es bereits bei der Primärversorgung eines geeigneten differentialdiagnostischen und -therapeutischen Vorgehens. Die Primärversorgung von instabilen Beckenfrakturen mittels Fixateur externe sowie die rechtzeitige Indikation zur Angiographie zum Ausschluß extraperitonealer Blutungsquellen sind hier von besonderer Bedeutung.

Ileus nach Mesenterialabriß

J. Strmiska

Forschungsinstitut für Traumatologie und spezielle Chirurgie (Direktor: Prof. Dr. J. Michek), Ponavka 6, CS-66250 Brno 16

Als Folgen der Mesenterialverletzungen können die folgenden klinischen Bilder erscheinen:

1. In den ersten Stunden nach der Verletzung entwickelt sich das Bild einer andauernden Bauchblutung, die den Chirurgen zur sofortigen Laparotomie zwingt.

2. Wenn die Blutung geringer ist, kann die Störung der Blutversorgung der Darmwand zur Darmgangrän, Perforation und Peritonitis führen.

3. In seltenen Fällen kann sich relativ spät eine Darmpassagestörung entwickeln. Ein Ileus kann entstehen in Folge von Adhäsionsbildung, oder es kann sich eine Inkarzeration des Darmes im Mesenterialschlitz entwickeln.

Hefte zu „Der Unfallchirurg", Heft 239
W. Buchinger (Hrsg.)
© Springer-Verlag Berlin Heidelberg 1994

354

Es besteht noch eine Möglichkeit, und zwar die Vernarbung der Darmwand im Bereich des abgerissenen Mesenteriums. Diese Möglichkeit steht im Mittelpunkt unserer Mitteilung.

Wir haben die Gelegenheit gehabt, einen 38jährigen Polytraumatisierten zu behandeln, der sich unter anderem eine schwere stumpfe Bauchverletzung zugezogen hat. 7 Tage nach dem Unfall manifestiert sich ein Ileuszustand. Bei der Laparotomie finden wir am distalen Ileum eine 16 cm lange livide und auffallend rigide enge Darmschlinge. Am entsprechenden Mesenterialanteil bestand eine schräge Ruptur. Resektion des veränderten Darmabschnittes. End-zu-End-Anastomose, komplikationslose Heilung. Die histologische Untersuchung zeigt das Bild einer auffallend starken Wandinfiltration des mit Blut schlecht versorgten Darmabschnittes.

Bei einem anderen Verletzten wickelte sich das Bild einer kompletten Darmundurchgängigkeit 4 Monate nach einer stumpfen Bauchverletzung, kombiniert mit einem Th-XII-Wirbelbruch. Bei der Laparotomie haben wir am Übergang zwischen Jejunum und Ileum eine 10 cm lange vernarbte Darmstenose gefunden. Im entsprechenden Bereich ist das Mesenterium abgerissen und bildet eine Adhäsion zur Harnblase. Resektion der stenosierenden Darmschlinge, Anastomose und glatter Heilungsverlauf. Der histologische Befund beschreibt eine weitgehende Metaplasie der differenzierten Darmwandelemente, welche durch vernarbtes Bindegewebe ersetzt wurden.

Die Probleme der Entstehung des Ileus nach Mesenterialverletzung haben wir im Tierexperiment verfolgt. In einer Studie an Kaninchen haben wir den Mesenterialansatz am Jejunum in der Breite von 4 cm abgeschnitten. In den Resultaten konnten wir einen fließenden Übergang von normaler Darmwand bis zu Darmgangrän mit Perfo-

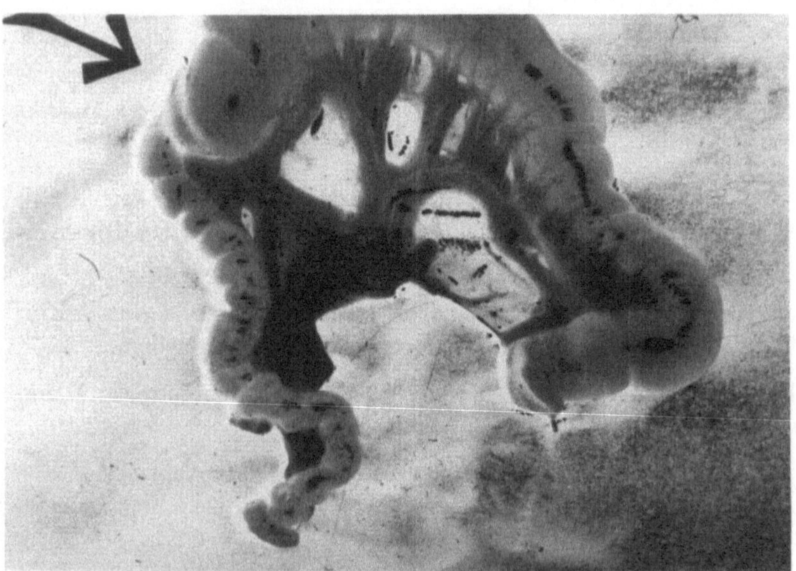

Abb. 1. Stenose und Ileus nach Mesenterialabriß (experimentelle Studie)

ration und Peritonitis beobachten. In der Mitte dieser Reihe stehen die Tiere, bei welchen im klinischen Bild mehr oder weniger klare Darmpassagestörungen zu beobachten waren (Abb. 1). Diesem Bild entsprechen histologische Befunde: Vernarbung und Metaplasie der differenzierten Gewebe.

Die Resultate der experimentellen Studie korrespondieren mit dem Befund unserer Kasuistik, daß die Verletzung des Mesenteriums unter gewissen Bedingungen auch zum Ileus führen können.

Komplikationen nach Milzentfernung aus traumatischer Ursache im Erwachsenenalter

C. Ledinski und R. Passl

Unfallkrankenhaus Graz der Allgemeinen Unfallversicherungsanstalt
(Ärztlicher Leiter: Prim. Prof. Dr. R. Passl), Göstinger Straße 24, A-8021 Graz

Aufgrund von Publikationen über die gravierenden Folgen nach Milzexstirpation haben wir unser Krankengut durchgesehen und Patienten nach Splenektomie auf Komplikationen nach Milzentfernung aus traumatischer Ursache im Erwachsenenalter hin nachuntersucht.

Das Patientengut von 1950 bis 1980 ergab 127 Patienten und zwar 110 Männer und 17 Frauen.

Das Durchschnittsalter betrug zum Unfallzeitpunkt 32 Jahre. Die Nachuntersuchung erfolgte bei einem Durchschnittsalter von 48 Jahren.

Unfallursachen:

Verkehrsunfall	57%
Sturz	17%
Landwirtschaftliche Unfälle	8%
sonstige Unfälle	18%

Begleitverletzungen:

54% Rippenbrüche links
37% Schädel-Hirn-Traumen
32% Intraabdominelle oder renale Begleitverletzungen
31% Frakturen von kleinen Knochen bzw. Luxationen
15% Frakturen langer Röhrenknochen
12% Wirbel- oder Beckenverletzungen

Hefte zu „Der Unfallchirurg", Heft 239
W. Buchinger (Hrsg.)
© Springer-Verlag Berlin Heidelberg 1994

7% Schulterblattbrüche (nur linksseitig)
6% Rippenbrüche rechts

Als Komplikationen postoperativ konnte in 14% ein Pleuraerguß gefunden werden, hauptsächlich linksseitig, meist als Folge der Rippenbrüche. Sowie in 6% eine Pneumonie, in 5% ein Lungeninfarkt. 14% der Patienten hatten andere Komplikationen (z.B. Wundheilungsstörung, Fettembolie, Harnwegsinfekte, Gerinnungsstörungen und andere).

Die Gesamtzahl der Patienten war 127. Nachuntersucht wurden 94 Patienten. Verstorben waren inzwischen 26 sowie ins Ausland verzogen 7 Patienten.

Als subjektive Beschwerden fanden sich bei den 94 Nachuntersuchten in *18% vermehrte Infektionen* sowie in *13% Allergien*, die erst *nach dem Unfall* aufgetreten waren. Sonstige Beschwerden wie Alkoholunverträglichkeit, Wundheilungsstörungen u.a. gaben weniger als 5% an.

Die 26 inzwischen Verstorbenen zeigten folgende Einzelheiten: Das Durchschnittsalter beim Unfall betrug 32 Jahre, sie überlebten die Milzexstirpation durchschnittlich 15 Jahre. Das Durchschnittsalter beim Tod war 63 Jahre. Die statistische Lebenserwartung im untersuchten Zeitraum betrug 68 Jahre. Das heißt, unsere Patienten verstarben 5 Jahre vor dem Durchschnitt der Bevölkerung.

Als Todesursache fanden sich:

Kardiovaskuläre Erkrankungen 48% – statistisch erwartet 51%
Malignome 22% – wie statistisch erwartet

An gewaltsamem Tod verstarben bei uns 26%, erwartet waren nur 8%. Sonstige Todesursachen waren 4%. Es konnte kein Todesfall durch Erkrankungen der Atmungsorgane gefunden werden.

Unbekannt blieben die Todesursachen bei 3 Patienten. Sie verstarben durchschnittlich 20 Jahre nach dem Unfall im Alter von 73 Jahren. Aufgrund dieser Fakten ist es sehr unwahrscheinlich, daß einer der drei an einer OPSI verstorben ist.

Zu einer Blutabnahme und immunologischen Untersuchung waren 64 Patienten bereit. Es wurde ein Differentialblutbild gemacht sowie auf Pneumokokkenantikörper untersucht. Wir sahen, daß keine Normalisierung stattfindet und vor allem die Lymphozyten statistisch signifikant hoch bleiben.

Bei den Pneumokokkenantikörpern der *IGG-Klassen* ist im Vergleich zu einer Kontrollgruppe von 44 Probanden (mittlerer Titer 1241) bei den Splenektomierten der Mittelwert mit 1702 deutlich höher. Auffällig ist vor allem der statistisch errechnete durchschnittliche Tiefstwert, der mit 1035 um vieles höher ist als bei der Kontrollgruppe mit 196. Patienten, die eine erhöhte Infektrate haben, finden sich in den niederen Titerbereichen.

IGG-Titer in Abhängigkeit vom Zeitpunkt der Milzexstirpation: Die mittleren Werte zeigen mit der Zeit eine steigende Tendenz, während hohe und niedere Titer keinen eindeutigen Trend erkennen lassen und über die Jahre annähernd unverändert bleiben.

Bei den *IGM-Pneumokokkenantikörpern* finden sich in der Kontrollgruppe 70% der Patienten mit einem Titer über 200 bei einem Mittelwert von 405. Bei den

Splenektomierten das umgekehrte Verhältnis. *70% haben einen IGM-Titer* von *weniger als 200.* Auch der Mittelwert ist mit 237 deutlich verringert. Dieses Ergebnis ist hoch signifikant. Dieses Verhalten zeigt im Laufe der Jahre keinerlei Normalisierungstendenz. Die niedrigen Werte sind auch nach 30 Jahren und mehr noch dominierend.

Aus dieser Untersuchung geht eindeutig hervor, daß es Veränderungen im Immunsystem nach der Splenektomie gibt und daß diese Veränderungen lebenslang bestehen bleiben. Anscheinend kann aber das Immunsystem beim Erwachsenen sich so anpassen, daß die Gefahr einer OPSI gering bleibt, und zwar so gering, daß sie statistisch schwer nachzuweisen ist. Daß heißt aber nicht, daß ein erhöhtes Infektrisiko nicht vorhanden ist, sondern nur daß sich das Risiko von milzerhaltenden Eingriffen beim Erwachsenen am Risiko der Entstehung einer OPSI messen muß.

Spätergebnisse nach Milzexstirpation beim Erwachsenen

A. Meznik[1], M. Horak[1] und W. Buchinger[2]

[1] Unfallkrankenhaus Meidling der Allgemeinen Unfallversicherungsanstalt
(Ärztlicher Leiter: Prim. Doz. Dr. H. Kuderna), Kundratsraße 37, A-1120 Wien
[2] Abteilung für Unfallchirurgie des A. ö. Krankenhauses Horn
(Vorstand: Prim. Dr. W. Buchinger), Spitalgasse 10, A 3580 Horn

In den Jahren 1962–1977 wurde an 95 Patienten im Unfallkrankenhaus Meidling nach einer traumatischen Milzruptur eine Milzexstirpation durchgeführt. Es handelte sich um 86 Männer und 9 Frauen mit einem Durchschnittsalter von 37,5 Jahren. Der älteste Patient war 75 Jahre, der jüngste 15 Jahre. In 30 Fällen handelte es sich um ein Polytrauma.

Als Unfallursache fanden wir 30mal den PKW-Unfall, 19mal den Sturz mit dem Zweirad, 10mal wurde der Patient als Fußgänger von PKW oder LKW niedergestoßen. In 24 Fällen war Sturz aus großer Höhe Ursache der Milzzerreißung, in 8 Fällen handelte es sich um ein direktes Trauma durch Schlag oder Einklemmung und in 4 Fällen wurde der Patient angeschossen.

Das Zeitintervall zwischen Unfall und Einlieferung betrug im Durchschnitt 1,8 h. Zwischen Unfall und Operation vergingen bei einzeitiger Milzruptur 1,7 h, bei 2zeitiger Milzruptur 62,1 h. In die Gruppe mit 2zeitiger Milzruptur fallen 18 Patienten, wobei in einem Fall die Zeitspanne zwischen Unfall und Ruptur 7 Tage betrug.

19 Patienten verstarben postoperativ, davon waren 16 polytraumatisiert. Die Todesursache war in 9 Fällen ein trotz sofortiger Operation nicht beherrschbarer, hämorrhagischer Schock, in 4 Fällen die begleitenden Schädelverletzungen, in 3 Fällen eine Embolie, in 2 Fällen ein Nierenversagen und 1 Patient verstarb an einer Lungenzerreißung.

Hefte zu „Der Unfallchirurg", Heft 239
W. Buchinger (Hrsg.)
© Springer-Verlag Berlin Heidelberg 1994

Begemann [1] gab 1959 eine 12% Letalität traumatischer Milzrupturen an, Thiele [2] 1978 14,5%, Henneking [3] 1988 30%, wobei es sich bei Henneking um ein polytraumatisiertes Krankengut handelte.

Die stationäre Aufenthaltsdauer bei den überlebenden 76 Patienten betrug im Schnitt 17 Tage. An postoperativen Infektionen fanden wir in 9 Fällen eine Pneumonie, in 3 Fällen einen subphrenischen Abszeß, und in einem Fall ein Pleuraempyem. Hier handelte es sich um eine Schußverletzung mit Beteiligung der Lunge. Lokale Wundinfektionen fanden wir keine.

An weiteren Komplikationen fanden wir einen Platzbauch, einen Ileus, welcher zur Revision des Abdomen zwang, und in 4 Fällen einen Lungeninfarkt. Einmal trat während des stationären Aufenthaltes ein Diabetes mellitus in Erscheinung.

Begemann [1] gab 1959 in 2,8% der Fälle das Auftreten einer Peritonitis, in 20% einer Pneumonie, in 13% einer Pleuritis und in 20% das Auftreten von Bauchdeckenabszessen an. Thiele [2] fand 1978 in 14,5 % seiner Fälle Wundinfekte, in 12,5% Pleuropneumonien und subphrenische Abszesse in 4–8%. Sturm [6] verglich 1986 insgesamt 111 Polytraumatisierte mit und ohne Milzexstirpation. In der Gruppe der Milzexstirpierten fand er in 35% dieser Patienten positive Blutkulturen im Vergleich zu nur 20% bei Patienten mit erhaltener Milz. Die Sepsis war auch die häufigere Todesursache bei den Splenektomierten. Hohenberger gab 1987 die postoperativen Infekte mit insgesamt 4,7% an.

Von 76 Patienten, die ihr Trauma überlebten, konnten wir 34 mittels Fragebogen oder telefonisch über zwischenzeitlich durchgemachte Erkrankungen nachkontrollieren. An Erkrankungen gaben 2 Patienten eine Pneumonie an, wobei ein Patient stationär behandelt werden mußte. Jeweils ein Patient gab häufige Angitiden bzw. Furunkeln seit dem Unfall an. Bei einem Patienten trat 7 Jahre nach Milzexstirpation eine Lungentuberkulose auf.

An nichtinfektiösen Erkrankungen konnten wir bei 4 Patienten eine Gastritis bzw. ein Magengeschwür eruieren, 2 Patienten davon mußten wegen einer Magenperforation akut operiert werden. 4 Patienten ließen sich wegen eines Gallensteinleidens cholezystektomieren. Bei 2 Patienten traten eher unspezifische Allergien auf, ein Patient mußte 20 Jahre nach dem Unfall wegen einer Eisenmangelanämie behandelt werden.

Begemann [1] gab 1959 in 15% seiner nachuntersuchten Patienten das Auftreten einer Gastritis bzw. von Magengeschwüren an. Klaue [3] und Seifert [4] fanden Infekte in 20% ihrer Fälle. Bindewald [5] fand jedoch keine erhöhte Infektanfälligkeit. Krivit wiederum sah 1979 eine 50mal höhere Chance, nach Milzexstirpation aus traumatischer Ursache an einer bakteriellen Infektion zu erkranken.

Von weiteren 4 Patienten konnten wir die Todesursache feststellen. 1 Patient starb an Gehirnschlag, 1 Patient an einem Herzinfarkt, 1 Patient an Lungenkrebs und 1 Patient an einem Harnblasenkrebs.

Robinette [8] untersuchte 1977 die Todesursache von 740 im II. Weltkrieg milzexstirpierten Soldaten nach. Er fand in 41 dieser Fälle als Todesursache ein kardiales Geschehen zu nur 23 Fällen in einer Kontrollgruppe. 6 Patienten starben an einer Pneumonie, in der Kontrollgruppe keiner. Bindewald [5] dagegen fand 1986 unter insgesamt 38.632 Obduktionen keine signifikante Häufung von Sepsis, Thrombose oder Infarkt bei 331 verstorbenen Milzexstirpierten.

In der Literatur schwanken die Angaben über die Zahl der foudroyant verlaufenden Overwhelming Post Splenectomie Infection Syndrome zwischen 7,4% wie Francke 1981 angab, und keiner, wie Klotter 1986 schrieb. Auch wir selbst fanden, unter den Patienten, welche verstorben sind, und denen, die wir nach durchschnittlich 20 Jahren nachkontrollierten, insgesamt 57, kein Overwhelming Post Splenectomie Infection Syndrom.

In der Beurteilung der Folgen nach Milzexstirpation findet man in der Literatur stark differenzierende Angaben. In unserem Krankengut scheint sich aber die Tatsache zu bestätigen, daß die Infektanfälligkeit – wir fanden insgesamt 5 Fälle von rezidivierenden Pneumonien, Angitiden und Follikulitis – nach Milzexstirpation zunimmt.

Literatur

1. Begemann (1959) Die Auswirkungen der posttraumatischen Splenektomie. Dtsch Med Wochenschr 84
2. Thiele (1978) Ergebnisse bei 242 Splenektomien. Med Welt 29/38
3. Klaue (1979) Incidental splenectomy: Early and late postoperative complications. Am J Surg 138
4. Seifert (1986) Infektionsrisiko nach Splenektomie. Langenbecks Arch Chir 369
5. Bindewald (1979) Objektives und Subjektives der Milzlosigkeit
6. Sturm (1986) Splenektomie und frühe Sepsis nach Polytrauma
7. Henneking (1988) Folgen nach traumatischer Milzruptur
8. Robinette (1977) Splenectomy and subsequent mortality in veterans of the 1939–45 war Lancet

Die postoperative Darmatonie –
Inzidenz beim isolierten Bauchtrauma und beim Polytrauma

M. Horak[1], A. Meznik[1] und W. Buchinger[2]

[1] Unfallkrankenhaus Meidling der Allgemeinen Unfallversicherungsanstalt
(Ärztlicher Leiter: Prim. Doz. Dr. H. Kuderna), Kundratstraße 37, A-1120 Wien
[2] Abteilung für Unfallchirurgie des A. ö. Krankenhauses Horn
(Vorstand: Prim Dr. W. Buchinger), Spitalgasse 10, A-3580 Horn

Wir haben uns die Aufgabe gestellt, die postoperative Darmatonie beim Polytrauma und beim isolierten Bauchtrauma hinsichtlich ihrer Häufigkeit, ihrer möglichen Ursachen und ihrer Beurteilbarkeit nach Klinik, Labor und funktionellen Organparametern zu untersuchen, um festzustellen, ob das klinische Symptom – also die Atonie – im Zusammenhang mit diesen Parametern eine Indikation zur chirurgischen Intervention darstellt.

Hefte zu „Der Unfallchirurg", Heft 239
W. Buchinger (Hrsg.)
© Springer-Verlag Berlin Heidelberg 1994

Tabelle 1. Postoperative Darmatonie, Polytraumen ohne Bauchtrauma (n = 9)

Laborbefunde

Leukozyten:	6.600–17.300 /cmm
Serum-Bilirubin:	0,7–1,2 mg%
Kreatininclearance:	54,9–197,1 ml/min

Wir haben dazu 89 Intensivpatienten nachuntersucht, von welchen 46 Polytraumen ohne abdominelle Verletzung waren, 43 Patienten waren mit abdomineller Verletzung, und von diesen 43 waren 28 Polytraumen und 15 isolierte Bauchtraumen. Die Patienten mit Bauchtraumen haben wir weiter aufgeteilt in isolierte Bauchtraumen (15) mit Extremitätentrauma (5), mit Thorax- oder Schädel-Hirn-Trauma (12) und Bauch- mit Extremitätentrauma sowie Thorax- und/oder Schädel-Hirn-Trauma (11).

Wir haben zunächst die Atonie definiert als länger als 4 Tage andauernd fehlende oder stark herabgesetzte Peristaltik bzw. wenn bei einem Patienten nach 4 Tagen kein oder nur frustraner Stuhlgang vorhanden war oder erzielt werden konnte. Nach dieser Definition hatten 22 von den 89 Patienten eine Atonie, von jenen ohne Bauchtrauma waren es 10, von jenen mit Bauchtrauma 12.

Bei den Patienten ohne abdominelle Mitbeteiligung (46), hatten also 36 keine Atonie, ein Patient hatte einen mechanischen Ileus – der operativ behoben wurde – und 9 Patienten hatten eine echte Atonie mit einer Dauer von 4–10 Tagen. Wenn man sich nun die Laborbefunde der Patienten mit Atonie ansieht (Tabelle 1), waren die Leukozyten zwischen 6.600 und 17.300, ein Wert, der beim Polytrauma nicht besorgniserregend sein muß. Das Serumbilirubin war bei Werten zwischen 0,7 und 1,2, also im Normbereich, und die Kreatininclearance war zwischen 54,9 und 197,1, wobei nur ein Patient Werte unter 90 ml/min hatte, eben die 54,9 – allerdings ohne chirurgische Konsequenz – alle anderen waren um bzw. über dem Normwert von 120 ml/min.

Als verletzte Körperteile fanden wir den Schädel 4mal, den Thorax 3mal, Extremitäten 5mal und das Becken 3mal. 7 von den 9 atonen Patienten waren intubiert bzw. sediert und wir haben das zeitliche Verhältnis zwischen Atonie und Sedierung graphisch dargestellt (Abb. 1). Dabei sieht man, daß außer bei einem langzeitbeat-

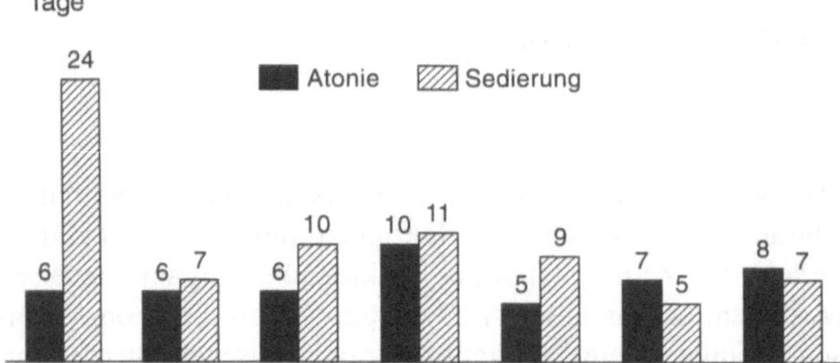

Abb. 1. Postoperative Darmatonie, Polytrauma ohne Bauchtrauma (n=9). Atonie bei Sedierung und Beatmung (n = 7)

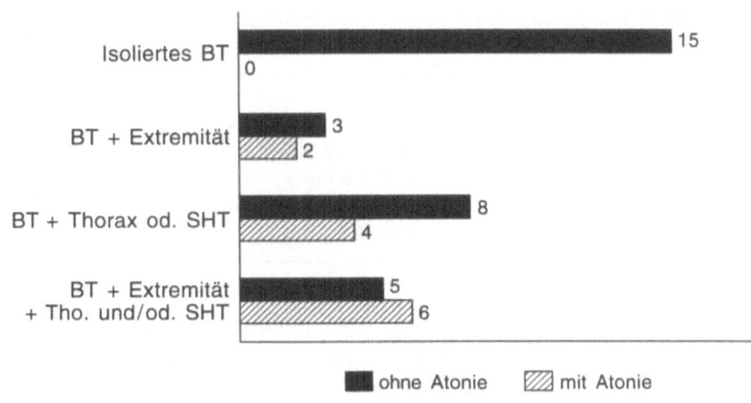

Abb. 2. Postoperative Darmatonie, Patienten mit Bauchtrauma (n = 43)

meten und sedierten Patienten ein direkter zeitlicher Zusammenhang zwischen Atonie und Sedierung besteht. Die Peristaltik setzte fast immer bei Reduktion oder kurz nach Absetzten der Sedierung wieder ein.

Dann führten wir dieselbe Untersuchung bei den Intensivpatienten mit Bauchtrauma durch. Ohne Atonie waren 31 von 43 Patienten, mit Atonie 12. Die durchschnittliche Dauer der Atonie war 7,2 Tage. Alle 43 Patienten haben wir noch in die erwähnten Gruppen isoliertes Bauchtrauma, Bauchtrauma mit Extremitätentrauma, mit Thorax- oder Schädel-Hirn-Trauma und mit Extremitätentrauma, sowie Thoraxund oder Schädel-Hirn-Trauma aufgeteilt und dabei gesehen, daß in der Gruppe der isolierten Bauchtraumen keine Atonie zu beobachten war. Die Zahl der Atonien nahmen zu, je komplexer die Begleitverletzungen zum Abdominaltrauma waren (Abb. 2).

Dann haben wir die Laborbefunde, wie Leukozyten, Serumbilirubin, Kreatininclearance und Serumamylase aufgelistet und zwischen Atonie und Nichtatonie verglichen (Tabelle 2, 3). Die Durchschnittswerte zeigen – in Übereinstimmung mit der Arbeit von Fritsch über die funktionelle Indikation zur Relaparotomie, daß die Werte der Patienten mit Atonie etwas schlechter waren. Die Absolutwerte aber, bei welchen sogar in der Gruppe ohne Atonie die schlechte Kreatininclearance zu finden war, unterscheiden sich in beiden Gruppen nicht wesentlich und sind hinsichtlich der Indikationsstellung zu einer Intervention bei der Atonie nicht schlüssig.

Als zusätzliche Verletzungen zum Abdominaltrauma fanden wir 5mal ein Schädel-Hirn-Trauma, 7mal ein Thorax-, 3mal ein Extremitäten- und einmal ein Beckentrau-

Tabelle 2. Die postoperative Darmatonie, Bauchtrauma mit Atonie (n = 12)

Laborbefunde	
Leukozyten:	8.100–31.300 /cmm
Serum-Bilirubin:	0,3–1,4 mg%
Kreatininclearance:	70,2–180,0 ml/min
Serumamylase:	33–330 U/l

Tabelle 3. Die postoperative Darmatonie, Bauchtrauma
ohne Atonie (n = 31)

Laborbefunde

Leukozyten:	8.800–27.300 /cmm
Serum-Bilirubin:	0,2–1,6 mg%
Kreatininclearance:	63,1–230,7 ml/min
Serumamylase:	66–363 U/l

ma; als Komplikationen einmal eine Pankreatitis, einen Adhäsionsileus und einen
Platzbauch. Wenn man den Platzbauch, den Adhäsionsileus und die Pankreatitis von
den insgesamt 12 Patienten abzählt, dann waren von den verbliebenen 9 Patienten 8
intubiert und sediert. Wir haben wieder das Verhältnis zwischen Atonie und Sedie-
rungsdauer graphisch dargestellt und fanden wie schon bei den Polytraumen ohne abdominelle Beteiligung einen offensichtlich zeitlichen Zusammenhang zwischen Atonie und Sedierung (Abb. 3)

Zuletzt noch die Behandlung der 12 Patienten: Ein Ahäsionsileus wurde klinisch
auskultatorisch und röntgenologisch verifiziert, revidiert und eine Adhäsiolyse durchgeführt. Ein subkutaner Platzbauch wurde revidiert und genäht. Eine Pankreatitis war
ein Nebenbefund, als am 2. postoperativen Tag eine Nachblutung nach Magenstich
revidiert wurde. Es wurde lediglich drainiert, die wahrscheinlich durch die Pankreatitis bedingte Atonie von 7 Tagen wurde konservativ behandelt. Auch die verbleibenden 9 Atonien konnten alle mit konservativen Maßnahmen behoben werden.

Zusammenfassend können wir sagen, daß die isolierten Bauchtraumen in unserem
Krankengut keine Atonie entwickelten, sie ist abhängig von der Schwere des Polytraumas; daß die Dauer einer Atonie beim Polytrauma im direkten Zusammenhang
mit der Sedierung steht, daß bei einem gemischt traumatologischem Krankengut, bei
welchem die Patienten a priori meist gesund sind, beim Polytrauma mannigfaltige
Gründe für pathologische Befunde und Organparameter vorhanden sind, und daß daher deren Wertigkeit bezüglich der Beurteilbarkeit einer Atonie und der Indikationsstellung zur Laparotomie oder Relaparotomie zu relativieren ist.

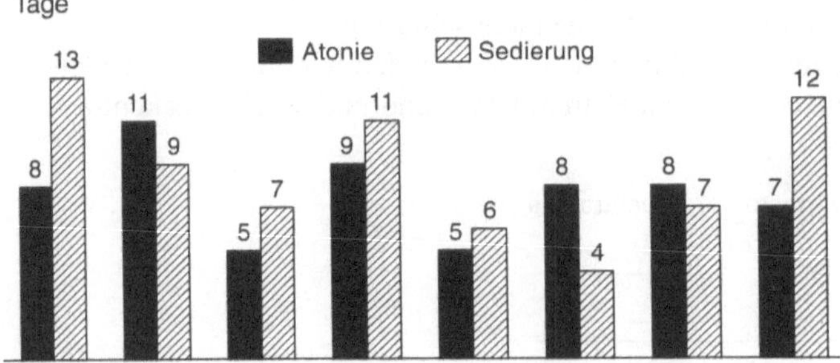

Abb. 3. Postoperative Darmatonie, Patienten mit Bauchtrauma mit Atonie (n = 8). Atonie bei
Sedierung und Beatmung

Einfluß der Bauchverletzung auf das Endergebnis der Versorgung von Polytraumen

Z. Sidor, M. Klíma und I. Ivanecky

Klinik für Unfallchirurgie des Fakultätskrankenhauses Kosice
(Leiter: Doz. MUDr. O. Brandebur), Rastislavova 42, CS-041 90 Kosice

Die derzeitige Diagnostik von Bauchverletzungen stützt sich vorwiegend auf zwei objektive Untersuchungsmethoden: Auf die Ultrasonographie, die wegen ihrer Nicht-invasivität bevorzugt wird, und auf die Abdominozenthese mit nachfolgender Lavage.

Der ersten bedienen wir uns nicht, weil die USG-Arbeitsstätte sich nicht im Rahmen der Klinik befindet, und so haben wir die Möglichkeit der urgenten Ausnützung – die beim Polytrauma sehr entscheidend ist – nicht. Um so größere Erfahrungen haben wir mit der Abdominozenthese, die wir seit dem Jahre 1979 – wie von Roth vorgeschlagen – durchführen. Sie ist bei uns eine routinemäßige Methode geworden und wir haben mit ihr bis jetzt mehr als 1600 Patienten untersucht.

In unserer Zusammenstellung von 108 polytraumatisierten Patienten in den letzten 10 Jahren ist ein Abdominaltrauma bei 52 Patienten (48,14%) vorgekommen.

So wie im größten Teil der Weltstatistiken überwiegen in der Ätiologie mit 85% die Verkehrsunfälle.

Der klinische Befund eines Abdominaltraumas – der beim Polytrauma äußerst dubios sein kann – wird durch die Abdominozenthese bestätigt oder ausgeschlossen. Darauf folgt die Revision des Abdomens, in unserer Zusammenstellung mit folgenden Befunden (Tabelle 1).

Wie Tabelle 2 zeigt, kam es bei 52 polytraumatisierten Patienten mit einem gleichzeitigen Bauchtrauma 20mal zum Exitus (38,46%). Von diesen sind nur 4 Patienten (7,69%) an den Folgen der Bauchverletzung – 2 davon im Rahmen der Resuszitation – gestorben.

Auf Grund unserer Erfahrungen können wir zusammenfassend feststellen, daß man den größten Teil der Abdominalverletzungen zeitgemäß diagnostizieren und adäquat chirurgisch versorgen kann. Die Bauchverletzung beim Polytrauma ist nicht ausschlaggebend für die Gesamtletalität. Der größte Teil der Mortalität ist die Folge der Verletzung anderer Systeme – in unserer Zusammenstellung der schweren kraniozerebralen Verletzungen.

Tabelle 1. Organverletzungen bei Laparotomien

1.	Milz	29x
		4x
2.	Leber	12x
3.	GIT	6x
4.	Retroperitoneum	5x

Hefte zu „Der Unfallchirurg", Heft 239
W. Buchinger (Hrsg.)
© Springer-Verlag Berlin Heidelberg 1994

Tabelle 2. Verletzungskombinationen bei 52 Polytraumen

Kombination	Zahl	Exitus	Exitus e causa abdominis
Abdomen + caput	3	2	1
Abdomen + extremitates	5	1	1
Abdomen + thorax + extr.	10	2	2
Abdomen + caput + extr.	13	8	0
Abdomen + caput + thorax + extr.	21	7	0

Posttraumatische akute – sog. steinfreie – Cholezystitis, Gallenblasengangrän

A. A. Érdi, A. Renner, P. Csuha und V. Fockter

Zentralinstitut für Traumatologie (Direktor: Prof. Dr. A. Renner), Mezö Imre 23, H-1082 Budapest

Nach schweren Streßzuständen, wie z.B. nach Trauma oder größeren Operationen, kann es zur akuten Cholezystitis, Gallenblasengangrän, kommen. In 80–90% der Fälle ist die Gallenblase steinfrei. Das Alter der Patienten ist sehr unterschiedlich. Die Erkrankung tritt in der Regel am 15.–18. posttraumatischen Tag auf, hauptsächlich bei Männern.

Die Symptome sind irreführend, nicht eindeutig, das Trauma bzw. seine Symptome verdecken das Wesen der schweren Krankheit. In 20–30% der Fälle wird die Diagnose erst bei der Autopsie geklärt, präoperativ wird sie nur in 30–35% der Fälle richtig gestellt. Bei den schweren Verletzungen ist meist der klinische Verdacht eines intraabdominellen Prozesses das beste Hilfsmittel bei der Indikation zur Operation.

Treten bei einem Patienten posttraumatisch Bauchbeschwerden und unerklärliches Fieber auf, evtl. mit Druckempfindlichkeit, Resistenz im rechten Oberbauch, so ist unbedingt die Erkrankung der Gallenblase in Betracht zu ziehen. Wichtige prädisponierende Faktoren können das Fehlen der oralen Ernährung, Dehydration, Kreislaufschock sein. Manchmal ist eine plötzliche Leukozytose von einem leichten Ikterus begleitet. Bei der Röntgenuntersuchung kann man einen Zwerchfellhochstand finden, mit konkomitierendem pleuralem bzw. pulmonalem Prozeß. Die Ultraschalluntersuchung ist eine große Hilfe bei der Diagnostik, man kann eine dickwandige, ödematöse, meist steinfreie Gallenblase sehen. In zweifelhaften, unsicheren Fällen ist es besser, die Laparotomie dringlich durchzuführen.

Die Operation ist eindeutig die Cholezystektomie und nicht die Cholezystotomie.

In unserem Institut kamen in den vergangenen 10 Jahren 31 Fälle mit posttraumatischer Gallenblasengangrän vor. In 74% war die Gallenblase steinfrei. Das Alter der

Hefte zu „Der Unfallchirurg", Heft 239
W. Buchinger (Hrsg.)
© Springer-Verlag Berlin Heidelberg 1994

Patienten lag zwischen 21 und 82 Jahren, die Rate Männer zu Frauen betrug 25:6, d.h. die Komplikation trat zu 80% bei Männern auf. Einen Faktor, aber meist mehrere der beschriebenen prädisponierenden Faktoren fanden wir in jedem Fall. In einem Fall z.B. trat die Gallenblasengangrän nach Ausbluten aus der A. radialis auf. Die ersten Symptome, die auf eine Cholezystitis hinwiesen, meldeten sich in der Regel Ende der 2. Woche.

6 Patienten (19,3%) sind uns nachweisbar wegen posttraumatischer Gallenblasengangrän und konsekutiver Peritonitis verstorben. 4 von ihnen hatten wir nicht operiert, bei 2 Patienten erfolgte die Operation zu spät, die gallige Peritonitis war nicht mehr zu heilen. Bei 68% der operierten Patienten stellten wir präoperativ die richtige Diagnose, in 32% haben wir bei unsicherer Diagnose nur unter der Notwendigkeit einer Laparotomie operiert.

Von den 6 Todesfällen erfolgte nur einer in den vergangenen 5 Jahren, die anderen 5 Todesfälle kamen in den ersten 5 Jahren der vorliegenden Studie vor. Auch war uns bei der richtigen und frühen Diagnose die Entwicklung der Ultraschalldiagnostik eine große Hilfe.

Es war das Ziel unseres Vortrages, die Aufmerksamkeit zum Thema zu erwecken. Denkt man an die Möglichkeit dieser Komplikation, so wird man auch öfter eine Laparotomie durchführen und mit der dringlichen Cholezystektomie mehr Patienten das Leben retten.

Die nekrotisierende Cholezystitis nach stumpfen Bauchtraumen

A. Graff, A. Schultz, R. Kain und L. Hamid

Unfallkrankenhaus Lorenz Böhler der Allgemeinen Unfallversicherungsanstalt
(Ärztlicher Leiter: Prim. Prof. Dr. J. Poigenfürst), Donaueschingenstraße 13, A-1200 Wien

Die Rekonvaleszenz von polytraumatisierten Patienten kann durch die seltene Komplikation des plötzlichen Auftretens einer nekrotisierenden Cholezystitis einen schweren Rückschlag erleiden. Ziel dieser Arbeit ist es, auslösende Faktoren für das plötzliche Auftreten einer nekrotisierenden Cholezystitis beim Polytrauma zu finden, und Hinweise zur Diagnostik zu geben.

Es wurden alle Cholezystektomien bei steinfreier Gallenblase ausgewertet, die im Unfallkrankenhaus Lorenz Böhler durchgeführt wurden. Alle relevanten Parameter wie Traumaindex, Schock, parenterale Ernährung, Transfusionen, Beatmungsparameter sowie Blutbefunde wurden gesammelt und statistisch untersucht.

Es waren von 1980 bis 1990 8 Patienten. Es handelt sich um 2 Frauen und 6 Männer, das Verhältnis beträgt demnach 1:3, was den Angaben in der Literatur entspricht

Hefte zu „Der Unfallchirurg", Heft 239
W. Buchinger (Hrsg.)
© Springer-Verlag Berlin Heidelberg 1994

Tabelle 1. Verletzungen und Traumaindex bei 8 Patienten mit nekrotisierender Cholezystitis

V. K.	78a	männl.	1,8	Bimalleoläre Fraktur, Oberarmschaftfraktur
F. K.	44a	männl.	1,5	Luxationsfraktur C VII mit Tetraplegie
M. T.	61a	weibl.	4,0	Hirnkontusion, Serienrippenfraktur, bds. offene Unterschenkelfraktur Grad III, Beckenringfraktur, Milzruptur (zweizeitig)
A. K.	27a	männl.	2,3	Nierenriß, Leberriß, Nebennierenriß, Grad III, Beckenringfraktur, Commotio cerebri
K. C.	25a	männl.	4,0	Nierenriß, Leberriß, Lungenriß, Serienrippenfrakturen, mehrfache Beckenfraktur
J. G.	83a	männl.	3,0	Densfraktur, Malgaigne-Fraktur, Rippenfraktur
M. H.	38a	weibl.	2,0	Offene Beckenringfraktur Grad III, Oberschenkeltrümmerfraktur, ausgedehntes Décollement am Stamm
S. M.	61a	männl.	4,1	SHT mit Hirnaustritt, Milzruptur (zweizeitig)

[1]. Das Alter unserer Patienten lag zwischen 25 und 83 Jahren, das Durchschnittsalter beträgt 52,2 Jahre (Tabelle 1).

Von den 8 Patienten hatten 2 kein stumpfes Bauchtrauma. Bei keinem dieser Patienten war die Gallenblase beim Unfall direkt verletzt worden.

Traumaindex

Den 8 Patienten wurde je nach Verletzungsschwere der Traumaindex nach Schreinlechner und Eber zugeordnet. Traumaindices von 1,5–4,1 wurden errechnet. 2 Patienten verstarben an den Unfallfolgen – einer davon (Patient F. K.) an Atemlähmung und Pneumonie nach hoher Querschnittsläsion, ein zweiter Patient (Patient S. M.) mit dem Traumaindex von 4,1 an Multiorganversagen.

Schock

5 Patienten waren nach dem Unfall schockiert. Bei diesen Patienten zeigt sich eine direkte Korrelation (Abb. 1) zwischen Verletzungsschwere, definiert durch den Traumaindex, und dem Zeitraum bis zum Auftreten der nekrotisierenden Cholezystitis.

Die primär schockierten Patienten erkrankten deutlich früher an Cholezystitis als nicht schockierte. Sie trat bei diesen Patienten durchschnittlich um den 20. Tag, bei Patienten ohne Schock um den 29. Tag (± 3 Tage) auf.

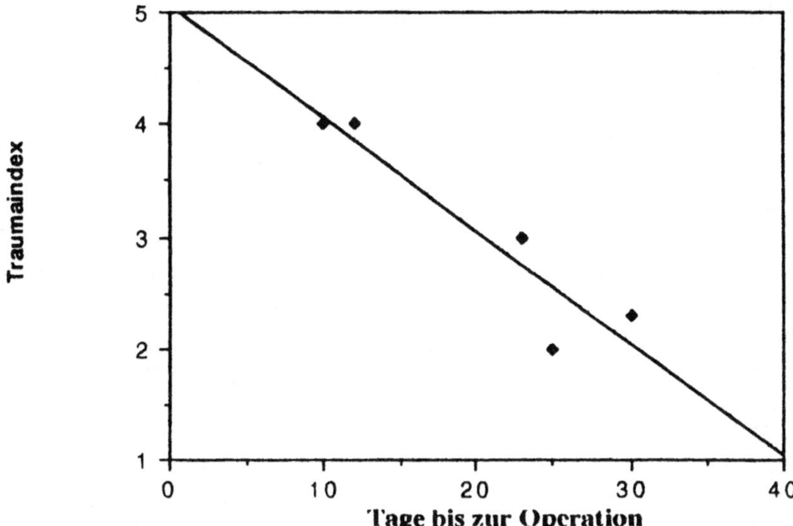

Abb. 1. Korrelation zwischen T.I. und der Dauer bis zur Cholezystektomie bei primär schokkierter Patienten

Blutkonserven

Unsere Patienten erhielten nach dem Unfall bis zur Cholezystektomie zwischen 0 und 139 Blutkonserven sowie 0–50 FFPL. Es konnte keine Korrelation zwischen dem Auftreten der Gallenblasenentzündung und der Anzahl der Transfusionen festgestellt werden.

Parenterale Ernährung

Die Patienten wurden zwischen 0 und 31 Tagen parenteral ernährt. 5 von 8 Patienten wurden kontinuierlich vom Trauma bis zur Cholezystektomie künstlich ernährt. In der Literatur wird der parenteralen Ernährung wegen der durch sie bedingten Motilitätsstörung des Darmes eine hohe kausale Bedeutung beigemessen [2, 3]. Bei unseren Patienten konnte dieser Zusammenhang nicht eindeutig festgestellt werden.

Beatmungsparameter

Die recenteren Fälle mit nekrotisierender Cholezystitis wurden durchwegs nach dem Unfall einer Beatmung mit positiv endexspiratorischem Druck unterzogen. Unter PEEP-Beatmung kommt es zu Druckanstieg in der Pfortader. Erhöhte Transaminasen und ein Anstieg des Bilirubins sind die klinischen Zeichen dieser Leberstauung. Weiter führt die PEEP-Beatmung durch Zunahme des Gefäßwiderstandes im

Splanchnikusgebiet zu Subileuszuständen, Oberbauchatonien und errosiven Magen-
blutungen [4].

Es ist naheliegend, hierin einen der prädisponierenden Faktoren für das Auftreten
einer nekrotisierenden Cholezystitis zu sehen.

Blutbefunde

Bei Auswertung der Blutbefunde konnten einige auffällige Zusammenhänge gefunden werden. Sowohl durch die Entzündung im rechten Oberbauch, als auch durch die
durchwegs schwere Verletzung der Patienten war bei allen eine Leukozytose im
Rahmen von 11.000–45.000 zu finden. Weiter bestand, soweit erhebbar, eine erhebliche Thrombozytopenie (niedrigster Wert: 34.000).

Bei Durchsicht und Vergleichen der Leberwerte konnten wir vor allem bei den
Patienten mit protrahiertem Schock ein paralleles Ansteigen der alkalischen Phosphatase und des γGT feststellen (Abb. 2). Diese Zeichen der Cholestase erreichten ihren Höhepunkt 2–4 Tage vor der Cholezystektomie. Am Tag des höchsten Wertes
wurden sonographisch die Zeichen einer Cholezystitis gefunden.

Gleichzeitig bestand auch ein unwesentlicher Anstieg des Bilirubins.

Bei dem nichtschockierten Patienten (Abb. 3) war der Anstieg von γGT und alkalischer Phosphatase nicht so parallel wie bei den schockierten Patienten. Offensichtlich liegt hier kein plötzliches Auftreten einer Cholestase vor.

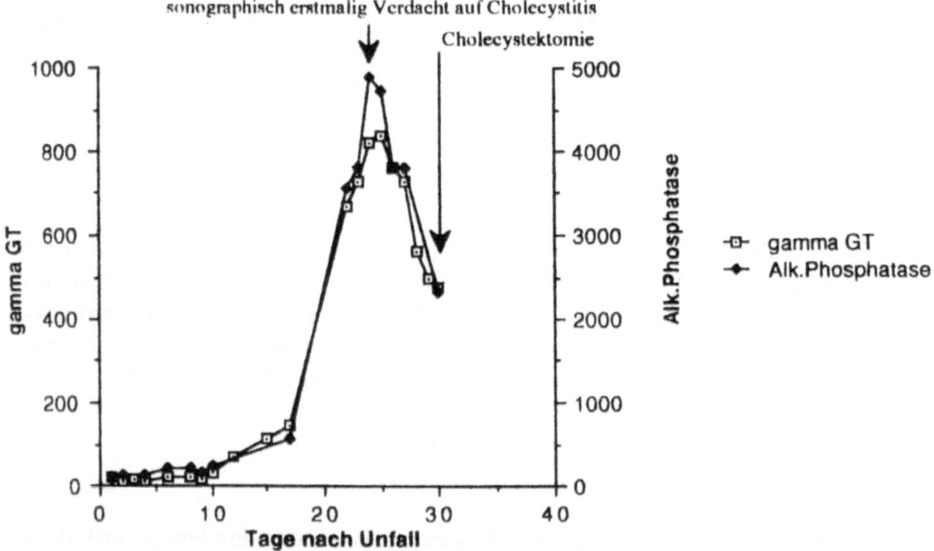

Abb. 2. Paralleler Anstieg von γGT und alkalischer Phosphatase bei einem primär schockierten
Patienten

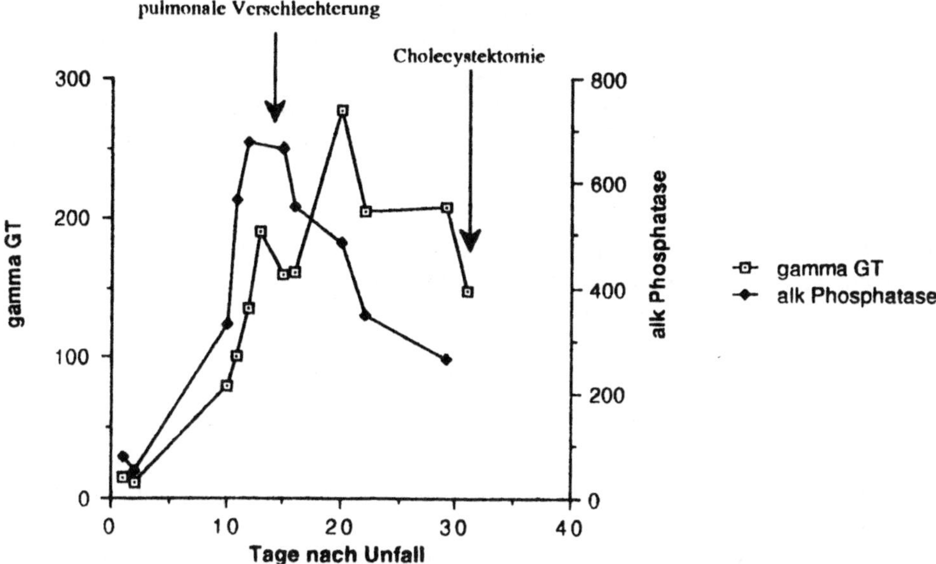

Abb. 3. Anstieg von γGT und alkalischer Phosphatase bei einem nicht schockierten Patienten

Histologische Befunde

Bei Durchsicht der histologischen Präparate sind folgende Veränderungen aufgefallen: die Mukosa fehlt zum größten Teil, die Muskularis ist gering ödematös durchtränkt. Überwiegend ist sie nekrotisch. In der Adventitia sind die Kapillaren dilatiert, zeigen eine Blutstase und sind teilweise von Fibrinthromben erfüllt. Keine Zeichen für eine Endarteritis obliterans. Während in Mukosa und Muskularis kaum entzündliches Infiltrat zu finden ist, herrscht in der Subserosa ein herdförmig dichtes, akutes, vorwiegend granulozytäres entzündliches Infiltrat vor. Diese Befunde lassen auf eine erhebliche Mikrozirkulationsstörung schließen. Fibrinogen und Thrombozytenabfall führen zu generalisierenden Blutungen, die durch Gewebsnekrosen zum Organuntergang führen. Der Vorgang der intravasalen Gerinnung nimmt einen prognostisch entscheidenen Stellenwert ein, da er in der Endstrecke zur irreversiblen Verlegung der Mikrozirkulation führt [5].

Diagnostik

Bei Patienten mit stumpfem Bauchtrauma, meist in Kombination mit anderen schweren Verletzungen, ist die Diagnostik und Differentialdiagnostik der akuten nekrotisierenden Cholezystitis nicht einfach. Häufig sind die Patienten sediert und beatmet, so daß das Leitsymptom „Schmerz" meist nicht angegeben werden kann.

Allgemeine Entzündungszeichen, subakutes Abdomen sowie gelegentlich ein tastbarer Tumor im rechten Oberbauch können klinische Zeichen der Cholezystitis sein [3]. Ein weiteres Signal sind die Cholestaseparameter.

Die derzeit verläßlichste Methode der Diagnostik stellt die Ultraschalluntersuchung des Oberbauches dar. Hier gibt es klar definierte sonographische Befunde, die die Diagnose ermöglichen:

- Wandverdickung
- Pathologischer Inhalt wie Sludge
- Ödem um die Gallenblasenwand mit Doppelkontur
- Echoarme Zone zur Leber hin
- Hydrops
- Erweiterung des Ductus choledochus über 8 mm
- Intrahepatale Ausweitung der Gallenwege

Werden diese Befunde beim Ultraschall des Oberbauches gefunden, so stellt sich gemeinsam mit internistischen und chirurgischen Befunden die Indikation zur Cholezystektomie.

Die Ätiologie der posttraumatischen nekrotisierenden Cholezystitis ist bis heute ungeklärt. In der Literatur wird eine Vielzahl möglicher Ursachen angeführt und diskutiert. Sie alle lassen sich aber in 2 Hauptgruppen [1] erfassen:

1. Mikrozirkulationsstörungen
2. Cholestase

Als Ursache für die Mikrozirkulationsstörungen in der Gallenblasenwand werden Schock [6], Sepsis, Shwartzmann-Sanarelli-Phänomen [7] und Peristaltikhemmung mit Trypsinläsion der Gallenblasenwand diskutiert.

Auslösend für die Cholestase kommt PEEP-Beatmung, Dehydratation und parenterale Ernährung in Betracht. Einen Einfluß soll auch die Verabreichung von Morphinderivaten, Hämolyse und Hämobilie haben. Da bei unserem Patientenkollektiv sowohl Schock als auch Cholestase festgestellt wurde, scheint bei ihnen ein Zusammenspiel von Mikrozirkulationsstörung und Cholestase zur Cholezystitis geführt zu haben.

Für die schwer vorgeschädigten Patienten ist es eminent wichtig, daß diese seltene Komplikation in ihrem Frühstadium erkannt und operiert wird.

Es muß eine regelmäßige Ultraschallkontrolle der Oberbauchorgane, ständige Überwachung der Laborparameter – mit besonderem Augenmerk auf Cholestaseindikatoren – sowie eine genaue klinische Beobachtung der abdominellen Situation gefordert werden.

Literatur

1. Mayer M (1986) Ist die Gallenblase ein Schockorgan? Zentralbl Chir 111:1456–1459
2. Mayer M (1982) Die posttraumatische bzw. postoperative Cholezystitis. Akt Chir 17:224–225
3. Hamann H-J, Röding H (1978) Die akute posttraumatische Cholecystitis. Zentralbl Chir 103:1442–1444

4. Lawin P (Hrsg) (1981) Praxis der Intensivbehandlung. Thieme, Stuttgart
5. Freising S (1983) Nekrotisierende Cholecystitis beim Polytrauma. Unfallheilkunde 86:83–86
6. Meissner K (1974) Die Gallenblase als Schockorgan . Arch Chir 336:25–33
7. Vorster C et al. (1972) Tierexperimentelle Untersuchungen zur isolierten Gallenblasennekrose. Zentralbl Chir 97:1847–1850

Akute nekrotisierende Pankreatitis
4 Wochen nach stumpfem Bauchtrauma

H. Engler[1], K. Hiotakis[1] und W. Klösch[2]

[1] Institut für Anästhesiologie (Vorstand: Prof. Dr. K. Hiotakis)
[2] II. Chirurgische Abteilung (Vorstand: Prof. Dr. H. Cesnik), Landeskrankenanstalten Graz, Auenbruggerplatz 1, A-8036 Graz

Das Pankreas ist als Schockorgan ähnlich der Lunge oder der Niere zu betrachten. Bei der Entstehung der posttraumatischen Pankreatitis spielt nicht nur die direkte mechanische Irritation mit passagerer Obstruktion eine Rolle, sondern vor allem die mit dem Trauma einhergehende Schocksituation mit entsprechender Beeinträchtigung der Mikrozirkulation und Hypoxie im Bereich der terminalen Strombahn. In 1/5 aller Fälle von Schock, unabhängig von der Genese, ist autoptisch eine terminale Pankreatitis nachzuweisen, ausgezeichnet durch Fettgewebs- und tryptische Nekrosen [1].

Anhand einer im Protokollstil gehaltenen Kasuistik soll nun der klinische Verlauf einer posttraumatischen Pankreatitis geschildert und auf die dabei aufgetretenen Komplikationen hingewiesen werden.

31.8.   Eine 43jährige Patientin wird nach einem Autounfall mit Schock und Verdacht auf stumpfes Bauchtrauma – Prellmarke durch Beckengurt am Abdomen – in ein Krankenhaus eingeliefert und nach Schockbehandlung und unauffällig verlaufendem Beobachtungszeitraum alsbald in häusliche Pflege entlassen. Einige Tage nach der Entlassung treten abdominelle Beschwerden, Inappetenz, Übelkeit und in der Folge Erbrechen auf. Wegen Ablehnung der Wiederaufnahme durch die Patientin erfolgt nur eine symptomatische ambulante Behandlung. Erst nach Zunahme der Beschwerden und Manifestwerden eines Ikterus wird die Patientin am

3.10.   nach einem tetaniformen Anfall in die medizinische Abteilung eines Krankenhauses eingeliefert.
Aufnahmediagnose: Ikterus, Hepatomegalie, Subileus. Nachdem es unter konservativer Therapie zu einer rapiden Verschlechterung des Allgemeinzustandes kommt, erfolgt am

Hefte zu „Der Unfallchirurg", Heft 239
W. Buchinger (Hrsg.)

5.10.   die Transferierung an unsere Intensivstation ohne klinische Diagnose.

Aufnahmebefund: Apathische ikterische Patientin in schlechtem Allgemeinzustand, jedoch kreislaufstabil, subfebrile Temperatur, hochgradig meteoristisch geblähtes und diffus druckschmerzhaftes Abdomen.

Die Leber ist etwa handbreit unter dem Rippenbogen zu tasten, es können keinerlei Darmgeräusche auskultiert werden.

Thoraxröntgen: Pleuraerguß links basal.

Röntgen Abdomen leer: multiple Dünndarmspiegel.

Sonographie des Abdomens: ausgeprägter Meteorismus, Dünndarmileus, Hepatomegalie, intra- und extrahepatische Gallenwege normal weit, Pankreas, soweit beurteilbar, unauffällig.

Es besteht eine Hyponaträmie (122 mmol/l), Hypokaliämie (3,6 mmol/l) und Hypokalzämie (2,7 mval/l) bei metabolischer Alkalose (pH 7,55) und Normoxämie (pO_2 85) sowie eine mittelgradige Erhöhung der Transaminasen (GOT 158 U/l, GPT 52 U/l, y-GT 822 U/l) und der alkalischen Phosphartase (548 U/l).

Harnstoff, Kreatinin, Serumamylase, Blutbild und Gerinnungswerte liegen im Normbereich.

Die Laparotomie erbringt schließlich die endgültige Diagnose: Schwerste, hämorrhagisch nekrotisierende Pankreatitis mit Andauung der umgebenden Organe einschließlich des linken Leberlappens und des Colon transversum. Da eine Nekrosektomie während der ungenügenden Demarkierung und der hohen Blutungsneigung nicht möglich erscheint, erfolgt nach ausgiebiger Drainage der Pankreasloge die Retransferierung auf die Intensivstation. Während der nun folgenden 5 Tage wird die Patientin unserem Therapieschema entsprechend, unter tiefer Sedierung therapeutisch hypothermiert, und kann so in ihren Vitalparametern stabilisiert werden. Am

10.10. erfolgt aufgrund einer zunehmenden Schocksymptomatik und Hyperpyrexie trotz physikalischer Kühlung die Relaparotomie. Nach der Entfernung von demarkiertem nekrotischem Pankreasgewebe wird das Abdomen mittels Ethizipreißverschluß verschlossen und es folgen nun Nekrosektomien und Peritoneallavagen im Abstand von 2–4 Tagen.

Bei deutlicher Besserung des Lokalbefundes wird am

10.11. zur Entfernung der Restnekrosen eine Saugspüldrainage eingelegt und am

16.11   erfolgt der Verschluß der Laparotomie. Am

20.11. kommt es zu einer vitalbedrohlichen Blutung aus dem Saugdrain. Bei der notfallsmäßig vorgenommenen Laparotomie wird eine Arrosionsblutung aus dem linken Leberlappen diagnostiziert, die zunächst nur tamponiert und erst am

21.11. in einem Zweiteingriff endgültig unter Kontrolle gebracht werden kann. Die erneut aufgetretenen ausgeprägten Nekrosen im Bereich der Pankreasloge bewegen uns zum Anlegen eines Laparostomas und zur Wiederaufnahme der offenen Behandlung. Während der folgenden 4 Wochen werden zunächst täglich, später dann in mehrtägigem Abstand digitale und instrumentelle Nekrosektomien unter direkter Sicht an der Intensivstation durchgeführt. Bereits ab dem

7.12. dem 63. Beatmungstag, kann unsere Patientin über CPAP vom Respirator entwöhnt und von totaler parenteraler Ernährung auf eine kombinierte enteral-parenterale Ernährung umgestellt werden. Am

2.1. erzwingt eine nach stiller Aspiration aufgetretene Pneumonie weitere 4 Wochen differenzierter Respiratortherapie.

Etwa 2 Wochen nach der stattgehabten Aspiration treten trotz progredienter Verbesserung des radiologischen Lungenbefundes bei abnehmender Invasivität der Beatmung erneute septische Fieberschübe auf. Die computertomographische Untersuchung des Abdomen zeigt mehrere miteinander kommunizierende Leberabszesse.

Nach Drainage eines großen Abszesses über das Laparostoma und gezielter Antibiotikatherapie kann auch diese Komplikation schließlich beherrscht werden.

Die endgültige Entwöhnung der Patientin vom Respirator gelingt bis zum

22.2. die plastische Deckung des Laparostomas erfolgt am

29.3. und am

9.5. kann unsere Patientin nach insgesamt 215tägigem Spitalaufenthalt nach Hause entlassen werden.

Diese Kasuistik zeigt deutlich die Probleme bei der Behandlung der schweren nekrotisierenden Pankreatitis, beginnend mit Schock und Organinsuffizienzen in der Frühphase über fortschreitende Nekrosebildungen und nachfolgende Blutungskomplikationen bis hin zu den septischen Komplikationen der Spätphase.

Der protrahierte Krankheitsverlauf hat uns auch zur Modifikation unseres Behandlungskonzeptes im Sinne einer aggressiveren Nekrosektomie und Lavagebehandlung bei Open packing nach der möglichst spät vorgenommenen Laparotomie veranlaßt.

Abschließend soll auf die große Bedeutung der aufwendigen und penibel durchzuführenden Intensivpflegemaßnahmen hingewiesen werden, denen ein beträchtlicher Anteil am Erfolg bei der Behandlung von Patienten mit nekrotisierender Pankreatitis zukommt.

Literatur

1. Becker V (1989) Pathophysiologie der Pankreatitis. Beitr Anästh Intensivmed 30:38–47

Neue therapeutische Möglichkeiten bei entzündlichen Komplikationen nach Bauchtraumen

A. Stachy und O. Brandebur

Klinik für Unfallchirurgie des Fakultätskrankenhauses Kosice
(Leiter: Doz. MUDr. O. Brandebur), Rastislavova 43, CS-04190

In unserem Beitrag wollen wir uns mit neuen Möglichkeiten in der Anwendung der Immunoglobuline im Rahmen der komplexen Therapie von entzündlichen Komplikationen nach Bauchverletzungen beschäftigen.

Aus den bisherigen Befunden wissen wir, daß

— bei gesunden Menschen die Konzentration von Immunglobulinen in der Bauchhöhle 50% der Serumkonzentration beträgt;
— bei unkompliziertem postoperativem Verlauf es zum Absinken der Immunglobuline, und zwar im Serum und in der Bauchhöhle kommt. Dieses Absinken geht im Laufe des 4. bis 5. Tages nach der Operation im Serum wie auch in der Bauchhöhle auf die Anfangswerte zurück;
— bei der Existenz eines postoperativen Entzündungsprozesses im Sinne einer diffusen abdominellen Entzündung die Konzentration der Immunglobuline in der Bauchhöhle auf fast unmeßbare Werte absinkt. Besonders ausgeprägt sind diese Veränderungen bei früh relaparotomierten Patienten, wo am stärksten der IgM sinkt, der an der Opsonisation der gramnegativen Bakterien partizipiert.

Von diesen Fakten ausgehend, wurde die intraperitoneale Applikation der Immunglobuline zum Objekt unserer Aufmerksamkeit. Unser Interesse an dieser adjuvanten Behandlung hat auch die optimistische Nachricht der Arbeitsgruppe von E. Eckert hervorgerufen, die eine Senkung der Mortalität von 48,4% auf 14,3% bei Patienten,

Tabelle 1. Sterblichkeit der Patienten an septischen intraabdominalen Komplikationen bei entzündlichen Prozessen

Lowdon	1959	32%
Kunz	1962	69%
Borger	1963	55%
Siewert	1970	38%
Hagemann	1971	34%
Kaufer	1973	49,9%
Hunt	1976	34–62%
Eckert/Schreiber	1978	43%
Lucansky	1978–87	33,9%
Lucansky/Stachy	1987	23,3%[a]

[a] Gruppe von 51 Patienten denen Immunoglobuline intraperitoneal verabreicht wurden.

Hefte zu „Der Unfallchirurg", Heft 239
W. Buchinger (Hrsg.)
© Springer-Verlag Berlin Heidelberg 1994

Tabelle 2. Bauchtraumen 1985–1989

Gesamtzahl der Patienten mit operativer Revision der Bauchhöhle	92
Perforationsverletzungen des GIT	21
Zahl der Peritonitiden	6[a]
Exitus	1

[a] Den Patienten wurden Immunoglobuline intraperitoneal verabreicht.

denen die Immunglobuline bei Relaparotomien intraperitoneal appliziert wurden, beschreibt. In Tabelle 1 sind die Sterblichkeitsraten verschiedener Autoren aufgelistet.

Tabelle 2 zeigt unsere Patientengruppe, der im Rahmen der komplexen Behandlung von Entzündungskomplikationen nach Bauchverletzungen ein intravenöses Immunglobulinpräparat intraperitoneal verabreicht wurde.

Applikationsverfahren: Nach Beendigung des operativen Eingriffes führen wir einen Redon-Drain ein und injizieren 100 ml einer 2,5%igen Lösung von intravenösem Immunoglobulin. Das Drain schließen wir mit einem Pean und öffnen diesen nach 6 h.

Das Exsudat wird über 24 h gesammelt und auf Immunglobulin und Transferin hin untersucht.

Aus der Beobachtung unserer kleinen Gruppe von Kranken geht hervor, daß die Immunglobuline vom Standpunkt ihrer therapeutischen Bedeutung einen Beitrag zur komplexen Therapie der entzündlichen Komplikationen nach Bauchverletzungen leisten. Ihr toxinneutralisierender Effekt, ihre Opsonisationsfähigkeiten, die eine große Bedeutung im Synergismus des Effektes der Antibiotika und Immunglobuline haben, sind die Hauptmechanismen ihres therapeutischen Effektes.

Diskussion

Rudolph, Rotenburg: Wir kommen zum ersten Vortrag aus Frankfurt über die postoperative Nachblutung. Herr Windolf, haben Sie untersucht, oder ist es mir vielleicht entgangen, die Abhängigkeit der Nachblutung vom Intervall Trauma zur Operation, respektive die Zahl der präoperativ durchgeführten Fremdbluttransfusionen? Könnten Sie dazu etwas sagen?

Windolf, Frankfurt: Das haben wir bei dieser Untersuchung nicht überprüft. Wir führen aber derzeit eine Langzeitbeobachtung von Polytraumatisierten durch, wo festge-

Hefte zu „Der Unfallchirurg", Heft 239
W. Buchinger (Hrsg.)
© Springer-Verlag Berlin Heidelberg 1994

stellt wird, wieviele Einheiten Blut zu Beginn, schon im Schockraum und vor der ersten Operation gegeben werden. Das läuft aber noch.

Rudolph, Rotenburg: Kann jemand aus dem Auditorium etwas dazu sagen. Nach seinen Erfahrungen? Es ist ja eigentlich bekannt, daß, je länger das Intervall anhält, je größer der Blutverlust und je größer die Gabe von Fremdbluttransfusionen ist, um so höher ist die Gefahr von Blutungen und überhaupt von Komplikationen. Deshalb ja immer, seit über 20 Jahren, unser Plädoyer, sofort zu operieren. So schnell wie möglich. Mit guten Anästhesisten natürlich.

Vecsei, Wien: Ich hätte eine Frage bezüglich Ihrer Schlußfolgerung. Mit dem Fixateur externe hätte eine gewisse Anzahl von Blutungen verhütet werden können. Können Sie das noch ein bißchen näher charakterisieren?

Windolf, Frankfurt: Bei den hier beschriebenen 4 Patienten handelt es sich tatsächlich um Nachblutungen aus dem Bereich der Frakturen. Natürlich ist es nicht so, daß es, wenn man eine Beckenfraktur mit einem Fixateur versorgt, automatisch nicht mehr blutet. Das ist ganz klar. Der entscheidende Vorteil ist aber der, daß man bei der Diagnostik und bei der Indikationsstellung zur Relaparotomie einen entscheidenen Vorteil hat, daß man eben weiß, daß es aus dem Bereich der Fraktur nicht kommen kann. Das würde auch bei der Überlegung helfen, ob man das Retroperitoneum eröffnet oder nicht, wenn zum Beispiel der Verdacht auf eine gleichzeitige Nierenverletzung vorliegt.

Rudolph, Rotenburg: Es ist ja ein besonderes Problem, und da hilft natürlich der Fixateur nicht, bei den ganz schweren Trümmerfrakturen des Beckens mit erheblichem Blutverlust. Wir halten es da z.B. so, daß wir versuchen, wenn irgend möglich, überhaupt nicht heranzugehen. Es sei denn, man ist gezwungen, man hat den Eindruck aus der Progredienz, daß innerhalb der nächsten 15 min der Patient es nicht überleben wird, dann wird man gezwungen heranzugehen. Aber ich habe mich da natürlich auch im Laufe der letzten 2 Tage immer wieder gefragt, wenn man da eine diffizile Diagnostik betreibt, wenn man Angiographien mit guter Aussagekraft hat, nur jeder, der in ein solches Becken dann hineinschaut, in einen solchen Bauch, der weiß ja, daß die Orientierung dann nahezu unmöglich ist. Wenn man überhaupt erst einmal aufgemacht hat, ist in der Regel eine Blutstillung kaum mehr vernünftig möglich. Das sind schwierige Fälle. Derjenige, der das Glück hat, den zulassen zu können, der wird wahrscheinlich den besseren Part gewählt haben.

Poigenfürst, Wien: Wir haben das ja gestern schon diskutiert. Was die Blutung im Becken betrifft, da ist natürlich, wenn man die Blutungsquelle darstellen kann, die Embolisation sicherlich ein besserer Weg. Natürlich, man kann jetzt nicht in jedem Krankenhaus jemanden haben, der die Embolisation beherrscht. Aber man sollte vielleicht anstreben, daß man in Schwerpunktkrankenhäusern, wo so schwer Verletzte eingeliefert werden, und nur dorthin sollten sie kommen, daß man in solchen Krankenhäusern zumindest die Mittel zur Verfügung hat, daß man einen Radiologen, der die Technik beherrscht, schnellstens dort hinbringen kann, also nicht den Patienten verlegen, sondern ihn holt.

Vecsei, Wien: Nur ist es mit der Embolisation so, daß, wenn die präsentierten Zahlen memorieren – 2, 3, 4 Fälle – dann wird berichtet „erfolgreich embolisiert". Die Anzahl der erfolgreichen Embolisationen ist gar nicht so groß. Vor 3 Wochen in Montreal ist dieses Thema andiskutiert worden und da sind große Embolisateure angetreten, die zugeben mußten, daß sie mindestens in 50% bei großer Erfahrung nicht erfolgreich embolisieren können. Das ist ja nicht ein Plädoyer gegen den Versuch einer Embolisation, sondern gegen die Technik. Ob es denn nicht doch möglich wäre, durch irgendwelche Einschwemmungsballons provisorisch, die man später beheben könnte, hier mehr zu erreichen. Es ist eine Spinnerei, der ich versuche nachzugehen. Die Fälle sind nicht so groß, aber was die Neurochirurgen bei ihren Sinus-cavernosus-Fisteln gemacht. Sie haben einen Katheter hochgeschwemmt und den Ballon aufgeblasen. Ob da nicht eine Möglichkeit dahintersteckt.

Haller, Linz: Es bestehen hier offensichtlich 2 Gruppen von Beckenfrakturen. Eine Gruppe, die mit Fixateur externe versorgt wurde, und eine zweite Gruppe, die nicht versorgt wurde. Entweder habe ich es nicht gehört, aber mir ist unklar, warum eine Gruppe oder nach welchen Kriterien hier vorgegangen wird, daß versorgt wurde oder auch nicht. Ich glaube, daß der Schluß letztendlich, daß die, die mit Fixateur externe versorgt wurde, deswegen besser versorgt sind, etwas schwierig ist, weil hier doch wahrscheinlich verschiedene Verletzungstypen zugrunde gelegen sind. Wenn ich eine Fraktur habe, die ich mit dem Fixateur externe unter Umständen auch nicht erfolgreich reponieren kann, dann muß ich damit rechnen, daß ich schwerste Probleme mit der Blutstillung habe. Ist das richtig?

Vecsei, Wien: Dem muß entgegengehalten werden, daß mit dem Fixateur externe schwer disloziierte Beckenfrakturen gar nicht so leicht zu reponieren sind. Ich glaube, ich kann es für mich in Anspruch nehmen, diesbezüglich hinreichend und grundlegend an der Entwicklung mitgewirkt zu haben und muß zugeben, daß wir in bestimmten Bereichen vom Fixateur gerade in diesem Zusammenhang nicht zu viel zu erwarten haben. Man kann ja auch extendieren, Beckenschwebe anlegen und auch auf diese Art und Weise unter Umständen viel kontrollierter reponieren und für die Dauer der ersten kritischen Tage die Blutungsquelle beseitigen. Bedenken Sie, wenn eine Laparotomie im Raum steht, daß die Demontage des Fixateurs oder der montierte Fixateur Ihnen sehr wohl Schwierigkeiten bringen kann.

Windolf, Frankfurt: Das ist sicher richtig. Das sind komplexe Verletzungsmuster. Die ersten 4 Patienten, die ich aufführte, waren alle in den Jahren 1986 und 1987. 1 Patient war dermaßen schwer verletzt im Bauch und mußte dann erst neurochirurgisch versorgt werden, daß deshalb der Fixateur primär gar nicht zur Diskussion stand. Es ist aber tatsächlich so, daß wir in jüngster Zeit versuchen, wo es irgend geht, mit einem Fixateur eine primäre Ruhigstellung der Fraktur zu erreichen. Das muß keine exakte Reposition sein, sondern nur eine Ruhigstellung.

Rudolph, Rotenburg: Herr Ledinski und Herr Meznik, haben Sie bei ihren Komplikationen nach Milzentfernung auch nach Passagestörungen gefahndet?

Ledinski, Graz: Wir haben die Patienten anamnestisch untersucht. Es gaben einige an, daß sie Speisenunverträglichkeiten haben. Das spricht auch für gewisse mechanische Darmpassagestörungen, wenn jemand angibt, daß er bei gewissen blähenden Speisen Beschwerden bekommt. Aber direkte Verschlüsse haben wir nicht gefunden. Wir haben danach gefragt, ob sie Verdauungsbeschwerden haben.

Meznik, Wien: Wir haben auch direkt danach gefragt. Ein Patient hat nach dem Essen Völlegefühle angegeben. Er hat auch angegeben, daß er mehrere Mahlzeiten zu sich nehmen muß. Einen Ileus haben wir nie gefunden.

Buchinger, Horn: Ich habe von gestern noch etwas im Ohr, mit dem ich nicht fertig werde. Die Milzexstirpation hat ihre Folgen, das ist keine Frage. Nur gestern wurde von Herrn Uranüs nicht mehr und nicht weniger gesagt, daß die Milzexstirpation ein Kunstfehler ist, ohne zu differenzieren. Meine Frage ist nun, ob wir das wirklich so hinnehmen können.

Rudolph, Rotenburg: Ich habe leider diesen Vortrag gestern nicht gehört, aber ohne ihn gehört zu haben, würde ich sagen, daß kein Mensch in diesem Saal oder irgend in einem anderen Kongreßsaal das Recht hat, zu sagen, daß die Milzexstirpation ein Kunstfehler ist. Das ist völlig ausgeschlossen. Wir müssen uns immer wieder vor Augen führen, was eine Milzverletzung bei einem Polytrauma ist. Das ist eine Verletzung, die zum Tode führen kann und die in vielen Fällen auch zum Tode geführt hat. Wenn ich das aus unserer Klinik schildern darf. Wir haben alle technischen Möglichkeiten, eine Milz zu erhalten, aber meine Oberärzte haben auch die klare Anweisung, wenn eine Milz zertrümmert ist, wenn eine Milz so verletzt ist, daß eine Erhaltung den Patienten gefährdet – man muß sich ja immer vorstellen, wenn man dann am nächsten oder übernächsten Tag gezwungenermaßen noch einmal herangehen muß, dann gefährdet man ja das Leben des Patienten nochmals –, dann soll die Milz entfernt werden. Ich kann mir nicht vorstellen, daß es einen anderen Fall gibt als den, wo wir zum Beispiel eine isolierte Milzverletzung haben – wir haben die gute Möglichkeit der Kontrolle im CT und in der Sonographie, wir haben eine gut organisierte Intensivstation, der Patient kann dort permanent bewacht werden, er kann mehrere Male am Tage klinisch und sonographisch kontrolliert werden – in diesen Fällen ist es bei uns erlaubt, die Milz zu erhalten beziehungsweise abwartend zu sein. In allen anderen Fällen halte ich das nicht für vertretbar. Ich möchte dazu wirklich das Auditorium fragen, wie Sie zu dieser Haltung stehen, denn da hat der Herr Buchinger wirklich recht. Wir dürfen nicht aus diesem Saal herausgehen, mit der Kunstfehlerdrohung im Nacken, wer die Milz herausnimmt, macht einen Kunstfehler. Das dürfen wir nicht stehen lassen.

Szyszkowitz, Graz: Nachdem Herr Uranüs aus unserer Klinik kommt, fühle ich mich da ein bißchen betroffen, aber zum Unterschied von Herrn Buchinger habe ich nicht im Ohr, daß er gesagt habe, es sei ein Kunstfehler. Im Gegenteil, er hat ja auch gezeigt, wie viele Milzen wir entfernt haben und dann müßte er ja selber sagen, daß wir auch Kunstfehler gemacht haben. Ich glaube, daß er – zumindest weiß ich, daß es bei uns so ist –, sinngemäß – vielleicht hat er sich auch versprochen, Sie wissen, er ist nicht so ganz sicher in der österreichischen Sprache – aber ich weiß es nur von uns, daß es so ist, daß wir natürlich Milzen weiterhin entfernen, aber daß wir versuchen, sie zu erhalten, und daß wir natürlich so eine, die leicht zu erhalten ist, daß die nicht erhalten wird, daß er das sozusagen nicht gut heißt, weil es eben Fortschritte gibt. Aber daß wir natürlich prinzipiell Milzen, die man nicht erhalten kann, auch herausnehmen, das ist selbstverständlich.

Rudolph, Rotenburg: Bevor wir weiter diskutieren meine ganz herzliche Bitte: Vermeiden Sie und unterlassen Sie das Wort „Kunstfehler". Wir dürfen nur vom Behandlungsfehler reden. Das Wort „Kunstfehler" präjudiziert schon etwas ganz Schlimmes. Lassen Sie uns also vom Behandlungsfehler reden.

Hudabiunigg, Graz: Darf ich den Kollegen Uranüs von gestern zitieren. Ich habe mit ihm noch einmal gesprochen. Er hat ausdrücklich gesagt, daß er die Milzexstirpation ohne den Versuch, sie zu erhalten, als Kunstfehler bezeichnet. Und ich möchte das so revidieren wie Sie – Behandlungsfehler.

Jungbluth, Hamburg: Worauf in diesem Zusammenhang vielleicht gestern zu wenig hingewiesen wurde, ist, daß man bei Kindern unter 2 Jahren, wenn man allen Mitteilungen in der Literatur folgt, auf alle Fälle einen solchen Erhaltungsversuch unternehmen muß, weil es eben sonst zu ganz schweren Ausfallserscheinungen kommt. Das Alter ist angesprochen worden, aber ich glaube unter 2 Jahren sollte man in ganz besonderem Maß darauf achten, die Milz zu erhalten.

Rudolph, Rotenburg: Aber wir sind uns sicher darüber einig, wenn die Frage Lebensgefahr oder Erhaltungsversuch – das kann natürlich nur in solchen Fällen gerechtfertigt sein, wo man das Leben des Patienten nicht auf das Spiel setzt.

Jungbluth, Hamburg: Selbstverständlich.

Schedl, Klagenfurt: Ich glaube, es ist auch ein wesentlicher Unterschied, ob es eine Milzruptur ist bei einem isolierten Bauchtrauma oder im Rahmen des Polytraumas, das Sie eben angesprochen haben. Man kann sicher bei Polytraumatisierten Milzen nicht zu erhalten versuchen, bei denen man unter Umständen, wäre es ein isoliertes Bauchtrauma, sehr wohl in Versuchung käme, sie erhalten zu können. Ich meine, daß das Polytrauma beim Erwachsenen einen sehr zurückhaltend lassen werden sollte in dem Versuch, die Milz zu erhalten, wenn man dadurch unter Umständen das Leben des Patienten gefährdet. Der Blutverlust, der bei der Erhaltung zusätzlich auftritt, kann beim Polytraumatisierten zum Organversagen führen.

Kuderna, Wien: Dem möchte ich widersprechen; gerade der Polytraumatisierte braucht vermutlich nachher die Schutzfunktion der Milz, und gerade bei diesen sehen wir negative Folgen einer sehr leichtfertigen Milzexstirpation. Ich glaube, daß es auch sehr an der Technik liegt, die man anwendet, um die Milz zu erhalten und selbstverständlich kommt es auch auf den Grad der Verletzung an. Wenn die Milz völlig zertrümmert ist, ist es keine Frage, daß man sie herausnehmen muß. Wissen Sie, ich sehe die Gefahr kommen, daß man jetzt gesagt, wir haben gehört, daß man es beim Polytraumatisierten nicht versucht und kleinste Milzrisse genügen dann sofort, wenn man die so nebenbei findet, daß die Milz schnell entfernt wird. Davor sollte man sich hüten. Auch der Polytraumatisierte braucht die Milz so wie der andere und wenn die Erhaltung möglich ist, ohne die großen Blutverluste, und das ist meiner Meinung nach überhaupt die Voraussetzung für die Erhaltung, dann sollte sie erhalten werden.

Vecsei, Wien: Ich habe einfach so viel Vertrauen zu den österreichischen Unfallchirurgen und Chirurgen, daß ich denke, daß bei der vorhandenen Sensibilisierung für die Milzerhaltung jeder versucht, der im Augenblick in der Situation ist, eine Milz zu erhalten. Ich glaube, jeder, der die Milz exstirpiert, entscheidet sich in dem Augenblick richtig. So viel Vertrauen habe ich einfach in die Chirurgie.

Rudolph, Rotenburg: Das war sicherlich ein richtiges und ein gutes Wort.

Dorninger, Linz: Herr Maier aus Steyr hat in seinem gestrigen Vortrag ganz klar herausgearbeitet, daß der Blutbedarf bei der reparativen Milzchirurgie wesentlich geringer ist als bei der Milzexstirpation. Das Argument, beim polytraumatisierten Patienten müßte man die Milz exstirpieren wegen des größeren Blutverlustes, das kann man aufgrund dieser Arbeit so nicht mehr gelten lassen.

Rudolph, Rotenburg: Ich glaube, wir sollten es bei dem Vecsei-Wort bewenden lassen, daß wir die Versorgung derartiger Verletzungen in die Hand des erfahrenen Operateurs geben und der erfahrene Operateur muß in seiner Erfahrung entscheiden, was er in dem Moment tut. Wir sollten das nicht für die Juristen festschreiben und uns selbst Fesseln anlegen.

Beck, Innsbruck: Ich möchte doch noch etwas zu dem sagen, was Herr Dorninger gesagt hat. Natürlich ist es so, wenn ich die Milz entferne, ist das eine Milz, die zertrümmert ist und massivst blutet und daher ist der Blutverlust größer, als wenn ich einen kleinen Riß habe, wo es etwas heraustropft.

Rudolph, Rotenburg: Gehen wir weiter. Verlassen wir die Milz und kommen zur Darmatonie. Hat jemand dazu eine Frage?

Vecsei, Wien: Ich habe Herrn Horak gefragt, ob er zufällig in seinen Unterlagen nachschauen kann, ob jene, die sediert und beatmet waren, nicht auch in besonderem Maße schockiert waren.

Horak, Wien: Die Polytraumen mit Abdominaltrauma waren alle Schweregrad 3–4. Der erste dokumentierte Blutdruck war bei keinem unter 80. Es wurde eigentlich keiner unter Reanimationsbedingungen operiert. Da hatten wir nur einen bei den isolierten Traumen und der hatte keine Darmatonie.

Vecsei, Wien: Nur, die Konsequenz natürlich, daß die Darmatonie eine Folge der Sedierung, es sind ja viele andere sediert worden, die keine Darmatonie hatten, bringt mich eher zur Überlegung, daß die mangelhafte, gestörte Darmdurchblutung anzuschuldigen sei – ich möchte jetzt auf nichts anderes hinweisen, wie auf die experimentellen Bilder am ersten Tag – wie fleckig dieser Darm ausschaut.

Horak, Wien: Natürlich ist es eine Kombination aus alledem. Mit der Sedierung wollten wir nur darauf hinweisen, daß es überlegenswert sein kann, einen Patienten doch etwas früher aufwachen zu lassen und daß eine Sedierung zur Beruhigung bei einem Schädel-Hirn-Trauma nicht unbedingt sein muß oder vielleicht kürzer sein kann.

Vecsei, Wien: Das ist gar keine Frage, ein optimales Wort, aber im Gegensatz zu den Jahren, wo wir die Beatmungsdauer und die Voraussetzungen für die Beatmung betrachten und die Beatmungstechniken, die heute angewendet werden, die diversen Formen. Ich glaube wirklich, daß unsere intensivmedizinischen Kolleginnen und Kollegen da Unglaubliches dazugelernt haben.

Buchinger, Horn: Unsere Stoßrichtung war eine andere, weshalb wir das getan haben. Um noch einmal auf den ersten Tag zurückzukommen. Es gibt die funktionelle Indikation, die funktionellen Parameter. Bei dem Polytrauma mit Bauchbeteiligung kann man sich nirgendwo anders aufhängen. Nun gibt es vereinzelt auch die Meinung unter den Intensivmedizinern, daß die Atonie zusätzlich ein Symptom sei, das auf eine notwendige Relaparotomie hinweisen kann. Wenn der nicht sofort am 5. Tag Stuhl hat, wenn möglich geformt, gibt es diese Meinung. Deshalb wollten wir nachweisen, daß das Symptom der Atonie an und für sich überhaupt nichts sagt.

Poigenfürst, Wien: Sie haben wahrscheinlich recht, weil das Symptom der Atonie allein sagt nichts, weil es nämlich so viele Ursachen haben kann. Ich habe einmal in einem Krankenhaus in Österreich gearbeitet, wo ein Chirurg die Sektio so blutreich gemacht hat, daß nachher der Bauch der Patientinnen durch Tage voll Blut war. Die haben alle postoperativ eine Darmatonie bekommen. Sicherlich spielt der Schock oder der protrahierte Schock, wie man im Vortrag von Schlag ja gesehen hat, eine große Rolle. Sicher spielt die Sedierung eine Rolle, aber wir haben überhaupt keine Information über die Darmfunktion der Patienten vor dem Unfall. Es gibt doch Patienten, vorwiegend Damen, die nehmen seit 40 Jahren täglich ein Drastikum, um überhaupt Stuhl zu haben, und das fehlt denen natürlich. Es fällt mir auch auf, daß besonders adipöse Patienten sehr zur Darmatonie neigen, andere nicht so sehr. Es sind also so viele Parameter, daß ich nicht glaube, daß man auf dem Symptom der Darmatonie oder aus diesem Symptom sofort einen zwingenden Schluß ziehen kann. Aber natürlich, wenn andere klinische Befunde für einen septischen Herd sprechen, dann wird man die Darmatonie auch entsprechend würdigen.

Vecsei, Wien: Dem ist ja voll zuzustimmen und ich habe jetzt Herrn Buchinger viel besser verstanden. Ich habe nur versucht nach der Kausalkette zu fragen. Wir haben mehr oder weniger, ich würde nicht sagen ausschließlich, aber aufgelassen z.B. nach

Darmoperationen Stuhl mit Einläufen und dergleichen herbeizuführen. Wenn wir resezieren, unter nicht traumatischen Bedingungen, warten wir auf den ersten Stuhlgang, ohne Einläufe zu machen, ohne Mestinon zu geben. Das kann bis zu 5, 7, 8 Tage dauern. Kein Mensch kommt bei uns derzeit auf die Idee zu sagen, und ich weiß, daß Priesching das genau so macht, „Um Gottes Willen, was ist denn los?". Gar nichts ist los. Natürlich, die Intesivmediziner wollen Erfolg sehen und sie sind genauso wie wir in unserer Tätigkeit – wer ist jetzt schuld. Wenn intensivmedizinisch etwas nicht zu lösen ist, ist meistens der Chirurg der Schuldige.

Rudolph, Rotenburg: Das Übel ist sicherlich, wenn die Anästhesisten allein behandeln und wenn die Chirurgen allein behandeln. Es gibt ja sicherlich einige von ihnen, die das alles beides können. Wir haben das in unserem Hause, wie ich meine, glänzend gelöst, in dem wir wirklich ideal zusammenarbeiten und ich halte das für die beste Regelung: eine gute interdisziplinäre Zusammenarbeit auf einer Intensivstation. Denn so gut und so intelligent können wir heute gar nicht mehr sein, daß wir alle Fachgebiete noch beherrschen. Das müssen wir uns klar sagen, auch wenn da andere Probleme immer wieder mit hineinspielen.

Wir sollten aber jetzt weiter gehen und Herrn Bauer nicht in Verlegenheit bringen, der so freundlich war, von seinen Kollegen aus Kosice den Vortrag vorzubringen, und uns jetzt vielleicht unterhalten über die Vorträge 86 und 87, die nekrotisierende Cholezystitis bzw. Gangrän. Hat jemand Fragen an die Vortragenden?

Hudabiunigg, Graz: Ich hätte eine Frage an den Kollegen aus Ungarn. Aus dem Böhler Krankenhaus wird berichtet, daß die ätiologische Ursache Nummer 1 die Mikrozirkulationsstörung in der Initialphase des Geschehens bzw. dann in weiterer Folge die Vermutung besteht, daß die PEEP-Beatmung einer der Beeinflussungsfaktoren für diese akalkulösen Cholezystiden wäre. Jetzt wäre die Frage an den Kollegen aus Ungarn, ob er ähnliche ätiologische Ursachen für sein Krankengut hinzufügen kann.

Csuha, Budapest: Nein, als Ursache haben wir die nicht gefunden.

Vecsei, Wien: Die Frage kreist jetzt – sehr interessant, daß das in die Richtung geht. Darf ich berichten, daß jahrzehntelang, das heißt zwischen 1960–1980 in Kombination mit schweren Leberverletzungen, welcher Art und immer, die T-Drainage als Behandlungsmethode zur Herabsetzung des Druckes in den intrahepatischen Gängen en vogue war. Gerade mit der Begründung, daß das Niederdrucksystem entlastet werden muß, und es ist heute auch die Frage, wenn Sie die Bilder von gestern als Behandlungsmethode bei der Pankreas- und Lebergangsverletzungen in Erinnerung haben, daß hier ein Niederdrucksystem über die T-Drainage entlastet werden soll. Die PEEP-Beatmung erhöht den Druck in der Leber, so daß prinzipiell bei schweren Leberverletzungen, sofern anderes nicht dagegen spricht, eine PEEP-Beatmung nicht durchgeführt werden soll – soweit es geht, so daß dieser Pathomechanismus absolut richtig im Raum steht, ob denn die posttraumatische Cholezystitis, und dafür spricht auch die zeitliche Entwicklung nach dem 8., 10., 14. Tag, eine Rolle spielt. Es kommt die Stauung und durch die Stauung wird über den Zystikus die Gallenblase aufgespannt und dann die Mikrozirkulationsstörungen.

Graff, Wien: Was die Stauung betrifft, haben wir in der Histologie ein ganz typisches Bild, wenn wir eine Gallenstauung in der Gallenblase haben. Es finden sich Divertikeln, die bis in die Muskularis und in die Subserosa führen. Dieses Bild haben wir bei keinem unserer Patienten gefunden. Es war sogar der Fall, daß wir eher die Muskularis und die Mukosa kaum beschädigt bis bereits nekrotisch durch die Mikrozirkulationsstörung vorgefunden haben.

Rudolph, Rotenburg: Ich glaube, wir sollten jetzt zu den letzten Vorträgen kommen. Beim Vortrag von Herrn Engler habe ich mich gefragt, ob das nun eine akute nekrotisierende Pankreatitis war, oder ist da unmittelbar durch das Trauma etwas passiert und man hätte vielleicht vorher einmal hineinschauen sollen. Wollen Sie dazu etwas sagen?

Engler, Graz: Ich kann das natürlich leider nicht ausschließen, weil wir die Patientin erst 4 Wochen nach dem Trauma gesehen haben. Das ist durchaus möglich, daß das primär eine kleine Verletzung war, die übersehen wurde und die sich erst dann eben so manifestiert hat.

Vecsei, Wien: Es weist aber darauf hin, daß hier evtl. eine äthylische Pankreatitis auch vorgelegen sein könnte, weil Sie ja über eine Hepatomegalie zum Zeitpunkt der Laparotomie berichten und der zeitliche Zusammenhang zwischen Unfall und Auftreten der Pankreatitis war etwa über 5 Wochen.

Engler, Graz: Aus der Anamnese wurde eine äthylische Genese ausgeschlossen.

Vecsei, Wien: Ich habe selten einen gesehen, der gesagt hat, ich trinke.

Rudolph, Rotenburg: Hat jemand eine Frage zum letzten Vortrag aus Presov?
Ich würde gerne fragen, ob bei einem Patienten, der normal lebt, gesund lebt, 40 Jahre alt ist, keine entsprechende Anamnese hat, in ein Polytrauma hineingerät, ein IgG-Mangel im Augenblick der Laparotomie zu erwarten ist.

Brandebur, Kosice: Die Sache ist ziemlich kompliziert. Wir wissen über unsere Patienten alles, was vorher war, welches Blutbild sie haben, welchen Urin, chemische Untersuchung, aber nie wissen wir bei diesen Leuten, ob sie einen guten Immunstatus haben oder nicht. Wir können annehmen, daß sie einen richtigen IgG-, IgM-Status der Immunglobuline haben, aber nach der Operation kommt es zu der Senkung, wie wir schon gesagt haben, auf 50%. Deswegen, unserer Meinung nach, wenn man den Immunstatus in der Bauchhöhle normalisieren will, müssen wir die fehlende Immunglobulinklasse dort instillieren.

XIII. Epidemiologie des Bauchtraumas

Verletzungsmuster beim Bauchtrauma

E. Jonasch

Hernalser Hauptstaße 43, A-1170 Wien

In den Unfallkrankenhäusern der Allgemeinen Unfallversicherungsanstalt Österreichs wurden in einem Zeitraum von 14 Jahren 2 618 603 Verletzte stationär und ambulant behandelt. Bei den 317 236 stationär behandelten Verletzten (12,11%) bestand bei 2 623 eine Verletzung im Bauchbereich (0,83%).

Um ein Verletzungsmuster aufstellen zu können, erfolgte die Einordnung der 1. Diagnose hinsichtlich ihres Schweregrades innerhalb des Verletzungsgeschehens. Bei der Auswertung konnte nicht zwischen Leber – Gallenblase, Magen – Darm, Harnblase – Harnröhre und Niere – Harnleiter unterschieden werden.

Beim Bauchtrauma war am häufigsten die Milz verletzt und bereits an 2. Stelle finden sich die Verletzungen der Leber (Tabelle 1).

Bei den Abdominalverletzten handelt es sich in der Regel um Polytraumatisierte, wobei der motorisierte Straßenverkehr immer die Hauptunfallursache war (Tabelle 2). Selbst bei den Verletzungen im Magen-Darm-Bereich, bei denen der motorisierte Straßenverkehr mit nur 39% aufscheint, ist er Hauptunfallursache, gefolgt vom Arbeitsunfall mit 35%.

Die häufigsten Kombinationen bei Verletzungen der Abdominalorgane sind in Tabelle 3–9 aufgeschlüsselt.

Von Interesse erscheint das Lebensalter, in dem sich die meisten Bauchverletzungen – auf die einzelnen Organe bezogen – ereignet haben (Tabelle 10).

Die Todesrate bei den Verletzungen des Bauches ist hoch. Im Schrifttum wird sie zwischen 15–30% angegeben. Da es sich in der Regel um polytraumatisierte Verletzte handelt, wird vor allem auf die Kombination mit dem schweren Schädel-Hirn-Trauma hingewiesen.

Tabelle 1. Übersicht über die Abdominalverletzungen

Organ	Anzahl	%
Milz	636	25
Leber-Gallenblase	626	24
Magen-Darm	461	17
Harnblase-Harnröhre	336	13
Mesenterium	220	8
Niere-Harnleiter	185	7
Zwerchfell	159	6
Summe	2 623	100

Hefte zu „Der Unfallchirurg", Heft 239
W. Buchinger (Hrsg.)

388

Tabelle 2. Unfallursache – motorisierter
Straßenverkehr (in %)

Organ	%
Milz	61
Niere-Harnleiter	55
Mesenterium	54
Zwerchfell	52
Leber-Gallenblase	51
Harnblase-Harnröhre	45
Magen-Darm	39

Tabelle 3. Verletzung der Milz (n = 636)

Kombination mit	%
Serienrippenbrüche	31
Commotio cerebri	28
Leberverletzung	17
Magen-Darm-Verletzung	12
Contusio cerebri	12
Sitz- Schambeinbruch	8
Einzelner Rippenbruch	8
Zwechfellverletzung	7

Tabelle 4. Verletzung von Leber und
Gallenblase (n = 626)

Kombination mit	%
Serienrippenbrüche	25
Commotio cerebri	22
Milzverletzung	17
Magen-Darm-Verletzung	14
Contusio cerebri	11
Oberschenkelschaftbruch	10
Zwerchfellverletzung	9
Einzelner Rippenbruch	8

Tabelle 5. Verletzung von Magen und Darm (n = 461)

Kombination mit	%
Leberverletzung	20
Mesenteriumverletzung	19
Commotio cerebri	17
Milzverletzung	17
Serienrippenbrüche	13
Sitz- Schambeinbruch	8
Oberschenkelschaftbruch	8
Zwerchfellverletzung	7
Harnblase- und Harnröhrenverletzung	6

Tabelle 6. Verletzung von Harnblase und Harnröhre (n = 336)

Kombination mit	%
Sitz-Schambeinbruch	37
Beckenringverrenkungsbruch	32
Commotio cerebri	16
Serienrippenbrüche	12
Unterschenkelschaftbruch	10
Magen-Darm-Verletzung	8
Zentraler Hüftpfannenbodenbruch	8
Oberschenkelschaftbruch	8
Contusio cerebri	7

Tabelle 7. Verletzung des Mesenteriums (n = 220)

Kombination mit	%
Magen-Darm-Verletzung	40
Commotio cerebri	18
Milzverletzung	18
Leberverletzung	15
Serienrippenbrüche	15
Oberschenkelschaftbruch	13
Contusio cerebri	12
Unterschenkelschaftbruch	10
Beckenringverrenkungsbruch	9

Tabelle 8. Verletzung von Niere und
Harnleiter (n = 185)

Kombination mit	%
Serienrippenbrüche	24
Leberverletzung	24
Milzverletzung	19
Commotio cerebri	18
Contusio cerebri	15
Magen-Darm-Verletzung	9
Unterschenkelschaftbruch	9
Einzelner Rippenbruch	8

Tabelle 9. Verletzung des Zwerchfells
(n = 159)

Kombination mit	%
Leberverletzung	35
Serienrippenbrüche	35
Milzverletzung	28
Commotio cerebri	23
Magen-Darm-Verletzung	19
Beckenringverrenkungsbruch	11
Sitz- Schambeinbruch	10
Contusio cerebri	9

Tabelle 10. Maximum der Verletzungen
im Lebensjahr

Organ	Lebensjahr
Niere und Harnleiter	17
Milz	19
Harnblase und Harnröhre	19
Leber und Gallenblase	22
Magen und Darm	27
Mesenterium	38
Zwerchfell	38

Tabelle 11. Todesfälle nach Bauchverletzungen (%)

Organ	%
Zwerchfell	39
Leber und Gallenblase	32
Mesenterium	31
Harnblase und Harnröhre	30
Niere und Harnleiter	29
Magen und Darm	28
Milz	24

Von den 2 623 Verletzten, die in dieser Auswertung erfaßt sind, verstarben 768 (29,27%). Daß die Verletzungen der Milz die geringste Todesrate haben (Tabelle 11), ist anatomisch-physiologisch zu erklären, ebenso die Todesraten bei den Verletzungen der Leber und des Zwerchfells, vor allem auch in Verbindung mit den Serienrippenbrüchen. Die relativ hohe Mortalität bei den Verletzungen von Harnblase und Harnröhre – obwohl es sich dabei meist um Jugendliche handelt – ist auf die Kombination mit den schweren Beckenverletzungen zurückzuführen.

Analyse der Bauchtraumen im Waldviertel

H. Martinek[1], H. Schuh[2], F. König[3], H. Gabler[4] und H. Schürer-Waldheim[5]

[1] Abteilung für Unfallchirurgie des A. ö. Krankenhauses Krems
(Vorstand: Prim. Prof. Dr. H. Martinek), Mitterweg 10, A-3500 Krems
[2] Abteilung für Unfallchirurgie des A. ö. Krankenhauses Horn
(Vorstand: Prim. Dr. W. Buchinger), Spitalgasse 10, A-3580 Horn
[3] Abteilung für Chirurgie des A. ö. Krankenhauses Horn
(Vorstand: Prim. Doz. Dr. F. Stellwag-Carion), Spitalgasse 10, A-3580 Horn
[4] Abteilung für Chirurgie des A. ö. Krankenhauses Waidhofen/Thaya
(Vorstand: Prim. Dr. H. Gabler), M.-Schadek-Gasse 31, A-3830 Waidhofen
[5] Abteilung für Chirurgie des A. ö. Krankenhauses Zwettl
(Vorstand: Prim. Dr. H. Schürer-Waldheim), Propstei 5, A-3910 Zwettl

Die 4 Krankenhäuser, über deren Erfahrungen mit Bauchtraumen hier berichtet werden soll, versorgen den Großteil der Unfallpatienten des Waldviertels. Es ist ein vorwiegend ländlicher Raum mit oft langen Transportwegen und daher war bei dieser Untersuchung die Frage naheliegend, wie es um die Qualität der präklinischen Versorgung dieser Patienten steht, und es soll auch noch die Art der präoperativen Abklärung insbesondere beim polytraumatisierten Patienten dargelegt werden.

Hefte zu „Der Unfallchirurg", Heft 239
W. Buchinger (Hrsg.)
© Springer-Verlag Berlin Heidelberg 1994

In Zwettl und Waidhofen werden Patienten mit Bauchverletzungen, wie auch alle anderen Unfallverletzten an allgemeinchirurgischen Abteilungen behandelt, in Horn und Krems an den dort vorhandenen Unfallabteilungen. Insgesamt wurden in den Jahren 1983–1989 122 Patienten mit Bauchverletzungen operativ versorgt. Das männliche Geschlecht war mit 78% wesentlich häufiger betroffen, das Durchschnittsalter war 31 Jahre, in 87% war ein Verkehrsunfall die Ursache für die Verletzung.

1/4 der Patienten hatte ein isoliertes Bauchtrauma, 3/4 waren polytraumatisiert. In 40% lag ein Schädel-Hirn-Trauma, in 60% ein Thoraxtrauma und in 60% eine Extremitäten- oder Beckenfraktur als Begleitverletzung vor.

An allen 4 Krankenhäusern steht ein Notarztwagen zur Verfügung, in Krems ist zusätzlich noch ein Notarzthubschrauber stationiert. Das Notarztsystem war allerdings nicht während des gesamten Untersuchungszeitraumes flächendeckend, sondern wurde in den letzten Jahren erst aufgebaut.

Von den 122 Patienten wurden 55 ohne ärztliche Begleitung und 67 mit einem Notarzt ins Krankenhaus gebracht. Von diesen 67 Patienten wurden 26 am Notfallort intubiert und während des Transportes beatmet und ebensoviele erhielten eine massive Volumenzufuhr bis zur Einlieferung ins Krankenhaus von mehr als 2 l. Zur Beurteilung des Schweregrades der Verletzungen haben wir unsere Patienten in den Taumaindex nach Schreinlechner [3] eingeordnet, der rein klinische Parameter wie den kardiovaskulären, respiratorischen und zentralnervösen Zustand des Patienten berücksichtigt. Nach dieser Einteilung waren 75 Patienten, d.h. über 60%, schwer- bzw. lebensgefährlich verletzt (Tabelle 1).

Wenn man nun diese Zahlen gegenüberstellt, scheint die präklinische Versorgung unserer Patienten noch verbesserungswürdig zu sein. Es waren 75 Patienten (61%) schwerverletzt, z.T. auch polytraumatisiert, es wurden am Unfallort aber nur 26 Patienten (21%) intubiert und beatmet und ebensoviele massiv infundiert. Dieses Verhältnis ist zweifellos nicht zufriedenstellend, es dürfte aber wahrscheinlich auch darauf zurückzuführen sein, daß in den ersten Jahren des zur Diskussion stehenden Zeitraumes nur in einem Krankenhaus ein Notarztwagen zur Verfügung stand und somit mit dem nun flächendeckenden Notarztsystem eine bessere Versorgung zu erwarten bzw. schon eingetreten ist.

Im Krankenhaus haben wir nun die Aufgabe, uns möglichst rasch ein Bild über Art und Schwere der intraabdominellen Verletzung zu machen. Das kann sogar beim Patienten mit einem isolierten Bauchtrauma Schwierigkeiten bereiten, denn es sind ja im wesentlichen der Lokalbefund und die klinischen Zeichen der Hypovolämie und des akuten Abdomens, die uns an eine intraabdominelle Verletzung denken lassen. Jeder hat aber schon die Erfahrung gemacht und Ruf [2] hat es sehr schön untersucht, daß diese Parameter mit einer sehr hohen Fehlerquote behaftet sind und besonders beim polytraumatisierten, intubierten oder bewußtlosen Patienten für eine sichere Diagnose

Tabelle 1. Traumaindex n. Schreinlechner

Leicht (bis 1,6)	25 Pat.
Mittel (bis 2,0)	22 Pat.
Schwer (bis 2,9)	37 Pat.
Lebensbedr. (> 3,0)	38 Pat.

Tabelle 2. Bauchtrauma – Diagnostik

Sofortige Op	20
Ultraschall	38
Lavage	51
Sonstige (CT, -skopie)	13
	122

nicht ausreichen. Hier werden dann in der Regel Sonographie und Lavage als technische Hilfsmittel herangezogen. Bei unseren Patienten war das klinische Bild nur 20mal so eindeutig bzw. so akut, daß ohne zusätzliche Diagnostik nur auf Grund des klinischen Befundes die operative Revision des Bauches durchgeführt wurde (Tabelle 2). In 102 Fällen mußte eine erweiterte Diagnostik betrieben werden, das war in 51 Fällen die Lavage und in 38 Fällen die Sonographie. Bei einem Patienten führte die CT zur Diagnose, und im Krankenhaus Zwettl wird auch laparoskopiert.

Die Entscheidung, welche der beiden sehr kontrovers beurteilten Methoden, Lavage oder Ultraschall, zur weiteren Abklärung in der Akutphase herangezogen wird, hängt ja von mehreren Faktoren ab. Im kleinen und mittleren Krankenhaus ist natürlich in erster Linie entscheidend, ob derjenige, der die Sonographie beherrscht, auch im Krankenhaus anwesend ist. In 3 von unseren 4 Krankenhäusern steht die Sonographie rund um die Uhr zur Verfügung. Sie wird von Chirurgen, Radiologen und Urologen durchgeführt, in den beiden Unfallabteilungen steht auch je ein Facharzt für Unfallchirurgie zur Verfügung, der in dieser Technik etwas ausgebildet ist und zumindest des Vorhandensein von freier Flüssigkeit im Abdomen mit gewisser Sicherheit feststellen kann.

Wir hatten unter unseren 38 Sonographien einen falsch-positiven Befund. 2mal wurde eine Milzverletzung diagnostiziert und bei der anschließenden Laparotomie eine andere, aber immerhin operationswürdige Blutungsquelle gefunden. Einmal wurde freie Flüssigkeit im Bauch sonographisch vermutet und bei der Operation überhaupt keine intraabdominelle Verletzung festgestellt. Unter den 51 Patienten mit einer Lavage fand sich ebenfalls 1 falsch-negativer Befund; auf Grund des sich verschlechternden klinischen Bildes wurde operiert und eine massiv blutende Mesenterialverletzung gefunden. Komplikationen nach der Lavage fanden wir nicht.

Wenn die Indikation zur Operation feststand, erfolgte die Eröffnung des Abdomens ausschließlich durch eine mediane Oberbauchlaparotomie. Es ist der Standardzugang für das akute Bauchtauma, man hat damit den besten Überblick und kann bei Bedarf den Schnitt nach allen Richtungen erweitern.

Tabelle 3. Intraabdominelle Verletzungen

Milz	78	Pankreas	6
Leber	47	Zwerchfell	5
Mesenterium	18	Magen	5
Dünnd.	16	Dickdarm	4
Niere	8	Gallenblase	2
Harnblase	6	Gefäße	2

Tabelle 4. Komplikationen

Platzbauch	3
Nachblutung	3
Abszeß	3
Peritonitis	2
Pankreasfistel	2

Wie zu erwarten, stand die Verletzung der beiden großen parenchymatösen Oberbauchorgane, Milz und Leber, an der Spitze der Häufigkeitsskala (Tabelle 3). Nur bei 10% der Milzverletzungen wurde eine organerhaltende Operation durchgeführt, 90% wurden splenektomiert. Die Ursache dafür ist wahrscheinlich in der Angst des Operateurs vor einer Nachblutung bei den meist schwerverletzten Patienten zu sehen.

Von den 122 Patienten mußten 13 (11%) relaparotomiert werden. Die Ursachen dafür sind in Tabelle 4 aufgeschlüsselt.

20 Patienten (16%) verstarben, wobei die Todesursache weniger im Bauchtrauma als vielmehr im Multiorganversagen bei polytraumatisierten Patienten zu suchen war.

Zusammenfassend glauben wir, daß vor allem in der präoperativen Diagnostik noch Verfeinerungen und Verbesserungen möglich sind. Mit zunehmender Erfahrung und Sicherheit in der Beurteilung der Sonographie wird diese die Lavage weiter verdrängen. Ein intensives Training der Unfallchirurgen in dieser Disziplin wird nötig sein, damit Diagnostik und Therapie in einer Hand verbleiben.

Literatur

1. Hoffmann M (1989) Management der Sonographie beim stumpfen Bauchtrauma. Unfallchirurg 92:471
2. Ruf W, Mischkowsky T, Friedl W (1985) Diagnostisches Vorgehen beim stumpfen Bauchtrauma. Chirurg 56:673
3. Schreinlechner HP, Eber K (1983) Der Traumaindex. Hefte Unfallheilkd 156:167

Prognose der abdominalen Verletzungen anhand einer Auswertung der Todesursachen eines 10-Jahre-Stoffes

G. Berentey[1], A. Sárváry[1] und M. Oberna[2]

[1] Lehrstuhl für Traumatologie der Semmelweis Universität für Medizinische Wissenschaften (Vorstand: Prof. Dr. G. Berentey)
[2] Gerichtsmedizinisches Institut der Semmelweis Universität für Medizinische Wissenschaften (Direktor: Prof. Dr. E. Somogyi), Peterfy Sandor utca 14, H-1441 Budapest, Pf. 76, Ungarn

In Zusammenarbeit des Lehrstuhles für Traumatologie und des Gerichtsmedizinischen Institutes der Semmelweis Universität für Medizinische Wissenschaften analysieren wir das Patientengut des Péterfy Krankenhauses und geben vergleichende Werte aus den Sektionsprotokollen der ohne ärztlichen Eingriff, sofort verstorbenen Verletzten. Zur Erstellung der Prognose wurden Angaben der innerhalb von 10 Jahren behandelten Patienten ausgewertet. Bei 1,5% der aufgenommenen Patienten fanden wir abdominale Verletzungen. Unter den verstorbenen Patienten war die Rate der abdominalen Verletzungen wesentlich höher, woraus wir jedoch nicht den Schluß zogen, daß abdominale Verletzungen mit einer ungünstigeren Prognose behaftet sind. Dies unterstreicht, daß 1/4 der 57 Verstorbenen schwere Polytraumen erlitten und wir bei der Hälfte der Verletzungen 2 oder 3 Organgruppen behandelten, bei 4 Patienten auch mehrere. Zudem nahmen wir die zwischen Unfall und Einlieferung ver-

Tabelle 1. Todesursachen bei Patienten mit Bauchverletzungen (n = 57)

	Gr. I.: > 6^h n = 20
Thoraxverletzungen	6
Herz, Aorta	5
Parench. Bauchorgan	4
Schock	3
Hirnkontusion	2
	Gr. II.: 6–48^h n = 18
Thoraxverletzungen	2
Hirnkontusion	3
Peritonitis	7
Schock, Multiorganversagen	5
Pulmonale Embolie	1
	Gr. III.: 48^h < n = 19
Thoraxverletzungen	6
Hirnkontusion	5
Bauchorgan (Pancreas)	4
Peritonitis	2
Pulmonale Embolie	2

Hefte zu „Der Unfallchirurg", Heft 239
W. Buchinger (Hrsg.)
© Springer-Verlag Berlin Heidelberg 1994

Tabelle 2. Unfallursachen bei 77 offenen Bauchverletzten

Suizid	33
Gewaltverbrechen	32
Sonstige	12
Bei Verstorbenen: Suizid	1
Gewaltverbrechen	8

Tabelle 3. Unfallursachen bei 147 gedeckten Bauchverletzten

		Verstorbene
Verkehr	53%	(73%)
Sturz aus Höhe	9%	(17%)
Gewaltverbrechen	12%	(6%)
Sonstige	25%	(4%)
(Sport, Betrieb)		

Tabelle 4. Offene Bauchverletzungen (n = 77)

Geheilt (68)		Exitus (9)	Mehrfach-verletzung	Nur Abdomen
29	Ohne Organverletzung	1	–	1
12	Darm	4	2	2
4	Magen	3	2	1
4	Duodenum Gallenblase	–	–	–
6	Mesenterium Mesokolon	2	1	1
1	Milz	–	–	–
11	Leber	1	1	–
1	Niere	1	1	–

Tabelle 5. Gedeckte Bauchverletzungen (n = 147)

Geheilt (99)		Exitus (48)	Mehrfach Polytrauma	Nur abdominal
–48	Contusio abd.	–	–	–
25	Milz	21	21	–
6	Leber	16	16	–
6	Mesenterium Mesokolon	12	12	–
3	Darm	11	10	1
5	Urogenitale Organe	13	13	–
4	Pankreas	5	5	–
1	Duodenum Gallenblase	1	–	1
1	Sonstige	6	–	–

strichene Zeit in Betracht und bildeten so 3 Gruppen. 20 Patienten verstarben innerhalb von 6 h. Ihre schweren Verletzungen boten keine realen Überlebenschancen. Die Todesursachen wurden analysiert (Tabelle 1).

Nur bei solchen Patienten kam es nicht zur Versorgung der abdominalen Verletzungen, welche innerhalb von 1–2 h verstarben.

Peritonitis war unter den Todesursachen verständlicherweise nicht zu finden.

Bei 38% der zwischen der 6. und 48. Stunde Verstorbenen trat eine Peritonitis auf. Offensichtlich bezieht sich dieser Befund in erster Linie auf solche Patienten, welche auf Grund der Art ihrer Verletzungen nicht innerhalb von 2 Tagen genesen konnten.

Für die Todesursachen der nach 48 h verstorbenen 19 Patienten waren beidseitige Thoraxverletzungen und Hirnkontusion charakteristisch. Die Inzidenz von unerwarteten pulmonalen Embolien und Peritonitiden zeigt, daß auch in dieser Gruppe die abdominalen Verletzungen nicht obligate Todesursachen waren.

Die Tabellen 2 und 3 zeigen die Aufteilung und Unfallursachen der 147 gedeckten und 77 offenen abdominalen Verletzungen, gleiches bei den Verstorbenen extra analysiert. Die höhere Letalität der Verkehrsunfälle und Höhenstürze erklärt die Schwere solcher Verletzungen. In der organgemäßen Aufteilung der geheilten und verstorbenen Patienten ist ersichtlich (Tabelle 4, 5), daß bei den offenen Verletzungen Darm, Leber, Magen und Gallenblase sehr oft betroffen waren, Nieren- und Milzverletzungen nur in einzelnen Fällen auftraten. Bei 147 gedeckten Abdominalverletzungen, davon 51 überlebenden und 48 verstorbenen Patienten, kam es zu Organverletzungen. Verletzungen an Milz, Leber und Darm analysierten wir gesondert, da diese in bezug auf die Prognose bessere Aussagen brachten.

Auswertung der Verstorbenen mit Milzverletzungen

Alle 21 Patienten erlitten gedeckte Abdominalverletzungen. Unter den Verstorbenen war keiner mit isolierter Milzverletzung.

In 9 Fällen war auch die Leber betroffen, in 13 Fällen kam es zu Verletzungen anderer Bauchorgane, in 7 Fällen konstatierten wir Verletzungen der Milz, Leber und anderer Bauchorgane. Bei 17 Patienten fanden wir gleichzeitig Thoraxverletzungen, davon kam es in 14 Fällen zu ein- bzw. zweizeitigen Komplikationen.

Die kritischste Guppe bildeten 7 Patienten mit Milzverletzungen, bei denen es gleichzeitig zu kraniozerebralem, Thorax- und Extremitätentrauma kam. Ein Patient lebte noch 6 Tage, 6 Patienten verloren wir nach durchschnittlich 18 h nach Aufnahme.

Bei allen Patienten, außer einem, den wir nach 25 min verloren, vollzogen wir die fachgerechte Behandlung der Abdominalverletzungen. In keinem der Fälle war die Milzverletzung die Todesursache. Bei einem Patienten kam es nicht zur Operation, bei einem anderen konnten wir die Milz erhalten, was nach dem Sektionsbericht nicht zu Komplikationen führte. In 19 Fällen entfernten wir die Milz bei Erwachsenen. Da wir die Milzverletzung an sich für prognostisch günstig erachten, beziehen wir uns auf solche Fälle, wo diese mit anderen schweren Traumen kombiniert vorkamen, oder während deren Behandlung bzw. unter den Todesursachen Beachtenswertes auftrat.

2 Milzverletzte verloren wir wegen tödlicher Lungenembolie. Beide waren poly-traumatisiert, der eine, 51jährig, verstarb 9 h nach der Aufnahme, bei dem anderen beobachteten wir neben schweren Thoraxverletzungen am 4. Tag nach der Splenek-tomie ARDS-ähnliche Symptome. Ursache war eine pulmonale Embolie, welche zum Tode führte. Bei 2 verstorbenen Milzverletzten war unserer Meinung nach die ver-spätete Behandlung ein wesentlicher Faktor. Ein 59jähriger, übergewichtiger, sklero-tischer Diabetiker fiel vom Baum und kam erst am 2. Tag zur Aufnahme, wonach die Splenektomie sofort durchgeführt wurde. Danach lebte er nur noch einige Stunden. Ähnlich der Fall eines 44jährigen Mannes, der geschlagen wurde. Bis zur Aufnahme vergingen 12 h. Danach lebte er noch 4 h und 30 min. In dieser Zeit entfernten wir die Milz, suturierten das Mesenterium und behoben den linken Pneumothorax. Die Ob-duktion ergänzte die Aufzählung noch mit einer Herzkontusion.

Ein 65jähriger Mann wurde auch geschlagen, danach observierte man ihn in einem Krankenhaus über 3 Tage hinweg. 1 Tag arbeitete er, wonach er in einem Schockzu-stand bei uns eingeliefert wurde. Die mehrfach verletzte Milz wurde sofort exstirpiert. Wegen akutem Delirium wurde er auf der Intensivstation noch 3 Tage behandelt. Die Obduktion konstatierte noch eine Pankreaskontusion.

Auswertung der Verstorbenen mit Leberverletzungen

Nur einer der 17 Leberverletzten mit offener Bauchverletzung verstarb. Es ist be-kannt, daß die Leberverletzungen eine relativ schlechte Prognose aufweisen. Die Auswertung unserer Befunde bietet jedoch die Möglichkeit für beachtenswerte Schlußfolgerungen. Von 12 offenen Leberverletzungen verloren wir nur einen Pati-enten. Dies unterstreicht, daß die charakteristischen, isolierten Bauchstichwunden, frühzeitig erkannt, gut heilbar sind. Die Todesursache des verstorbenen Patienten war nicht die Leberverletzung. Der 47jährige Mann stach sich in suizidaler Absicht mehrmals in den Bauch, was auch Magen- und Dickdarmverletzungen verursachte. Nach der frühzeitigen Operation behandelten wir bis zu seinem Tode am 6. postope-rativen Tag sein Delirium. Bei der Obduktion fand sich nur eine zirkumskripte Peri-tonitis bei intakten Suturen.

Bei 11 der 16 Verletzten mit gedeckten Leberverletzungen waren auch schwere Thoraxverletzungen zu beobachten, 8 erlitten gleichzeitig Milzverletzungen. 8 Pati-enten mit Leberverletzungen zählten wir zur Gruppe der schwer Polytraumatisierten. Unter ihnen bewies bei 2 Patienten nur die Obduktion die Leberverletzung, da sie nur noch 10 bzw. 25 min lebten.

Auswertung der Verstorbenen mit Darmverletzungen

Die durchschnittliche Pflegezeit der geheilten Darmverletzungen betrug 16 Tage. Da bei den offenen Verletzungen wesentlich mehr isolierte Darmverletzungen auftraten, war auch die Zahl der geheilten Patienten hoch.

Die Todesfälle gruppierten wir wie folgt: Von den 4 Patienten mit offenen Verlet-zungen kamen 3 auf Grund suizidaler Absichten zustande.

5 Darmverletzte starben wegen Polytrauma, nur einer von ihnen lebte länger als 6 h.

Die nächste Gruppe von 4 Patienten war gekennzeichnet durch mehrfache oder ausgedehnte Darmverletzungen; bei 3 kam es zur Darmresektion.

Insgesamt können wir feststellen, daß Darmverletzungen nur dann mit einer schlechten Prognose behaftet sind, wenn sich aus irgendwelchen Gründen die Erkennung und adäquate Behandlung verzögert bzw. ausgetretener Darminhalt sofort eine ausgedehnte Peritonitis verursachte. In allen anderen Fällen waren für die Patienten Begleitverletzungen oder allgemeine Erkrankungen schicksalbestimmend.

Im Sektionsgut des Gerichtsmedizinischen Institutes wurden 1989 819 verstorbene Verletzte aufgeführt und Bauchverletzungen konnten in 221 Fällen bestätigt werden. Darunter finden wir 145 Verkehrsunfälle, 59 Höhenstürze und 17 sonstige Gründe.

Man fand nur 6 Verstorbene mit abdominalem Monotrauma. In 5 Fällen war ein Organ in Mitleidenschaft gezogen (2mal Milz, 1mal Leber, 1mal Duodenum und 1mal Harnblase), in einem Fall mehrere.

Alle anderen Abdominalverletzungen traten bei Polytraumatisierten oder Mehrfachverletzten auf, bei denen der Tod nicht eindeutig Konsequenz der abdominalen Verletzung war.

Schlußfolgerungen

1. Bei Abdominalverletzungen finden wir eine hohe Selbstmordrate.
2. Zwar handelt es sich bei den stationär behandelten Patienten nur in 1,5% um abdominale Verletzungen, jedoch treten Bauchverletzungen bei Polytraumatisierten häufig auf.
3. Die abdominalen Organverletzungen an sich haben keine ungünstige Prognose.
4. Verzögerungen, ob bei der Erkennung oder bei der Behandlung von abdominalen Verletzungen, bringen immer negative Auswirkungen. Daher muß man der Versorgung von Abdominalverletzungen Priorität einräumen.
5. Unsere Zusammenstellung macht auf die ungünstigen Heilchancen von chronischen Alkoholikern, Deliranten und Pankreasverletzten aufmerksam.

Das Bauchtrauma im Krankengut des Unfallkrankenhauses

H. Matuschka und G. Michels

Unfallkrankenhaus Wien Meidling der Allgemeinen Unfallversicherungsanstalt
(Ärztlicher Direktor: Prim. Doz. Dr. H. Kuderna), Kundratstraße 37, A-1120 Wien

Im Unfallkrankenhaus Wien Meidling kamen in den Jahren 1985 bis 1989 292 871 Patienten zur Behandlung. Davon konnten 264 413 ambulant versorgt werden, 28 458 wurden stationär behandelt.

Auf die Gesamtzahl stationär behandelter Unfallverletzter bezogen, liegt der Anteil der nur zur Beobachtung aufgenommen Patienten mit Bauchprellungen bei 2,07%, das sind 590 Patienten. 112 Patienten mit stumpfem Bauchtrauma, das sind 0,4% aller stationär behandelter Patienten, und 30 Patienten mit penetrierenden Bauchverletzungen, das sind 0,1% aller stationären Patienten, mußten laparotomiert werden.

Die Geschlechtsverteilung betrug 113 Männer, das sind 80%, und 29 Frauen, das sind 20%. Der Altersdurchschnitt der 142 Patienten lage im 3. Lebensjahrzehnt, der jüngste Patient war 5 Jahre, der älteste 88 Jahre.

Als Unfallursache lag der Verkehrsunfall mit 72 Fällen an der Spitze, gefolgt vom Unfall während der Arbeit in 17 Fällen. 4 Patienten verunfallten während einer Sportausübung. 49 Patienten erlitten ihr Bauchtrauma als Privatunfall, einerseits nach Stürzen aus größerer Höhe, oft in suizidaler Absicht, und andererseits als Folge einer penetrierenden Verletzung. Dies kommt zum Ausdruck, wenn man die Unfallursache in stumpfes und penetrierendes Trauma unterteilt. Hier fanden sich unter den in der Statistik geführten Privatunfällen alle Stich- und Schußverletzungen, 29 an der Zahl. Während der Arbeit erlitt nur ein Patient ein pentrierendes Bauchtrauma. Hier handelte es sich um eine Pfählungsverletzung. Ursache für ein stumpfes Bauchtrauma waren in 72 Fällen ein Verkehrsunfall, 4mal ein Sportunfall, 16mal ein Arbeitsunfall und 20mal Unfälle aus anderer privater Ursache (Abb. 1).

Die Unterteilung in Bauchtrauma mit und ohne Zusatzverletzung ergab in 46 Fällen, das sind 32%, ein isoliertes Bauchtrauma. In 96 Fällen, also fast 2/3 aller Fälle, erfolgte das Bauchtrauma mit mehreren Zusatzverletzungen. Hier lag die Thoraxverletzung mit 67,7% an der Spitze, gefolgt von der Knochenbeteiligung an der Extre-

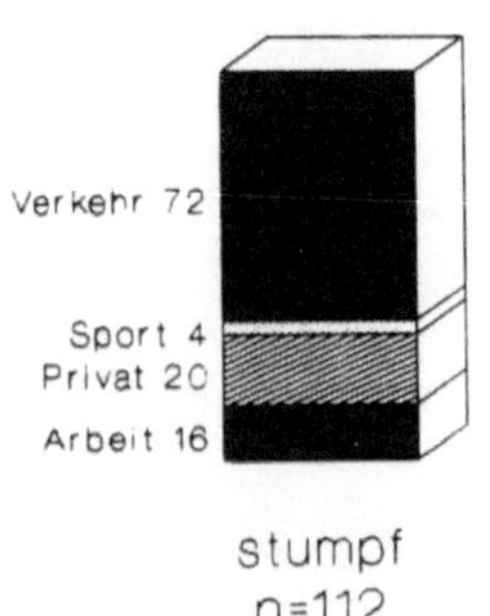

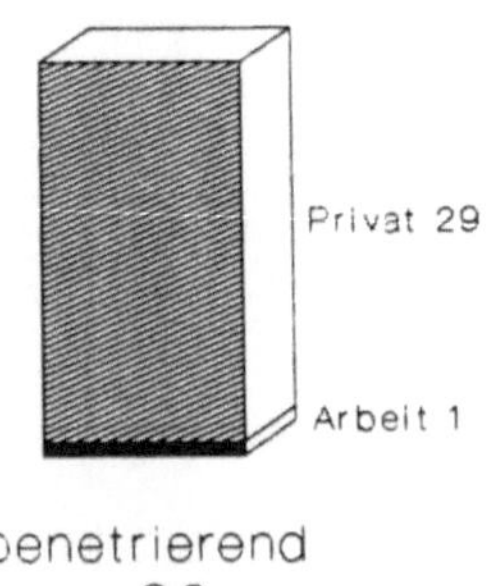

Abb. 1. Das Bauchtrauma (1985–1989) Unfallursache (n = 142)

Hefte zu „Der Unfallchirurg", Heft 239
W. Buchinger (Hrsg.)

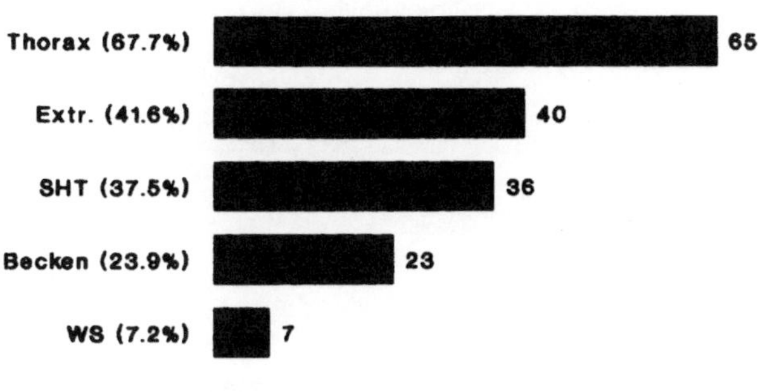

Abb. 2. Das Bauchtrauma (1985–1989) Zusatzverletzungen (n = 142); (n = 96)

mität mit 41,6% und Schädel-Hirn-Trauma mit 37,5%. Zusätzlich fanden wir eine Beckenbeteiligung in 23,9% und Verletzungen der Wirbelsäule in 7,2% der Fälle (Abb. 2).

An unserer Intensivstation behandelten wir von 1985 bis 1989 1 078 Patienten. An diesen beträgt der Anteil der polytraumatisierten Patienten 22,8%, das sind 246 Patienten. Eine Aufteilung dieser 246 Polytraumen nach dem Polytraumaschlüssel aus Hannover ergab in 20% der Fälle einen Schweregrad I, in 51% der Fälle einen Schweregrad II, in 9% der Fälle einen Schweregrad III und in 10% der Fälle einen Schweregrad IV.

Der Anteil des Bauchtraumas an diesen 246 Polytraumen beträgt bei unserem Krankengut 39%, das sind 96 Patienten. Insgesamt wurden, sei es jetzt als dominierende oder als begleitende Verletzung, 142 Bauchtraumen auf der Intensivstation nachbehandelt, das sind 11,3% des gesamten IBST-Krankengutes.

Bei den 142 Bauchtraumen war in erster Linie die Milz verletzt, und zwar in 53 Fällen. Die Leber war 32mal, der Magen-Darm-Trakt und die Niere waren je 33mal, Zwerchfell und das Mesenterium je 15mal, die Harnblase und Urethra 17mal und die Gallenblase 4mal betroffen. Selten, und zwar nur 5mal, war das Pankreas mitverletzt. Gefäßverletzungen wurden intraoperativ 14mal gefunden.

Die Verletzungen von Harnblase und Urethra fanden wir 15mal in Kombination mit einer Beckenfraktur. Milz und Leber waren 14mal gleichzeitig verletzt, Milz und Niere 12mal, Leber und Niere 9mal und Milz, Leber und Magen-Darm-Trakt 5mal.

Insgesamt erfolgten an den verletzten Organen 191 operativ versorgende Eingriffe. Unter anderem wurde die Milz 47mal exstirpiert und 6mal erhaltend geklebt. Der hohe Anteil der Milzexstirpationen resultiert aus dem 2/3-Anteil der polytraumatisierten Bauchtraumen. An 8 Patienten wurden 11 Relaparotomien durchgeführt.

Von den 142 Bauchtraumen verstarben 28 Patienten, wobei es sich jeweils um Polytraumen handelte. 16 Patienten, das sind 12%, verstarben in den ersten Stunden nach ihrer Einlieferung und 12 Patienten, das sind 8%, verstarben nach Tagen an den Unfallfolgen. Eine isolierte Abdominalverletzung ist nicht verstorben.

Von den 16 in den ersten Stunden verstorbenen Patienten wurden 6 Patienten mit dem Polytraumaschweregrad IV, 9 Patienten mit dem Grad III und 1 Patient mit dem Grad II bewertet. Bei den Patienten, die erst nach Tagen verstorben sind, wurden ebenfalls 9 Patienten dem Schweregrad III, aber nur 6 dem Schweregrad IV zugeteilt.

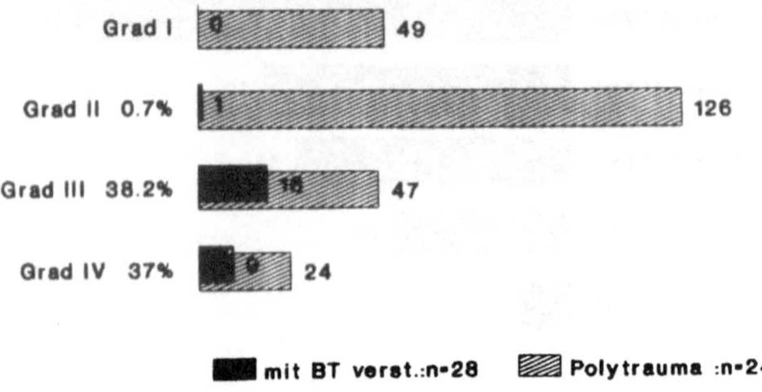

Abb. 3. Das Bauchtrauma (1985–1989) Letalität beim Polytrauma (n = 142)

Die 28 mit Bauchbeteiligung verstorbenen Polytraumen ergeben 11% der insgesamt 246 auf unserer Intensivstation behandelten Polytraumen. Die hohe Letalität des Polytraumas mit Bauchbeteiligung zeigt sich aber erst bei Aufschlüsselung des Polytraumas in seine Schweregrade. Hier findet sich lediglich ein verstorbenes Polytrauma mit Bauchbeteiligung in der Schweregradgruppe II. 18 Patienten mit Polytrauma und Bauchbeteiligung sind in der Gruppe III verstorben, das ergibt eine Letalität von 38,2% und 9 Patienten sind in der Gruppe IV verstorben, das sind 37% (Abb. 3).

Da kein isoliertes Bauchtrauma verstorben ist, ist die Letalität der einzelnen Organverletzungen eigentlich Ausdruck der Letalitätssteigerung bei Mitbeteiligung im Rahmen eines Polytraumas. Sie beträgt bei der Milz 15%, bei der Leber 18,7%, bei Milz und Leber 28,5% und bei kombinierter Urogenitaltraktverletzung und Beckenfraktur bereits 40% (Abb. 4).

Bei den intraabdominellen Gefäßverletzungen, insgesamt 14, sind 4 Patienten mit Beckengefäßrupturen, 1 Patient mit Nierengefäßruptur, 2 Patienten mit Mesenterialgefäßruptur und 1 Patient mit Milzarterienruptur verstorben. Alle jedoch ebenfalls im Rahmen eines Polytraumas.

Anhand eines erstellten Verletzungsmusters der in den ersten Stunden verstorbenen Patienten und derjenigen, die erst nach Tagen verstorben sind, läßt sich abschließend erkennen, daß in beiden Gruppen alle Verstorbenen Zusatzverletzungen hatten, daß aber in der ersten Gruppe die Beteiligung der Thoraxverletzungen, des Schädel-Hirn-Traumas und der Knochenbeteiligung wesentlich höher ist und somit für einen höheren Polytraumascore und aller Wahrscheinlichkeit nach für die Letalität in den

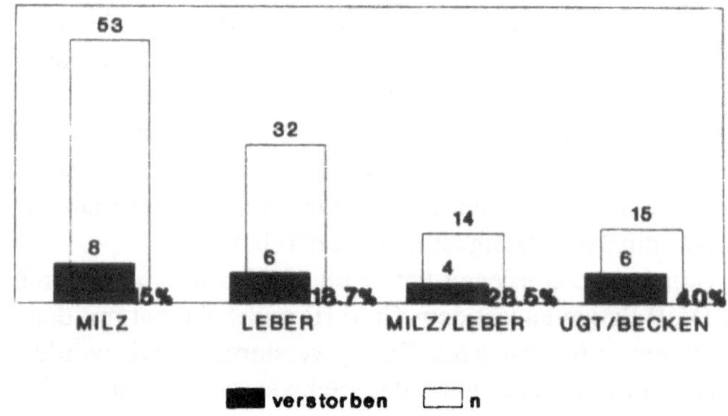

Abb. 4. Das Bauchtrauma (1985–1989) Organbeteiligung und Letalität (n = 142)

ersten Stunden verantwortlich ist. Ein verstorbenes isoliertes Bauchtrauma war in beiden Gruppen nicht zu finden. Dies läßt darauf schließen, daß die Bedeutung des Bauchtraumas hinsichtlich Letalität erst mit Anzahl und Schwere der Zusatzverletzungen zunimmt.

Epidemiologie des Bauchtraumas anhand von 103 eigenen Fällen

M. Quell, W. Horvath, G. Wahler und V. Vécsei

I. Chirurgische Abteilung mit Unfallabteilung des Wilhelminenspitals der Stadt Wien (Leiter: Prof. Dr. V. Vécsei), Montleartstraße 37, A-1171 Wien

Einleitung

In einer retrospektiven Auswertung analysieren wir anhand von Krankengeschichten, Obduktionsprotokollen und Ambulanzakten die Verletzungsmuster und Behandlungsverläufe von 103 Patienten, welche im Zeitraum IX/1982 bis XII/1989 wegen einer abdominellen Verletzung an unserer Abteilung laparotomiert wurden. Zur Beurteilung der Schwere des Verletzungsgrades verwendeten wir den von Oestern et al. [1] angegebenen Hannoverschen Polytraumaschlüssel (PTS), wobei der Beckenscore den Extremitätenpunkten hinzugerechnet und nicht extra aufgeschlüsselt wurde. Stichverletzungen des Abdomens wurden nicht mit dem PTS bewertet, da es sich dabei in der Regel nicht um mehrfachverletzte Patienten handelt. Die Zahlen zur Letalität beziehen sich auf den gesamten Zeitraum des stationären Aufenthaltes.

Patientendaten

Von den 103 Patienten waren 21 weiblichen (20,4%) und 82 männlichen (79,6%) Geschlechts mit einem durchschnittlichen Alter von 34 (3–79) Jahren. 15 Patienten (14,5%) verstarben, die durchschnittliche Aufenthaltsdauer an unserer Abteilung betrug 21 Tage (1–96 Tage). Wir unterscheiden geschlossene (56 Patienten, entsprechend 54,4%) und offene (47 Patienten, 45,6%) Abdominalverletzungen (Tabelle 1).

Geschlossene Abdominaltraumen (n = 56)

Von den 56 Patienten mit waren 15 (26,7%) weiblich und 41 (73,3%) männlich. In 11 Fällen (19,6%) war ein eindeutiges Dezelerationstrauma nach Sturz aus großer Höhe die Ursache der Verletzungen (4mal Sturz von einem Gerüst als Arbeitsunfall, 5mal

Hefte zu „Der Unfallchirurg", Heft 239
W. Buchinger (Hrsg.)
© Springer-Verlag Berlin Heidelberg 1994

Tabelle 1. Verletzungsursachen (n = 103)

	Stumpf	Sturz	Stich	Schuß	Pfählung	Total
VU	42				1	43
AU	1	4	3		1	9
HU		2	2	2		6
Sport	2					2
SMV		5	16		21	
FV			18	4		22
Total	45	11	39	6	2	103

(VU: Verkehrsunfall, AU: Arbeitsunfall, HU: Unfall im Haushalt, SMV: versuchter Suizid, FV: fremdverschuldete Verletzung im Rahmen eines Raufhandels oder tätlichen Angriffes).

ein Sprung aus dem Fenster in suizidaler Absicht, 1mal ein Absturz beim Fensterreinigen und 1mal ein Fenstersturz eines unbeaufsichtigten Kleinkindes als häuslicher Unfall), während in den übrigen Fällen weniger klar definierte stumpfe Gewalteinwirkungen zur Abdominalverletzung führten. Sportausübung war in 2 Fällen (1mal Fußball, 1mal Reitsport) Verletzungsgrund. Bei 40 Straßenverkehrsunfällen waren 10mal Passanten die Opfer, 10mal Zweiradfahrer, 7mal Lenker und 2mal Mitfahrer eines mehrspurigen Kraftfahrzeuges betroffen. Bei 11 Patienten konnten keine genaueren Angaben eruiert werden. 2mal waren Passanten bei einem Unfall mit einem Schienenfahrzeug betroffen und ein Arbeitsunfall ereignete sich beim Holzfällen. Einen Überblick über die Schweregrade der Verletzungen gibt Tabelle 2.

Die Indikation zur Laparotomie wurde bis 1987 ausschließlich mittels abdomineller Katheterparazentese gestellt, sofern nicht ein absolut unbeherrschbarer Schockzustand die sofortige Notlaparotomie als Reanimationsmaßnahme erzwang. Eine negative Laparotomie wurde aufgrund einer positiven Parazentese bei einem in den Bauchraum eingebrochenen retroperitonealen Hämatom bei einer Beckenfraktur ausgeführt. Intraoperativ wurden bei den übrigen 55 Patienten 98 verletzte Organe gefunden.

Tabelle 2. Verletzungsgrade (PTS) geschlossener Abdominaltraumen (n = 56) (Letalität für Grad I bis 10%, II bis 25%, III bis 50% und IV bis 75% (xx))

PTS	Grad I	Grad II	Grad III	Grad IV	I–IV
PTSA	12	14	20	27	16
PTST	0	4	5	10	4
PTSS	0	3	4	7	3
PTSB+E	1	5	9	11	5
Altersscore	0	1	3	7	2
PTS-Total	13	27	41	62	29
Patienten	16	20	16	4	56
Alter	27	31	36	54	33
Verstorben	0 (0%)	5 (25%)	6 (37,5%)	2 (50%)	13

Das am häufigsten verletzte Organ war die Milz (30mal), das zweithäufigste die Leber (22mal). Mesenterialverletzungen fanden wir in 15 Fällen (3 Abrisse, 12 Einrisse), eröffnete Hohlorgane in 10 Fällen (Kolon 2mal, Dünndarm 4mal, Gallenblase 2mal – davon 1mal isoliert und 1mal im Rahmen einer zentralen Leberruptur betroffen, Duodenum 1mal, Magen 1mal). In 10 Fällen fanden sich Verletzungen des Urogenitaltraktes (Nierenkontusionen 6mal, einseitige Nierenrupturen 2mal, intraperitoneale Blasenruptur 1mal, Urethraabriß 1mal). Das Pankreas war in 2 Fällen betroffen (komplette Durchtrennung 1mal, Lazeration ohne Gangverletzung 1mal). Weiter fanden wir 5 Verletzungen großer intraabdomineller Gefäße (je einmal A. iliaca comm., A. mesent. sup. A. renalis, V. iliaca und V. portae) und 3 Rupturen des Diaphragmas (2mal rechts, 1mal links).

In 25 Fällen (44,6%) war ein intraabdominelles Organ isoliert, in 19 Fällen (33,9%) 2, in 9 Fällen (16,1%) 3 und in 2 Fällen (3,6%) 4 Organe gleichzeitig verletzt. Einmal wurde bei der Laparotomie kein verletztes Organ (1,8%) gefunden.

Zur Behandlung der Leberverletzungen genügten 16mal lokale blutstillende Maßnahmen, 1mal konnte die Blutung lediglich durch Tamponade erreicht werden. In 3 Fällen war die Blutung zum Zeitpunkt der Laparotomie bereits spontan zum Stillstand gekommen. 2mal trat der Tod am Operationstisch vor Beendigung der blutstillenden Operation ein.

Die Verletzungen der Milz wurden 26mal durch Splenektomie und 4mal milzerhaltend (2mal Fibrinklebung, 1mal Naht, 1mal Vicrylnetztamponade) versorgt. Die 4 Dünndarmrupturen wurden durch Segmentresektion und End-zu-End-Anastomosierung versorgt, die beiden Kolonrupturen je einmal durch Resektion und Übernähung, die beiden Gallenblasenverletzungen durch Cholezystektomie. In 12 Fällen von Mesenterialeinrissen reichten lokale Maßnahmen zur Sanierung aus, in 3 Fällen mit Abriß des Mesenteriums war 2mal eine rechtsseitige Hemikolektomie und einmal eine Segmentresektion des Dünndarmes erforderlich. Das Pankreas wurde in einem Fall lediglich dainiert, im zweiten Falle mußte eine Linksresektion des Organes durchgeführt werden. Die Duodenalruptur konnte durch Übernähung saniert werden, ebenso die intraperitoneale Ruptur der Harnblase. Alle 6 Nierenkontusionen wurden konservativ behandelt, während die 3 Fälle von Nierenruptur von unseren Urologen nephrektomiert wurden. Die Ruptur der Harnröhre wurde transluminal geschient. Die Verletzungen des Diaphragmas wurden durch Naht geschlossen. Die 5 Gefäßverletzungen konnten 3mal durch einfache Gefäßnaht saniert werden, 1mal war eine Venenpatchplastik erforderlich. Wegen eines Nierenstielabrisses wurde vom Urologen einseitig nephrektomiert.

13 Patienten dieser Gruppe verstarben (23,2%), 3 davon als Mors in tabula, 6 Patienten verstarben an den Folgen eines irreversiblen Schocks in den ersten 48 h nach dem Trauma, einmal kompliziert durch eine Nachblutung aus dem Milzstiel, eine andere Patientin nach Geburt eines überlebenden Kindes durch Sectio caesarea im 7. Lunarmonat 24 h nach Trauma. Bei 18 Patienten traten im Verlauf Komplikationen auf, welche in 4 Fällen nach durchschnittlich 13 Tagen zum Tod am Multiorganversagen führten. Hauptursachen waren 2mal ein paralytischer, einmal ein mechanischer Ileus (1 Relaparotomie) sowie einmal eine Pankreatitis. Gleichzeitig bestand bei 2 Patienten ein drittgradiges Schädel-Hirn-Trauma, während 2 ein hochgradiges ARDS entwickelten.

Bei den 14 überlebenden Patienten mit kompliziertem Verlauf traten insgesamt 18 Komplikationen ein. Bei diesen Patienten waren 3 Relaparotomien, je einmal wegen mechanischem Frühileus, Bilhämie bei intrahepatischem vasobiliärem Shunt, und Anastomoseninsuffizienz mit Peritonitis, notwendig. Die übrigen Fühkomplikationen wurden konservativ behandelt: 3 Harnwegsinfekte, 2 Pulmonalinfarkte, 1 Kammertachykardie bei Contusio cordis, 1 Aspirationspneumonie, 1 intrahepatische Nachblutung, 1 anaphylaktischer Kontrastmittelzwischenfall, 1 Kathetersepsis bei Subklaviakatheter, 1 Dekubitalulkus, 1 Aneurysma der A. radialis nach blutigem Blutdruckmonitoring.

Als Spätkomplikationen verzeichneten wir einen mechanischen Ileus 6 Monate nach Unfall und 2 Narbenhernien.

Offene Abdominaltraumen (n = 47)

Bei den offenen, perforierenden Abdominalverletzungen besteht ein auffälliges Überwiegen der Männer in der Geschlechtsverteilung, die in 41 Fällen mit 87,2% betroffen waren, gegenüber 6 weiblichen Patienten (12,8%). Die durchschnittliche Aufenthaltsdauer betrug 12 Tage, das Durchschnittsalter 35 Jahre. Die Indikation zur Laparotomie stellten wir, wenn eine perforierende Verletzung im Verdacht stand, das Peritoneum parietale eröffnet zu haben.

Messerstichverletzungen verursachten 82,9% aller perforierenden Verletzungen (n = 39, weiblich 5, männlich 34). In 19 Fällen wurde das Trauma im Rahmen eines Raufhandels oder eines tätlichen Angriffes zugefügt, in 16 Fällen war ein Suizidversuch oder eine aktivierte Psychose Anlaß zur Selbstverletzung. Seltener erfolgte die Verletzung bei der Arbeit (n = 3) oder im Haushalt (n = 1).

In 7 Fällen war kein intraabdominelles Organ betroffen, entsprechend einer negativen Laparotomierate von 17,9%. Bei 32 Patienten wurden durch den Stich 45 Organverletzungen verursacht: Mesenterium 16mal (davon Omentum majus 8mal), Leber 12mal, Dünndarm 6mal, Kolon 3mal, Diaphragma 2mal, Milz 2mal, Magen, Pankreas, Rektum und A. iliaca comm. je 1mal.

Zur Behandlung der Leberverletzungen waren 11mal lokale blutstillende Maßnahmen ausreichend, 1mal war die Blutung bereits spontan zum Stillstand gekommen. Zur Sanierung der Milzverletzung war einmal die Splenektomie notwendig, einmal konnte die Blutung mit Fibrinkleber gestillt werden. Alle Darmverletzungen wurden mit einfacher Übernähung erfolgreich behandelt, am Mesenterium waren lokale Maßnahmen stets ausreichend. Die Pankreasverletzung wurde mittels Drainage versorgt, die A. iliaca mit dichter Gefäßnaht versorgt. Die Stichverletzung des Rektums war zunächst nicht diagnostiziert worden, sondern erst nach Ausbildung einer Stuhlfistel erkannt und problemlos durch Verschluß der Fistel zur Ausheilung gebracht.

Wir verzeichneten 8 Komplikationen: 2 Pneumonien, 1 Pankreatitis, 1 Bauchdeckenabszeß, 1 Nachblutung (konservativ), 1 alkoholisches Delir, die erwähnte Rektumfistel und einen mechanischen Ileus (saniert nach Relaparotomie). Der einzige Todesfall in dieser Gruppe ist nicht auf die in selbstmörderischer Absicht ausgeführte Stichverletzung zurückzuführen, sondern der Grunderkrankung des Patienten, ein fortgeschrittenes Pankreaskarzinom, zu dessen Resektion wir uns aufgrund des äußerst eindringlich demonstrierten Wunsches des Patienten entschlossen. Postoperativ erlag der Patient einem akuten Herzversagen.

Die 6 Schußverletzungen des Abdomens in unserem Krankengut halten einen Anteil von 12,8% der offenen Bauchtraumen. Zugefügt wurden sie 5 männlichen und einem weiblichen Patienten, 4mal in mörderischer Absicht und je einmal beim Reinigen bzw. beim Herumspielen mit der Waffe.

Einmal war der Peritonealinhalt unverletzt, die ausgeführte Laparotomie somit negativ, bei den anderen 5 Patienten waren 11 intraabdominale Organe betroffen: Leber 3mal, Diaphragma 2mal, Mesenterium 2mal, Pankreas 1mal, Nierenstiel 1mal, Kolon 1mal, Milz 1mal.

Die Leberverletzung mußte 2mal atypisch resezierend versorgt werden, einmal war bereits spontaner Blutungsstillstand eingetreten. Das verletzte Kolon wurde debridiert und übernäht, die Milz splenektomiert, das Diaphragma 2mal genäht, am Pankreas eine Linksresektion ausgeführt.

Wir verzeichneten einen Todesfall als Mors in tabula während der Notlaparotomie. 3 Patienten hatten einen komplikationslosen Verlauf. Als Komplikationen sahen wir 1 Douglas-Abszeß und 1 Harnwegsinfekt.

Pfählungsverletzungen des Abdomens behandelten wir bei 2 männlichen Patienten, entsprechend 4,3% der offenen Bauchtraumen. Ursache waren ein Sturz auf einen herausragenden Baustahlteil als Arbeitsunfall mit Ruptur der A. epigastrica inf. und ein Verkehrsunfall eines Motorradfahrers mit breiter Zerreißung der Bauchdecke, Ruptur des Dünndarmes und der A. mesent. superior.

Im ersten Falle wurde die Blutung durch Ligatur des Gefäßes gestillt und die Bauchdecke verschlossen, im zweiten Falle wurde eine Segmentresektion des Dünndarmes, eine End-zu-End-Naht der Mesenterica superior ausgeführt und die Bauchwand rekonstruiert. Beide Patienten erlebten einen komplikationslosen postoperativen Verlauf.

Literatur

1. Oestern H-J, Tscherne H, Sturm J, Nerlich M (1985) Klassifizierung der Verletzungsschwere. Unfallchirurg 88:465–472

Die Behandlung der Bauchverletzung im Grundversorgungskrankenhaus

W. Kapral

Chirurgische Abteilung des A. ö. Krankenhauses Melk
(Vorstand: Prim. Univ.-Doz. Dr. W. Kapral), Abt-Maurus-Straße 11, A-3390 Melk

Im folgenden soll kurz berichtet werden über Diagnostik und Therapie der Bauchverletzungen an einer chirurgischen Abteilung eines Grundversorgungsbereiches und über die Ergebnisse von 65 konsekutiven Fällen. Das Besondere der Abteilung ist, daß die diagnostischen und therapeutischen Schwerpunkte einerseits auf dem Gebiet der Allgemeinchirurgie und insbesondere der Bauchchirurgie, andererseits auf dem Gebiet der Unfallchirurgie liegen.

Das bauchchirurgische Repertoire reicht von der Gastrektomie über die Leber- und Pankreasresektion bis zur Proktokolektomie; das unfallchirurgische von der Trepanation über die Thorakotomie bis zu den diversen Osteosyntheseverfahren und dem Gelenkersatz.

An personellen Einrichtungen steht rund um die Uhr folgendes Team zum sofortigen Einsatz bereit: ein in den oben genannten Eingriffen erfahrener Chirurg, ein Anästhesist, ein in chirurgischer Ausbildung stehender Assistent, ein weiterer Arzt (Turnusarzt), ein Notarzt, eine Operationsschwester, eine Röntgenschwester, Op-Gehilfe. Dies entspricht dem, was für die Aufrechterhaltung eines allgmein-chirurgischen Betriebes üblich und notwendig ist, mit der Ausnahme, daß der 2. chirurgische Dienst nicht von einem Turnusarzt, sondern von einem chirurgischen Assistenten geleistet wird.

An Einrichtungen und apparativen Ausstattungen verfügt die Abteilung über

1. eine postoperative Überwachungsstation mit entsprechendem Monitoring,
2. Sonographie,
3. normales Röntgen und Bildwandler,
4. Angiographie,
5. Blutbank,
6. Endoskopie (Laparoskopie, Gastroskopie, Koloskopie, Bronchoskopie),
7. Instrumentarium für Laparotomie, Lavage, Thorakotomie, Thoraxdrainage, Gefäßnaht, Trepanation, Osteosynthese und konservative Knochenbruchbehandlung.

Dabei werden die Einrichtungen des Röntgens, der Sonographie, der Angiographie und der Endoskopie vom Chirurgen und dem chirurgischen Assistenten selbst gehandhabt.

Diese Besetzung erlaubt eine rasche und effektive Diagnostik und eine rasche Entscheidung der Priorität der Versorgung. Sie erlaubt auch im Bedarf einen zwanglosen Übergang von der Akut- zur Primärversorgung.

Im folgenden soll kurz unser diagnostisches Vorgehen beim Bauchtrauma geschildert werden.

Hefte zu „Der Unfallchirurg", Heft 239
W. Buchinger (Hrsg.)

Die Schockbekämpfung und Sicherung der Sauerstoffversorgung beginnt bereits am Unfallort durch den vom Krankenhaus dorthin entsandten Notarzt und wird nach Eintreffen im Krankenhaus vom Anästhesisten übernommen, der dabei vom Notarzt weiter unterstützt wird.

Parallel zur Sicherung der Vitalfunktion läuft die chirurgische Diagnostik:

1. klinische Untersuchung des Patienten mit Erstorientierung über Schädelverletzung, Thoraxverletzung, Abdominalverletzung, Wirbelverletzung, Becken und Extremitätenverletzung
2. Bildwandlerdurchleuchtung von
   - Thorax (mit Frage: Pneu, Erguß, Mediastinalverziehung, im Bedarf einhergehend mit sofortiger Korrektur eines Spannungspneumothorax)
   - Wirbelsäule
   - Becken
   - Extremitäten
3. Feststellung der Beschaffenheit des Harns
4. Sonographie des Abdomens mit Stellungnahme zu folgenden Punkten:
   - Blut im Bauch mit Abschätzung der Menge
   - Beschaffenheit von Leber, Nieren, Milz und Aorta
   - Füllungszustand der Harnblase
   - freie Luft im Abdomen
5. Eventuelle Abdomenleerröntgen zur Feststellung eines intraabdominalen Luftaustrittes bzw. zum Nachweis eines Psoasrandsymptoms bei retroperitonealer Verletzung
6. Infusionspyelographie im Sinne einer Ergänzung der Diagnostik vor allem zum Ausschluß eines Nierenstielabrisses, eines Ureterabrisses, zur besseren Abschätzung des Ausmaßes einer schon sonographisch festgestellten Parenchymläsion, und zwar bei blutigem Harn und wenn in der Sonographie eine Verletzung der Nieren und/oder ein ausgedehntes perirenales Hämatom festzustellen war

Diese präoperative Information über den Zustand der Niere erhöht die Sicherheit eines intraoperativen Vorgehens hinsichtlich einer notwendigen Exstirpation bzw. möglichen Teilresektion der Nieren und verkürzt die Operationszeit

7. Die Notwendigkeit einer retrograden Blasenfüllung sehen wir, wenn der Harn stark blutig ist und sich in der Sonographie auch bei retrogradem Füllungsversuch keine Blasenfüllung ergibt, und zwar mit dem Ziel der Absicherung der Diagnose der Harnblasenruptur und deren Lokalisation
8. Die Peritoneallavage, die zwischen 1975–1985 zu den wesentlichen diagnostischen Hilfsmitteln beim Abdominaltrauma an unserer Abteilung gehört hat, ist durch die Sonographie, die nicht nur die Feststellung von freier Flüssigkeit im Abdomen, sondern auch deren quantitative Abschätzung erlaubt und darüber hinaus ohne Belastung für den Patienten unbeschränkt wiederholt werden kann, nahezu völlig verdrängt worden

Der Laparoskopie und den übrigen Endoskopien ist in unserem Krankengut keine wesentliche Bedeutung zugekommen, was aber nicht heißt, daß sie nicht zur Verfügung zu stehen brauchen.

Alle diese Maßnahmen beanspruchen einen Zeitaufwand von nur wenigen Minuten bis auf das Nierenröntgen, das erst etwa nach 15 min vorliegt.

Therapeutisches Vorgehen

Als Zugang wird in der Regel die mediane Mittelbauchlaparotomie gewählt, bei Leberverletzungen kann diese Laparotomie hockeyschlägerartig nach rechts oben und in Bedarf auch in den 6. und 7. Interkostalraum im Sinne einer Thorakolaparotomie verlänger werden. Muß in einem solchen Fall ein besonderer Zugang in den linken Oberbauch geschaffen werden, so kann der Hockeyschnitt Y-förmig in den linken Oberbauch verlängert werden.

Systematisches Absuchen der Abdominalorgane, wobei besonderes Gewicht auch auf das Zwerchfell und auf die Inspektion des Pankreas durch die Bursa omentalis hindurch und evtl. durch Mobilisierung des Duodenums nach Kocher Wert gelegt wird.

Therapeutisches Konzept bei besonderen Verletzungen

– Milzverletzung: Die Erhaltung wird angestrebt, der Prozentsatz der zu erhaltenden Milz ist in unserem Krankengut verbesserungswürdig. Nicht nur das Ausmaß der Zerstörung der Milz kann zur Milzexstirpation zwingen, sondern auch andere akute Situationen im Abdomen. Als Beispiel sei hier ein junger Mann mit einer schweren Leberzerreißung, und zwar Abriß des Segmentes 6, 7, 8 genannt. Beim Pringle-Manöver heftige Blutung aus einem Milzriß und aus einem Einriß in die V. lienalis. Im Sinne der Dringlichkeit der Versorgung der Leber mußte hier die Milz geopfert werden. Der Patient hat übrigens nach erfolgreicher Leberresektion der Segmente 6–8 das Spital nach 4 Wochen geheilt verlassen.
– Bei Leberverletzungen sollte die Entfernung des devitalisierten Lebergewebes primär durchgeführt werden. Das Ausklemmen der V. cava infrahepatisch oberhalb des Nierenstiels und subdiaphragmal in Verbindung mit dem Pringle-Manöver sollte großzügig angewendet werden. Die Tamponade mit Bauchtüchern erscheint zumindest problematisch.
– Bei der Pankreasruptur mit Durchtrennung des Ganges ist die Methode der Wahl die Linksresektion. Pankreasquetschungen werden drainiert und ihr Verlauf klinisch, laboratoriumsmäßig und sonographisch kontrolliert, insbesondere im Hinblick auf eine traumatische Pankreatitis.
– Die Exstirpation der Niere kommt nur bei kompletter Parenchymzerstörung oder beim Abriß des Nierenstiels in Frage. Zumindest die partielle Erhaltung sollte angestrebt werden. Beim Nierenstielabriß sollte man daran denken, die Niere zu konservieren und baldmöglichst eine Replantation in einem Zentrum durchführen zu lassen.

Im folgenden soll kurz unser Patiengut der Jahre 1974 bis 1989 vorgestellt werden (Tabelle 1).

Tabelle 1. Altersverteilung (n = 65)

Σ	0–9	10–19	20–29	30–39	40–49	50–59	60–69	70–79	80
Männer									
46	2	13	15	5	7	1	2	0	1
Frauen									
19	3	3	2	5	2	1	1	2	0
65	5	16	17	10	9	2	3	2	1

Wir haben 65mal wegen Bauchtrauma laparotomiert. Im gleichen Zeitraum sind 230 Bauchtraumen beobachtet worden, bei denen keine Laparotomie notwendig war (hierher gehörten auch Nierenkontusionen sowie subkapsuläre Milz und Leberrisse). Die Zahl der Laparotomien entspricht etwa 1/5 des Gesamtkrankengutes. Das bevorzugte Alter ist das 2. und 3. Dezennium. Männer sind 2mal so häufig betroffen als Frauen.

Verletzungsursache war 9mal ein Arbeitsunfall, 39mal ein Verkehrsunfall, 3mal ein Rohheitsdelikt und 14mal sonstige Ursachen. 13mal lag eine offene und 52mal eine stumpfe Bauchverletzung vor. 36mal war nur das Abdomen betroffen, 29mal auch ander Körperregionen (Tabelle 2).

30mal war 1 Abdominalorgan, 22mal 2 Abdominalorgane und 8mal 3 und mehrere Abdominalorgane verletzt. Außer dem Abdomen waren 13mal 1 weitere Körperregion betroffen, 7mal 2 weitere Körperregionen und 9mal 3 weitere Körperregionen.

Es sind 9 Todesfälle zu beklagen, das entspricht 13,8% und zwar 6 als Folge von Begleitverletzungen und 3 als Folge des Abdominaltrauma (Tabelle 3).

An sonstigen Komplikationen fand sich 2mal ein Pulmonalinfarkt, einmal eine Pneumonie, 2mal ein Pleuraerguß, 2mal ein Ileus, einmal ein Ikterus nach Leberresektion, einmal ein subphrenischer Abszeß nach Pankreasruptur und einmal ein Wundinfiltrat bei offener Bauchverletzung.

Die Leber war 15mal betroffen. Dabei fanden sich 9mal tiefe Risse oder Teilzerstörung. Als Ausdruck der Schwere des Traumas fand sich nur einmal eine isolierte Leberverletzung (Tabelle 4).

Tabelle 2. Bauchtraumen und Begleitverletzungen

Anzal der betroffenen Körperregionen		0	1	2	3	
	1	17 (1+)	5	3 (1+)	8 (2+)	30 (4+)
	2	10 (1+)	6 (2+)	3	3	22 (3+)
Abdominalorgane	3	4 (1+)	2 (1+)	1	1	8 (2+)
	0	5[a]	0	0	0	5
	Σ	36 (3+)	13 (3+)	7 (1+)	9 (2+)	65 (9+)

[a] offen 4, geschlossen 1.

412

Tabelle 3. Todesfälle

	Pulmonal	Schädel	Schock	Sepsis	Σ
Männer	3	2	1	1	7
Frauen	0	0	2[a]	0	2
	3	2	3	1	9

[a] 1 Aortenruptur, 1 Leberzerreißung, 1 Ruptur der V. cava und Beckenzerreißung.

Weitere Abdominalorgane waren in 9 Fällen und weitere Körperregionen in 11 Fällen betroffen.

Im Abdomen waren zusätzlich verletzt 7mal die Milz, 2mal das Pankreas, einmal das Zwerchfell, einmal die Nieren.

Gestorben sind 4 Patienten, und zwar 1 Patient an der Leberverletzung, 3 weitere aus extraabdominalen Ursachen.

Die Milz war 24mal verletzt, davon in 13 Fällen tiefe Risse oder Fragmentationen (Tabelle 5).

Wir haben 5 Todesfälle zu beklagen, und zwar 3 aus extraabdominaler Ursache und 2 davon wegen abdominaler Begleitverleztung, die Milzverletzung selbst war in keinem Fall die Todesursache.

Das Pankreas war 10mal verletzt, 2mal eine komplette Ruptur, 8mal eine Kontusion, 5mal wurde eine Resektion der linken Pankreashälfte durchgeführt, einmal eine sekundäre Zystenanastomose, 4mal war keine Opertion am Pankreas notwendig.

Gestorben sind 2 Patienten als Folge einer mehrfachen Abdominalverletzung, einer an einer Pneumonie.

Der Dünndarm war 9mal, der Dickdarm 2mal verletzt, kein Todesfall. Eine Nierenruptur lag in 6 Fällen vor, davon konnten 2 Nieren erhalten werden, 3 mußten exstirpiert werden, ein Todesfall an schwerem Thoraxtrauma. Die Harnblase war 2mal rupturiert und mußte genäht werden, hier auch ein Todesfall an schwerem Thoraxtrauma. Zwerchfellruptur wurde 3mal gefunden, 2mal vergesellschaftet mit Thoraxverletzungen, einmal vergesellschaftet mit einer Leberverletzung. Die Versorgung erfolgte jeweils von abdominal aus.

Bei einem Patienten wurde als Nahtmaterial ein resorbierbarer Faden verwendet, hier kam es zu einem neuerlichen Prolaps von Abdominalorganen nach 1 Woche in den Thoraxraum, der eine Relaparotomie notwendig machte, dieser Patient ist am 21. Tag an einer Sepsis verstorben.

Tabelle 4. Leberverletzung

Oberflächliche Risse	5
Tiefe Risse	4
Risse im Hilus oder V. cava oder Teilzerstörung	5
Keine Aufzeichnung	1
	15

Tabelle 5. Schweregrad der Milzverletzung

Kapselriß	3
Oberflächlicher Riß	3
Tiefer Riß	9
Fragmentation	4
Keine Angaben	5
	24

Gefäßverletzungen fanden sich 4mal, und zwar eine Ruptur der V. porta, eine Ruptur der V. mesenterica superior und eine Schußverletzung der A. iliaca. Diese 3 Patienten konnten nach erfolgreicher Gefäßnaht entlassen werden. Ein Patient mit schwerer Beckenzerreißung und Ruptur der V. cava ist gestorben.

Weiter wurden noch 3 Magenverletzungen, 2 Mesenterialrupturen und 1 retroperitoneales Hämatom versorgt (Tabelle 6).

An sonstigen Operationen wurden bei den Mehrfachverletzungen durchgeführt:

- 1 Trepanation,
- 5 Thorakotomien,
- 2 Thoraxdrainagen,
- 9 Osteosynthesen.

Es ist uns gelungen, 60% der Bauchverletzungen innerhalb der 1. Stunde nach Einlieferung nach erfolgter Diagnostik auf den Operationstisch zu bringen. Innerhalb der ersten 2 h 73%, innerhalb der ersten 6 h 85% und innerhalb der ersten 24 h 90%.

Es wurde über Organisation und therapeutisches Konzept der Abdominalverletzungen an der chirurgischen Abteilung eines Grundversorgungskrankenhauses berichtet. Die Schwerpunkte des diagnostischen und therapeutischen Repertoires der Abteilung einerseits auf der Abdominalchirurgie, andererseits auf der Unfallchirurgie. Es ergibt sich gerade für die Abdominalverletzung eine optimale Voraussetzung, die sich vor allem widerspiegelt in der diagnostischen und therapeutischen Schlagkraft der Abteilung und in den guten Ergebnissen.

Tabelle 6. Verletzte Abdominalorgane

Leber	15
Milz	24
Dünndarm	9
Dickdarm	7
Niere	6
Harnblase	2
Zwerchfell	3
Gefäße	4
(Aorta, V. mesenterica superior, V. cava, V. iliaca)	
Magen	3
Mesenterialruptur	2
Retroperitoneales Hämatom	1

Literatur

1. Billing A, Zülke C, Hof R, Denecke H (1990) Stumpfe Verletzung des Magen-Darm-Traktes. Unfallchirurg 93:62–65
2. Dapunt O, Karlbauer A, Möseneder H, Boeckl O (1985) Verletzung des Magen-Darmtraktes nach stumpfem Bauchtrauma. Chirurg 56:695–698
3. Farthmann EH, Kirchner R (1985) Die Versorgung von Gallenwegs- und Pancreasverletzung. Chirurg 56:688–694
4. Hartel W, Radomsky S, Altwein JK (1986) Management der Schuß- und Stichverletzung des Abdomens. Chirurg 57:657–667
5. Klaue P (1985) Die Behandlung der Milzruptur. Chirurg:680–687
6. Meissner K (1985) Verletzung mit Hochgeschwindigkeitsgeschoß. Acta Chir Austr 39–48
7. Michek J, Necas P, Eendsche P, Cerbak P, Kastak B (1984) Ernste Leberverletzung. Zentralbl Chir 109:1302–1306
8. Ruf W, Mischkowsky T, Friedl W (1985) Diagnostisches Vorgehen beim stumpfen Bauchtrauma. Chirurg 56:673–679
9. Tscherne H, Regel G, Sturm JA, Friedl HP (1987) Schweregrad und Priorität bei Mehrfachverletzung. Chirurg 58:631–640
10. Uranüs S, Kronberger L, Pinter H, Stenzl W (1990) Klinischer Einsatz neuer organerhaltender Techniken in der Milzchirurgie. Chirurg 61:116–120
11. Wolff H (1985) Kommentar zur Arbeit „Ernste Leberverletzung" von Michek J u.a. Zentralbl Chir 110:758–760
12. Worell U (1984) Zur Frage der Organspender. Schreiben der nö San Direktion. GS-S-655/10

Abdominal- und Retroperitonealtraumen beim Wintersport

K. Meissner[1], B. Jirikowski[1] und E. Schwaiger[2]

[1] Abteilung Allgemeinchirurgie (Univ.-Prof. Dr. K. Meissner)
[2] Institut für Anästhesie und Reanimation (Dr. E. Schwaiger) des allg. öff. Krankenhauses Tamsweg, A-5580 Tamsweg

Einleitung

Unser Krankengut an Abdominal- und Retroperitonealverletzten durch Wintersportunfälle wurde retrospektiv nach folgenden Aspekten analysiert: Inzidenz, Unfallhergang, Verletzungsmuster, Diagnose und Management mit kritischer Evaluierung der Abgrenzung primär operativer und konservativer Behandlung.

Hefte zu „Der Unfallchirurg", Heft 239
W. Buchinger (Hrsg.)

Tabelle 1. Alters- und Geschlechtsverteilung (Gruppe A = operative Behandlung, Gruppe B = konservative Behandlung)

Therapiegruppe	m	w	Alter (x ± SD)
A	13	5	21 ± 14,5
B	14	10	21,5 ± 12,3
gesamt	27	15	21 ± 12,8

42

Krankengut und Methode

Alle stationär aufgenommenen Verletzten der Wintersportsaisonen 1980/81–1989/90 wurden erfaßt. Als Studienaufnahmekriterien wurden zum einen der Verletzungshergang („Wintersportunfall"), zum anderen die vom Fachunfallchirurgen erstellte Erstdiagnose „akutes Abdomen" oder „suspektes Bauchtrauma" festgelegt. Aufgrund einer traditionellen Organisationsform wurden diese Patienten einvernehmlich zur weiteren Betreuung an die Abteilung Allgemeinchirurgie verlegt. In die Studie fanden 42 Patienten Aufnahme, das waren 1,7% von insgesamt 2 460 im Studienzeitraum stationär aufgenommenen Wintersportverletzten. Tabelle 1 vermittelt den Überblick über die Alters- und Geschlechtsverteilung, wobei sich die retrospektive Unterteilung des Kollektives nach der weiteren Therapie (Gruppe A = operativ, Gruppe B = konservativ) anbot.

Ergebnisse

Unfallhergang

Als Unfallursache dominierte der alpine Skisport mit 21 Verletzten durch einfachen Sturz bei der Abfahrt, 5 durch Sturz gegen Hindernisse, 8 durch Sturz mit Skistockstoß gegen das Abdomen, 4 durch Sturz mit Zusammenprall sowie einmal durch Sturz aus dem Schlepplift, – zusammen ~93%. Andere Wintersportarten waren mit 1 Skibobsturz, 1 Rodelsturz und 1 Sturz auf der Loipe selten vertreten.

Verletzungsmuster

In Gruppe A fanden sich 6 Milzrupturen, 1 kombinierte Milz-, Pankreas- und Nierenruptur, 1 Pankreasruptur, 2 Nierenpolabrisse, 1 Leberruptur, 1 Dünndarmruptur, 1 mehrfache scharfe Dünndarmperforation, 1 Ruptur eines myomatösen Uterus, 1 Harnblasenruptur, je ein Netzein- und -ausriß sowie ein Retroperitonealhämatom mit Durchsickern von Blut in die Peritonealhöhle.

In Gruppe B lautete die Enddiagnose (vermuteter Organbefund aufgrund von Klinik, Sonographie und Verlauf) Niereneinriß (5), Lebereinriß (4), Milzkapselriß, Niereneinriß mit Hämaskos und Rektusscheidenhämatom (je 3); in 6 Fällen von transitorischem Hämaskos konnte keine Organzuordnung getroffen werden.

Unter Zusammenfassung beider Behandlungsgruppen dominierten Nierenverletzungen mit ~29%, gefolgt von Milz- (~24%), Leber- (~12%), Bauchwand- (~10%), Pankreas-, Darm- und Netz- (je ~5%), Uterus- und Harnblasenverletzungen (je ~2%).

In nur ~21% fanden sich eher geringfügige Zusatzverletzungen außerhalb des Abdominal- und Retroperitonealraumes: Schädelprellung (2), Gehirnerschütterung (2), Rißquetschwunde im Gesicht (1), Kniegelenkskontusion (2), Akromioklavikularluxation (1) und Skrotalhämatom (1).

Diagnose

Klinisch: Das erste klinische Staging des Verletzungsgrades mit erster Orientierung hinsichtlich der weiteren Behandlung erwies sich als relativ unverläßlich: ~5% der operationspflichtigen Fälle wurden als leicht, ~10% als mittelschwer verletzt eingestuft; ~45% der konservativ Behandelten wurden als mittelschwer, ~30% als schwer verletzt gewertet. So wurde beispielsweise 1 Fall von stumpfer Jejunumruptur mit Deckung durch Mesokolon initial als leichte, 1 Fall von Nierenpolabriß sowie ein Fall von Milzruptur mit Hämaskos von 1000 ml als mittelschwere Verletzung eingestuft (Gruppe A). Je 1 Fall von Leber- und Milzeinriß wurden als leichte, 3 Fälle von Nierenabriß mit Hämaskos, je 1 Fall von Leber- und Milzeinriß, vor allem aber 2 Fälle von Rektusmuskelriß wurden als schwere operationspflichtige Verletzungen gewertet (Gruppe B). Dies ergab eine Sensitivität der initialen klinischen Einstufung von 0,83 bei einer Spezifität von 0,71.

Sonographisch: Die routinemäßige Sonographie im Schockraum sowie im konservativen Behandlungsverlauf erwies sich als verläßlichste Diagnosestütze. Tabelle 2 und 3 vermitteln den Überblick über die Daten.

Tabelle 2. Sonographische Befunde in Gruppe A (operative Behandlung)

Befund	n	
Massiver Hämaskos (nicht mehr quantifizierbar)	10	
Hämaskos von 400 ml	4	
Massives Perirenalretroperitonealhämatom (± Parenchymdefekt)	3	} 1 Doppelbefund
Hämaskos von 100 ml	1	
Kein Befund	1	
Gesamt	19	

Tabelle 3. Sonographische Befunde in Gruppe B
(konservative Behandlung)

Befund	n
Perirenales Hämatom	5
(davon mit Makrohämaturie)	(3)
Perihepatisches Hämatom	3
Perilienales Hämatom + perivesikaler Hämaskos	3
Perirenales Hämatom + perivesikaler Hämaskos	3
Perivesikaler Hämaskos bis 20 ml bis 100 ml	6 1
Rektusscheidenhämatom + Rektusriß	3
Gesamt	24

Kritik der Verfahrenswahl

In Gruppe A bestätigte der Eingriff in 16/18 Fällen (~90%) die absolute Notwendigkeit der Operation; in 1 Fall (~5%) erwies sich die Indikation insofern als diskutabel, als ein Netzeinriß mit Hämaskos von 400 ml vorlag, die Blutung jedoch bei Laparotomie bereits spontan zum Stillstand gekommen war. In 1 Fall (~5%) war die Operation unnötig, da lediglich der Teildurchtritt eines Retroperitonealhämatoms ohne intraperitoneale Blutungsquelle vorlag.

In Gruppe B bestätigte der glatte Verlauf in 24/24 Fällen die korrekte Verfahrenswahl.

Die Bedeutung des sonographischen Befundes „freie Flüssigkeit in der Bauchhöhle"

Im eigenen Krankengut erwies sich die sonographische „gemessene" Menge von 100 ml freier Flüssigkeit in der Bauchhöhle als kritischer Grenzwert: Bei Mengen bis 100 ml führte in 16/17 Fällen (~94%) konservatives Vorgehen zur problemlosen Heilung; in 1/17 Fällen (~6%) erwies sich die Laparotomie beim erwähnten Fall eines Retroperitonealhämatoms mit Begleithämaskos als unnötig.

Bei Hämaskosmengen ab 400 ml bestand in 16/17 Fällen (~94%) absolute, in 1/17 Fällen (~6%) relative Operationsindikationen (Netzeinriß). Interessanterweise fand sich kein Fall mit Hämaskosmengen zwischen 100 und 400 ml.

Besondere Beachtung verdient der negative sonographische Befund bei einem Fall stumpfer Jejunumruptur. Auch der positive sonographische Befund bei einer scharf-penetrierenden Jejunumläsion war nur indirekt durch Mitverletzung der A. epigastrica inferior bedingt. Dünndarmverletzungen tendieren somit nach eigenen Erfahrungen zu negativen sonographischen Befunden.

Spezielle traumatologische Kriterien in Gruppe A

In 3 Fällen von Gruppe A bedingten präexistente Organpathologien oder iatrogene Veränderungen eine besondere Vulnerabilität: 1 Pankreasadenom, 1 monströse Uterusmyomatose, 1 omentoparietale Adhäsion. Derartige disponierende Vorschäden betrafen nur Frauen, womit das Verhältnis schwerer Verletzungen „gesunder" Organe (13 Männer vs. 2 Frauen) die bekannte Risikobereitschaft der männlichen Population der betroffenen Altersgruppe bestätigt.

Eine scharfe Dünndarmperforation durch Skisturz in eine Glasscheibe war anamnestisch atypisch.

Aufwendigkeit konservativen Vorgehens hinsichtlich sonographischer Kontrollen: stationäre Verweildauer

In Gruppe A war lediglich 1 präoperative sonographische Untersuchung/Patient (Summe 18) erforderlich. Die stationäre Verweildauer betrug 13,4 ± 2,3 Tage.

In Gruppe B waren durchschnittlich 3 Untersuchungen/Patient bzw. 0,72 Untersuchungen/Tag notwendig (Summe 72). Der stationäre Aufenthalt betrug 4,1 ± 2,2 Tage.

Diskussion

Abdominal- und Retroperitonealtraumen beim Wintersport lagen in ~17% kombiniert vor, in weiteren ~17% imponierten Retroperitonealtraumen klinisch als Bauchtrauma; die Differenzierung mit klinischen Hilfsmitteln erscheint somit nur bedingt verläßlich. In ~21% fanden wird Zusatzverletzungen anderer Regionen – seltener als andere [6].

Unfallanamnestisch führte in Übereinstimmung mit analogen Berichten der Abfahrtssturz beim alpinen Skilauf [6], wobei scharfe Traumen die Ausnahme darstellen [6].

Die erste klinische Einstufung hinsichtlich des Verletzungsschweregrades und Therapieplanes war mit einer Sensitivität von 0,83 und einer Spezifität von 0,71 unbefriedigend. Die sofort nach klinischer Untersuchung synchron mit resuszitativen Maßnahmen durchgeführte Screeningsonographie [5, 10] stellte in Übereinstimmung mit zahlreichen Autoren [1–3, 5, 7, 8, 10–12] das effizienteste diagnostische Zusatzverfahren dar, dessen relevante Sensitivität mit 0,85–0,96 [10–12] und Spezifität mit 0,98–1,0 angegeben wurde [5, 7, 10–12], die diagnostische Lavage ersetzen konnte [3, 5, 10, 11] und nach eigenen Erfahrungen in Kombination mit klinischen Daten mit hoher Sicherheit die angemessene Verfahrenswahl bestimmt. Dabei geht es vorrangig um Nachweis und Quantifizierung freier Flüssigkeit in den bekannten Prädilektionskompartments der Bauchhöhle [1] bzw. – bei klinischem Verdacht auf Bauchtrauma – auch retroperitoneal und parietal [9].

Zunehmende Erfahrung ebnete den Weg zur konservativen Behandlung stumpfer Bauchtraumen, wobei Kindertraumatologen Pionierarbeit leisteten. Der Trend führte vom expektativen Management bei negativem sonographischem Befund [1] zur konservativen Behandlung klinisch stabiler Kinder mit nachweisbarem Trauma parenchymatöser Organe [3, 4, 8] mit Senkung der Operationsquoten bis zu 7,6% [8]. Diese Neuorientierung fand Eingang in die Gesamttraumatologie, wobei sonographische Befunde als wesentliche Entscheidungshilfe gelten [5, 7, 9] und Operationsquoten von 22,6% erreicht wurden [5]. Die eigene Operationsquote betrug ~43% und hätte bei optimalem Management auf ~ 40% gesenkt werden können. Unsere durchwegs guten Ergebnisse mit 24 konservativ behandelten Patienten bestätigen analoge Erfahrungen [4, 9].

Losgelöst von klinischen Daten erwies sich uns ein Hämaskos bis zu 100 ml als kritischer Grenzwert – ein empirischer Wert, der aufgrund bescheidener Patientenzahlen kritischer Überprüfung bedarf.

Zusammenfassung

Abdominal- und Retroperitonealtraumen lagen bei 1,7% aller stationär wegen Wintersportunfällen aufgenommener Patienten vor; sie traten in ~17% kombiniert auf, in ~17% imponierten Retroperitonealtraumen als Bauchtrauma. Unfallanamnestisch dominierte der alpine Skilauf mit ~90%. Hinsichtlich der Einstufung des Verletzungsschweregrades mit klinischen Mitteln betrug die Sensitivität 0,83 und die Spezifität 0,71. In ~29% war die Niere, in ~24% die Milz, in ~12% die Leber, in ~10% die Bauchwand, in ~5% Pankreas, Dünndarm und Netz und in ~2% Uterus und Harnblase verletzt. Die Screeningsonographie erwies sich als effizientestes diagnostisches Verfahren; in Kombination mit klinischen Daten konnte in ~98% die optimale Verfahrenswahl getroffen werden. ~57% der Patienten wurden erfolgreich konservativ behandelt, wobei sich im vorliegenden Krankengut eine Hämaskosmenge von bis zu 100 ml als kritischer Grenzwert zum primär operativ orientierten Management erwies. Alle Patienten wurden geheilt.

Literatur

1. Chambers JA, Pilbrow WJ (1988) Ultrasound in abdominal trauma: an alternative to peritoneal lavage. Arch Emerg Med 5:26–33
2. Dock W, Grabenwoger F, Pinterits F, Ittner G (1988) Sonographie des Abdomens beim Polytraumatisierten. Unfallchirurg 91:185–188
3. Filiatrault D, Longpré D, Patriquin H, Perreault G, Grignon A, Pronovost J, Boisvert I (1987) Investigation of childhood blunt abdominal trauma: a practical approach using ultrasound as the initial diagnostic modality. Pediatr Radiol 17:373–379
4. Hoelzer DJ, Brian MB, Balsara VJ, Varner WD, Flynn TC, Miner ME (1986) Selection and nonoperative management of pediatric blunt trauma patients: the role of quantitative crystalloid resuscitation and abdominal ultrasonography. J Trauma 26:57–62

5. Hoffmann R, Pohlemann T, Wippermann B, Reimer P, Milbradt H, Tscherne H (1987) Management der Sonographie bei stumpfem Bauchtrauma. Unfallchirurg 92:471–476
6. Jurkovich GJ, Pearce WH, Cleveland HC (1983) Thoracic and abdominal injuries in skiers: the role of air evacuation. J Trauma 23:844–848
7. Kohlberger EJ, Strittmatter B, Waninger J (1989) Ultraschalldiagnostik nach stumpfem Abdominaltrauma. Sonographie in der Akut- und Verlaufsdiagnostik. Fortschr Med 107:244–247
8. Menardi G, Egender G, Furtschegger A (1986) Die sonographische Überwachung beim kindlichen stumpfen Bauchtrauma. Wien Med Wochenschr 136:237–240
9. Narain H, Talwar S, Kapoor R, Rana BS (1989) Role of ultrasound in the evaluation of blunt abdominal trauma. Indian Pediatr 26:539–543
10. Seifert M, Petereit U, Ortmann G (1989) Die Bedeutung der Sonographie bei der Akutdiagnostik Polytraumatisierter. Zentralbl Chir 114:1012–1018
11. Strittmatter B, Lausen M, Salm R, Kohlberger EJ (1988) Die Wertigkeit der Ultraschalldiagnostik beim stumpfen Bauch- und Thoraxtrauma. Langenbecks Arch Chir 373:202–205
12. Wening JV (1989) Evaluation of ultrasound, lavage and computed tomography in blunt abdominal trauma. Surg Endosc 3:152–158

Bauchtrauma im peripheren Krankenhaus – organisatorischer Ablauf und Erfahrungsbericht

L. Pitschmann

Chirurgische Abteilung (Leiter: Prof. L. Riedler), Krankenhaus der Stadt Dornbirn, A-6850 Dornbirn

Ich berichte über 30 operativ versorgte Bauchtraumen aus den Jahren 86–89 aus einem Krankenhaus der Grundversorgung.

Unfallursache

- 15 Verkehrsunfälle
  (1/2 Motorradunfälle)
- 6 Arbeitsunfälle
- 3 Sportunfälle
  (Ski, Fahrrad, Reiten)
- 7 Diverse
  (Suizid, Schußverletzung, Tätlichkeiten)

Unter den 30 Patienten waren auch 2 praktische Ärtze, und zwar ein Kollege mit Pfählungsverletzung durch Zaunlatte bei einem Fahrradsturz sowie ein Kollege mit Dick- und Dünndarmruptur sowie Mesenterialeinrisse bei einer Gurtverletzung bei Verkehrsunfall.

Hefte zu „Der Unfallchirurg", Heft 239
W. Buchinger (Hrsg.)
© Springer-Verlag Berlin Heidelberg 1994

Diagnostik

Die Primärdiagnostik wurde durch den Unfallchirurgen durchgeführt, weiteres Procedere nach Absprache mit dem Allgemeinchirurgen.

Eine abdominelle Sonographie wird durch den Internisten durchgeführt.

Die Entscheidung zum operativen Eingriff erfolgt überwiegend auf Grund der Klinik bzw. der fortlaufenden klinischen Kontrolle.

Operation auf Grund der Klinik in 15 Fällen (50%), des abdominellen Sonogramms in 13, des CT bzw. Thoraxröntgen in 2 Fällen.

Begleitverletzungen

1/3 ohne wesentliche Begleitverletzung.

2/3 mit schweren bzw. schwersten Begleitverletzungen (SHT, Rippenserienfrakturen ± Hämatopneumothorax, Beckenfrakturen, Extremitätenfrakturen).

Intraoperative Befunde

- 11 Milzrupturen
- 5 Leberrupturen
- 1 Zwerchfellruptur
- 2 Magenrupturen
- 5 Dünndarmrupturen
- 6 Dickdarmrupturen
- 11 Mesenterium-Omentum
- 5 Rupturen großer Gefäße
- 1 Pankreasruptur
- 2 Harnblasenrupturen
- 3 Nierenrupturen

Zwerchfellruptur mit posttraumatischer Komplikation mit Pankreasnekrose und ReOP 3 1/2 Wochen nach dem Unfall.

Magenruptur 1mal als Stichverletzung (Kind gegen Glastüre), 1mal Zerreißung eines vollen Magens bei Motorradfahrer mit gleichzeitiger Pankreasruptur.

Dünndarmruptur 1mal komplett mit 7 cm langem freiliegendem Duodenumteil (Betonrohr gegen Bauch).

Ruptur großer Gefäße 1mal als Schußverletzung, 2mal Iliakalgefäße bei Beckenzerreißung, 1mal Aortenruptur bei 85jährigem Patienten, 1mal V.-cava-Einriß.

Von den 5 verstorbenen Patienten sind 4 mit Verletzungen der größeren Gefäße, 1 Patientin mit malignem Hirnödem.

Retrospektiv verzögerte Operation

1mal bei fortlaufender Sonokontrolle mit beschriebenem subkapsulärem Hämatom der Milz und der rechten Niere, Operation nach 48 h mit intraopertiver größerer Leberruptur.

1mal bei dem Arztkollegen mit Gurtverletzung Operation 36 h nach dem Unfall wegen Darmruptur bei negativer Sono auf Grund der Klinik.

Es erfolgte eine Dünndarmübernähung sowie Sigmaresektion mit End-zu-End-Anastomose und sekundärer Dehiszenz mit Peritonitis und neuerlicher Operation 9 Tage nach dem Unfall mit temporärer Stomaversorgung.

Retrospektiv unnötige Operation

Bei einer 24jährigen Patientin nach Verkehrsunfall mit frontobasaler Fraktur, UK-Fraktur, oberem und unterem Schambeinastbruch rechts sowie US-Bruch rechtsseitig erfolgte eine Laparotomie auf Grund der Klinik mit negativem intraopertivem Befund.

Zusammenfassend ist nach unserer Meinung trotz einer negativen Erfahrung der klinische Befund über den sonographischen Befund zu stellen und danach zu handeln.

Eine kollegiale *Teamarbeit* zwischen Unfallchirurgen, Allgemeinchirurgen, Anästhesisten und Sonographiker ist für das Wohl des Patienten unumgänglich.

Diskussion

Kukla, Linz: Zum Vortrag von Herrn Jonasch. Gibt es irgend eine Bemerkung dazu?

Schürer-Waldheim, Zwettl: Sie haben erwähnt, daß ein Organ nicht genannt wurde, das ist die Pankreasdrüse bei den stumpfen Bauchtraumen. Es ist auch später gesagt worden, daß es eine sehr seltene Verletzung ist. Dem kann ich nicht ganz beistimmen, denn wenn man einen erfahrenen Untersucher in der Sonographie zur Verfügung hat, oder vielleicht gar eine Computertomographie, dann stellt sich heraus, daß insbesondere bei den Lenkradverletzungen und den schwereren Gurtenverletzungen die Pankreasdrüse sehr häufig mitverletzt ist. Gott sei Dank meistens nur im Sinne eines Ödems. Trotzdem sollte man aber dieses Organ, auch wenn man das selten feststellt, laufend sonographisch weiter untersuchen, um weitere Folgen, zum Beispiel eine Pankreasnekrose oder später Pankreaszysten, rechtzeitig zu erkennen.

Kukla, Linz: Ich danke für den sehr wichtigen und notwendigen Hinweis, denn ich habe es eingangs schon erwähnt, daß gerade beim Polytraumatisierten dann sehr, sehr

Hefte zu „Der Unfallchirurg", Heft 239
W. Buchinger (Hrsg.)
© Springer-Verlag Berlin Heidelberg 1994

häufig in einer späteren Phase Pankreasprobleme auftreten können, die zunächst nicht oder nur am Rande als unfallkausal anerkannt sind, oder diagnostisch stumm geblieben sind, die gerade dann, im Zuge eines Multiorganversagens, doch sehr schwerwiegende und sehr oft auch kaum therapierbare Komplikationen bieten können. Ich glaube, man sollte immer an eine Mitbeteiligung des Pankreas, insbesondere beim Polytraumatisierten, denken, obwohl vordergründig die Verletzung nie erkennbar ist. Wir stellen die Forderung bei der Laparotomie klarerweise eine Eröffnung der Bursa omentalis und eine Inspektion des Pankreas. Jedes andere Vorgehen und Beschränkung auf die reine Organbehandlung würde ich als einen Kunstfehler bezeichnen.

Berentey, Budapest: Ich möchte nochmals unterstreichen, was Sie gesagt haben, als Gerichtsmediziner oder Chirurg mit gerichtsmedizinischer Erfahrung. In meinem Vortrag habe ich auch erwähnt, daß das Pankreas ein schlauer Fuchs ist zwischen den Abdominalorganen. Im Obduktionsbefund haben wir oft Pankreasverletzungen, sogar hämorrhagische Pankreasverletzungen, festgestellt und das war ein Schlüssel zu dem Rätsel, weil sorgfältige klinische Beobachtung und fachgerechte Behandlung nicht darauf hingewiesen haben. Wir alten Chirurgen wissen, daß das Pankreas doch auch angeschaut werden soll während einer explorativen Laparotomie und nach der Versorgung von Organverletzungen. Es ist aber bei der Erstversorgung nicht immer möglich, diese Pankreaskontusion und das nach Tagen hervorgerufene Ödem festzustellen, welches wirklich eine sehr unangenehme Wirkung hat und vielleicht eine der wichtigsten Befunde ist bei der Todesursachenanalyse. Das hat unser Material auch bewiesen, und da wir nicht gleichmäßig sonographiert haben während der letzten 10 Jahre, sondern von Jahr zu Jahr mehr, kommen erst jetzt die wirklich bösartigen Pankreasverletzungen klar zum Vorschein.

Kukla, Linz: Danke. Wir kommen zum Vortrag von Herrn Martinek – Analyse der Bauchtraumen im Waldviertel. Eines ist erkennbar, es scheint dort wirklich eine idyllische, nicht sehr mit hoher Kriminalität behaftete, wunderschöne Gegend zu sein, denn ich wundere mich über die doch beträchtliche Anzahl an Stichverletzungen im Ländle, wie im letzten Vortrag erkennbar. Herr Martinek, Sie haben es selbst auch kritisch angeführt, daß die Erstversorgung am Unfallort sicherlich ein Problem war, das sich mit zunehmendem Ausbildungsstand der Notfallmediziner signifikant verbessern wird, wobei ich es als sehr notwendig erachte, daß die Schwerpunktkrankenhäuser ihre Notarztwagen und Notfalleinrichtungen, in Krems kommt ja noch der Hubschrauber dazu, selbst betreiben, weil auch der Ausbildungsstand der Stammannschaft des Hauses sich signifikant verbessert und damit auch therapeutische Aspekte bei den nicht polytraumatisierten Notfallopfern festzustellen sind. Gibt es dazu irgend etwas zu sagen? Nun zum Vortrag von Herrn Berentey.

Martinek, Krems: Sie haben gesagt, daß 5 Todesfälle auf eine isolierte Organverletzung im Abdomen zurückzuführen waren. Das müssen doch alles Patienten gewesen sein, die verspätet behandelt wurden. Ist das so? Gestern haben wir aus Hannover gehört, und auch heute, daß eigentlich das isolierte Bauchtrauma eine Mortalität von fast null hat.

Berentey, Budapest: In meinen Ausführungen sind jene Fälle aufgezählt worden, die ohne chirurgische Versorgung, nur als Obduktionsbefund aufgearbeitet wurden. Darunter waren 5 solcher Fälle, die im Gerichtsmedizinischen Institut obduziert worden waren und nur ein Organ verletzt wurde. Es handelt sich um mehr als 800 Fälle, die Unfallopfer waren und darunter waren aufgezählt die Verkehrsunfälle, die unbehandelt waren. Vielleicht ein Notarzt nur an Ort und Stelle, aber nie ein Krankenhaus. Die wurden nie stationär behandelt.

Martinek, Krems: Das habe ich mißverstanden.

Berentey, Budapest: Das unterstützt auch unsere Schlußfolgerung und die Schlußfolgerung von allen anderen, daß Organverletzungen rechtzeitig erkannt und rechtzeitig behandelt, nicht mit schlechter Prognose behaftet sind.

Kukla, Linz: Das heißt mit einem Wort, das zum richtigen Zeitpunkt sachgerecht versorgte isolierte Abdominaltrauma sollte eine Mortalität von 0% haben. Ich halte die Behauptung, daß eine isolierte Abdominalverletzung 0% haben sollte, für eine Herausforderung an die behandelnden Ärzte und für nicht ganz aufrechtzuerhalten.

Berentey, Budapest: Wir sind in einer sehr günstigen Lage. Alle unsere Verstorbenen werden in unserem Gerichtsmedizinischen Institut obduziert und alle die in Stadt und Umgebung, das heißt 3 Millionen unserer Bevölkerung, die nach einem Unfall obduziert werden, die kommen auch dort hin. Das ist eine Universitätseinrichtung, wo wir alle Möglichkeiten für eine richtige Analyse haben. Keiner soll nie sagen, aber selten, und das heißt auch nahezu null. Dafür ist unser Material ein Beweis.

Kapral, Melk: Ich möchte bitte die Behauptung, daß die isolierte Organverletzung des Abdomens eine Mortalität von null haben soll, gewissermaßen als Latte und Vorgabe, doch nicht so im Raum stehen lassen. Wie Sie wissen, haben früher, vor der Notarztzeit, ja ungefähr 2/3 der schweren Lebertraumata das Krankenhaus überhaupt nicht erreicht. Sie werden wahrscheinlich jetzt Lebertraumata bekommen, die gerade noch lebend das Krankenhaus erreichen, wo Sie auch operieren, aber die Schwere der isolierten Leberverletzung doch dann wahrscheinlich so groß sein wird, daß hier doch mit einem negativen Resultat zu rechnen ist. Ich glaube, für die Zukunft sollte man die Latte „Isolierte Abdominalverletzung = Mortalität Ø" nicht so apodiktisch sagen.

Kukla, Linz: Das wollte ich auch damit sagen. Die Behauptungen, daß das kein Problem wäre, ist unrichtig und ich kann das bestätigen, was Sie gesagt haben, daß durch Antransport der Schwerstverletzten auch die Überlebensraten vom Polytrauma sinken werden, denn wir haben durch den unter „unsachgemäßen" oder über eine weitere Strecke hinweg ohne Notarzt antransportierten Polytraumatisierten eine Vorselektionierung gehabt. Das heißt, diejenigen, die noch lebend ins Krankenhaus gekommen sind, die haben a priori schon eine bessere Überlebenschance gehabt. Wir erleben jetzt durch Verbesserung des Antransportes ein Absinken der Überlebensrate bei hohem Polytraumascore. Das ist ein interessanter Nebeneffekt, der in der Stadt bei weitem mehr eine Rolle spielt wie am Land.

Meissner, Tamsweg: Ich möchte Ihr Statement auch noch ganz unterstreichen, daß wir zwischen der Vision Letalität null und der Realität schon klare Perspektiven behalten müssen. Man kann das ja mit einem skurrilen Beispiel vergleichen. Wenn wir Allgemeinchirurgen, ich greife nur die Chirurgie des Magen- und Darmtraktes heraus, operieren, dann setzen wir eine Verletzung, die wir fachgerecht versorgen. Eine Letalität von null ist natürlich illusorisch.

Kukla, Linz: Ich hätte eine Frage zum nächsten Vortrag von Matuschka und Michels. Sie haben berichtet über 25% der Patienten auf der Intensivstation mit Polytrauma. Meinen Sie Abdominal- und Polytrauma, oder ist es tatsächlich so, daß 25% Ihrer Patienten auf der Intensivstation Polytraumatisierte sind?

Matuschka, Wien: Ja, wir haben insgesamt 1 078 Patienten in diesen 5 Jahren gehabt und davon waren im Schnitt zirka 50 Patienten pro Jahr und das sind 246 und das sind 22,8% dieser 1 078 Patienten. Ich habe sie noch exakt aufgeschlüsselt nach dem Hannoveraner Polytraumascore, um eben den Schweregrad aufzuzeigen.

Kukla, Linz: Was sind die anderen 75%, die dann noch auf der Intensivstation liegen?

Matuschka, Wien: Das sind teilweise isolierte Schädel-Hirn-Traumen, isolierte Thoraxverletzungen, schwerste Extremitätenverletzungen und auch Patienten wegen hohen Alters nach Hüftoperationen zum Beispiel.

Kukla, Wien: Danke. Der nächste Vortrag wäre Quell et al. aus dem Wilhelminenspital, die Epidemiologie des Bauchtraumas. Gibt es da etwas zu sagen, oder waren die Aussagen so eindeutig klar? Wenn das nicht der Fall ist, zum Vortrag von Herrn Kapral. Ich möchte eine Bemerkung vielleicht in eigener Sache dazu machen. Es kommt ja nicht von ungefähr, daß Dünndarmverletzungen im Zeitalter der Sonographie erst relativ spät dann zur Versorgung kommen, wenn die klinische Überwachung nicht so ist, wie es vielleicht auf einer Bauchchirurgie der Fall ist. Hier haben wir doch im Zeitalter der Lavage und Untersuchung der Spülflüssigkeit auf Speisereste im Dunkelfeld, im mikroskopischen Ausstrich sehr, sehr frühzeitig die Diagnose der Dünndarm- oder überhaupt der Verletzung der Hohlorgane stellen können und ich glaube, es ist wie bei allen neueren Entwicklungen, irgendwo erreicht man eine Grenze und das Pendel schlägt irgendwann einmal zurück. Ich glaube, daß alle diagnostischen Methoden nicht monoman benützt werden sollten, sondern daß hier der Erfahrungswert eines Unfallchirurgen oder eines Chirurgen, und die Chirurgen legen uns gerade beim Abdominaltrauma die Latte sehr hoch, die letztlich zur richtigen Diagnose führen soll. Man sollte also nicht grundsätzlich sagen, wir brauchen das eine nicht mehr, wir haben das durch das andere ersetzt. Ich glaube, daß das für mich ein sehr wichtiges Statement ist.

Kapral, Melk: Ich möchte das unterstreichen, was Sie gesagt haben, Herr Kukla. Ich hoffe, es ist bei mir nicht so herausgekommen, daß wir also jetzt eine Zäsur gemacht haben und die Lavage nicht mehr verwenden wollen und nur mehr den Ultraschall. Es ist nur eine Akzentverschiebung eingetreten. Ich glaube, daß sämtliche anderen Untersuchungen in petto zu halten sind und dazu gehört nicht nur die Lavage, sondern auch die Endoskopie und die Angiographie.

Kukla, Linz: Ich bin dankbar für den Hinweis.

Berentey, Budapest: Herr Kapral, Entschuldigung, vielleicht war ich nicht ganz aufmerksam, während Sie gesprochen haben. Es hat mich tief beeindruckt, Sie hatten einen Vorschlag für uns alle, es soll eine Niere wieder replantiert werden, wenn möglich, das heißt nach Nierenstielabrissen. Haben Sie wirklich eine solche Erfahrung oder ist das nur eine Empfehlung? Wenn ich mir überlege, 4 jahrzehntelange Erfahrung mit Unfallmechanismen, ich kann mir ganz schwer vorstellen, wie das möglich wäre, eine so schwere Nierenverletzung mit einem Organ, welches noch replantierbar wäre, obwohl ich weiß, daß nichts besser wäre – Replantation statt Transplantation. Das ist auch immunologisch tief begründet. Haben Sie einen solchen Fall oder war das nur ein beachtenswerter Vorschlag?

Kapral, Melk: Es ist noch Utopie insofern, daß wir die Überlegung haben, daß beispielsweise ein Nierenstielabriß ja primär in der Regel keine Gefäßnaht erlaubt, sondern daß diese Niere entfernt werden muß, die aber unter Umständen noch funktionstüchtig wäre. Ich glaube, für eine solche Niere käme es vor allem in Frage. Ich meine, es ist zumindest ein Vorschlag, an den man denken sollte.

Kukla, Linz: Wir kommen zum Vortrag von Herrn Meissner.

Schürer-Waldheim, Zwettl: Ich bin meinem lieben Freund Meissner sehr dankbar, daß er auch die Bauchdecke in die stumpfen Bauchtraumen inkludiert hat. Die können, wie wir alle wissen, sehr, sehr dramatisch verlaufen und einen jüngeren Assistenten doch vielleicht verleiten, doch hineinzuschneiden, weil er glaubt, es ist vielleicht eine Darmverletzung vorhanden, die man mit den üblichen Mitteln nicht so schnell erkennt. Auch hier wieder ein Wort über die schon so oft genannte Sonographie. Die löst dieses Dilemma in wenigen Minuten.

Kukla, Linz: Danke für den Hinweis, möchte aber trotzdem noch sagen, es wird immer von den negativen Laparotomien gesprochen oder von unnötigen Eingriffen. Ich glaube, daß trotzdem im Zweifelsfall gerade bei nicht sehr sonographieerfahrenen Mitarbeitern man nicht davor zurückscheuen sollte, eine Minilaparotomie zu machen, um einmal einen groben Überblick zu haben. Ich betrachte das keinesfalls als etwas falsches, wenn man einmal eine Probelaparotomie macht, die sicherlich gelegentlich mehr bieten und zeigen kann, als so manche andere, nicht sachgemäß durchgeführte Untersuchung.

XIV. Interessante Fälle

Extrem seltene retroperitoneale Verletzungen beim stumpfen Bauchtrauma

L. Sándor, I. Nacsai und A. Bozó

Abteilung für Unfallchirurgie der Medizinischen Universität Albert Szent-Györgyi
(Leiter: Doz. Dr. H. Sander), Semmelweis u. 6, H-6720 Szeged

Verletzungen der retroperitoneal liegenden großen Organe, wie des Duodenums, der Bauchspeicheldrüse, der Nieren und der ableitenden Harnwege, sind zwar selten, die großen chirurgischen Zentren können trotzdem, sogar nach stumpfen Bauchtrauma, überzeugende, über Jahre gesammelte Patientenkollektive mit derartigen Verletzungen vorstellen.

Der Hepatocholedochus und die großen Becken- und Bauchvenen werden dagegen so selten traumatisiert, daß in einem Chirurgenleben sogar Jahrzehnte vorübergehen können, ohne eine derartige Verletzung jemals selbst gesehen zu haben.

Bei Durchsicht der Literatur der letzten 5 Jahre fanden wir lediglich 12 Publikationen, die sich mit den Behandlungsmöglichkeiten der Gallenwegrupturen, meistens anhand von Einzelbeobachtungen, beschäftigten. Eine Verletzung, die auf einer Malformation der extrahepatischen Gallenwegen basierte, war jedoch nicht dabei.

Im „Vietnam Vascular Registry" ist zu lesen, daß von 2085 Gefäßverletzungen nur bei 12 Patienten eine Becken- oder Bauchvenenverletzung bestand, und nur bei 3 Patienten waren die großen Venen zu rekonstruieren. Pelvine retoperitoneale Hämatome als Folge von kleinen und mittelgroßen Beckengefäß- und Venengeflechtrupturen beim Beckenbruch sind zwar öfter zu sehen, ihre Behandlung bleibt aber fast immer konservativ und nur in Ausnahmefällen wird eine Embolisation zur Blutstillung vorgenommen. Rekonstruktionsbedürftige Rupturen der großen Beckenvenen ohne Bekkenbruch kommen bei stumpfen Bauchtraumen sehr selten vor, bringen aber wegen der Gefahr der Verblutung akute Lebensgefahr mit sich.

In diesen Fällen sollte die lebensrettende Sofortoperation mit Rekonstruktion der großen Bauchvenen erfolgen, da eine Ligatur zu einem unter Friedensbedingungen von niemandem mehr akzeptierten Ergebnis führen könnte.

Im Folgenden möchten wir 2 extrem seltene, bei uns erfolgreich behandelte retroperitoneale Verletzungen beim stumpfen Bauchtrauma vorstellen.

Fallbericht Nr. 1

Ein 19jähriger Patient zog sich bei einem Motoradunfall eine LWK-4-Kompressionsfraktur zu (Abb. 1). Der Unfallmechanismus konnte in einer Überbeugung nach vorn und nach rechts rekonstruiert werden. Bei der Hyperflexion stieß der Rippenbogen an der Wirbelsäule an. Da der LWK-4-Bruch von einer inkompletten Querschnittslähmung begleitet war und da die primäre klinische und sonographische Untersuchung

Hefte zu „Der Unfallchirurg", Heft 239
W. Buchinger (Hrsg.)
© Springer-Verlag Berlin Heidelberg 1994

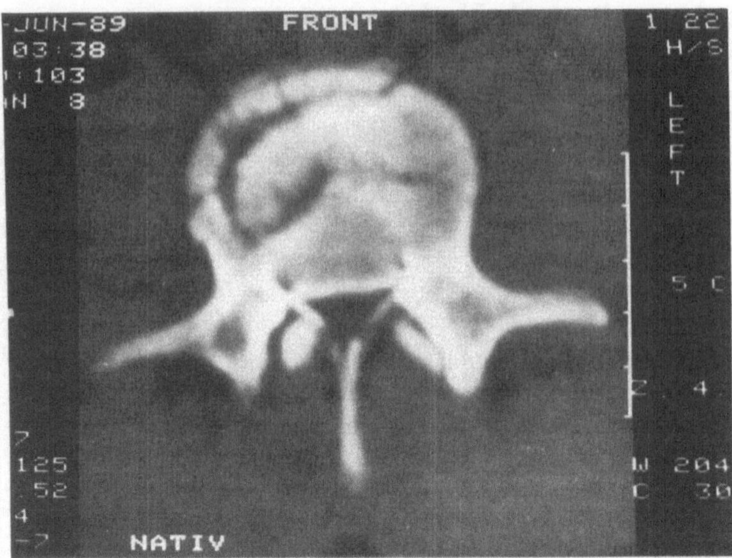

Abb. 1. CT-Aufnahme des 4. Lendenwirbelkörpers: Der Wirbelkörper ist mehrfach frakturiert, seine hintere obere Kante ist in den Spinalkanal eingedrungen und verengt ihn um mehr als die Hälfte

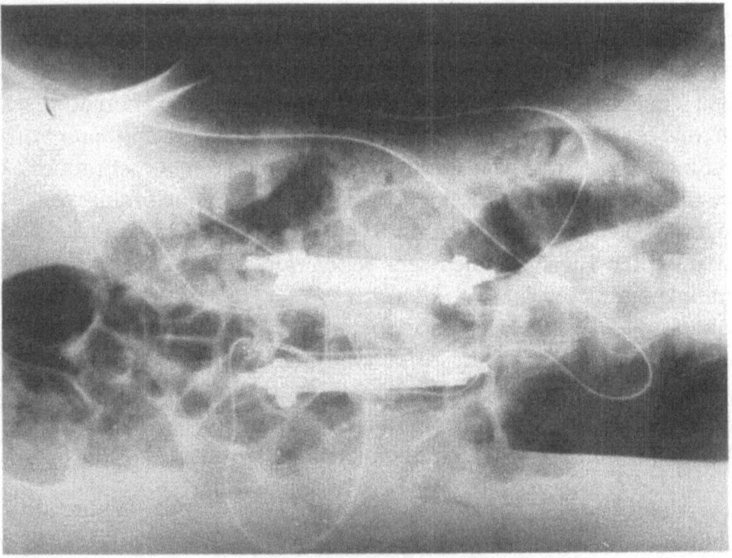

Abb. 2. Postoperative Röntgenaufnahme des Abdomens links anliegend: Die LWK-4-Fraktur ist mit dem LS-8-Fixateur interne versorgt

im Bauch keine Verletzung zeigte, wurde die Wirbelfraktur noch am Aufnahmetag mit unserem LS-8-Fixateur interne versorgt (Abb. 2).

Das Sonogramm zeigte bei der Erstuntersuchung keine freie Flüssigkeit im Abdomen, eine Verletzung der parenchymatösen Organe konnte damit ausgeschlossen werden. In der Leber jedoch waren 2–4 cm große, runde Gallengangszysten zu sehen, die dem sonographischen Bild eines Caroli-Syndroms entsprachen (Abb. 3). Am 1. postoperativen Tag traten Symptome auf, die auf das Vorhandensein einer traumatischen Appendizitis hindeuteten. Das wiederholte Bauchsonogramm zeigte jetzt freie Flüssigkeit im Sinus hepatorenalis und zwischen den Dünndarmschlingen (Abb. 4). Freie Luft dagegen war im Bauch nicht vorhanden, eine Perforation konnte also ausgeschlossen werden. Bei der Differentialdiagnose mußte neben der Appendizitis auch eine Leberzystenruptur im Rahmen des Caroli-Syndroms in Betracht gezogen werden, so daß wir zur endgültigen Diagnose und zur Versorgung des Patienten eine Explorationslaparotomie durchführten. Dabei fanden wir neben dem gesunden Wurmfortsatz flüssige Galle, die die Annahme der Leberzystenruptur bekräftigte. Die Exploration der Leber zeigte aber keinerlei Verletzung. Das Lig. hepatoduodenale war dagegen von Galle stark imbibiert und nahe des Duodenums floß aus einem Peritoneumriß flüssige Galle. Nach dem Kocher-Manöver konnte die Verletzungsstelle eindeutig identifiziert werden: Der Riß befand sich am Choledochus, 5–6 cm oberhalb der Papilla Vateri. Die intraoperative Cholangiographie zeigte, daß der Hepatocholedochus von multiplen Zysten malformiert, und die Rißstelle an einer dieser Zysten war. Zum Ausschluß weiterer Verletzungen haben wir mit 250 ml Kontrastmittel eine intraoperative Cholangiographie angefertigt (Abb. 5). Weitere Verletzungen konnten

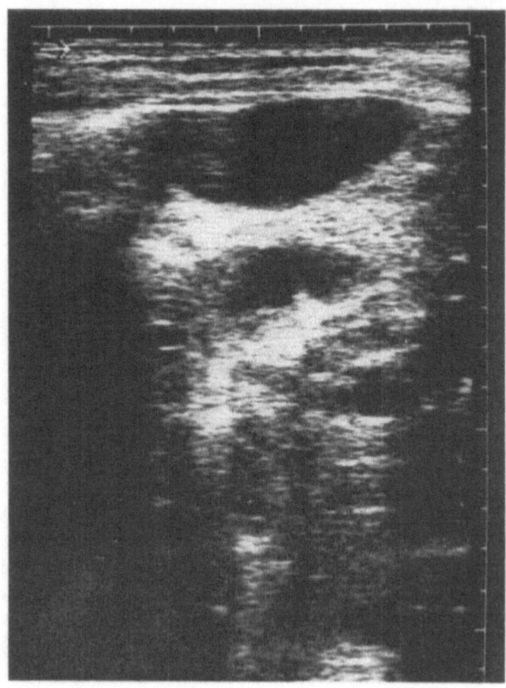

Abb. 3. Sonogramm der Leber: Im Leberparenchym sind zahlreiche 2–4 cm messende mit Flüssigkeit gefüllte Zysten zu sehen. Das Bild entspricht dem sonographischen Bild eines Caroli-Syndroms

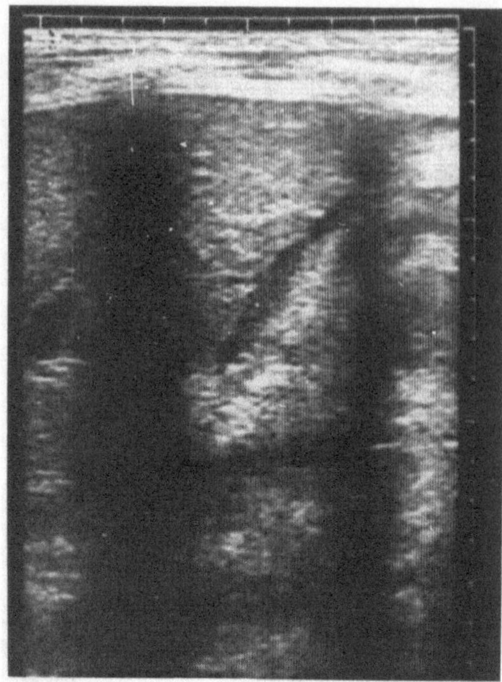

Abb. 4. Sonogramm des Abdomens:
Freie Flüssigkeit im Sinus hepatorenalis
und zwischen den Dünndarmschlingen

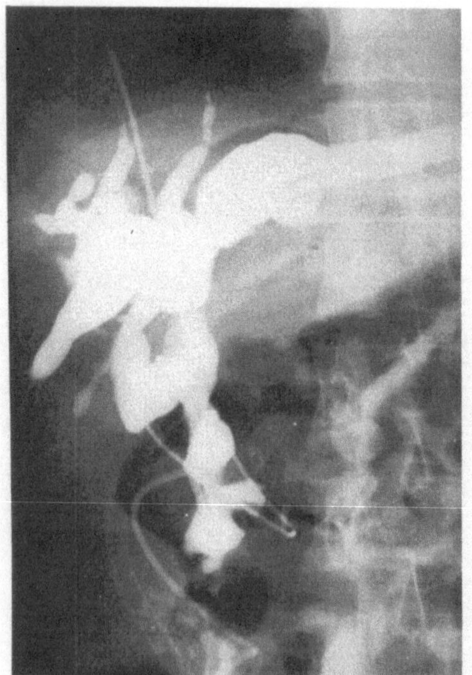

Abb. 5. Intraoperative „totale" Cholangiographie mit 250 ml Uromiro: mehrfache Zy-
stenbildung an den extra- und intrahepatischen Gallenwegen. Die Veränderungen
sind nach Todani in die Gruppe IV-A einzuordnen

wir nicht feststellen. Mit den extra- und intrahepatischen Gallenwegszysten fanden wir eine extrem seltene Malformation der Gallenwege. Der Zystentyp ist in die Gruppe IV-A nach Todani einzuordnen. Die Versorgung erfolgte mit dem Einlegen eines Kehr-T-Drains in die Rupturstelle und mit Naht der rupturierten Zystenwand. 3 Monate später konnte die endgültige Versorgung von Bauchchirurgen vorgenommen werden: Da die malformierte Choledochuswand entarten könnte, wurden die extrahepatischen Gallenwege reseziert und der Gallenabfluß mit einer Y-Roux-Jejunumschlinge gesichert.

1 Jahr nach dem Unfall ist der Patient seitens der Wirbelsäule und seitens der Gallenwege wohlauf und arbeitet wieder als Klempner in seinem alten Beruf.

Fallbericht Nr. 2

Der 56jährige Patient erlitt beim Schweißen eines „Alkoholfasses" einen Explosionsunfall, wobei seine linke Leiste stumpf lädiert wurde. Eine offene Wunde lag nicht vor, das linke Bein war jedoch in wenigen Minuten dick und blau. Bei der Einlieferung fanden wir einen kreislaufunstabilen Patienten, mit erheblich angeschwollenem Oberschenkel und mit geschwollener, bläulich verfärbter Leiste und Flanke links. Die Pulse waren am linken Fußrücken bei der Einlieferung noch gut tastbar, sie waren aber gegenüber der anderen Seite von Minute zu Minute schwächer. An der Beckenübersichtsröntgenaufnahme konnten wir keine Fraktur sehen. Die retrograde Harnblasenauffüllung zeigte aber eine nach rechts erheblich verdrängte Blase, die auf eine starke Blutung im kleinen Becken hinwies (Abb. 6). Da eine Angiographie aus orga-

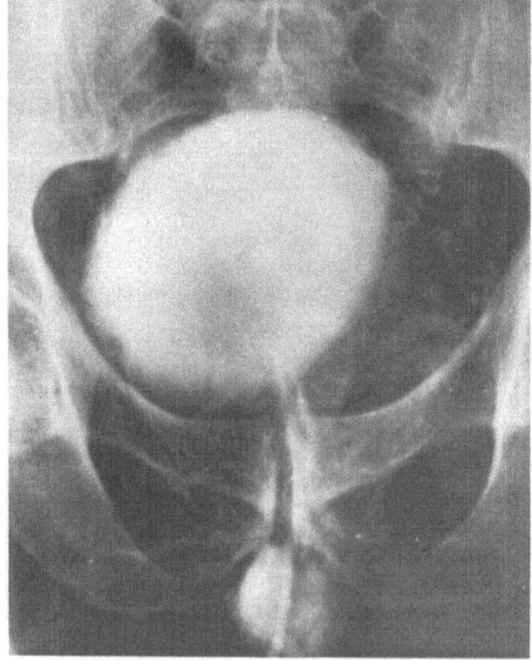

Abb. 6. Retrograde Kontrastmittelauffüllung der Harnblase: Die Blase ist von einem aus der gerissenen V. iliaca externa stammenden Hämatom nach rechts verschoben

nisatorischen Gründen sofort nicht durchgeführt werden konnte, und da das linke Bein schon ein der Phlegmasia coerulea dolens ähnliches Bild aufwies, mußten wir ohne weitere diagnostische Abklärung eine Exploration des retro- und infraperitonealen Raumes durchführen.

Wir fanden dabei die großen Leistengefäße von einem riesigen Hämatom umgeben. Nach Ausräumung zeigten sich die Schlagadern unverletzt, die V. iliaca externa war jedoch dorsal an einer Strecke von 5 cm in der Längsrichtung eingerissen.

Die Vene wurde mit einer fortlaufenden Naht versorgt: der Blutkreislauf des Beines normalisierte sich sofort. Der postoperative Verlauf war komplikationslos, der Patient arbeitet weiterhin als Schweißer.

Diskussion

Während der unfallchirurgischen Tätigkeit werden die Traumatologen auch mit solchen Krankheitsbildern konfrontiert, die für sich extrem selten sind. Bei den vorgestellten Patienten fanden wir eine retroperitoneale Gallengangszystenruptur und eine V.-iliaca-externa-Ruptur nach stumpfem Bauchtrauma.

Es bestätigte sich wieder, daß die bewährten Methoden auch bei den Patienten erfolgreich sind, mit denen der Unfallchirurg sehr selten und viele von uns vielleicht nie im Leben direkt konfrontiert werden.

Literatur

1. Brunes L (1974) Ruptur of a solitary nonparasitic cyst of the liver. Act Chir Scand 140:159
2. Conti S (1986) Bauchvenen. In: Blaisdell FW, Trunkey DD (Hrsg) Bauchtrauma. Enke, Stuttgart
3. Caroli J (1968) Diseases of intrahepatic bile ducts. Isr J Med Sci 4:21
4. Fletcher WS (1972) Non-penetrating trauma to the gallenbladder and extrahepatic bile duct. Surg Clin North Am 52:711
5. Hermann RE (1985) Gallengangscysten. Chirurg 56:193
6. Klempa I, Menzel J, Kubale R, Branndt G (1986) Zur Problematik der intrahepatischen Gallengangscysten. Chirurg 57:741
7. Lim RC jr (1986) Leber und extrahepatische Gallengänge. In: Blaisdell FW, Trunkey DD (Hrsg) Bauchtrauma. Enke, Stuttgart
8. Lotz DW, Stahlschmidt M, Gaertner T (1988) Seltene intraabdominale Blutungsursache: Lebercystenruptur. Chirurg 59:46
9. Nunez-Hoyo M, Lees CD, Hermann RE (1982) Bile duct cysts, experience with 15 patients. Am J Surg 144:295
10. Powel CS, Sawgers JL, Reynolds VH (1981) Management of adult choledochal cysts. Ann Surg 183:666
11. Schwemmle K (1986) Verletzungen von Duodenum, Pankreas und Gallenwegen. In: Siewert JR, Pichelmayr R (Hrsg) Das Traumatisierte Abdomen. Springer, Berlin Heidelberg New York Tokyo
12. Stallkamp B (1983) Diagnostik und Therapie der nichtparasitären Leberzysten und Zystenleber. (Übersicht). In: Häring R (Hrsg) Chirurgie der Leber. Edition Medizin, Weineim, S 383
13. Todani T, Watanabe Y, Narusne M, Tabuchi K, Okajima K (1977) Congenitale bile duct cysts. Am J Surg 134:263

14. Tsardakas E, Robnett AH (1956) Congenital cystic dilatation of the common bile duct. Arch Surg 72:311
15. Yamaguchi M (1980) Congenital choledochal cyst. Am J Surg 140:653
16. Zollinger R jr, Keller R, Hubay C (1972) Traumatic rupture of the right and left hepatic ducts. J Trauma 12:563

Pfählungsverletzungen mit dem Strohziehhaken – eine seltene perforierende Bauchverletzung

G.Y. Kiss, L. Sándor und E. Varga

Abteilung für Unfallchirurgie der Medizinischen Universität Albert Szent-Györgyi
(Leiter: Doz. Dr. H. Sander), Semmelweis u. 6, H-6720 Szeged

Mit Umgestaltung der Landwirtschaft sind auch die dort gebrauchten Werkzeuge grundlegend verändert und viele von ihnen sind heute so gut wie verschwunden.

Der Strohziehhaken war früher ein allgemein bekanntes Handwerkzeug: Mit ihm zog der Bauer aus dem Strohschober Streu für das Vieh. In den letzten 25 Jahren behandelten wir 2 Patienten mit Pfählungsverletzungen durch Strohziehhaken. Ein Fall ist davon auch photographisch dokumentiert, den wir hiermit vorstellen möchten.

Fallbericht

Der 59jährige Bauer arbeitete an seinem Strohschober. Sein Enkelkind fand den umgekippten Strohziehhaken neben dem Schober, und weil es Ordnung wollte, stellte es ihn zum Schober neben die Leiter, mit der Spitze nach oben.

Nach Erledigung der Arbeit am Schober stieg der Bauer nach unten, wobei der Strohziehhaken ihn aufpfählte: Der Haken drang bis zum Anschlag in seinen Körper links ein (Abb. 1). Eine Blutung trat nicht auf, das erschrockene Enkelkind brachte aber sofort Hilfe. Die Nachbarn waren sehr hilfreich, sie wollten den Haken aus dem Körper entfernen, es zogen sogar zwei Menschen an dem Haken. Er ließ sich aber nicht entfernen, so daß der Rettungswagen gerufen wurde.

Bei der Einlieferung war der Patient kreislaufstabil. Die Abdomenleerröntgenaufnahme zeigte den Haken im Bauch, freie Luft, die auf eine Perforation hingedeutet hätte, war nicht zu sehen (Abb. 2). Symptome einer Peritonumreizung waren ebenfalls nicht vorhanden.

Der Haken wurde nahe der Haut mit einer Metallsäge durchtrennt und seine Spitze aus dem Bauch von einer medianen Laparotomie herausoperiert. Die Hakenspitze befand sich direkt unter dem Magen, ohne an ihm eine Perforation zu setzen.

An dem Hakenbart waren aber 3 Dünndarmschlingen „aufgefädelt". Diese Verletzungen waren von den „hilfebringenden" Nachbarn gesetzt worden, die den Haken

Hefte zu „Der Unfallchirurg", Heft 239
W. Buchinger (Hrsg.)

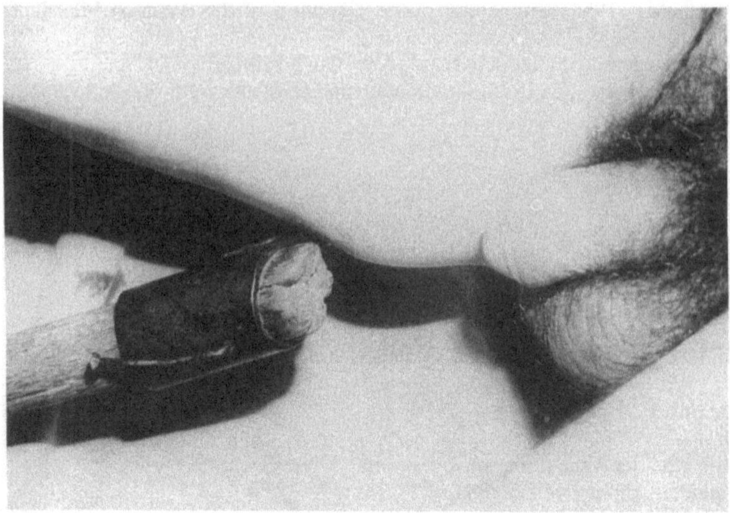

Abb. 1. Der Strohziehhaken drang bis zum Anschlag in den Körper ein. Eine Blutung war aber nicht zu sehen

rückwärts aus dem Bauch herausziehen wollten. Der Haken konnte schnell entfernt werden, die zweifach perforierten Dünndarmschlingen waren einfach zu übernähen. Andere Verletzungen konnten weder im Bauch, noch im Stichkanal gefunden werden: Der eindringende Haken schob mit seiner stumpfen Spitze alle Gefäße und Organe

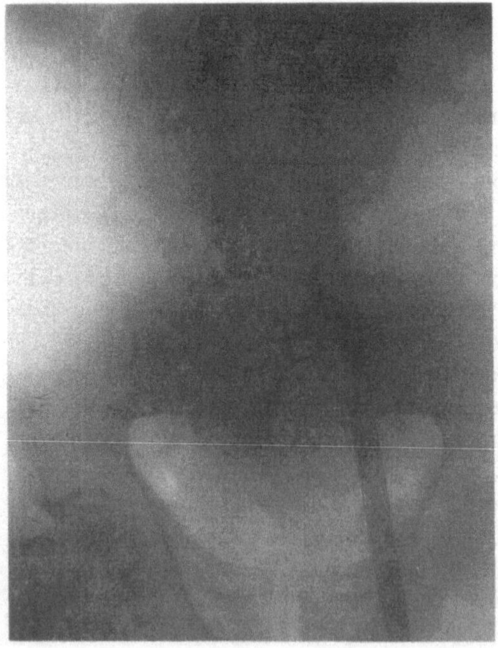

Abb. 2. Röntgenaufnahme des Abdomens: Der Strohziehhaken ist im Bauch zu sehen; seine Spitze ist direkt unter dem Magen abgebildet

zur Seite. Lebensgefährliche perforierende Darmverletzungen waren also nicht durch den Unfall selbst, sondern von Laien gesetzt worden.

Diskussion

Mit dem vorgestellten Patienten haben wir eine seltene, perforierende Bauchverletzung dokumentiert. Ähnliche Verletzungen kommen heute so gut wie nicht mehr vor, denn das „Instrument" ist aus der Landwirtschaft verschwunden.

Es bestätigte sich wieder, daß die Pfählungsverletzungen selbst nur selten schwere Organrupturen verursachen, denn der eindringende Fremdkörper schiebt die Organe üblicherweise zur Seite. Haken dürfen niemals rückwärts gezogen werden, da die gefährlichen Verletzungen meistens bei diesem Akt verursacht werden.

Die Versorgung des Patienten war mit einfachsten Methoden, mit der Übernähung der perforierten Dünndarmschlingen, erfolgreich.

Wäre die erste Hilfe von Fachpersonal geleistet worden, wären die Dünndarmperforationen dem Patienten erspart geblieben.

Vorteil der Leberteilresektion bei Ruptur

P. Galle

II. Universitätsklinik für Unfallchirurgie (Vorstand: Prof. Dr. P. Fasol), Spitalgasse 23, A-1090 Wien

Eingehende Richtlinien für das operative Vorgehen bei Leberrupturen wurden unter anderem schon 1983 von Priesching [2] aufgestellt. Anhand eines eindrucksvollen Falles soll hier nur wieder auf die Vorteile der Leberteilresektion gegenüber Umstechungsversuchen hingewiesen werden.

Eine 32jährige Patientin wird am 31.08.1989 als PKW-Lenkerin bei einem Verkehrsunfall verletzt und an unsere Klinik eingewiesen. Neben einer Commotio cerebri und einigen Rißquetschwunden besteht eine Bauchdeckenspannung, besonders links. Im Ultraschall sieht man einen schmalen Flüssigkeitssaum subhepatal, welcher nach 1 h unverändert ist.

Der Leukozytenwert beträgt 10.500. Da die Bauchdeckenspannung zunimmt, wird 2 h nach der Einlieferung der Entschluß zur Laparotomie gefaßt. Dabei findet sich eine verzweigte Ruptur des linken Leberlappens mit mehreren nicht-durchbluteten Gewebearealen in der Hauptrupturstelle, etwa der Gruppe V–VI, der Einteilung von Hollands u. Little [1] entsprechend.

Einige kleinere Risse können durch Übernähung versorgt werden; Der Hauptteil des linken Leberlappens wird durch stumpfes „resectional debridement" entfernt. Die

Hefte zu „Der Unfallchirurg", Heft 239
W. Buchinger (Hrsg.)
© Springer-Verlag Berlin Heidelberg 1994

Tabelle 1. Verlaufskontrolle der Leberfunktionswerte

	31.8.	1.9.	4.9.	18.10.89
GOT	78	30	11	9
GPT	110	75	40	12
Alkalische Phosphatase	58	65	125	110
Gamma-GT	11	10	48	12
LDH	546	181	141	130
Ges.-EW	5,9	6,3	7,3	7,8

mäßig blutende Resektionsfläche wird durch Infrarotkoagulation und einige invertierende Nähte mittels Vicrylbändchen versorgt.

Der postoperative Verlauf ist völlig komplikationslos, so daß die Patientin bereits am 10. postoperativen Tag entlassen werden kann. Die Wundheilung erfolgte pp. Überraschend auch die rasche Normalisierung der Leber- und Gerinnungswerte (Tabelle 1, 2). Eine Kontrolluntersuchung nach 1 Jahr ergibt unverändert normale Laborwerte bei völligem Wohlbefinden der Patientin.

Diskussion und Zusammenfassung

Diese kurze Mitteilung soll dreierlei bezwecken:

1. Bei Leberverletzungen ohne lebensbedrohliche Blutung (Gruppe V–VI nach Hollands), aber mit ausgedehnten Parenchymnekrosen ist die Resektion den Umstechungen deutlich überlegen, was sich vor allem in der komplikationsarmen Nachbehandlung und der raschen Normalisierung der Funktionsproben manifestiert.
2. Für die Behandlung der Resektionsfläche empfiehlt sich der Infrarotkoagulator, evtl. in Kombination mit einigen invertierenden Nähten mit Vicrylbändchen.
3. Bei entsprechend eindeutigem klinischen Befund (Schmerzen, Bauchdeckenspannung) sollte der Entschluß zu Operation rasch gefaßt werden, auch dann, wenn nach der Sonographie allein ein Zuwarten noch berechtigt wäre.

Tabelle 2. Verlaufskontrolle der Gerinnungswerte

	31.8.	1.9.	4.9.
PTZ	80%	86%	92%
TZ	15,8"	14,6"	17,4"
PTT	27"	34,8"	30,1"

Literatur

1. Hollands MJ, Little JM (1990) The role of hepatic resection in the management of blunt liver trauma. World J Surg 14:478–482
2. Priesching A (1983) Versorgung der schweren Leberverletzung. Hefte Unfallheilkd 163:41–45

Stumpfe Bauchverletzung mit isolierter perforierender Gallenwegverletzung

F. Nečas, P. Zelníček und J. Michek

Forschungsinstitut für Traumatologie und spezielle Chirurgie (Direktor: Prof. Dr. J. Michek), Ponavka 6, CS-66250 Brno 16, CSFR

Isolierte Gallenblasen- und extrahepatische Gallenwegverletzungen, verursacht durch stumpfe Bauchverletzungen, sind außerordentlich selten, vor allem wegen der geschützten Lage der Gallenwege unter dem Rippenbogen.

Die erste Mitteilung über eine Gallenwegsverletzung nach stumpfer Bauchverletzung findet sich bei dem französischen Autor Fizeau 1806 [8, 12], wenngleich in der angelsächsischen Literatur die erste Nachricht Wainwright 1799 [9, 13] zugeschrieben wird. Dabei handelt es sich um einen Mann, der sich durch Sturz vom Pferde eine Choledochusruptur zuzog und nach 8 Wochen unter den Zeichen eines Cholaskos und Ikterus starb. Jedoch erst im Jahre 1894 findet sich der erste seriöse Bericht des Engländers Battle [1] über die chirurgische Versorgung einer Choledochusperforation bei einem Mann, der von einer Droschke überfahren wurde. Seitdem finden sich bis heute in der Fachliteratur nur sporadische Kasuistiken über Einzelfälle solcher Verletzungstypen. Im tschechoslowakischen Schrifttum handelt es sich um Einzelbeobachtungen, beschrieben von Ćarský [2], Niederle [7], Typovský [12], Přenosil [10], Nájemník [6] und Podzimek [8]. Auch unsere Mitteilung stellt keine Ausnahme dar.

Kasuistik

In den Jahren 1984–1988 wurden an unserer Abteilung 2 Männer und eine Frau mit unfallbedingter Perforation der Gallenblase und der Gallenwege operiert. Tabelle 1 zeigt unser Krankengut in diesem Zeitraum.

Beim ersten Verletzten handelt es sich um einen 42jährigen asthenischen Mann: Er wurde im betrunkenen Zustand im Juni 1984 in den rechten Oberbauch getreten. 4 h nach dem Vorfall wurde er bei uns eingeliefert, mit Schmerzen im rechten Epigastrium, Erbrechen, aber ohne peritoneale Symptomatik, Leukozytose (12×10^9). Der Patient wurde zur Beobachtung aufgenommen. Am 2. Tag bildete sich bei fortbeste-

Hefte zu „Der Unfallchirurg", Heft 239
W. Buchinger (Hrsg.)

Tabelle 1. Krankengut 1984–1988, Vutsch Brno, CSFR

Diagnose	Operative Behandlung	Verstorben
Stumpfe Bauchverletzung mit Perforation der extra- hepatischen Gallenwege	3	0
Abdominelle Verletzungen einschließlich Polytraumata	379	46
Gutartige Erkrankungen der Gallenblase und Gallenwege	1376	58

henden Oberbauchschmerzen ein paralytischer Ileus aus, außerdem bestand ein Sklerenikterus. Das Serumbilirubin stieg auf 42 umol/l an. Ultraschallsonographie und ERCP standen uns damals noch nicht zur Verfügung, das Ergebnis der PTC-Untersuchung zeigt die Abb. 1. Es ist die teilweise Unterbrechung des Kontrastmittelflusses im Hepatikusbereich über dem Zystikusabgang erkennbar. Die operative Revision 24 h nach dem Ereignis bestätigte die etwa 1,5 cm lange Lazerationsverletzung des Hepaticus communis. Im subhepatischen-subphrenischen Raum rechts fand sich etwa 1 l Galle. Die Verletzung wurde durch Cholezystektomie und eine hohe Hepatikojejunumanastomose nach Roux versorgt (Abb. 2). Der postoperative Verlauf war komplikationslos.

Beim zweiten Verletzten handelte es sich um eine 26jährige Frau: Sie erlitt im August 1985 als Sozia eines Motorrades eine stumpfe Bauchverletzung, verursacht durch die Lenkstange des Motorrades. Sie wurde unter Schock mit Peritonealreizung aufge-

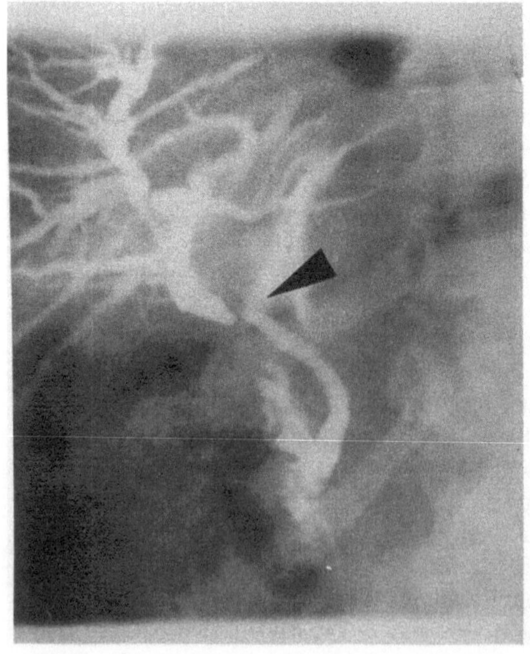

Abb. 1. PTC 2 Tage nach Unfall: Inkomplette Unterbrechung des Kontrastmittelflusses im Hepatikusbereich

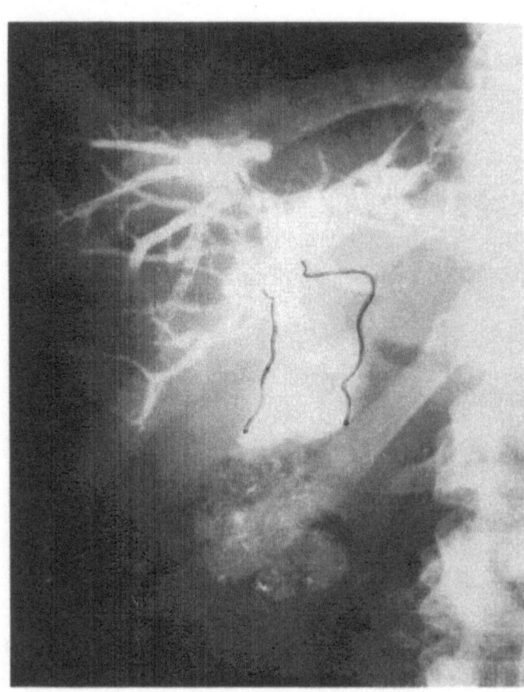

Abb. 2. PTC postoperativ: Versorgung mit Roux-Anastomose

nommen. Nach 2 h wurde sie operiert, wobei eine Avulsion der Gallenblase aus dem Leberbett und ein Einriß des Zystikus-Choledochus-Winkels gefunden wurden. Die Gallenblase wurde entfernt, der Choledochus übernäht, ein T-Drain für 3 Wochen belassen (Abb. 3). Der postoperative Verlauf war komplikationslos.

Der dritte Patient war ein 61jähriger Mann nach einem Unfall in der Landwirtschaft: Er wurde im Februar 1988 durch ein Pferd in den rechten Oberbauch getreten. Trotz einer Bauchwandkontusion konnte eine elastische Resistenz von ungefähr 8 cm Durchmesser palpiert werden. Die Sonographie bestätigt den Verdacht einer großen Gallenblase ohne Konkremente. Der Verletzte wurde noch am Unfalltag operiert. Wir fanden eine Gallenblasenwandkontusion mit einer Biliarenfissur und Blutkoagula im Lumen der Gallenblase. Weder die Gallenwege, noch Leber oder Duodenum waren verletzt. Wir führten die Cholezystektomie durch.

Diskussion

Der übliche Verletzungsmechanismus der Gallenwegsverletzung nach Bauchtrauma ist die direkte stumpfe Gewalteinwirkung im Gebiet des rechten Hypochondriums oder Epigastriums. Ätiologische Faktoren können Schlag, Fußtritt, Verschüttung, Anprall bei Verkehrsunfällen sein, weniger häufig Sturz aus der Höhe. Die Gallenblase ist häufiger verletzt als die Gallenwege. In der Literatur sind Gallenblasenverletzungen mit 2–3% aller Bauchverletzungen angegeben, Hepatikocholedochusverletzungen in 0,5% [3, 5, 9].

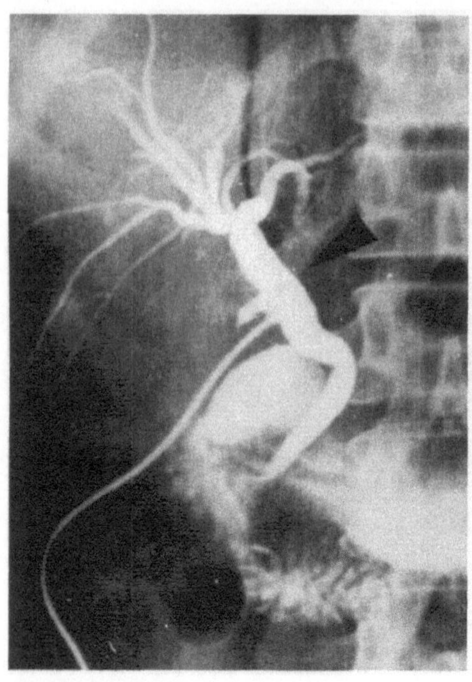

Abb. 3. Cholangiographie postoperativ:
Choledochusübernähung, liegendes T-Drain

Bei den Gallenblasenverletzungen finden sich je nach Verletzungsintensität Kontusionen mit intraluminären Blutungen, mit Perforationen oder Lazerationen der Wand, Avulsion aus dem Leberbett, mit traumatischer Cholezystitis, selten auch mit biliärer Peritonitis ohne Perforation. Die Symptomatologie der Verletzung ist ähnlich jener der akuten Cholezystitis mit akuter Begleitperitonitis. Die richtige Diagnose bereitet wenig Schwierigkeiten. Neben dem klinischen Befund führen Sonographie, ergänzend auch Sequenzcholeszintigraphie, Laparozentese mit Bauchspülung oder Laparoskopie zur richtigen Diagnosestellung. Die richtige Therapie besteht in der Cholezystektomie mit Leberbettnaht. Die einfache Naht der Gallenblasenwand wird wegen späterer Komplikationen nicht empfohlen.

Verletzungen des Hepatikocholedochus sind wesentlich schwerwiegender, vor allem wegen der Gefahr späterer Komplikationen wie Strikturen, rezidivierender Cholangitiden oder biliärer Zirrhosen. Kleine Einrisse können unbeobachtet bleiben und erst eine mögliche spätere Choleperitonitis kann den Chirurgen überraschen [3, 7, 9, 12]. Durch die besondere Fixation der Gallenwege im Leberbett und durch den Pankreaskopf kommt es zu isolierten Verletzungen ohne Beteiligung der Gefäße im Lig. hepatoduodenale. Das Verletzungsmuster umfaßt Kontusionen, Fissuren und Wandzerreißungen bis hin zu kompletten Unterbrechungen. Die Diagnostik wird durch Sonographie, ERCP oder PTC gestellt.

Chirurgisch kommt die gezielte Naht mit T-Drainage in Frage, bei Lazerationsverletzungen die Anastomose mit dem Duodenum oder mit einer exkludierten Jejunumschlinge. Die Versorgung des verletzten Hepatikus ist am problematischsten. Am besten scheint die hohe Hilusanastomose mit einer Y-Schlinge nach Roux in der Modifikation nach Couinaud-Hepp. Voraussetzung für einen Erfolg ist eine ausreichend breite (1,5–2 cm) bimuköse Anastomose. Andernfalls muß die Anastomose durch eine langfristige bis zu 6 Monaten dauernde diahepatale oder diaenterale Drainage gesichert werden, die über die Anastomose reicht.

Abschließend kann gesagt werden, daß die Verletzungen der Gallenwege, auch wenn sie nur selten vorkommen, vor allem wegen der Gefahren von Spätkomplikationen sehr ernste Verletzungen sind. Die rechtzeitige komplexe Diagnostik soll zur exakten Diagnose der Verletzung führen, die technisch exakte primäre operative Versorgung ist Garantie für die Senkung der Morbidität und vor allem für die Verhütung von Spätfolgen, die Qualität und Lebenserwartung des Verletzten senken.

Literatur

1. Battle WH (1984) Traumatic rupture of the common bile duct. Trans Clin Soc Lond 27:144–148
2. Cársky K, Cerník F, Leško A (1961) Tupé poranenia dutých orgánov brušnych. Rozhl Chir 40:2–3
3. Ivatury RR, Rohman M, Nallathambi M (1985) The morbidity of injuries of the extra-hepatic biliary system. J Trauma 25/10:967–973
4. Kaehr D, Jones LM, Miller SF, Finley RK Jr (1984) Traumatic cholecystectomy. J Trauma 24/6:544–545
5. Michelassi F, Ranson JHC (1985) Bile duct disruption by blunt trauma. J Trauma 25/5:454–457
6. Nájemník J (1967) Isolovaná tupá poranění žlucových cest. Čs Gastroent Výž 21:115–116
7. Niederle B, et al. (1977) Chirurgie žlucových cest. Avicenum, Praha, pp 674–678
8. Podzimek A, Novák K, Zuna V, et al. (1984) Poranení žlucových cest. Rozhl Chir 63/6:428–435
9. Posner MC, Moore EE (1985) Extrahepatic biliary tract injury-operative management plan. J Trauma 25/9:833–837
10. Přenosil M (1966) Ruptura zevních cest žlučových při tupém poranění břicha. Cs Gastroent Vyž 20:252–254
11. Rohatgi M, Gupta DK (1987) Isolated complete transection of common bile duct following blunt bicycle handlebar injury. J Pediatr Surg 22/11:1029–1030
12. Typovsky K (1977) Traumatologie bricha. Avicenum, Praha, pp 295–307
13. Wainwright T (1799) Letter. The Medical and Physical J, London, pp 362–364

Diskussion

Matuschka, Wien: Mich würde interessieren, ob Sie an diesen verletzten Gallenblasen und den rupturierten Gallenwegen Zeichen einer vorher abgelaufenen Entzündung gefunden haben? Ob nicht eine pathologisch veränderte Gallenblase anfälliger ist für solche Rupturen?

Hefte zu „Der Unfallchirurg", Heft 239
W. Buchinger (Hrsg.)
© Springer-Verlag Berlin Heidelberg 1994

444

Necas, Brno: Dieses Krankengut ist sehr selten. Ich meine, daß niemand große Erfahrungen hat. Das sind ganz spezielle Fälle. Es ist möglich zu sagen, daß die klinische Diagnostik sehr wichtig ist.

Povacz, Wels: Darf ich die Frage vielleicht noch einmal präzisieren. Die Frage war, ob es normale Gallenblasen waren, oder ob histologische Untersuchungen gemacht wurden, die dann gezeigt haben, daß das chronisch entzündete Gallenblasen oder sonstwie veränderte Gallenblasen waren.

Necas, Brno: Das waren normale Gallenblasen, ohne Steine, ohne chronische Entzündungen.

Seltener Fall einer Hämobilie nach stumpfem Bauchtrauma

P. Povacz, H. Wiesinger und G. Neuwirth

II. Chirurgische Abteilung, A. ö. Krankenhaus der Barmherzigen Schwestern vom Heiligen Kreuz (Leiter: Prim. Dr. G. Neuwirth), Grieskirchnerstraße 42, A-4600 Wels

Die traumatische Hämobilie wurde von Sandblom 1948 erstmals beschrieben [1]. Sie ist definiert als Blutung in das Gallenwegssystem, aufgrund einer pathologischen Verbindung zwischen den Gallenwegen und den intrahepatischen Blutgefäßen [2]. Da es sich bei der traumatischen Hämobilie um ein seltenes Krankheitsbild handelt und die Leberverletzung noch allgemein als gefürchtete Komplikation des Unfallpatienten gilt, erschien es uns sinnvoll, diesen Fall vorzustellen.

Fallbericht

Im Rahmen eines Schiunfalles erlitt die 19jährige Patientin M.G. am 5.3.1990 ein stumpfes Bauchtrauma. Stationäre Behandlung zunächst im Regionalkrankenhaus.

Bei der Abklärung wurden intrahepatische Leberhämatome rechts und nach 1 Woche im i.v.-Urogramm eine stumme Niere rechts festgestellt. Deshalb Überstellung der Patientin an die nächstgelegene Universitätsklinik. Dort erfolgte ein (nicht erfolgreicher) Lyseversuch der posttraumatischen Nierenarterienstenose. Da sich bei der blanden Niere kein renaler Hochdruck entwickelte, wurde sie in situ belassen. Im Rahmen der Lysetherapie kam es zu einer schmerzhaften Oberbauchsymptomatik. Sonographisch zeigte sich eine Größenzunahme der intrahepatischen Hämatome.

Der Leberbefund wurde täglich sonographisch und labormäßig überwacht. Entsprechend der Leberverletzung das Enzymmuster: SGOT 47 mU, SGPT 227 mU,

Hefte zu „Der Unfallchirurg", Heft 239
W. Buchinger (Hrsg.)
© Springer-Verlag Berlin Heidelberg 1994

γ-GT 235 mU, LDH 326 mU, alkal. Phos. 1171 mU, PTA 56%, rotes und weißes BB waren konstant (Leuko 9700, Hb 10,0 g%, HK 32,5 Vol%).

Bei abwartender Haltung kam es zu einer sukzessiven Abnahme der Schmerzsymptomatik und Besserung der Laborwerte sowie zu einer Größenreduktion der Leberhämatome. Die Patientin wurde schließlich am 26.3.1990 in häusliche Pflege entlassen.

Am 6.4.90 wegen plötzlich einsetzender heftigster Oberbauchschmerzen und kaffeesatzartigem Erbrechen mit massivem Anstieg der Leberparameter stationäre Aufnahme an unserer Abteilung. Klinisch beginnender Schockzustand. Im Ultraschall an der Leber idente Verhältnisse zu den Vorbefunden, die Gallenblase jedoch deutlich vergrößert mit „pathologischem" Inhalt.

Aufgrund des sonographischen Befundes und der akuten Symptomatik entschlossen wir uns zur Laparotomie. Bei der Operation zeigten sich Gallenblase und Gallenwege mit Blut und Koagel ausgefüllt, so daß intraoperativ die Diagnose Hämobilie gestellt wurde. Zur akuten Entlastung wurde nach Cholezystektomie und Choledochotomie mit Entfernung der Koagel aus den Gallenwegen ein Kehr-T-Drain eingelegt.

Bei der am 1. postoperativen Tag durchgeführten selektiven Angiographie der A. hepatica konnte die Einblutungsquelle in das Gallenwegssystem noch nicht lokalisiert werden, so daß vorerst eine abwartende Haltung eingenommen werden mußte.

Am 7. postoperativen Tag kam es neuerlich zu einer massiven gastrointestinalen Blutung. Es wurde wiederum angiographiert. Dabei fand sich nun als Ursache für die Hämobilie ein ca. 1 cm großes Pseudoaneurysma im Lebersegment VI (posteroinroferiores Subsegment). Da der Versuch einer superselektiven Embolisierung des betreffenden Arterienastes aufgrund einer vermehrten Schlingenbildung der rechten A. hepatica nicht möglich war, wurde unmittelbar im Anschluß an die 2. Angiographie relaparotomiert und das Lebersegment VI reseziert. Der postoperative Verlauf komlikationslos.

Die Patientin wurde am 2.5.1990 entlassen. Weitere therapeutische bzw. diagnostische Maßnahmen waren bei der nun beschwerdefreien Patientin nicht mehr notwendig.

Diskussion

Leitsymptom der Hämobilie ist die gastrointestinale Blutung. Durch die Zerreißung von Lebergewebe kommt es zur gleichzeitigen Verletzung von Blutgefäßen – meist Arterienäste – und Gallengängen, so daß infolge der bestehenden Druckdifferenzen Blut über die Gallenwege in das Duodenum fließt.

Das Auftreten einer GI-Blutung nach stumpfem Bauchtrauma mit möglicher oder gesicherter Leberruptur muß sofort an die Möglichkeit einer Hämobilie denken lassen [3].

Entscheidend für die Diagnostik und präoperative Planung ist neben der Sonographie die superselektive Angiographie der Leberarterien. Sie verdeutlicht Ausmaß und Lokalisation des Aneurysmas und die Gefäßversorgung der Leber.

Therapeutisch stehen die selektive Katheterembolisation im Rahmen der Angiographie oder die Resektion des betroffenen Leberabschnittes im Vordergrund. Dabei ist die intraarterielle Embolisation wegen einer niedrigen Komplikationsrate zu bevorzugen.

Die Prognose der traumatischen Hämobilie ist abhängig vom Ausmaß der Blutung. Wenngleich bei kleineren Läsionen der Leber zunächst eine abwartende Haltung gerechtfertigt erscheint, muß in unbehandelten Fällen mit rezidivierenden und in über 40% letalen Blutungen [2, 4] gerechnet werden, weshalb die Indikation zum aktiven Vorgehen weit gestellt werden soll.

Literatur

1. Sandblom P (1948) Hemorrhage into the biliary tract following trauma – „traumatic hemobilia". Surgery 24:571
2. Sandblom P (1973) Hemobilia. Surg Clin North Am 53:1191
3. Wenz W (1972) Abdominale Angiographie. Springer, Berlin Heidelberg New York
4. Schildberg FW (1981) Hämobilie; In: Heberer G, Schweiberer L (Hrsg) Indikation zu Operation. Springer, Berlin Heidelberg New York
5. Reichow W, Becker HD, Fölsch UR (1983) Beitrag zur Hämobilie. Chirurg 54:811–814
6. Fritsch A, Funovics J, Orthner E, Wagner M (1985) Lebertrauma. Chirurg 56:198–202
7. Hacke M, Käufer C (1986) Das Leberarterienaneurysma – Pathogenese und Klinik. Chirurg 57:815–818

Diskussion

Povacz F., Wels: Was ist mit der Niere geschehen? Es ist ja doch berichtet worden, daß man bei den Voruntersuchungen einen Verschluß der Nierenarterie vorgefunden hat. Außerdem wurde nach einer relativ langen Zeit ein Lyseversuch gemacht. Wenn eine Nierenarterie so lange verschlossen ist, dann erhebt sich die Frage, ob das noch einen Sinn hat, hier eine Lyse zu machen und das hat auch zu der Komplikation geführt, daß es in der Leber neu zu bluten begonnen hat im Rahmen dieses Lyseversuches. Also das ist nicht ganz problemlos, sondern es wäre ganz interessant, ob man dann bei der Operation diese Niere zumindest palpiert oder anschaut. Was ist denn aus der geworden? Man hat ja dann offen gehabt, man konnte dort hinschauen.

Povacz P., Wels: Es ist so, daß die Behandlung ja auswärts an einer Universitätsklinik erfolgte und wir da nur Rückschlüsse ziehen können. Warscheinlich wurde vermutet, daß die Niere noch teilweise durchblutet ist und deshalb ein Lyseversuch gemacht. Es gilt allgemein, daß, wenn eine komplette Nierenarterienstenose vorliegt, mit fehlender Durchblutung der Niere, die Niere nach 2 h spätestens stumm ist und es dann keinen Sinn mehr hat. Nachdem es sich um eine stumme Niere handelte, sich weder eine

Hefte zu „Der Unfallchirurg", Heft 239
W. Buchinger (Hrsg.)

septische Komplikation, noch sich ein renaler Hochdruck entwickelte, konnte man die Niere in situ belassen. Intraoperativ war es so, daß man zwar das Retroperitoneum palpierte und man sah eine Verdickung retroperitoneal auf der rechten Seite, aber weiter wurde dann intraoperativ nichts gemacht. Es wurde also nicht nachgeschaut.

Povacz F., Wels: Man hätte eher erwartet, daß sie geschrumpft wäre nach der Zeit. Wenn sie nicht mehr durchblutet ist, ist sie hart und klein.

Povacz P., Wels: Es handelte sich warscheinlich um ein organisiertes Hämatom, das dort war.

Matuschka, Wien: Wurde später noch einmal eine i.v.-Pyelographie zur Kontrolle gemacht?

Povacz P., Wels: Nein, das wurde auch nicht mehr gemacht. Es wurde dann noch eine selektive Nierenarteriographie bei uns durchgeführt und da hat man gesehen, daß ein kompletter Verschluß der Nierenarterie vorliegt.

Haemosuccus pancreaticus: Ungewöhnliche Blutungsursache beim stumpfen Bauchtrauma

M. Kahle[1], H. Walther[2] und R. D. Filler[2]

[1] Chirurgische Abteilung (Chefarzt: Prof. Dr. M. Kahle), St. Elisabeth-Krankenhaus, Kissinger Straße 150, 97688 Bad Kissingen
[2] Chirurgische Klinik, Klinikum Landshut (Chefarzt: Prof. Dr. R. D. Filler), Robert-Koch-Straße 1, D-84034 Landshut

Einleitung

Die klinischen Zeichen einer Pankreasverletzung beim stumpfen Bauchtrauma sind meist diskret und laborchemische und bildgebende Untersuchungsverfahren primär nicht immer verläßlich [6]. Ungewöhnlich und noch nicht beschrieben ist die Manifestation eines Pankreastraumas über eine Blutung aus der Papille (Haemosuccus pancreaticus).

Fallbericht

Der 18jährige Patient M. Sch. wurde nach einem PKW-Unfall, er war Beifahrer und angeschnallt, eingeliefert.

Hefte zu „Der Unfallchirurg", Heft 239
W. Buchinger (Hrsg.)
© Springer-Verlag Berlin Heidelberg 1994

Aufnahmebefund: Diffuse Oberbauchschmerzen, Abwehrspannung, keine Prellmarke zu erkennen. Leukozytose von 27,8 x 10^9/1. Sonographisch fand sich kein Hinweis für intraabdominelle Flüssigkeit oder Verletzung von Milz, Leber und Nieren.

Verlauf: Beobachtung auf der operativen Intensivstation, eine Sonographiekontrolle zeigt 6 h nach der Aufnahme einen Flüssigkeitssaum am Leberunterrand sowie eine 3 cm im Durchmesser große, dorsal im rechten Leberlappen gelegene Flüssigkeitsansammlung. Klinisch bestanden unverändert Bauchschmerzen mit Punctum maximum im Epigastrium. Lipase und Amylase i.S. waren normal. 36 h nach dem Unfall wurde der Patient völlig beschwerdefrei auf die Allgemeinstation verlegt. Laborkontrollen zeigten als Folge des Lebertraumas hohe Aktivitäten der Enzyme LDH, GOT und GPT (Tabelle 1). Eine Computertomographie, am 3. Tag nach dem Unfall durchgeführt, erbrachte ein kleines subkapsuläres Hämatom im rechten Leberlappen, perihepatisch etwas Flüssigkeit und einen etwa 3 cm im Durchmesser großen, hypodensen Herd dorsal im rechten Leberlappen. Im Pankreaskopf erkannte man eine kleine hypodense Einlagerung. Am 7. Tag nach dem Unfall, gerade wurde mit dem Kostaufbau begonnen, klagte der Patient über heftige krampfartige Oberbauchschmerzen; es kam zu einem deutlichen Anstieg der Leberenzyme und des Bilirubins, auch die Pankreasenzymaktivitäten stiegen deutlich an (Tabelle 1). Der Patient setzte mehrmals Teerstühle ab, das Hämoglobin fiel innerhalb von 48 h von 13,6 g/dl auf 9,8 g/dl ab. Gastroskopisch zeigte sich im Magen etwas sanguinolente Flüssigkeit, aus der Papillenöffnung sickerte hellrotes Blut; der Untersucher identifizierte in der Papille ein Koagel. Die Kontrastmitteldarstellung des Ductus pankreaticus erbrachte ein 4 x 3 cm großes Extravasat im Pankreaskopf, der Gang stellte sich bis in den Schwanzbereich dar. Die endoskopisch retrograde Cholangiographie gelang nicht. Der Patient wurde nun für 7 Tage parenteral ernährt. Laborchemische Kontrollen zeigten eine Normalisierung aller pathologisch erhöhten Werte. Im anschließenden Computertomogramm war das Pankreas unauffällig, das im rechten Leberlappen gelegene Hämatom befand sich in Organisation. Blutkonserven mußten nicht gegeben werden. 5 Wochen nach dem Unfall wurde der Patient beschwerdefrei aus stationärer Behandlung entlassen. Anläßlich einer Kontrolluntersuchung 16 Monate nach dem Bauchtrauma fanden sich

Tabelle 1. Laborchemischer Verlauf bei Pankreasgangruptur

| | Bauchschmerzen Teerstuhl ↓ ↓   ↓ ↓ | | | | | |
	Unfall	3. Tag	9. Tag	11. Tag	14. Tag	Entlassung
Leukozyten (μ/l)	26700	24500	12900	9700	15500	9200
Hämoglobin (g/dl)	12,6	12,8	13,6	11,0	9,8	12,0
Lipase (ul)	72	71	323	762	345	179
Amylase (ul)	128	125	235	852	633	154
GOT (ul)	326	156	351	57	46	12
GPT (ul)	755	627	559	413	294	18
LDH (ul)	925	850	1005	340	268	159
Bilirubin (mg%)	0,9	1,8	8,2	10,0	2,1	0,9

klinisch und laborchemisch keine Besonderheiten. Sonographisch konnte eine Pankreaspseudozyste sicher ausgeschlossen werden.

Diskussion

Die stumpfe Pankreasverletzung verläuft vielfach heimtückisch. Gang- und Gefäßrupturen bestimmen den Verlauf. Eine klinische Verschlechterung, mit Anstieg der Pankreasenzymaktivitäten im Serum, zeigt sich häufig erst einige Tage nach dem Unfall. Dann muß allerdings schon mit fortgeschrittenen Veränderungen an der Bauchspeicheldrüse gerechnet werden. Die Letalität beträgt auch heute noch 17–32% [8, 10]. Todesursachen sind die intraabdominelle Blutung und der pankreatogene Schock. Im Hinblick auf die tödlichen Folgen gibt es keine Unterschiede zwischen stumpfen und penetrierenden Verletzungen [4, 9]. In 20% der Fälle muß bei der Pankreasverletzung mit einer gleichzeitigen Duodenalruptur gerechnet werden [3].

Ungewöhnlich war bei unserem Patienten die Manifestation der Verletzung über eine Blutung aus der Papille.

Als Blutungsquelle kam nur ein Gefäß in der im Pankreaskopf entstandenen Nekrosehöhle in Frage. Der Haemosuccus pancreaticus als Ursache für eine gastrointestinale Blutung ist eine Rarität, in der Literatur finden sich etwa 20 Mitteilungen [9]; in keinem Fall war ein Trauma die Ursache (Tabelle 2). Noch viel seltener ist der Umstand, daß der Untersucher, wie bei unserem Patienten, die aktive Blutung aus der Papille auch sehen konnte. Eine Hämobilie, die beim Lebertrauma beobachtet wird und die differentialdiagnostisch von Bedeutung wäre, ist bei unserem Patienten auszuschließen, da die Leberverletzung nur geringfügig und peripher gelegen war. Die Ursache des passageren Ikterus war die Teilverlegung der Papille durch Koagel; sie erklären auch die heftigen kolikartigen Oberbauchschmerzen am 7. Tag nach dem Trauma.

Bei Verdacht auf eine Pankreasverletzung sollte man mit der Durchführung einer endoskopisch retrograden Pankreatikographie nicht zögern [1, 2, 5], da die Lokalisation und das Ausmaß einer möglichen Gangverletzung therapeutisch und prognostisch von Bedeutung sind. Die in den Anfangszeiten der ERP erhobenen Bedenken gegen dieses Verfahren bei akuten Pankreaserkrankungen sind mittlerweile zersteut, beim erfahrenen und geübten Untersucher ist die Komplikationsrate gering [7].

Tabelle 2. Haemosuccus pancreaticus – Ätiologie

O   akute Pankreatitis
O   chronische Pankreatitis
O   Pankreaskarzinom
O   Rupturiertes Gefässaneurysma (A. lienalis)
O   Pankreastrauma

450

Literatur

1. Belohlavek D, Merkel P, Probst M (1978) Identification of traumatic rupture of the pancreatic duct by endoscopic retrograde pancreatography. Gastrointest Endoscop 24:255–257
2. Bozymski EM, Orlando RCH, Holt JW (1981) Traumatic disruption of the pancreatic duct demonstrated by endoscopic retrograde pancreatography. J Trauma 21:244–245
3. Frey Ch (1986) In: Blaisdell FW, Trunkey DD (Hrsg) Bauchtrauma. Enke, Stuttgart
4. Graham J, Mattox K, Jordan G (1978) Traumatic injuries of the pancreas. Am J Surg 136:744–748
5. Gougoen FW, Legros G, Archambault A, Bessette G, Bastien E (1976) Pancreatic trauma: A new diagnostic approach. Am J Surg 132:400–402
6. Kasparek R, Kaschner H, vd Horst W, Kremer K (1986) Die Pankreasverletzung im Rahmen des stumpfen Bauchtraumas. Unfallchirurg 89:230–234
7. Lux G, Riemann JF, Demling L (1984) Biliäre Pankreatitis – Diagnostische und therapeutische Möglichkeiten durch ERCP und endoskopische Papillotomie. 2. Gastroenterol 22:346–356
8. Sims EH, Mandel AK, Schlater T, Fleming AW, Lou SMA (1984) Factors affecting outcome in pancreatic trauma. J Trauma 24:125–128
9. Stone HH, Fabian TC, Satiani B, Turkleson ML (1981) Experiences in the management of pancreatic trauma. J Trauma 21:257–262
10. Wozasek GE, Wenzl E, Funovics H (1990) Das stumpfe Pankreastrauma. Unfallchirurgie 16:111–115

Diskussion

Povacz, Wels: Ist das eine primäre Ruptur?

Kahle, Landshut: Nein.

Matuschka, Wien: Haben Sie hinsichtlich Blutzuckerentgleisungen etwas festgestellt?

Kahle, Landshut: In der Richtung überhaupt nichts.

Matuschka, Wien: Auch im Spätergebnis?

Kahle, Landshut: Diesbezüglich haben wir 16 Monate nach dem Unfall nicht mehr nachuntersucht und auch nicht angefragt, aber nach Auskunft des Hausarztes gab es keine Veränderungen, die erwähnenswert gewesen wären.

Matuschka, Wien: Und Gangstrikturen durch Vernarbungen?

Kahle, Landshut: Es wurden keine Kontroll-ERP durchgeführt. Wir hielten das auch nicht für gerechtfertigt, nachdem es dem Patienten gut ging.

Hefte zu „Der Unfallchirurg", Heft 239
W. Buchinger (Hrsg.)
© Springer-Verlag Berlin Heidelberg 1994

Povacz, Wels: Ich wollte noch etwas zur endoskopisch-retrograden Untersuchung sagen. Ich weiß nicht, ob das aus dem einen Fall geschlossen werden kann, daß das so ungefährlich ist. Wir haben zufällig im Krankenhaus Wels in diesem Jahr 2 Fälle gehabt, die nur wegen Oberbauchbeschwerden, wobei eine der Patientinnen selbst das verlangt hat, daß das gemacht wurde, weil sie das abgeklärt haben wollte, die eine schwere Pankreatitis bekommen haben. Diese eine Patientin, die von sich aus das verlangt hat, ist dann 7 Monate im Krankenhaus gelegen und ist mehrmals operiert worden. Also ganz so harmlos ist es nicht. Ich würde schon auch meinen, daß eine Angiographie als erste Untersuchung in dem Fall vielleicht vorzuziehen wäre.

Kahle, Landshut: Ich gebe ihnen sicherlich recht und ich habe bezüglich der Wertung der ERP bei akuten Pankreaserkrankungen die Angaben der Literatur von erfahrenen Endoskopeuren übernommen, daß diese Untersuchung auch bei akuten Erkrankungen durchgeführt werden kann. Bezüglich der Angiographie möchte ich sagen, daß der Untersucher, was auch extrem selten ist, die Blutung aus der Papille gesehen hat und er hat unmittelbar anschließend dann die endoskopisch-retrograde Gangdarstellung durchgeführt. Ich glaube, das ist vielleicht doch primär einmal der richtige Weg gewesen, zumal die Blutung wohl über die Dynamik betrachtet, nicht so relevant war, so massiv war, daß sie vielleicht im Stadium bei einer Angiographie hätte diagnostiziert werden können. Das vielleicht als Argument gegen die anschließende Angiographie.

Matuschka, Wien: Bei diesem massiven Kontrastmittelaustritt könnte man sich doch eigentlich vorstellen, daß der Pankreaskopf selbst auch rupturiert ist und das eigentlich ein Austritt in den retroperitonealen Raum ist.

Kahle, Landshut: Das kann man sicher nicht ausschließen, aber ich meine, daß diese Kontrastmittelausfüllung eine Darstellung einer Nekrosehöhle letztendlich ist, die entstanden ist durch diese kleine Gangruptur. Die Kapsel selbst war wohl erhalten, das hat man im CT sehen können, sonst hätte eine Begleitpankreatitis im Sinne eines Ödems oder vielleicht peripankreatische Nekrosen vorliegen müssen.

Matuschka, Wien: Mich wundert nämlich nur, daß man das im CT nicht beurteilen konnte.

Kahle, Landshut: Ist für uns eigentlich auch ein Rätsel.

452

Gleichzeitige Verletzung von A. mesenterica superior, Pankreas und retroperitonealem Duodenum

A. Érdi, A. Renner, P. Fröhlich und V. Fockter

Zentralinstitut für Traumatologie, Klinik der Universität für postgraduelle Weiterbildung (Direktor: Prof. Dr. A. Renner), Mezö Imre u. 17, H-1081 Budapest

Diagnose und erfolgreiche Behandlung von Verletzungen des retroperitonealen Duodenumabschnittes, des Pankreas und der Begleitgefäße stellen hohe Anforderungen an den Chirurgen. Die Symptome der Arterienverletzungen dieser Region sind dramatisch und die Laparotomie ist dringlich.

Ich möchte ihnen hier einen interessanten eigenen Fall vorstellen. Der 44jährige Patient wurde eine halbe Stunde nach seiner Verletzung in unser Institut eingeliefert. Er war aus 2 m Höhe gefallen und mit dem Epigastrium auf eine aus der Erde herausragende Säule geschlagen. Bei Einlieferung war er im Schockzustand, wir fanden eine gespannte Bauchdecke ohne äußerliche Verletzungen, Darmgeräusche waren nicht zu hören. 30 min nach seiner Einlieferung wird er in den Operationssaal gebracht. Die abdominelle Distension hatte sich noch gesteigert, epigastrial war ein pulsierendes Terime entstanden.

Zur Laparotomie legten wir einen totalen Medianschnitt. Beim Eröffnen des Peritoneums entleerte sich aus der Bauchhöhle Blut, der Dünndarm war livid. In der Bursa omentalis befand sich ein pulsierendes Hämatom. Radix mesenterii und Mesokolon des Colon transversum waren breit gerissen. Während des Ausräumens des pulsierenden Hämatoms kam es zu einer starken arteriellen Blutung, weshalb wir die Aorta subphrenisch mit der Hand komprimierten. Nach endgültiger Entleerung des Hämatoms fanden wir die folgenden Verletzungen: vor der Wirbelsäule ist das Pankreas total entzwei gerissen. Am Ursprung der A. mesenterica superior befindet sich ein 1 cm langer Riß mit Zerquetschung der Intima, der sich auch auf die Aorta ausdehnt. Mit einer Satinsky-Klemme wurde der verletzte Abschnitt abgeklemmt und die subphrenische Aortakompression aufgehoben. Es stellte sich heraus, daß der retroperitoneale Abschnitt des Duodenums vor der Wirbelsäule fast zirkulär gerissen war.

Zuerst wurde die Gefäßverletzung versorgt. Dazu sind in der Fachliteratur verschiedene Methoden empfohlen. Nach Injektion von 10.000 E. Heparin wurde der verletzte Gefäßabschnitt ausgeschnitten, die Öffnung der Aorta vernäht und dann die A. mesenterica superior ungefähr 5 cm unterhalb ihres Ursprungs mit einer End-zu-Seit-Anastomose in die Aorta eingenäht. Nach Abnehmen der Satinsky-Klemme normalisierte sich die Farbe des Darmes sehr schnell. Bis dahin waren seit Beginn der Operation 50 min vergangen.

Jetzt wurde der abgerissene distale Pankreasteil entfernt, der proximale Pankreasstumpf versorgt, die Duodenumverletzung zweischichtig genäht. Vor und hinter die Nahtreihe wurden zuvor Duodenumsonden eingelegt. Es wurden eine Spül- Saugdrainage zur Pankreaswunde, und je ein Drain in die Nähe der Gefäßnaht und der Duodenumnaht geführt. Dann wurden die Verletzungen des Mesokolons und Mesenteriums versorgt, die Bauchhöhle mit reichlich Flüssigkeit ausgespült und geschlossen.

Hefte zu „Der Unfallchirurg", Heft 239
W. Buchinger (Hrsg.)

Während der Operation erhielt der Patient 7 Einheiten Transfusion mit Überdruck, 500 ml Rheomakrodex und Infusionen.

Der Patient erwachte mit normalem Blutdruck zu vollem Bewußtsein.

In der postoperativen Phase wurde er mit Mandokef, Klion behandelt, die Duodenumsonde wurde an einen Dauersog, das pankreasnahe Drain an eine Dauerspül-Saugdrainage angeschlossen. Flüssigkeits- und Elektrolythaushalt, sowie Säuren- und Basengleichgewicht wurden genau eingestellt, zur Verbesserung der Darmmikrozirkulation wurden die Rheomakrodex-Infusionen mit intravenöser Trentalgabe ergänzt.

Nach der Operation waren die Serumamylasewerte erhöht. Um die Pankreasfunktion zu mindern, erhielt der Patient vom 2. bis zum 8. postoperativen Tag über eine Infusionspumpe Somatostatin-Dauerbehandlung. In dieser Zeit waren wir nur einmal gezwungen, Insulin zu geben. Die Erhöhung der Serumamylasewerte sistierte, die Werte sanken unter die untere Grenze des Normalbereiches. Der Amylasewert der Drainageflüssigkeit betrug 136 E/l.

Die Dauersaugdrainage der Duodenumsonde und die Spül- Saugdrainage der Pankreaswunde wurden am 8. postoperativen Tag eingestellt, und es wurde mit vorsichtiger oraler Ernährung begonnen. Der geringe Pankreassekretabfluß hörte nach einigen Tagen spontan auf. Am 15. postoperativen Tag wurden die Duodenumsonden und die Drains entfernt.

Am 25. postoperativen Tag wurde der Patient geheilt entlassen.

Durch den schnellen Eingriff konnte die schwere Darmnekrose verhindert werden. Neben der sorgfältigen postoperativen Behandlung halten wir die Somatostatingabe für sehr wichtig, da sie gegen eventuelle Komplikationen durch die Pankreasverletzung schützte. Es trat keine posttraumatische Pankreatitis auf, Gefäß- und Darmanastomosen wurden nicht verdaut. Wir sind der Meinung, daß die aortomesenteriale Anastomose auch dadurch geschützt war, daß die Replantation an einer vom Pankreas weiter entfernten Stelle erfolgte.

Diskussion

Horvath, Wien: Warum wurde der linke Anteil des Pankreas entfernt und nicht okkludiert? War der quer abgerissen oder wieviel war noch Restfunktion oder Restorgan vorhanden? Es besteht die Möglichkeit, zu okkludieren und den exokrinen Anteil auszuschalten. Der endokrine bleibt erhalten. Man kann den exokrinen Anteil ausschalten, indem man den Pankreasgang okkludiert und der endokrine bleibt erhalten. Das ist sicher besser für den Patienten. Es gibt fast keine Komplikationen.

Hefte zu „Der Unfallchirurg", Heft 239
W. Buchinger (Hrsg.)
© Springer-Verlag Berlin Heidelberg 1994

Posttraumatische Dickdarmstenose –
seltene Spätfolge nach stumpfem Bauchtrauma (Fallbericht)

M. Quell und W. Horvath

1. Chirurgische Abteilung mit Unfallabteilung, Wilhelminenspital der Stadt Wien
(Leiter: Prof. Dr. V. Vécsei), Montleartstraße 37, A-1160 Wien

Fallbeschreibung

Patient M.S., männlich, 34 Jahre alt, wurde am 12.12.1988 bei Lagerarbeiten zwischen einem Arm der Staplergabel eines Hubstaplers und einer Wand eingequetscht. Bei der Aufnahme klagte der Patient über Schmerzen im linken Unterbauch. Suprapubisch links bestand eine Hautkontusion von 2 x 1 cm, die Bauchdecken waren weich, aber im linken Abdomen stark druckschmerzhaft. Die Auskultation des Abdomens ließ eine ungestörte Peristaltik erkennen, der Blutdruck betrug 115/70 bei rhythmischem Puls von 80/min. Der Katheterharn war klar, auch bestand keine Mikrohämaturie und sonographisch ließ sich keine freie Flüssigkeit oder Organverletzung nachweisen, lediglich eine geringgradige Steatosis hepatis. Der Patient wurde zur stationären Verlaufsbeobachtung aufgenommen. Laborwerte befanden sich im Normbereich bis auf Serumkreatinin 1,9 mg% und Leukozyten 9.700.

Am 2. Tage stieg die Körpertemperatur auf 38,6 Grad und normalisierte sich wieder am 4. Tag des Aufenthaltes. Parallel zur Temperatursteigerung verlief eine mäßiggradige Leukozytose mit Werten um 11.000. Am 3. Tag setzte der Patient erstmals Stuhl ab und wies im weiteren eine unauffällige Darmtätigkeit auf. Eine Untersuchung auf okkultes Blut im Stuhl wurde leider unterlassen. Der abdominelle Lokalbefund besserte sich zusehends, ebenfalls die Schmerzen, und eine Kontrollsonographie am 5. Tag erhob einen unveränderten Befund. Nach 8 Tagen wurde der Patient bei Wohlbefinden und mit geringen Restschmerzen in häusliche Pflege entlassen.

Bei einer ambulanten Kontrolle 2 Wochen nach dem Unfall war der Patient beschwerdefrei und wies eine normale Leukozytenzahl auf. 5 Wochen nach dem Unfall suchte er erneut unsere Ambulanz auf, da er 3 Tage lang keine Stuhl abgesetzt hätte. Ein vom Hausarzt verordnetes Laxans hatte aber bereits zum erwünschten Erfolg geführt. 5 Tage später wurde der Patient wegen kaffeesatzartigem Erbrechen und Durchfällen erneut stationär aufgenommen. Es fand sich ein gering geblähtes Abdomen ohne auffälligen Tastbefund bei normalem Blutbild und Labor während des gesamten 6tägigen Aufenthaltes. Im Abdomen leer Röntgen fiel eine mäßiggradige Distension der Darmschlingen mit etwas vermehrtem Gasgehalt und Ausbildung einiger Flüssigkeitsspiegel auf. Eine durchgeführte ÖGD zeigte das Bild einer mäßigen Gastroduodenitis, welche auch bioptisch verifiziert wurde. Die konservative Therapie bestand in Teepause und Kostaufbau, und nach Abklingen der Beschwerden wurde der Patient mit der Diagnose Gastroenteritis erneut entlassen.

Am 2.3.1989, 10 Wochen nach dem Unfall, suchte der Patient wegen seit 3 Tagen anhaltendem Erbrechen mit hochgradig geblähtem Abdomen und sichtbaren Darmsteifungen erneut unsere Ambulanz auf. Der letzte, flüssige Stuhl lag bereits 5 Tage

Hefte zu „Der Unfallchirurg", Heft 239
W. Buchinger (Hrsg.)

zurück. Im Abdomen leer Röntgen zeigten sich diesmal massiv distendierte Darmschlingen mit ausgeprägten Spiegelbildungen, das Vollbild eines Ileus

Bei der sofort ausgeführten medianen Laparotomie zeigte sich das Bild eines chronischen Dünn- und Dickdarmileus vom Treitz-Band bis zu einer kompletten narbigen Stenose des Sigmas am Eintritt in das kleine Becken in Höhe der Linea terminalis. Eine vorhergegangene Verletzung des Mesosigmas, wie von Schega [1] beschrieben, fanden wir nicht. Nach Dekompression des Darmes und Segmentresektion des Kolons mitsamt der Stenose wurde eine einreihige allschichtige End-zu-End-Anastomose ausgeführt und diese nach Appendektomie durch eine Katheterzäkostomie gesichert. Im distalen Wundwinkel der Inzision wurde eine epifaszial liegende 4:3 cm große Seromhöhle eröffnet und exzidiert. Der postoperative Aufenthalt verlief komplikationslos. Histologisch wurde eine hochgradige fibrotische Dickdarmstenose mit ausgeprägter Hyperplasie der Muscularis propria und sterkoralen Granulomen der ebenfalls fibrosierten Submukosa sowie eine frische fibrinös-eitrige Peritonitis beschrieben. Am 5. postoperativen Tag setzte der Patient spontan Stuhl ab und wurde am 14. Tag beschwerdefrei in gutem Allgemeinzustand entlassen.

Eine Irrigoskopie 4 Wochen post operationem zeigte noch eine mäßige Stenosierung des Anstomosenbereiches. Bei einer Kolonoskopie 1 Jahr nach der Operation war ein unauffälliger Befund zu erheben, die Anastomose nicht mehr erkennbar. Die Entwicklung des chronischen Ileuszustandes wurde von der Arbeitsunfallversicherung zwischenzeitlich als Arbeitsunfallfolge anerkannt.

Diskussion

Aufgrund des Verletzungsherganges, des Verlaufes und der Histologie erscheint es uns eindeutig, daß eine subtotale Wandruptur des Colon sigmoideum mit der nachfolgenden Ausbildung einer lokalen sterkoralen Entzündung über mehrere Wochen zu einer kompletten fibrotischen Stenose des Dickdarmlumens führte. Ebenso wäre eine ischämische, evtl. auch ischämisch-hämorrhagische Genese der Stenose aufgrund einer Unterbrechung der lokalen Gefäßversorgung am Mesenterialansatz durch das stumpfe Bauchtrauma denkbar. Die beim Erstaufenthalt unterlassene Untersuchung des Stuhles auf okkultes Blut möge man uns vorwerfen, doch wäre unserer Meinung nach auch bei positivem Befund unter der Voraussetzung des gegebenen Verlaufes keine therapeutische Konsequenz daraus zu ziehen gewesen. Für eine diagnostische Peritoneallavage sahen wir anbetracht des negativen Sonographiebefundes und der, wenn auch geringen, so doch gegebenen Komplikationsrate keine Indikation. Fraglich wäre auch, ob ein, wie zu erwartender, schwach-positiver Befund eine Indikation für eine operative Intervention abgegeben hätte. Mit einer Laparoskopie, über deren Möglichkeit wir nicht verfügen, wäre vielleicht eine frühzeitige exakte Diagnosestellung zum Zeitpunkt des ersten Aufenthaltes möglich gewesen, doch ist ebenfalls fraglich, ob eine Indikation zu invasiver Diagnostik beim vorliegenden klinischen Bild gegeben gewesen wäre.

Die Verkennung des wirklich vorliegenden Zustandes zum Zeitpunkt des zweiten stationären Aufenthaltes, auch bei Kenntnis der Traumaanamnese, erscheint uns auch retrospektiv durchaus möglich, war uns doch bis dahin ein derartiger Verlauf eines

Abdominaltraumas unbekannt und das Erscheinungsbild zu diesem Zeitpunkt dem einer ausgeprägten Gastroenteritis vollkommen gleich, und überdies histologisch bestätigt.

Erst knapp 3 Monate nach dem Unfall waren die Folgen und das klinische Bild so klar ausgeprägt, daß keine Zweifel am Vorgehen und der Diagnose mehr auftreten konnten.

Literatur

1. Schega HW (1957) Die traumatische Darmstenose als Spätfolge einer stumpfen Bauchverletzung. Monatsschr Unfallheilkd 60:293–300

Diskussion

Quell, Wien: In der Literatur fand ich eine Arbeit von Scheger aus dem Jahre 1957, wo durch Experimente versucht wurde, zu beweisen, daß ischämische Stenosen erzeugt werden können durch Abriß des Darmes vom Mesenterium noch zwischen Darmwand und der Randarkade, wobei die beschriebenen Stenosen meistens langstreckig sind, entsprechend den Stenosen bei ischämischer Kolitis durch Gefäßverschlüsse.

Vecsei, Wien: Nachdem ich mit dem Fall befaßt war, bin ich überzeugt, daß es sich hier um eine Durchblutungsstörung gehandelt hat und nicht um eine lokale Einzelverletzung der Zirkumferenz. Darauf weist die Tatsache hin, daß nicht eine Stenose wie bei Perforationen, nämlich eine einseitige Einziehung, vorlag, sondern eine zirkuläre stenotische Entwicklung. Das heißt, eine narbige Schrumpfung des Darmsegmentes, was im Grunde genommen nur als narbige Heilung eines Segmentumfanges von etwa 3–4 cm gesehen werden kann.

Quell, Wien: Dem könnte man entgegenhalten, daß die in der Literatur beschriebenen Fälle meistens doch anfänglich einen Schockzustand aufgrund der Blutung erlitten hatten. Sonographisch konnten wir allerdings nicht die geringste freie Flüssigkeit nachweisen. Auch nicht bei einer Kontrollsonographie.

N. N.: Der Patient wurde ja wiederaufgenommen. Fanden Sie anläßlich der Diagnose einen Subileus im Dünndarm? Haben Sie eine Darmpassage gemacht?

Quell, Wien: Nein, haben wir nicht gemacht. Es wurde, wie ich berichtete, die Diagnose einer Gastroenteritis gestellt und das Abdomenleerbild läßt sich damit durchaus vereinen. Aber Sie haben recht, im Nachhinein betrachtet ist es sehr ausgeprägt.

Hefte zu „Der Unfallchirurg", Heft 239
W. Buchinger (Hrsg.)
© Springer-Verlag Berlin Heidelberg 1994

Vecsei, Wien: Eine Darmpassage wäre unter der Aufnahmsdiagnose damals insofern nicht zielführend gewesen, als die Durchfälle und die Gesamtsymptomatik auf ein Geschehen im oberen Gastrointestinaltrakt hingewiesen haben und die Dünndarmpassage ist heute als diagnostische Methode praktisch obsolet, weil sie nicht aussagekräftig ist.

Matuschka, Wien: Nur, vielleicht im Zusammenhang mit dem Trauma wäre an die Irrigoskopie und auch an eine Kolonoskopie zu denken.

Quell, Wien: Da haben Sie recht. Ich muß uns auch vorwerfen, wir haben zum Beispiel auch keine Untersuchungen auf okkultes Blut im Stuhl durchgeführt, was uns einen Hinweis auf eine eventuelle Darmschädigung hätte geben können.

Ungewöhnliche Blutungsquelle nach stumpfem Bauchtrauma – Fallbericht

W. Horvath

1. Chirurgische Abteilung mit Unfallabteilung, Wilhelminenspital der Stadt Wien (Leiter: Prof. Dr. V. Vecsei), Montleartstraße 37, A-1160 Wien

Ein 54jähriger Patient wird im April 1987 mit der Rettung in die I. Chirurgische Abteilung des Wilhelminenspitales eingeliefert. Bei der Aufnahme ist der Patient ansprechbar, örtlich und zeitlich orientiert, blaß und kaltschweißig. Blutdruck: systolisch 70 mmHg, Puls 120/min. Über der linken Augenbraue hat der Patient eine 1 cm lange Rißquetschwunde, sonst keine sichtbaren Verletzungen am Körper. Der Patient gibt an, mehrmals dünnflüssigen, schwarzen Stuhl abgesetzt zu haben und er sei auf dem Weg zur Toilette kollabiert und zu Boden gestürzt.

Blutbefunde: Ery: 2,9 Mill., HTK: 29%, Hb: 10,1 g/dl.

Nach Volumensubstitution und Stabilisierung des Kreislaufes wird eine Notgastroskopie durchgeführt. Dabei wird ein 5 mm großes, mit einem Blutkoagel bedecktes, nicht blutendes Ulcus ventriculi an der Angulusfalte gefunden.

Als Therapie erhält der Patient 3 Erythrozytenkonzentrate und H 2-Rezeptorenblocker.

Am nächsten Tag entwickelt der Patient das Vollbild eines Delirium tremens mit motorischer Unruhe, optischen und akustischen Halluzinationen und wird deshalb in das psychiatrischen Krankenhaus transferiert. Der Patient ist zu diesem Zeitpunkt kreislaufstabil.

Einen Tag danach wird der Patient an unsere Abteilung rücktransferiert, da es neuerlich zum Auftreten einer Schocksymptomatik kam. Außerdem zeigt der Patient ein aufgetriebenes Abdomen. Die nach Kreislaufstabilisierung durchgeführte Ultraschall-

Hefte zu „Der Unfallchirurg", Heft 239
W. Buchinger (Hrsg.)
© Springer-Verlag Berlin Heidelberg 1994

untersuchung zeigt freie Flüssigkeit im Abdomen und multiple Rundherde verschiedener Größen in der Leber.

Bei der anschließend durchgeführten Laparotomie, zeigt sich ca. 1 l freies Blut im Abdomen, das abgesaugt wird. Weiter zeigen sich multiple Rundherde in der gesamten Leber. Im linken Leberlappen befindet sich ein ca. 10 cm großer Rundherd, der rupturiert ist und aus dem es kontinuierlich blutet. Um die Blutung zu stillen, werden die Segmente 2 und 3, also der linke Leberlappen, reseziert. Die Histologie ergibt ein multinodulär gebautes, kompaktes, primäres Leberzellkarzinom.

Postoperativ erholte sich der Patient relativ rasch, so daß nach Rücksprache mit der Onkologischen Abteilung, in einer 2. Operation ein intraarterieller Port-a-cath in die A. hepatica, zur lokalen Chemotherapie gelegt wurde.

2 Jahre danach verstarb der Patient an den Folgen seiner Grunderkrankung.

Diskussion

Horvath, Wien: Anscheinend war der Patient aufgrund der Schocksymptomatik gestürzt und zu Boden gefallen und dürfte ein stumpfes Bauchtrauma erlitten haben. Es war dann eigentlich – würde ich es interpretieren – im Sinne einer zweizeitigen Milzruptur, daß es in diesem großen Rundherd – da war auch nekrotisches Material – hineingeblutet hat dann sekundär rupturiert ist, wie eine zweizeitige Milz sozusagen.

Matuschka, Wien: Diese Fälle können wahrscheinlich jedem von uns passieren. Wir haben heute schon den zweiten Fall, wo ein pathologisches Geschehen rein zufällig bei der Laparotomie aufgefunden wurde.

Vorschlag eines Outcome-Scores zum Langzeitverlauf nach Polytrauma

R. Kasperk und O. Paar

Chirurgische Klinik der Medizinischen Fakultät der RWTH Aachen
(Direktor: Prof. Dr. V. Schumpelick), Pauwelsstraße, D-52074 Aachen

Es existiert eine Vielzahl von Klassifikationssystemen, mit denen verläßliche Aussagen zum Verletzungsschweregrad zur Prognose Polytraumatisierter gemacht werden können. Eine Aussage zum Langzeitverlauf, d. h. zum Verlauf mehrere Monate und

Hefte zu „Der Unfallchirurg", Heft 239
W. Buchinger (Hrsg.)
© Springer-Verlag Berlin Heidelberg 1994

Jahre nach dem ehemaligen Polytrauma, gestattet allerdings keiner dieser Scores. Dennoch wäre es wünschenswert, über eine derartige Klassifikation zu verfügen, da hiermit erst sinnvolle Vergleiche des Behandlungserfolges zwischen verschiedenen Zentren oder aber innerhalb eines Zentrums in verschiedenen Zeiträumen möglich werden.

Es zeigte sich, daß aussagekräftige Angaben zum Langzeiterfolg nicht allein auf den rein objektiv-medizinischen Folgezuständen basierend gemacht werden können. Vielmehr müssen Einschränkungen verschiedenster Art in allen Teilbereichen des Lebens erfaßt werden. Wir definierten daher die drei Bereiche Beruf/Ausbildung, tägliche Verrichtungen und Freizeit/Sport/Hobby. Für die Einschränkungen im jeweiligen Bereich entwickelten wir einen Punktescore. Hieraus ermittelt sich eine Gesamtpunktzahl, die die Einordnung der ehemaligen Patienten in insgesamt 6 Kategorien ermöglicht. Die Kategorie 1 umfaßt dabei die Patienten, welche eine Resitutio ad integrum erfahren haben, wogegen in der Kategorie 6 diejenigen Patienten zusammengefaßt sind, die schwere Beeinträchtigungen hinnehmen mußten und auf ständige fremde Hilfe angewiesen sind.

Ergebnisse

Hinsichtlich der Geschlechtverteilung überwog das männliche Geschlecht im Verhältnis 3:1. Die Altersverteilung war gekennzeichnet durch ein Vorherrschen der 3. Lebensdekade bei weitgehend gleichmäßiger Verteilung über die anderen Altersgruppen. In der Auswertung der Outcome-Scores im Langzeitverlauf fand sich ein Überwiegen der Patienten, die der Kategorie 4 zugeordnet werden mußten, was bereits deutliche Einschränkungen bedeutet. Deutlich weniger Patienten befanden sich allerdings in den Kategorien 5 und 6.

Schlußfolgerung

Der vorliegende ALOS-Score erlaubt unter weitgehender Berücksichtigung individueller Lebensumstände die Schaffung vergleichbarer Patientenkollektive. Durch die Berücksichtigung der Einschränkungen in den verschiedensten Bereichen des Lebens vermag er mehr über die tatsächliche Lebensqualität nach Polytrauma auszusagen als die rein objektiv-medizinische Bewertung der Beeinträchtigung einzelner Körperfunktionen.

Springer-Verlag und Umwelt

Als internationaler wissenschaftlicher Verlag sind wir uns unserer besonderen Verpflichtung der Umwelt gegenüber bewußt und beziehen umweltorientierte Grundsätze in Unternehmensentscheidungen mit ein.

Von unseren Geschäftspartnern (Druckereien, Papierfabriken, Verpackungsherstellern usw.) verlangen wir, daß sie sowohl beim Herstellungsprozeß selbst als auch beim Einsatz der zur Verwendung kommenden Materialien ökologische Gesichtspunkte berücksichtigen.

Das für dieses Buch verwendete Papier ist aus chlorfrei bzw. chlorarm hergestelltem Zellstoff gefertigt und im pH-Wert neutral.